CHRISTINE PAILLARD

DICTIONNAIRE DES CONCEPTS EN SCIENCES INFIRMIÈRES

5[E] ÉDITION

VOCABULAIRE PROFESSIONNEL
DE LA RELATION SOIGNANT-SOIGNÉ

PRÉFACE DE MARIELLE BOISSART

718 DÉFINITIONS
2116 RÉFÉRENCES BIBLIOGRAPHIES
227 CITATIONS

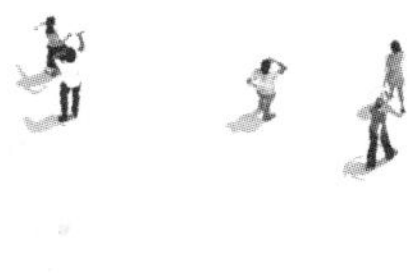

SETES

SETES éditions
42, rue de la Rainette
93460 Gournay-sur-Marne
www.editions-setes.com

AUTEUR

Christine Paillard est docteure en sciences du langage, diplômée d'un master en ingénierie pédagogique. Elle accompagne les étudiants en sciences infirmières à l'acquisition de compétences informationnelles.

EAN 13 : 978-2-85100-013-2

PRÉFACE

La période actuelle marque le début d'une ère enthousiasmante pour les infirmier.e.s. En effet, Le Conseil des Ministres du 30/10/2019 a entériné, par décret portant modification du décret n° 87-31 relatif au Conseil National des Universités (CNU) pour les disciplines médicales, odontologiques et pharmaceutiques, la création de trois nouvelles sections pour les disciplines de santé : les sciences de la maïeutique (section 90), les sciences de la rééducation et de la réadaptation (91) et les sciences infirmières (92). Les titulaires d'un doctorat ont désormais la possibilité de candidater à la qualification pour les fonctions de maître de conférences et les titulaires d'une Habilitation à Diriger des Recherches (HDR) peuvent candidater à la qualification pour les fonctions de professeur des universités. La création d'une section spécifique reconnaît aux sciences infirmières un domaine de savoirs singuliers. La voie ainsi ouverte vise notamment une interaction synergique et une complémentarité d'action entre les infirmier.e.s praticien.ne.s, dont les missions sont le soin direct aux usagers du système de santé, la prévention et la promotion de la santé auprès des populations et les enseignant.e.s chercheur.se.s, les managers, les directions... L'utilité sociale recherchée dans toute discipline académique et scientifique est bien d'intégrer les données probantes dans les pratiques professionnelles pour les rendre plus pertinentes. Les infirmier.e.s sont en quête depuis longtemps de ce qui caractérise les sciences infirmières, de spécifier l'objet des sciences infirmières.

Cet ouvrage intitulé « Dictionnaire des concepts en sciences infirmières » fonde l'œuvre centrale de Christine Paillard. Il situe les concepts dans les disciplines scientifiques ; les concepts en sciences infirmières constituent la base de la discipline infirmière.

L'implication de Christine Paillard dans son ouvrage est celle d'une documentaliste doublée d'une Docteure en sciences du langage. Elle met au service de ce dictionnaire sa longue expérience d'accompagnement des étudiant.e.s en soins infirmiers au sein de l'Institut de Formation en Soins Infirmiers de Nanterre et d'étudiant.e.s infirmier.e.s en pratique avancée à l'université de Paris, dans leurs besoins informationnels et leurs différents travaux de recherche. La première édition de ce dictionnaire a vu le jour en 2013 après la soutenance de thèse de l'auteure. Ce dictionnaire s'inscrit donc à la fois dans le prolongement de son travail de thèse doctorale et dans l'identification des compétences informationnelles au profit des travaux demandés aux étudiant.e.s durant leurs cursus de formation infirmière ou d'infirmier.e en pratique avancée. Ainsi, l'auteure a repéré et classifié des locutions professionnelles, dans une vision lexicographique.

Ce dictionnaire, pour sa 5e édition, revêt une portée majeure dans le contexte actuel d'expérimentations possibles concernant l'intégration universitaire de la formation infirmière. En ce sens, suite au décret n° 2020-553 du 11 mai 2020 relatif à l'expérimentation des modalités permettant le renforcement des échanges entre les formations de santé, la mise en place d'enseignements communs et l'accès à la formation par la recherche, les étudiant.e.s des différentes filières infirmières auront l'opportunité de renforcer des compétences de recherche, d'analyse et de questionnement.
Prenant ancrage notamment dans les sciences médicales, les sciences infirmières s'alimentent en grande partie des sciences humaines et sociales. C'est cette dernière porte d'entrée des sciences humaines (communication, éducation, psychologie, sociologie...) qui a été choisie par l'auteure pour ce dictionnaire. D'ailleurs, la 1re édition portait le nom de Dictionnaire Humaniste Infirmier. L'approche de ce dictionnaire s'avère donc essentielle tant elle s'appuie sur le Savoir qui place l'Humain au cœur et en interdépendances constantes avec un environnement quotidien de plus en plus instable et un système de santé mouvants. Elle concourt alors à donner du sens aux analyses de situations professionnelles requises en formations infirmières.
Cette 5e édition accueille de nouvelles entrées et sous-entrées. Elle tient compte de la transformation de nos systèmes de formation, de nos pratiques professionnelles et prend en considération l'influence de l'environnement politique, économique, culturel, technologique, social et réglementaire sur notre univers de la santé. En conséquence, les nouvelles sous-entrées sont : Mooc, Spoc, désespoir, et relation de confiance. Les nouvelles entrées sont : abus sexuel, agressivité sexuelle intrafamiliale, harcèlement, infirmière en pratique avancée, infirmière humanitaire, complexe infirmier, nostalgie, pédophilie, perversion et politesse.
Dès lors, le dictionnaire de Christine Paillard constitue l'un des ouvrages de référence pour guider les étudiants (en formation initiale infirmière, en formation d'infirmier.e anesthésiste, d'infirmier.e de bloc opératoire, d'infirmier.e en puériculture, d'infirmier.e en pratique avancée ou en formation de cadre de santé) mais aussi les professionnels infirmiers qui souhaiteraient étoffer leur bagage lexicographique et étayer une identité professionnelle prompte à valoriser un raisonnement infirmier conceptualisé. C'est en cela que cet ouvrage est toujours novateur. Il appelle d'une part, à l'enrichissement du vocabulaire professionnel de toutes les filières de formation infirmière, constitutif d'une identité professionnelle éclairée et d'autre part, à l'édification encore émergente d'une discipline scientifique. *De facto,* il contribue à promouvoir une approche critique de la pratique infirmière. Grâce à cette approche critique induite par la recherche en

sciences infirmières, l'enjeu pour la discipline en sciences infirmières est de se singulariser tout en articulant des interactions avec les savoirs académiques des autres professions de santé. Cheminer ainsi vers des concepts structurants intégrés à la pratique potentialisera, sans nul doute, la confiance des usagers en réponse à des besoins de santé en constante évolution.

In fine, ce dictionnaire participe à la promotion d'une recherche en sciences infirmières fondée sur les données probantes rendant alors intelligible l'activité infirmière au profit de la qualité, sécurité et pertinence des soins.

Marielle Boissart
Directrice des Soins, MSc, Ph.D
Coordonnatrice Générale du PFPS du CHU de Rennes et de l'IFPS du CH de Fougères
Coordonnatrice paramédicale de la recherche en soins infirmiers, de rééducation et médicotechniques du CHU de Rennes

LES NOUVEAUTÉS

LES ENTRÉES

- ABUS SEXUEL
- AGRESSIVITÉ SEXUELLE INTRAFAMILIALE (INCESTE)
- COMPLEXE INFIRMIER
- HARCÈLEMENT
- INFIRMIER.IÈRE.S EN PRATIQUES AVANCÉES
- INFIRMIÈRES HUMANITAIRES
- NOSTALGIE
- PÉDOPHILIE
- PERVERSION SEXUELLE SUR MINEUR
- POLITESSE

LES SOUS ENTRÉES

- DÉSESPOIR
- MOOC
- SPOC
- RELATION DE CONFIANCE

REMERCIEMENTS

Ce dictionnaire est le fruit d'une expérience lexicographique avec Jean Pruvost, mon directeur de thèse (Université Cergy-Pontoise). Je remercie Mme Marielle Boissart, Directrice des soins au Pôle formation des professionnels de santé du CHU de Rennes, Docteure en science de l'éducation pour sa préface de la 5e édition, Mme Cosson, Nathalie Sternberg et Françoise Guérin pour leur assistance orthographique. Je souhaite remercier les étudiants infirmiers (IFSI de Nanterre et pratiques avancées de l'Université de Paris). Un grand merci à mes collègues documentalistes paramédicales d'Île-de-France (SIDOC), qui ont toujours été d'un réel soutien. Je remercie chaleureusement les collaborateurs du Dictionnaire qui ont rédigé des entrées, et à Jacques Chalifour qui a relu entièrement le Dictionnaire.

LES COLLABORATEURS

Pour étendre le caractère interdisciplinaire de cet ouvrage, une équipe d'experts s'est constituée, avec pour objectif d'approfondir les champs de la recherche infirmière. Je remercie vivement chacun d'entre eux pour avoir consacré du temps à l'élaboration et à l'enrichissement de ces entrées :

AMBROSINO, Florence. IDE, Master en sciences cliniques infirmières, coordination des parcours complexes. Responsable pédagogique chez H2 Média et Continuum Plus : INFIRMIER.IÈRE. EN PRATIQUE AVANCÉE.

AUBRY, Régis. Médecin des Hôpitaux, Professeur Associé des Universités. Responsable du département douleur-soins palliatifs et du service de gériatrie - CHRU de Besançon Directeur de l'espace de réflexion éthique Bourgogne Franche-Comté. Membre du comité consultatif national d'éthique : EUTHANASIE, ASSISTANCE PHARMACOLOGIQUE AU SUICIDE, SUICIDE ASSISTÉ, SÉDATION EN FIN DE VIE.

BOISSART, Marielle. Directrice des Soins, MSc, Ph.D - Coordonnatrice Générale du PFPS du CHU de Rennes et de l'IFPS du CH de Fougères - Coordonnatrice paramédicale de la recherche en soins infirmiers, de rééducation et médicotechniques du CHU de Rennes : RECHERCHE ACTION, APPLIQUÉE, CLINIQUE, DESCRIPTIVE, EXPÉRIMENTALE, FONDAMENTALE, MIXTE, QUALITATIVE, QUANTITATIVE.

CAZELLET, Lisette. Directrice d'Institut de formation de cadres formateurs (retraitée). Présidente de l'association FormaticSanté : SIMULATION.

CHALIFOUR, Jacques. Auteur, Professeur à la Faculté des sciences infirmières de l'Université de Laval (retraité), Psychothérapeute : COMMUNICATION, INTERVENTION THÉRAPEUTIQUE.

DEBOUT, Christophe. Directeur Institut de Soins Infirmiers Supérieurs (ISIS) infirmier, Phd. Doctorat de philosophie, épistémologie philosophie des sciences. Université Denis Diderot (Paris VII). Directeur de collection pratique avancée en soins infirmiers (Springer Science+Business Media) : PRATIQUES AVANCÉES EN SOINS INFIRMIERS.

DOLTO, Catherine. Médecin, psychothérapeute, haptopsychothérapeute : BÊTISES.

FAROTA-ROMEJKO, Idriss. Infirmier coordinateur équipe mobile soins palliatifs Diaconesses-Croix St Simon, Paris. Master 2 Clinique en Médecine palliative : DÉMARCHE PALLIATIVE.

GEDDA, Michel. Directeur général des Instituts de Formation en Masso-Kinésithérapie et Ergothérapie de Berck-sur-Mer/Loos-Eurasanté et rédacteur en chef de Kinésithérapie la revue (Elsevier-Masson) : MASSO-KINÉSITHÉRAPIE.

GAURIER, Philippe. Cadre de santé, AP-HP : ÉVÉNEMENT SOIGNANT.

GUÉRIN, Françoise. Documentaliste, Versailles : Correctrice.

JAFFELIN, Emmanuel. Philosophe, auteur de l'Éloge de la gentillesse : GENTILLESSE.

HERVÉ, Ellen. Directrice des soins, Campus Picpus. AP-HP : LAÏCITÉ.

LOMBART, Bénédicte. Infirmière Cadre Supérieur de Santé Docteure en philosophie pratique : CONTENTION, CÉCITÉ EMPATHIQUE TRANSITOIRE.

MASSON, Robert. (Décédé) Naturopathe et enseignant à l'Université : NATUROPATHIE.

MORISOT, Didier. Cadre de santé spécialisé en psychiatrie : HUMOUR.

MULLER, Anne. Cadre supérieur de santé (Ifcs, Sainte-Anne). Docteur en sciences de l'éducation (Paris-Ouest La défense), écrivain : APPRENTISSAGES INFORMELS, SAVOIRS IMPLICITES.

NADOT, Michel. Infirmier Ph D (Université Lyon II. Professeur d'histoire et d'épistémologie en sciences infirmières à la Haute école de santé de Fribourg - Suisse). Post-doctorat sur l'enseignement supérieur et la recherche (École polytechnique Fédérale de Lausanne). Professeur associé à la Faculté des sciences infirmières de l'université Laval à Québec durant 9 ans, Chargé de mission à la Faculté des sciences infirmières de l'université Saint-Joseph à Beyrouth durant 12 ans. Fondateur du premier modèle conceptuel en science infirmière de l'Europe francophone. Auteur : du Mythe infirmier (2012). Paris : L'Harmattan ; De l'activité infirmière (2013). Paris : De Boeck-Estem (trad. en portugais) ; De La discipline infirmière, (2020). Londres : ISTE Éditions Ltd (trad. en anglais). COMPLEXE INFIRMIER, DISCIPLINE. INFIRMIÈRES, MÉDIATION DE SANTÉ.

NAGELS, Marc. Docteur en sciences de l'éducation. Chercheur associé au CREAD (laboratoire de sciences de l'éducation de l'université européenne de Bretagne, Rennes 2). Consultant-formateur (formations supérieures et paramédicales). OBJECTIF PÉDAGOGIQUE, ÉVALUATION, HYPNOSE (AUTO HYPNOSE, ÉTAT HYPNOTIQUE).

PACIFIC, Christophe. Cadre de santé, docteur en philosophie : AMOUR, BISOU, RHÉTORIQUE.

PERRAUT-SOLIVÈRES, Anne. Infirmière, puis cadre supérieur de santé, praticien-chercheure, docteur en sciences de l'éducation. Directrice de rédaction de la revue *Pratiques, les cahiers de la médecine utopique.* INFIRMIÈRE DE NUIT.

REVUE, Éric. Médecin et responsable des urgences de Chartres : URGENCE.

ROTHIER-BAUTZER, Eliane. Sociologue, Maître de conférence en sciences de l'éducation, Habilitée à Diriger des Recherches (HDR) Centre de Recherche Médecine, Sciences, Santé, Santé Mentale, Société (CERMES3). Université Paris Descartes, Sorbonne Paris Cité. CARE (THÉORIES, CARE INFIRMIER), CURE.

SANCHES, Carine. Cadre formateur en Ifsi-Ifas-Ifap GHT Sud Val d'Oise-Nord Hauts-de-Seine, Doctorante en sciences de l'éducation, enseignante vacataire pour le Master Infirmier en Pratique Avancée (IPA) à UVSQ (Université de Versailles Saint-Quentin-en-Yvelines) et chargée de cours (Master IES à l'Université de Rouen).

TISON, Brigitte. Psychologue clinicienne, auteure : RELATIONS INTERCULTURELLES.

TRICOT, André. Professeur de psychologie à l'ESPE de Toulouse Midi-Pyrénées : BESOIN D'INFORMATION.

INTRODUCTION

Créer un tel dictionnaire a demandé de prendre en compte plusieurs aspects incontournables de la formation infirmière, comme le contexte technologique, interdisciplinaire, terminologique francophone et documentaire, ce, pour restituer les facettes d'un métier varié et évolutif.

Un contexte technologique

Les infirmiers[1] multiplient les usages d'Internet avec le développement des applications, des logiciels, avec les tablettes ou terminaux personnels. Les pratiques infirmières avancées sont influencées par ces évolutions, comme l'accélération des progrès scientifiques et médicaux. Ainsi, les infirmiers spécialisés, libéraux,seront amenés à utiliser l'outil informatique dans leur pratique professionnelle pour rechercher des informations, renseigner le dossier du patient, utiliser des logiciels assistés par ordinateur sur leur poste de travail. La réingénierie de la formation infirmière (2009) valorise le développement de ces méta-compétences. Les soins infirmiers sont alors identifiés dans un nouveau cadre technologique, en lien avec des habilités techniques et relationnelles, permettant d'accompagner des individus à comprendre les dimensions d'un parcours de soin, à considérer la singularité de chacun dans un environnement technologique.

Un contexte interdisciplinaire

La réforme LMD (Licence-Master-Doctorat) et les conventions avec les universités font évoluer irrémédiablement cette formation en alternance vers la construction d'une nouvelle discipline, les sciences infirmières. Cela induit une démarche de recherche interdisciplinaire comprenant les sciences médicales, juridiques, les sciences humaines, tout en formalisant des pratiques infirmières centrées vers l'individu (personne, famille, aidant...).

Un contexte terminologique

La construction d'un dictionnaire relève de règles lexicographiques pour répondre à une combinaison de critères cohérents. Un inventaire s'effectue au regard d'un agencement propre au lexicographe initiateur du projet, comme le précise Jean Pruvost, *« la lexicographie représente une véritable recherche conduite sur les mots et leur recensement, avec tous les travaux définitoires qui y correspondent... »*. Le lexicographe commence tout d'abord par établir une liste d'entrées constituant ainsi la nomenclature qui est un dispositif organisant la consultation des dictionnaires, par exemple, par ordre alphabétique. Celle-ci a également pour objectif de favoriser la compréhension des mots dans leur usage. Cette approche permettra aux étudiants d'ancrer leur identité professionnelle. Pour les lecteurs « soignés »,

---

1 Ordre infirmier français. [En ligne]. MàJ 2016. Disponible : http://www.ordre-infirmiers.fr/les-infirmiers/la-profession-en-chiffre.html

il permettra de découvrir, une terminologie professionnelle pour mieux comprendre les enjeux d'une prise en charge. Nous avons fait le choix de proposer 354 entrées et 364 sous-entrées, ce qui correspond à 718 définitions sans qu'il soit un dictionnaire de nom propre, cet ouvrage fournit néanmoins des informations sur les infirmiers influençant la « *pensée infirmière* » (Kerouac et al.) en éclairant sur son histoire et sa culture. Ainsi, nous trouverons dans les articles des noms célèbres, comme, Florence Nightingale (1820-1910), Hildegarde Peplau (1909-1999), Dorothéa Orem (1914-2007), Virginia HenderEson (1897-1996), Callista Roy (née en 1939), Jean Watson (née en 1940), Nancy Ropper (1918-2004)...

Un contexte francophone

La production littéraire professionnelle des sciences humaines pour le soin infirmier, recensée dans les bases de données, provient en grande partie du Canada, de la Suisse, de la Belgique, de la France. Bien que les lois légiférant l'acte infirmier soient différentes, les concepts dits humanistes ont une valeur universelle et sont enseignés dans les établissements universitaires (ou Instituts), comme par exemple les quatorze besoins fondamentaux selon Virginia Henderson.

Nous avons choisi des entrées partagées par la communauté francophone (par exemple ACCOMPAGNEMENT, AUTONOMIE, CLASSIFICATION, COMMUNICATION...), tout en sachant que des variantes existent, notamment pour la définition du terme CLIENT, ou encore, pour ce qui relève de la pratique du DIAGNOSTIC INFIRMIER qui, comme la formalisation de la relation d'aide, est plus développée en Amérique du nord. Ce dictionnaire relève donc d'une approche lexiculturelle[2], dans la mesure où il fait rayonner une terminologie porteuse de projets scientifiques pour évaluer la qualité du soin. Les entrées sont reliées par des valeurs conceptuelles partagées, constituant ainsi une dimension jusqu'alors invisible, mise en lumière par une tentative de création de sens. Cette terminologie francophone n'a toutefois pas la prétention de recouvrir tous les pays francophones (au nombre de cinquante-six[3]). Cette culture infirmière relève d'un dénominateur commun, celui de la reconnaissance scientifique et du bien-être des personnes soignées.

Un contexte documentaire

Plusieurs années ont été permis pour répertorier les concepts, mais surtout, pour bâtir une hiérarchisation relevant d'une méthodologie propre à l'architecture documentaire. Les articles constituent un ensemble

2 GALISSON, R. La pragmatique lexiculturelle pour accéder autrement, à une autre culture par une autre culture, par un autre lexique. *Études de linguistique appliquée (ÉLA), Revue de didactologie des langues-cultures*. Paris : Didier érudition. N°116, 10-12/1999. pp. 477-496.

3 Site de l'Organisation Internationale de la Francophonie, (56 États répertoriés). Disponible : http://www.francophonie.org/-Etats-et-gouvernements-.html Conseil international d'éducation des adultes.

créateur de sens provenant de la pratique soignante. Cet ensemble structuré et coordonné introduit un discours scientifique et littéraire. Nous avons eu le souci d'exiger une certaine cohérence pour recueillir des définisseurs en les réunissant en un lieu d'interprétation, le dictionnaire. Entant que lexicographe, j'ai rédigé des entrées comme le **Deuil parental, le Silence, le Vitalisme**... Ces entrées n'ont pas la prétention de décrire un emploi unique mais il décrit une pratique reconnue, une réflexion, des valeurs universelles en recherchant l'enrichissement de sa terminologie. Ces définitions proviennent de revues académiques, de littérature grise. Celles-ci sont institutionnelles, scientifiques ou professionnelles et francophones, référencées dans les bases de données internationales (Medline, Cinhal, Cairn...).

Nous pourrions dire que ce dictionnaire est celui de la relation soignant-soigné, qu'il reflète une partie du fonds documentaire des centres de documentation des IFSI et des bibliothèques universitaires.

GUIDE DE LECTURE

Nous proposons de consulter la liste des entrées et des sous-entrées dans la table des matières du *Dictionnaire de concepts en soins infirmiers*. Cet index permettra aux lecteurs de retrouver immédiatement le concept à définir.

Une entrée est constituée d'une définition (rédigée par un ou plusieurs auteurs), enrichie parfois de citation et bien souvent d'une sous-entrée (classée par « famille analogique »). C'est cet ensemble qui constitue un article.

Le modèle des entrées (extrait)

(1) **ACCOMPAGNEMENT**

(2) *n.m. Trad. Angl. Supportive care and attention. Domaine Sciences humaines-infirmières.*

(3) **Voir aussi :** MENTORAT, RÉAJUSTEMENT, SOINS RELATIONNELS, TUTORAT

(4) Accompagner signifie être avec, dans une situation donnée, de façon ponctuelle ou durable pour conduire une autre personne (ou un groupe) vers un changement certain. [...]

(5) **Cit.** *« L'accompagnement désigne ce processus singulier qui relierait deux personnes de statut inégal, avec l'idée de partager quelque chose qui n'appartient ni à l'une, ni à l'autre*[4] *»* (6)

(7) **Pour aller plus loin :** BARRUEL, Florence et BIOY, Antoine. *Du soin à la personne : clinique de l'incertitude.* Paris : Dunod. 2013.

(1) Entrées principales organisées par ordre alphabétique.

(2) Informations concernant les entrées ou les sous-entrées : *(Synonyme-s) nature grammaticale. Trad. Angl. Abstraction. Domaine.*

(3) **Voir aussi :** proposition d'entrées et de sous-entrées liées par analogie, afin d'élargir et d'enrichir la recherche.

(4) Définition avec (ou non) auteur (entre guillemets).

(5) Citation supplémentaire entre guillemets en italique.

(6) Références bibliographiques indexées par ordre alphabétique.

(7) **Pour aller plus loin :** document d'approfondissement proposé dans l'ensemble du dictionnaire.

Le modèle de sous-entrées (extrait)

> (8) ➥ ACCOMPAGNEMENT DES ÉTUDIANT.E.S
> **Voir aussi** : APPRENANT, FORMATION OUVERTE ET À DISTANCE, MENTORAT, TUTORAT
> La formation nécessite un formateur et une personne à former, tout comme l'étymologie du terme renvoie au compagnonnage. [...]

(8) Sous-entrées liées aux entrées principales identifiées par ce pictogramme : ➥

Les sous-entrées proposent la même organisation que les entrées pour les éléments : 2, 3, 4, 5, 6 et 7.

Les sous-entrées font l'objet de dégroupements

Les sous-entrées ont une logique analogique, elles pourraient être traitées indépendamment d'une entrée principale, néanmoins, le désir de construire du sens m'influence pour traiter les sous-entrées dans une « famille » pour contextualiser la nature de l'information. La plupart des articles sont constitués d'une entrée et d'une (ou plusieurs) sous-entrée(s) comme la BLOUSE BLANCHE se trouvant sous l'entrée BIENTRAITANCE, ou encore l'entrée RELATION D'AIDE qui comporte plusieurs sous-entrées :

- ÉCOUTE ACTIVE
- EMPATHIE
- NON-JUGEMENT
- REFORMULATION
- CONGRUENCE

La table des matières saura renseigner le lecteur pour retrouver une sous-entrée à partir d'une entrée

Les définitions

Les définitions ont pour objet de définir les vedettes (entrées et sous-entrées). Elles sont signalées par des guillemets, sans autre signe typographique. Consulter le dictionnaire de la relation soignant-soigné revient à se renseigner sur le sens d'un mot, d'une locution, mais aussi à réaliser quelle peut être la richesse d'un fonds documentaire d'un centre de documentation. Nous y avons introduit des définitions en provenance de la littérature grise (recommandations...). Nous avons tenté d'apporter des définitions claires, courtes pour éviter les confusions, en choisissant des auteurs phares, connus, compris dans la même communauté internationale soignante. Nous avons également tenu compte du droit d'auteur visant à citer expressément les sources.

Les exemples cités

Les exemples sont signalés par guillemets. Les citations sont signalées avec l'abréviation « Cit. » qui se trouvent à la fin des articles. Elles proviennent d'une littérature professionnelle, mais aussi de la littérature francophone, avec par exemple François Bégaudeau, Martin Winckler, Jacques Prévert, Colette, Jonathan Littell... L'intertextualité joue un rôle important dans notre perspective lexicographique. L'emploi du discours indirect réunissant auteurs intergénérationnels et concepts humanistes pour enrichir les exemples cités, n'a pas pour vocation de rendre dogmatique un domaine en pleine construction, ni à rendre compte d'une morale, mais il est destiné à illustrer ou faire découvrir de nouveaux champs disciplinaires. Le projet de réécriture formalisé dans le dictionnaire des concepts en soins infirmiers consiste à inscrire tout texte dans un dialogue avec d'autres textes et à offrir une mosaïque de citations dans un tout cohérent et structuré.

Liste des abréviations utilisées

Les abréviations sont utilisées dans le dictionnaire pour faciliter la compréhension de l'article d'une part mais aussi pour en minimiser son rôle ; nous souhaitons attirer le regard du lecteur vers l'entrée, les mots traduits et les renvois. Un index informatif permettra de restituer les quelques abréviations des définitions.

Syn.	Synonyme.
Adj.	Adjectif.
V.	Verbe.
Loc.	Locution.
Trad. Angl.	Traduit de l'anglais.
Cit.	Citation.
MàJ.	MàJour. Mise à Jour.
n.m.	Nom masculin.
n.f.	Nom féminin.
p.	Pages (nombre de pages d'un document).
pp.	Pages (nombre de pages concernées par un article ou par une partie d'ouvrage).
V. Part. passé.	Verbe au participe passé.
*****	Renvois aux articles permettant d'enrichir les définitions.
Néo.	Néologisme
DOI	Digital Object Identifier (identifiant numérique d'objet)

SOMMAIRE

DICTIONNAIRE DES CONCEPTS EN SCIENCES INFIRMIÈRES

A

B

C

D

E

F

G

H

I

J K

L

M

N

O

P

Q

R

S

T

U V

W X Y Z

DICTIONNAIRE DES CONCEPTS EN SCIENCES INFIRMIÈRES

VOCABULAIRE PROFESSIONNEL DE LA RELATION SOIGNANT-SOIGNÉ

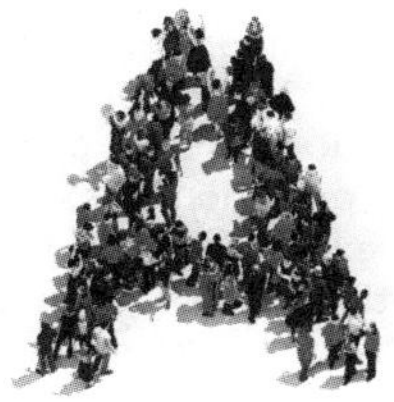

ABSTRACTION

n.f. Trad. Angl. Abstraction. Domaine Sciences humaines.

Voir aussi : ANALYSE, CONCEPT, FORMATION, PROCESSUS, RAISONNEMENT, TAXONOMIE

Selon l'OMS[1], il s'agit de « fonctions mentales permettant d'inférer des idées générales, des qualités ou des caractéristiques, à partir de réalités concrètes, d'objets précis ou des circonstances réelles mais distinctes d'elles ». Pour le Grand Dictionnaire Terminologique[2] l'abstraction est une « démarche de l'esprit qui consiste, au cours d'un raisonnement, à éliminer les aspects les moins pertinents de la réflexion pour ne considérer que ceux qui sont essentiels. La capacité d'abstraction est une des principales caractéristiques de l'intelligence humaine ». Certains systèmes d'intelligence artificielle ont la capacité d'utiliser l'abstraction pour résoudre des problèmes.

> ***Cit.*** *« Le principe essentiel de la science, c'est de faire abstraction du surnaturel[3] ».*

> **Pour aller plus loin :** DURAND, G. Un monde sans vulnérabilité ? Le consentement et ses limites. *La revue hospitalière de France.* N°543, 2011/11/12. pp. 63-67. Disponible à cette adresse : http://fulltext.bdsp.ehesp.fr/FHF/RHF/2011/543/63_67.pdf

ABUS SEXUEL

Loc. Trad. Angl. sexual abuse

Voir aussi : PÉDOPHILIE, PERVERSION SEXUELLE SUR MINEUR

L'abus du latin *abusus* signifie « faire un mauvais usage de » composé du préfixe *ab*, indiquant la déviation et de *usus*, action de se servir. L'abus sexuel est définit comme « *toute utilisation du corps d'un enfant pour le plaisir d'une personne plus âgée que lui, quelles que soient les relations entre eux, et même sans contrainte ni violence*[4] ». Parler d'abus sexuels sous-entend un rapport déséquilibré de pouvoir entre les protagonistes, mais également « une absence de consentement, cette situation impliquant la présence d'un auteur et d'une victime. La différence d'âge entre protagonistes mineurs au-delà de laquelle on peut parler d'abus sexuel, généralement fixée à cinq ans, est prise en compte de cette manière dans de nombreuses études[5]. Pour Jean-Yves Hayez[6], les abus sexuels sur mineurs impliquent des « activités sexuelles, surtout par des adultes, qui y recherchent principalement leur plaisir personnel, de mineurs d'âge encore immatures et dépendants, c'est-à-dire incapables de comprendre suffisamment le sens de ce qui leur est proposé et donc d'y donner un consentement éclairé ». Il existe un terme générique dit de « violences sexuelles » pour définir les maltraitances et les abus sexuels. Le Conseil de l'Europe donne la définition suivante : « *a) le fait de se livrer à des activités sexuelles avec un enfant qui, conformément aux dispositions pertinentes du droit national, n'a pas atteint l'âge légal pour entretenir des activités sexuelles ; b) le fait de se livrer à des activités sexuelles avec un enfant en faisant usage de la contrainte, de la force ou de menaces ; ou en abusant d'une position reconnue de confiance, d'autorité ou d'influence chez l'enfant, y compris au sein de la famille ; ou en abusant d'une situation de particulière vulnérabilité de l'enfant, notamment en raison d'un handicap physique ou mental ou d'une situation de dépendance*[7] ».

Pour aller plus loin : Paillard, C. Les soignants face aux auteurs et aux victimes de violences sexuelles. *Perspective soignante*. N°65. 2019.

ACCOMPAGNEMENT

n.m. Trad. Angl. Supportive care and attention. Domaine Sciences humaines-infirmières.

Voir aussi : MENTORAT, RÉAJUSTEMENT, SOINS RELATIONNELS, TUTORAT

Accompagner signifie être avec, dans une situation donnée, de façon ponctuelle ou durable pour conduire une autre personne (ou un groupe) vers un changement certain. L'accompagnement peut être spontané, volontaire, professionnel… Dans le contexte soignant, il nécessite des outils relationnels permettant de vivre cette interaction aidante comme un processus naturel et réciproque D'après le glossaire n°3 de la *Terminologie des soins infirmiers* (Ministère de la santé), l'accompagnement est une démarche « de soutien thérapeutique fondée sur une relation soignant-soigné et qui assure la continuité des soins en liaison avec l'environnement social ». L'accompagnement inclut l'écoute et l'aide apportée dans des champs interdisciplinaires, en fonction des étapes de la vie. Il se caractérise par l'investissement d'un individu mobilisant des ressources vers des individus en besoin (de santé, d'aide sociale...) ou en état d'*apprenance* (étudiants, stagiaires). Ce type d'accompagnement se déploie à travers les disciplines exercées, comme la gérontologie pour les projets de vie, la psychiatrie pour un hôpital de jour par exemple. L'accompagnement est intégré dans les projets de soins mais également dans le cadre de la continuité des soins (soins techniques), de l'éducation thérapeutique.

> ***Cit.*** *« L'accompagnement désigne ce processus singulier qui relierait deux personnes de statut inégal, avec l'idée de partager quelque chose qui n'appartient ni à l'une, ni à l'autre*[8] *».*

> **Pour aller plus loin :** BARRUEL, F. et BIOY, A. *Du soin à la personne : clinique de l'incertitude*. Paris : Dunod. 2013.

➥ ACCOMPAGNEMENT DES ÉTUDIANT.E.S

Voir aussi : APPRENANT, FORMATION OUVERTE ET À DISTANCE, MENTORAT, TUTORAT

La formation nécessite un formateur et une personne à former, tout comme l'étymologie du terme renvoie au compagnonnage. Ce type de relation se caractérise par le suivi individuel d'un formé pour favoriser sa compréhension et la mise en œuvre de ses compétences validées. Relations interpersonnelles qui nécessitent un engagement des deux parties, l'accompagnement permet au formé d'être sécurisé par le réajustement d'un guide, pour devenir autonome dans son domaine ou son champ d'action, pour mesurer son activité avec les outils qu'ils auront, ensemble, élaborés. Cet accompagnement peut nécessiter l'emploi de courriel, de logiciel pour continuer de travailler à distance.

> **Pour aller plus loin :** WOLOCH, A. et MASIA, S. L'infirmier organisateur de l'accueil face aux défis de l'augmentation des passages aux urgences. *La revue de l'infirmière*. Vol. 69. N°258. Février 2020. pp. 45-46. Doi : 10.1016/j. revinf. 2020.01.014.

ACCEPTATION → VOIR RELATION D'AIDE

ACCUEIL

n.m. Trad. Angl. Forming relationship-based care, patient-centered. Domaine Sciences humaines-infirmières.

Voir aussi : BARRIÈRE LINGUISTIQUE, BIENVEILLANCE, BESOIN, L'HOMME ET SON LIEU, QUALITÉ

D'une façon générale, l'accueil fait partie des prérogatives de ces établissements sanitaires et sociaux et comporte l'idée d'assurer les soins nécessaires à une population donnée et dans un champ spécifique (urgences, pathologies diverses, maternité...). L'accueil s'imbrique naturellement dans le projet de soins, pour informer, orienter mais aussi rassurer. Dispositif permanent, la qualité de celui-ci détermine les étapes de la prise en charge des personnes soignées et favorise une meilleure compréhension des développements, des aidants.
Pour Jacques Chalifour[9], l'accueil peut aussi être défini comme une stratégie relationnelle où, « dans une perspective existentielle-humaniste, elle vise la connaissance et la conscience de soi. L'accueil est sans contredit la stratégie la plus importante. Elle se traduit non seulement dans l'attitude de l'intervenant mais aussi dans celle du client envers lui-même [...] L'accueil consiste en tout premier lieu à porter attention au client et à ce qu'il vit (comportements, sensations, pensées, émotions, besoins), et, à en permettre l'expression en fonction des objectifs de l'entretien. »

> **Cit.** *« La zone de l'accueil des patients est le centre névralgique d'un service des urgences. C'est une zone où convergent les pompiers, les ambulances, le service d'aide médicale urgente (Samu), la police et les patients qui viennent par leurs propres moyens[10] ».*
>
> **Pour aller plus loin :** CANEPA ALLEN, M., ANSERMET, C. et al. Un accompagnement respectueux des priorités du patient. *Soins infirmiers : Krankenpflege.* N°6. 01/06/2014. pp. 62-65.

ACCULTURATION

n.f. Trad. Ang. Acculturation. Domaine sciences humaines.

Voir aussi : ADAPTATION, CARING, DIGNITÉ, INTERCULTUREL, RELATIONS INTERCULTURELLES

Ce terme est formé à partir du latin ad signifiant le rapprochement. L'acculturation est l'ensemble de circonstances, positives ou négatives, qui résultent d'un contact continu, ou discontinu et direct entre différents groupes d'individus de cultures différentes et qui entraînent divers changements dans les modèles culturels initiaux de l'un ou des deux groupes, entraînant, parfois des pertes d'identité culturelle, ou d'une mémoire collective fondatrice d'un groupe social donné. Prendre soin en intégrant la culture de l'autre relève d'un soin interculturel. Pour Brami Alexandrine[11], les soins culturellement adaptés sont quelquefois différents des valeurs et des objectifs du système professionnel de santé. La découverte des valeurs, des convictions, des croyances et des pratiques en termes de santé faisant partie de la culture du patient, exige, que le personnel infirmier endosse le rôle d'apprenant et de partenaire avec les patients et leurs proches pour définir les caractéristiques de soins utiles et bénéfiques. Les soins interculturels sont basés sur la mise en place par les professionnels de santé d'une démarche de facilitation des échanges culturels entre soignants et soignés. Cette communication interculturelle incombe aux infirmières et peut se faire avec l'aide d'un tiers facilitateur. Ainsi, la médiation culturelle dans les soins peut-être mise en oeuvre par l'équipe de santé en partenariat avec des professionnels qui en plus de la traduction linguistique connaissent les représentations et références culturelles de la personne soignée en matière de santé et de maladie.

Pour aller plus loin : NADOT, M. et BUSSET, F. *L'activité infirmière : le modèle d'intermédiaire culturel, une réalité incontournable.* Bruxelles : De Boeck. 2013.

➥ CONTRE-ACCULTURATION

Voir aussi : EXCLUSION, GROUPE, MINORITÉ CULTURELLE

D'après Brigitte Tison[12], la contre-acculturation relève « d'attitude de réserve, de rejet ou de repli manifestant une réaction du groupe à un début d'acculturation. On peut, d'une part, entendre par déculturation la simple dégradation culturelle qui résulte de la perte des valeurs sous l'influence d'une culture dominante, et reculturation, le mouvement de retour vers une culture originale partiellement oubliée ou abandonnée ».

Pour aller plus loin : TISON, B. (sous la dir.) et al. *La prise en charge de familles africaines en France et en Afrique : regards croisés.* Paris : l'Harmattan. 2014.

ACTES DE SOINS

loc.Trad. Angl. Nursing action. Domaine Sciences infirmières.

Voir aussi : DÉMARCHE DE SOINS, CLINIQUE, INTERVENTION INFIRMIÈRE

Ces actes relèvent de pratiques courantes ou de soins spécialisés. Ils sont formalisés en France avec la Nomenclature Générale des Actes

Professionnels (NGAP)[13]. Ils sont regroupés dans un ensemble d'actes dits médicaux et paramédicaux, facturables aux assurés sociaux. Par exemple, pour la partie soins de pratiques soignantes, il est question de prélèvements et injections, pansements courants, pansements lourds et complexes nécessitant des conditions d'asepsie rigoureuse... Pour la partie soins spécialisés, il s'agit de soin d'entretien des cathéters, d'injections et de prélèvements, actes du traitement spécifique d'un patient immuno-déprimé ou cancéreux, soins portant sur l'appareil digestif et urinaire...

Pour aller plus loin : Nomenclature Générale des Actes Professionnels (NGAP) et LPP (liste des produits et prestations remboursables) [en ligne]. Consulté le 19/11/2020. Consultable sur le site Ameli (Assurance Maladie). Disponible : https://www.ameli.fr/hauts-de-seine/infirmier/exercice-liberal/facturation-remuneration/nomenclatures-ngap-lpp/nomenclatures-ngap-lpp

ACTEUR.TRICE.S

n.f. (ou m.). Trad. Angl. Health, Actor. Domaine Sciences Humaines-infirmières.

Voir aussi : COMPÉTENCES DU PATIENT, EMPOWERMENT, FAMILLE

L'acteur est l'individu soignant, mais aussi celui qui est soigné et enfin, la famille ou les proches des patients sont les acteurs du parcours de soin. Pour Dorothea Orem (1959), « la personne est un être fonctionnant biologiquement, symboliquement et socialement et qui présente des exigences en matière d'auto-soins, universels, liés au développement et/ou reliés à l'altération de la santé ». Pour Hildegarde Peplau, « la personne représente un système vivant composé de caractéristiques et de besoins biochimiques, physiques et surtout psychologiques, qui cherche à se réaliser et lutte pour atteindre un équilibre ». Dans le contexte hospitalier, prendre en compte l'ensemble des acteurs détermine le potentiel de l'équipe soignante pour une meilleure prise en charge centrée sur l'individu et sa famille. Comme le souligne Corinne Cordon[14], « la conception des soins ainsi que le rôle des infirmiers et aides-soignants ont considérablement évolué au cours du temps. La personne soignée n'est pas un "patient" qui attend. Elle est actrice des soins qui lui sont prodigués et a un projet de vie. Le soignant n'est pas "celui qui sait", son rôle est d'aider la personne soignée à :

- communiquer, exprimer ce qu'elle ressent ;
- comprendre ce qui se passe pour elle ;
- faire des choix ;
- vivre dans les meilleures conditions possibles en préservant ou restaurant son indépendance ».

A

Cette relation triangulaire relève du prendre soin. D'après Sophie Cherel[15], « l'objectif est bien de venir en aide à un tiers, à un *"corps-sujet"* ce qui diffère de vouloir venir en aide en attribuant uniquement le patient à un *"corps-objet"* ».

Pour aller plus loin : Espace éthique. Région Île-de-France. Être acteur de sa santé [en ligne]. MàJ 11.02.2019. Consulté le 20/11/2020. Disponible : https://www.espace-ethique.org/ressources/editorial/etre-acteur-de-sa-sante

ACTION ÉDUCATIVE SOIGNANTE

loc. Trad. Angl. Education's action. Domaine Sciences de l'éducation-infirmières.

Voir aussi : SOINS ÉDUCATIFS

Ce type d'action, d'une façon générale, relève de la mise en œuvre coordonnée d'activités d'un groupe, d'individus, relevant des sciences de l'éducation. Dans le domaine sanitaire et social, et plus précisément pour le soin infirmier, ces activités relèvent d'un cadre légal, de projets institutionnels, d'instances professionnelles et visent l'intérêt, le bien-être de la population ou d'une personne ayant besoin de recevoir des soins. Elle relève alors plus exactement d'une démarche éducative non violente. Selon Christophe Debout[16], « les actions infirmières font référence au processus de soins systématique qui consiste à recueillir des données, nommer, planifier, intervenir et évaluer ces interventions ». Pour Jacques Chalifour, « les infirmières ont un rôle très important dans l'accompagnement à l'éducation du patient, à sa famille et à des groupes ainsi qu'aux aidants naturels que ce soit en matière de prévention, de traitement, de prise en charge des soins, ou de promotion de la santé et de l'acquisition de bonnes habitudes de vie ».

Cit. *« L'éducation semble vécue comme un moment séparé et unique, détaché du parcours de soin. Le soignant se retrouve seul dans une nouvelle fonction éducative*[17] *».*

Pour aller plus loin : REIX, F. et EL KOUCH, B. « Kipal, le jeu du qui quoi comment en soins palliatifs » : outil ludopédagogique en soins palliatifs. *Médecine palliative.* Vol. 190. N°2. Avril 2020. pp. 78-85. Doi : 10.1016/j.medpal. 2019.08.018.

ACTIVITÉS

n.f. Trad. Angl. Activity. Domaine Sciences humaines-infirmières.

Voir aussi : ANALYSE, ORGANISATION, PROCESSUS, TÂCHE, TRANSMISSION

Manuelles, artistiques ou intellectuelles, les activités professionnelles ont pour finalité une valeur marchande, correspondant à l'entretien de biens ou de personnes. Liée à la création, parfois à la répétition, l'activité est rattachée à la tâche effectuée et à son évaluation. Il s'agit d'un ensemble d'opérations effectuées pour réaliser un objectif, qu'il soit individuel ou collectif.

Pour aller plus loin : DEBOUT, C. (dossier coordonné par). Infirmière clinicienne, une nouvelle fonction ? *Soins*. N°789, octobre 2014. pp. 25-60.

ACTIVITÉS INFIRMIÈRES

Voir aussi : ANALYSE, COLLABORATION, ÉQUIPE SOIGNANTE

Ces activités sont généralement règlementées[18], leurs diversités sont profondément rattachées à l'identité professionnelle, par exemple : l'observation et le recueil de données, assurer les soins de confort et de bien-être (le soin relationnel), la coordination et l'organisation des soins, le contrôle et la gestion de matériels, la participation à des actions de prévention, de dépistage, de formation et d'éducation à la santé... Ces nombreuses activités sont inscrites dans l'exercice du rôle propre infirmier mais aussi dans le contexte collaboratif de l'équipe soignante.

Cit. *« Dans une optique nouvelle, une équipe est un ensemble de personnes travaillant de concert. Elles sont liées par un sentiment d'appartenance et poursuivent un but commun. Ce travail suppose un investissement collectif, mais aussi une répartition de la tâche et la convergence de leurs efforts. Le tout repose sur la collaboration, l'entraide, le soutien affectif et le ressourcement continu des participants[19] ».*

Pour aller plus loin : NADOT, M. et BUSSET, F. *L'activité infirmière le modèle d'intermédiaire culturel, une réalité incontournable.* Bruxelles : De Boeck. 2013.

ACTIVITÉS THÉRAPEUTIQUES

Voir aussi : ALLIANCE, ANIMATION, CONTRAT, DÉMARCHE ÉDUCATIVE, MÉDIATION

Pour Marguerite Potier[20], c'est un « ensemble d'activités proposées (psychiatrie, gérontologie, maladies chroniques...) dans le cadre d'un projet thérapeutique dont l'objectif est de traiter les problèmes psycho-pathologiques des personnes soignées. Elles s'inscrivent dans un cadre bien défini (matériel, temporel) et les soignants sont formés à cet outil de médiation. Les activités thérapeutiques comportent des temps individuels et des temps collectifs ; elles doivent être évaluées à intervalles réguliers avec le patient et avec l'équipe pluridisciplinaire, à chaque séance pour chaque participant (évaluation notée dans le dossier de soins), et à un rythme précis. Le plus souvent réalisées en groupe, les activités thérapeutiques ont une fonction de relation ; elles mobilisent les capacités intellectuelles, affectives et psychomotrices du patient, et modifient son état psychique. Bien que leurs objectifs soient identiques, il faut différencier l'activité et l'atelier thérapeutique dont le but est la réinsertion vers le monde professionnel ».

Pour aller plus loin : Lexique du SIIPS, édité par la CHU de Toulouse. 2002, MàJ 17/09/2012 [en ligne]. Disponible : http://www.chu-toulouse.fr/IMG/pdf/S.I.I.P.S._PSY_Definitions_Glossaire_2002.pdf

↳ ANIMATION

Voir aussi : STIMULATION, MÉDIATION THÉRAPEUTIQUE, TENDRESSE

L'animation est la manifestation de la vitalité humaine. Elle peut être organisée et conçue de plusieurs façons dans un établissement. Dans le cadre institutionnel gérontologique et selon Liliane Poitrine[21], il y a deux concepts d'animation :

- **le concept d'animation sociale** comme étant « une réponse aux problèmes socio-affectifs des personnes dus à l'impact du vieillissement (adaptation sociale, envie, désirs) et aux effets de l'entrée en institution (notion de dépression et de dépréciation) » ;
- **le concept d'animation sensorielle** qui signifie « connaître le fonctionnement de la mémoire et savoir communiquer avec une personne désorientée. Il s'agit, par conséquent de comprendre la démence et les syndromes *conduites-intérieures* ».

L'animation est ici l'affaire de l'équipe soignante, avec le recrutement d'un animateur socio-culturel, pour une prise en charge globale des personnes soignées, s'inscrivant ainsi dans le « prendre soin ». Pour Patrick Julien[22] « l'animation est un moyen pour donner du sens à la vie dans un milieu très imprégné par la culture du soin. Elle permet aussi de concrétiser une vie sociale de qualité :

- en favorisant les échanges par une écoute active appuyée sur l'histoire de vie de la personne ;
- en proposant des activités de divertissements, de créations culturelles et artistiques sources de moments de plaisir ;
- en encourageant et en facilitant le maintien des liens sociaux ;
- en favorisant les échanges intergénérationnels, car les personnes âgées ont beaucoup à nous transmettre sur le sens de la vie. Ces personnes sont les témoins d'un passé, d'un vécu.

Il semble qu'il soit important pour elles de faire ce bilan, de se poser la question de savoir à quoi toute cette vie a servi et de transmettre à un proche, un ami... De faire un legs, en quelque sorte ».

L'un des objectifs de l'animation est thérapeutique, les activités sont multiples, comme le théâtre, la lecture, les ateliers d'écriture, le sport, le jeu...

Pour aller plus loin : DOUILLER, A. et al. *25 techniques d'animation pour promouvoir la santé*. Brignais : le Coudrier. 2012.

ACTUALISATION

n.f. Trad. Angl. Actualising, Update. Domaine Sciences humaines.

Voir aussi : BESOIN D'INFORMATION, CONNAISSANCES, SAVOIRS, DOSSIER DU PATIENT

Action d'actualiser un savoir donné dans un domaine particulier. Pour Y. St Arnaud[23], « l'actualisation des connaissances en soin infirmier est l'une des compétences à valider pour exercer le métier de soignant, pour le bénéfice des individus (personnes soignées, groupes sociaux, familles, équipe pluridisciplinaire). Dans un contexte thérapeutique le mot actualisation fait référence à un objectif central de la thérapie qui consiste à aider la personne à mettre en valeur toutes ses capacités et de les développer de façon optimale malgré ses limitations personnelles et les contraintes de son milieu ».

Pour aller plus loin : TRICOT, A. et AMADIEU, F. *Apprendre avec le numérique*. Paris : Retz. 2020.

ADAPTATION

n.f. Trad. Angl. Adjustment. Domaine Sciences humaines.

Voir aussi : ACCOMPAGNEMENT, CHANGEMENT, COLLABORATION, SITUATION, RELATION D'AIDE

Caractéristique de l'intelligence, c'est une aptitude à évoluer à partir d'une situation, qu'elle soit positive ou négative. Cette capacité vise la transformation d'un acte vers un autre, relationnel ou technique et insiste sur les possibilités de réajustements nécessaires pour vivre naturellement de nouvelles situations (CNRTL[24]). D'après Yves Saint-Arnaud[25], l'adaptation est une « modification des fonctions psychiques de l'individu qui, sans altérer sa nature, le rend apte à vivre en harmonie avec les nouvelles données de son milieu ou un nouveau milieu ».

Pour aller plus loin : SALIEGE, L. et BONIN-GUILLAUME, S. Ressentis et stratégies d'adaptation des soignants en Ehpad. *Soins Gérontologie*. Vol. 25. N°142. Mars 2020. pp. 18-22. Doi : 10.1016/j. sger. 2020.01.005.

ADHÉSION

n.f. Syn. Accord, Assentiment. Trad. Angl. Accession. Domaine Sciences humaines-infirmières.

Voir aussi : ALLIANCE THÉRAPEUTIQUE, GROUPE, NÉGOCIATION, RELATION DE CONFIANCE

Emprunté du latin *adhesio* signifiant « *point de contact* », elle est dans le dictionnaire *Dixel*[26], « approbation réfléchie ». Selon le dictionnaire *Quillet*, c'est une « action de consentir en marquant qu'on est pleinement favorable à la chose[27] ». Pour le dictionnaire érudit de Larousse (Lexis[28]), c'est « l'action de partager une idée, une opinion. Exemple : donner une adhésion à un projet ». Pour S. Boarini[29], l'adhésion relève du « consensus qui s'établit quand, de manière implicite, sont tenues comme valides des décisions sur lesquelles nul ne s'interroge. Être dans le consensus, c'est être dans le cela va de soi. Le consensus partage avec l'unanimité un pouvoir d'adhésion renforcé par le sentiment performatif de la force de cette adhésion : la force du consensus est augmentée par la croyance en cette force. [...] Le consensus obtenu réaffirme l'ensemble des convictions initiales du groupe. Cet accord partagé est la célébration de la communauté par la ré-assurance de l'ensemble des convictions. À la décision prise par consensus, on adhère : il n'y a pas une position personnelle parce que l'adhésion se ferait au nom de valeurs qui dépassent l'individu (on adhère) ; il y a adhésion et même inclusion : chacun accepte dans le consensus d'être pris dans le groupe ou d'être repris par le groupe. Le consensus est alors le passage de la société à la communauté de sorte qu'il serait plus juste encore de parler de ré-inclusion de chacun dans le groupe. Le consensus obtenu réaffirme l'ensemble des convictions initiales du groupe ». Dans le cadre de la relation soignant-soigné, l'adhésion relève d'une forme d'engagement d'une part de la personne soignée et d'autre part du soignant. Les relations interpersonnelles qui se dégagent d'une action contractuelle, unissant deux individus en situation de soin, impliquent une forme d'attachement provisoire mais néanmoins basé sur des compétences respectives et/ou communes.

Pour aller plus loin : CLOUET, V., GITZHOFFEN, L. et ORIEZ, B. Réflexion de terrain sur le métier d'infirmier en pratique avancée en santé mentale. *Soins Psychiatrie*. Vol. 40. N°325. Décembre 2019. pp. 29-32. Doi : 10.1016/j. spsy. 2019.09.007.

ADOLESCENCE

n.f. Trad. Angl. Teenage. Domaine sciences humaines.

Voir aussi : CHANGEMENT, FEMME, HOMME, PUBERTÉ, PUDEUR

Du latin *adolescere* « grandir », l'adolescence est la période de la vie comprise entre l'enfance et l'âge adulte (dès la fin de la puberté). L'adolescence débute à la puberté (modifications survenant à la période de menstruation pour les filles, à partir de 11 ans, et de la spermatogénèse chez les garçons à partir de 13 ans). D'après Hockenberry, M.J. et Wilson, D.[30], l'âge pubertaire se situe entre 13 à 18 ans. Cette « période de maturation et de transformation rapide appelée adolescence est une période charnière qui débute à l'apparition de la puberté et se poursuit jusqu'à l'entrée dans l'âge adulte, en général la fin des études secondaires. Les maturations biologiques et de la personnalité s'accompagnent d'un bouleversement physique et émotionnel, ce qui amène souvent les adolescents à redéfinir leur image d'eux-mêmes. Au sortir de l'adolescence, l'enfant commence à intérioriser toutes les valeurs apprises auparavant et à construire son identité personnelle au lieu de s'identifier à un groupe ». L'adolescence est caractérisée par des transformations biologiques, sociales, psychologiques et intellectuelles. Pour l'OMS[31] « nous pensons trop souvent que les adolescents forment un groupe de la population en bonne santé ». Néanmoins, trop nombreux sont ceux qui meurent prématurément des suites d'accidents, de suicides, d'actes de violence, de complications liées à la grossesse et d'autres maladies que l'on pourrait éviter ou traiter. L'OMS souligne enfin que beaucoup plus encore souffrent de maladies chroniques et d'incapacités. En outre, de nombreuses maladies graves à l'âge adulte trouvent leur origine à l'adolescence. Le tabagisme, l'alcoolisme, la toxicomanie, les infections sexuellement transmissibles, dont le VIH, les mauvaises habitudes alimentaires ou la sédentarité par exemple entraînent à un stade ultérieur de la vie une morbidité et des décès prématurés.

> ***Cit.*** *« L'adolescence, c'est la période de passage qui sépare l'enfance de l'âge adulte, elle a pour centre la puberté. C'est une transformation du corps (transformation physiologique), de l'esprit des sentiments (transformation psychique)[32] ».*

> **Pour aller plus loin :** MARCELLI, D., BRACONNIER, A. et al. *Adolescence et psychopathologie*. Issy-les-Moulineaux : Elsevier Masson. 9e édition. 2018.

ADULTE

adj. Trad. Angl. Adult. Domaine Sciences humaines-infirmières.

Voir aussi : ADAPTATION, ÊTRE HUMAIN, IDENTITÉ, IMAGE CORPORELLE, PERSONNE

Ce qualificatif dérive du participe passé *aldutus* qui appartient au verbe latin *adolesco* d'où est tiré du nom commun *adolescence*. L'organisme adulte en toute rigueur étymologique est donc ; celui qui a cessé de croître... ». Jean Pierre Boutinet[33] retrace l'origine et la complexité de l'adulte dans son ouvrage *Psychologie de la vie d'adulte*. Il considère que « l'adulte n'a été considéré d'un point de vue grammatical dans notre langue que comme un qualificatif, apparu à la fin du XIVe siècle, pour signifier : parvenu au terme de l'enfance ». Le Dictionnaire de l'Académie française précise que c'est un adjectif des deux genres : Qui est parvenu à l'adolescence, à l'âge de raison. Dans le langage médical, il se dit proprement en parlant de toute cette période de la vie qui est comprise entre l'adolescence et la vieillesse. *Il n'était pas encore adulte. Une personne adulte.* On dit aussi, l'âge adulte. Parvenu au terme de sa croissance.

Pour aller plus loin : MARCELLI, D., MARTY, F. et al. *Psychopathologie générale des âges de la vie*. Issy-les-Moulineaux : Elsevier Masson. 2015.

AFFECT

n.m. Trad. Angl. Affect

Voir aussi : ADAPTATION, ÉMOTION. ÊTRE HUMAIN, IDENTITÉ

L'affect se définit chez l'homme comme une disposition affective primaire plus ou moins contrôlée par des charges émotionnelles. Emprunté au latin *affectus* comme un « état, disposition de l'âme » depuis Cicéron[34]. Il est aussi emprunté à l'allemand *Affekt* qui signifie « mouvement ou état affectif impétueux »[35]. Ce terme s'est spécialisé en psychanalyse, surtout à partir des premiers travaux de Breuer et de Freud. Selon A. Ruffiot et A. Ciavaldini[36], « L'affect se définit comme » la subjectivité d'un état psychique élémentaire, inanalysable, vague ou qualifié, pénible ou agréable qui peut s'exprimer massivement ou sous la forme d'une nuance, d'une tonalité. A la différence du sentiment qui est dirigé vers son objet, l'affect est centré sur ce qui est primairement ressenti". Pour Freud, « l'affect est l'expression qualitative de la quantité d'énergie pulsionnelle et de ses variations ». Il ne souhaite pas établir un parallèle entre l'affect dit « inconscient » (sentiment de culpabilité inconscient, par exemple) et les représentations inconscientes[37]. Dans la pensée freudienne, l'affect est de plein droit représentant de la pulsion au même titre que la représentation. Ainsi Freud écrit-il : « Si la pulsion n'était pas attachée à une représentation ou si elle n'apparaissait pas sous forme d'état d'affect, nous ne pourrions rien savoir d'elle[38] ». Dans l'ouvrage *L'affect*, « les affects peuvent nous surprendre dans leur brutalité, sans que nulle représentation ne semble les sous-tendre, ils ne sont peut-être partageables analytiquement que dans leur intime association aux représentations de mots et de choses... »[39]. Pour le psychanalyste André Green[40], « l' affect un terme catégoriel groupant tous les aspects subjectifs qualificatifs de la vie émotionnelle au sens large, comprenant toutes les nuances que la langue allemande (*Empfindung, Gefühl*) ou la langue française (émotion, sentiment, passion...) rencontrent sous ce chef. Affect sera donc à comprendre essentiellement comme un terme métapsychologique plus que descriptif[41]. L'affect peut intervenir dans le champ de l'accueil hospitalier (urgences, psychiatrie...). Pour Jacky Merkling[42], « les affects, qu'ils soient pulsionnels ou stimulés par l'environnement, produisent une tension à l'intérieur du sujet à la fois d'ordre psychique et somatique ». En effet, lorsque l'on est énervé par le comportement de quelqu'un, par exemple, on le ressent psychiquement, ce qui se manifeste par une pensée accélérée, *tunnellisée*, ruminante (aspects cognitifs), et l'émergence de sentiments de colère ou d'anxiété (aspects affectifs). Mais ce comportement de l'autre a aussi une résonance somatique, le rythme cardiaque et la respiration s'accélèrent, les muscles se crispent... Cette tension s'apaise dès lors que l'on peut nommer intérieurement l'affect qui la provoque : « ce type m'énerve », par exemple. Les modifications internes dont on est l'objet prennent ainsi une signification qui va permettre à la tension de s'évacuer progressivement. Si l'on peut, dans un second temps, nommer verbalement notre état, on va encore évacuer un peu plus la tension. Cette évacuation se fait de manière progressive, au rythme de la pensée, à la vitesse de la mise en sens. Le symbole (le mot) vient donner sens au vécu et permet d'en gérer graduellement l'impact. Pour résumer, cette dynamique psychique répond au cheminement suivant :

- Perception ou pulsion ;
- Ressenti ;
- Représentation ;
- Pensée.

Pour aller plus loin : GREEN A. *Le discours vivant.* Paris : PUF. 2015.

AGENTIVITÉ

néo. Trad. Angl. Sense of agency for the development of professional compentencies. Domaine Sciences humaines.

Voir aussi : APPRENTISSAGE, AUTO-EFFICACITÉ, COMPÉTENCES, ÉVALUATION, RAISONNEMENT

Pour Marc Nagels[43], « il s'agit de la capacité d'intervention sur les autres et le monde où les individus et les groupes sont tout à la fois les producteurs et les produits des systèmes sociaux ». En fait,

« l'agentivité humaine se caractérise par plusieurs aspects majeurs qui opèrent consciemment de manière fonctionnelle et phénoménale. Il s'agit de l'intentionnalité et de l'anticipation, qui permettent une extension temporelle de l'agentivité, de l'autorégulation par l'influence réactive sur soi-même et de l'autoréflexion sur ses capacités personnelles, la qualité de son propre fonctionnement et le sens et la finalité des entreprises de son existence[44] ». L'agentivité se manifeste de trois manières différentes : il s'agit tout d'abord de l'effet direct de l'intervention de la personne, mais elle peut opérer aussi par le biais d'une « procuration » par laquelle le sujet escompte l'action d'autrui pour atteindre les buts souhaités. Enfin, l'agentivité peut être collective, par l'intermédiaire d'une coordination des efforts d'un groupe. L'agentivité se comprend à l'intérieur d'un modèle du sujet qui négocie systématiquement ses comportements, ses motivations et ses affects avec son environnement physique ou social[45] ».

Pour aller plus loin : BANDURA, A., LECOMTE, J. (trad. par) et CARRE, P. (préface). *Auto-efficacité : le sentiment d'efficacité personnelle.* Bruxelles : De Boeck Université. 2002.

AGRESSIVITÉ

n.f. Trad. Ang. Aggressiveness. Domaine Sciences humaines.

Voir aussi : ASSERTIVITÉ, CRISE, GESTION DES CONFLITS, ÉMOTIONS, VIOLENCE

Caractère d'expression violente d'une personne envers elle-même ou envers d'autres individus. Le comportement social de l'agresseur interfère avec l'harmonie d'autrui, impliquant une adaptation immédiate. Dans le cadre de la relation d'aide, l'infirmier vise à prévenir, renforcer l'hygiène mentale du patient, en complément des prescriptions médicales. Dans l'ouvrage *L'intervention thérapeutique :* Pour Jacques Chalifour[46], « aucune théorie ne fournit à elle seule des explications. Cependant, chacune contribue à sa façon à préciser cette expérience complexe et hautement humaine. Certaines théories ont étudié les facteurs biologiques, d'autres se sont intéressées aux facteurs psychologiques et d'autre se sont penchées sur les facteurs sociaux. Les personnes peuvent parfois manifester de l'agressivité pour éviter de vivre de l'anxiété : une réponse agressive semble alors éloigner l'objet de menace ; ce faisant, elle sert à détruire l'objet ou la situation qui provoque l'anxiété... ».

Pour aller plus loin : PAHLAVAN, F. *Les conduites agressives.* Paris : Armand Colin. 2002.

AGRESSIVITÉ VERBALE

Pour H. Bee et D. Boyd[47] « l'agressivité verbale, qui permet d'éviter la violence, est omniprésente dans les sociétés humaines, y compris chez les intellectuels, et causerait autant de torts que l'agression physique. *Un monde sans agression physique ne serait donc pas le paradis*[48] ». Cette forme d'agression indirecte, secondaire, est propre à l'espèce humaine. L'agression verbale repose sur les mêmes bases que l'agression physique et vise le même but : attaquer ou se défendre. Par l'agression indirecte, on évite de se frapper, mais on peut aussi détruire des réputations. Cette forme d'expression est très vicieuse et peut se révéler pire qu'un coup de poing.

Pour aller plus loin : WINNICOTT, D. et W. MICHELIN, M. (Trad.). *Agressivité, culpabilité et réparation.* Paris : Payot. 2004.

AGRESSIVITÉ SEXUELLE INTRAFAMILIALE

loc. Trad. Angl. Incest

Voir aussi : PÉDOPHILIE, PERVERSION SEXUELLE

Ce type d'agression relève de l'inceste. Pour A. Ciavaldini et C. Balier[49], le fonctionnement incestuel se caractérise avant tout par la confusion, par un dysfonctionnement familial mais aussi sociétal. Cette confusion interfère dans la construction de la personnalité. Mentionnons également les « agressions sexuelles muettes », c'est-à-dire des agressions imperceptibles qui se logent dans un climat « incestuel » de grande proximité[50] ; ici, la place de l'enfant est sans cesse remise en cause (grande proximité physique, confidences érotiques, exhibitionnisme parental et également dévalorisation morale ou physique de l'enfant[51].

L'inceste est une forme de pédophilie dont l'expression est exclusivement intrafamiliale[52]. La complexité des facteurs en jeu dans l'inceste et le risque de récidive assez faible imposent une perception différenciée de celle de la pédophilie. L'inceste peut concerner des enfants des deux sexes, un ou plusieurs enfants d'une même famille.

L'agresseur peut être l'ascendant direct (père, mère, frère ou soeur) ou être de la génération précédente (grand-père, oncle). Le plus souvent, il s'agit du père, parfois du beau-père ou du concubin[53].

Deux types de personnalité, parfois associés, peuvent être mis en évidence[54] :

- le père incestueux autoritaire, sthénique, égocentrique et psychorigide, exerçant un certain pouvoir au sein de sa famille, contrastant avec une vie sociale souvent effacée ;
- le père incestueux asthénique, immature, inhibé dans ses relations interpersonnelles, adapté dans sa vie professionnelle et replié sur sa vie familiale.

Cette violence relève de la maltraitance chez les enfants. Elle est définie par l'Office Décentralisé de l'Action Sociale. En 1993 cette dernière définissait l'enfant maltraité « comme celui qui est victime de violences physiques, cruauté mentale, abus sexuels, négligence lourde ayant des conséquences graves sur son développement physique et psychologique[55] ».

A

Pour aller plus loin : BOUCAUD S. et RAVIT. M. Maltraitances et abus sexuels chez l'enfant. *Pédopsychiatrie* [61515]. Doi : 10.1016/S0246-1072(14)61515-7.

AIDANT.E

adj. Trad. Angl. Helping, Assisting. Domaine Sciences humaines-infirmières.

Voir aussi : BIEN-ÊTRE ET CONFORT, FAMILLE, INFIRMIER, COLLABORATION, FACILITATEUR

Acteurs de la santé (hospitalier, libéral, social, délégué…) qui apporte sa spontanéité créatrice au projet d'autonomisation des personnes soignées, ainsi qu'à leur entourage. Il apporte aussi ses connaissances, ses compétences personnelles et professionnelles et les met à la disposition de la personne aidée. Dans le cadre d'une relation d'aide, Carl Rogers[56] ajoute que ce type de relation est psychologique, où l'aidant propose une « relation dans laquelle la chaleur de l'acceptation et l'absence de toute contrainte ou de pression personnelle de la part de l'aidant permet à la personne aidée d'exprimer au maximum ses sentiments, ses attitudes, ses problèmes. La relation est bien structurée, avec ses limites de temps, de dépendance, d'action agressive qui s'appliquent particulièrement au client (à la personne soignée) et ses limites de responsabilités et d'affection que le conseiller s'impose à lui-même ».

Pour aller plus loin : VIENNET, H. *À l'écoute des proches aidants Approche psychique des émotions des accompagnants et des soignants.* Paris : Seli Arslan. Janvier 2020.

➥ AIDANT FAMILIAL

Personne non professionnelle qui vient en aide à titre principal, pour partie ou totalement, à une personne dépendante de son entourage, pour les activités de la vie quotidienne. Cette aide régulière peut être prodiguée de façon permanente ou non et peut prendre plusieurs formes, notamment : nursing, soins, accompagnement à l'éducation et à la vie sociale, démarches administratives, coordination, vigilance permanente, soutien psychologique, communication, activités domestiques... (Charte Européenne[57]). Dans le Code de l'action sociale et des familles[58], « est considéré comme un aidant familial[59], le conjoint, le concubin, la personne avec laquelle la personne handicapée a conclu un pacte civil de solidarité, l'ascendant, le descendant ou le collatéral jusqu'au quatrième degré de la personne handicapée, ou l'ascendant, le descendant ou le collatéral jusqu'au quatrième degré de l'autre membre du couple qui apporte l'aide humaine définie en application des dispositions de l'article L. 245-3 du présent code et qui n'est pas salarié pour cette aide ». L'aidant familial est une personne de soutien, proche de la personne malade, d'aidant de fait, d'aidant familial, d'aidant informel ou encore d'aidant non professionnel[60]. Le terme d'aidant non professionnel détermine l'appartenance à une fonction plutôt qu'à une catégorie de personnes. La loi dite Kouchner (Loi du 4 mars 2002) permet d'ancrer cette notion d'aidant familial. « Par famille, il faut entendre les ascendants (parents, grands-parents) et les descendants (enfants, petits-enfants), le conjoint marié ainsi que toutes les personnes unies par un lien de parenté (frères, sœurs, cousins...) ou d'alliance (beau-frère, belle-mère...). Par proche, il faut entendre les concubins (personnes de même sexe ou de sexes différents vivant en union libre mais stable), les partenaires unis par un PACS, mais aussi les ami(e)s ».

Pour aller plus loin : VALLÉE, A. Le rôle des aidants naturels face à l'entrée en institution d'un proche âgé dépendant naturels face à l'entrée en institution d'un proche âgé dépendant. *Éthique & santé*. Vol. 12. N°1. Mars 2015. pp. 14-21. Doi : 10.1016/j. etiqe. 2014.11.006.

➥ AIDANT.E NATUREL.LE

Voir aussi : COLLABORATION, ÉQUIPE SOIGNANTE, FACILITATEUR, INTÉRACTION

Celui, celle qui aide. D'une façon plus générale, l'aidant (familial, proche, bénévole...) peut agir positivement dès la prise en charge d'une personne soignée. Il peut, à ce titre, faciliter le soin, la relation soignant-soigné. L'aide comporte plusieurs aspects (elle peut être permanente, éphémère, administrative, liée à la manutention...) et s'exprime dans différents lieux (à domicile, en hôpital...). Selon la Caisse Nationale de Solidarité pour l'Autonomie[61], « intégrer les aidants naturels et familiaux relève d'une reconnaissance officielle dans la prise en charge d'individus en perte d'autonomie. Acteurs de l'éducation à la santé, ils collaborent au projet de soins et participent à l'expérience soignante quand celle-ci est formalisée dans la pratique professionnelle. Dans ce rapport, les aidants familiaux ne doivent pas être « réduits » ou « assignés » à ce rôle : la reconnaissance des aidants familiaux passe avant tout par le développement de soutien leur permettant de concilier leur propre vie familiale et/ou professionnelle avec l'accompagnement de leur proche en perte d'autonomie mais aussi la prévention des situations qui entraînent la détérioration observée dans de nombreuses études, de leur état de santé ».

A

Cit. *« L'aidant est souvent une personne de la famille qui vient en aide, à titre non professionnel, en partie ou totalement, à une personne âgée dépendante ou une personne handicapée de son entourage, pour les activités de la vie quotidienne. Cette activité peut être assurée également par des aidants non familiaux, comme des voisins ou d'autres personnes*[62] *».*

Pour aller plus loin : WANQUET-THIBAULT, P. *L'enfant hospitalisé : travailler avec la famille et l'entourage. La place des aidants naturels dans la relation de soins.* Issy-les-Moulineaux : Elsevier Masson. 2e éd. 2015.

➥ AIDE SOCIALE

Voir aussi : PAUVRETÉ, EXCLUSION, HUMANITUDE, SYSTÈME DE SOINS

L'aide sociale se définit comme « l'ensemble des prestations constituant une obligation mise à la charge des collectivités publiques, notamment du Département, et destinées à faire face à un état de besoin pour des bénéficiaires dans l'impossibilité d'y pourvoir[63] ». D'après Patricia Potet[64], « après l'assistance publique et l'entraide privée, les politiques sociales de lutte contre la pauvreté ont évolué en France dès 1928 avec les assurances sociales, puis le minimum invalidité et vieillesse. Ont suivi l'allocation pour adulte handicapé (AAH), l'allocation de parent isolé (API), l'allocation veuvage, l'allocation d'insertion et de solidarité spécifique, et le revenu minimum d'insertion (RMI), aujourd'hui revenu de solidarité active (RSA). La loi n°2002-2 du 2 janvier 2002 rénovant l'action sociale et médico-sociale affirme une *« égale dignité »* et un *« accès équitable »* aux dispositifs d'aides sur l'ensemble du territoire ». Pour Nicolas Bernadette[65], « la collaboration entre l'assistante sociale et l'infirmière spécialiste des plaies chroniques s'inscrit principalement dans le cas de malades déjà fragilisés par l'âge, la solitude, les difficultés de la vie personnelle, professionnelle et/ou relationnelle, voire dans le cadre d'une grande précarité sociale ou d'une autre pathologie associée (psychiatrique par exemple). De même, il s'agit parfois de s'occuper de malades qui ont tardé à consulter et qui se présentent avec des lésions très évoluées (tumeurs négligées). Une évaluation sociale aussi large que possible, prenant en compte le mode de vie du malade, conduit à des propositions et à des solutions appropriées aux difficultés repérées. Le travail s'effectue en relation avec les différents partenaires de l'institution (soignants, administratifs), mais également avec l'extérieur, c'est-à-dire les services sociaux, les employeurs, les administrations diverses... ».

Pour aller plus loin : Portail du service public de la sécurité sociale. Les grandes dates [en ligne]. Consulté le 10/01/2021. Disponible : https://www.securite-sociale.fr/la-secu-cest-quoi/histoire/les-grandes-dates

AIDE-SOIGNANT → VOIR SOIGNANT

ALIMENTATION

n.f. Trad. Angl. Food, Nutrition. Domaine sciences médicales, paramédicales.

Voir aussi : ORTHOPHONIE, HYGIÈNE DE VIE, OBSERVATION, PRÉVENTION

Emprunté au latin *alimentum,* aliment - *alere,* signifiant nourrir, l'alimentation est l'action ou la manière de s'alimenter ou d'alimenter. Pour le Dictionnaire de l'Académie de médecine[66], « c'est un terme qui regroupe les deux domaines de la nutrition et de l'hygiène alimentaire. Une alimentation équilibrée doit apporter à l'individu, la satisfaction de ses besoins nutritionnels, énergétiques et plastiques. L'alimentation d'une personne ou d'un groupe est soumise à des coutumes, aux ressources locales, à sa culture, à des rites sociaux et/ou religieux... ». Pour l'OMS[67], la nutrition « c'est l'apport alimentaire répondant aux besoins de l'organisme. Une bonne nutrition - c'est-à-dire un régime adapté et équilibré - et la pratique régulière d'exercice physique sont autant de gages de bonne santé. Une mauvaise nutrition peut entraîner un affaiblissement de l'immunité, une sensibilité accrue aux maladies, un retard de développement physique et mental et une baisse de productivité ». Dans les hôpitaux, une circulaire (29 mars 2002 relative à l'alimentation et à la nutrition dans les établissements de santé) intervient dans l'amélioration du suivi nutritionnel des patients. Ce sont les Comités de liaison en alimentation et nutrition (CLAN). Depuis le 16 janvier 2007, les établissements publics de santé organisent en une ou plusieurs sous-commissions de la Commission médicale d'établissement (CME) l'ensemble des politiques de vigilance en matière de qualité et de sécurité des soins. Dans le cadre du programme national nutrition santé[68] (PNNS), l'objectif de cette instance est de donner aux établissements de santé un cadre pour organiser la politique en matière d'alimentation et de nutrition.

Pour aller plus loin : CERIN (Centre de recherche et d'information nutritionnelles). Alimentation et petit budget [Lettre numérique] Consulté le 20/11/2020. Disponible : https://www.cerin.org/documents/alimentation_petit_budget/.

➥ ALIMENTATION ARTIFICIELLE (ASSISTÉE)

Voir aussi : DIGNITÉ, ÉTHIQUE, FIN DE VIE, SOINS PALLIATIFS, HANDICAP

Il y a un débat historique autour de l'alimentation dite artificielle. Pour Patrick Verspieren[69], « dès 1975, des débats et des conflits surgissent à propos des décisions relatives aux patients en « état végétatif persistant ». Selon l'expression ambiguë de l'époque. Des recommandations sont formulées aux États-Unis en 1983[70]. Elles sont prudentes, recommandent de s'en tenir à un « niveau minimal de traitement », ou à « un niveau minimal de soin » (les deux expressions sont employées), qui exclut la réanimation, mais comporte d'habitude « des mesures telles qu'une hygiène de base et la nutrition artificielle ». De toute façon, il est recommandé de rechercher un accord entre soignants et familles ». L'Association médicale américaine[71] intervient en 1989 (et 1990) et déclare « même si la mort n'est pas imminente, mais si le patient est sans aucun doute définitivement inconscient [...], il n'est pas contraire à l'éthique d'interrompre toute forme de traitement médical de *prolongation de la vie.* Les traitements médicaux de *prolongation de la vie* incluent l'administration de médicaments, la respiration assurée de manière artificielle ou technologique, la nutrition ou l'hydratation. Dans la manière de se comporter envers un patient en phase terminale définitivement inconscient, la dignité du patient sera toujours maintenue ». En France, le philosophe Frédéric Worms[72] distingue le *soin parental* et le *soin médical*, pour lui « le soin comporte deux éléments inséparables mais qu'il importe néanmoins de distinguer : soigner, c'est soigner quelque chose, un besoin ou une souffrance isolable comme telle et que l'on peut traiter, mais soigner, c'est aussi soigner quelqu'un, et tout soin comporte dans son concept même une dimension intentionnelle et même relationnelle, aussi minimale soit-elle »

Pour aller plus loin : BOIRIE, Y., LILAMAND, M. et al. Sarcopénie, dénutrition et fragilité chez la personne âgée. *Pratiques en nutrition : santé et alimentation.* N°55. 2018/55. pp. 11-32.

➥ DÉNUTRITION

Voir aussi : PERSONNES ÂGÉES, VULNÉRABILITÉ, SOUFFRANCE

La dénutrition est un terme physiologique latin signifiant « *désassimilation* », phénomène par lequel les principes constitutifs des organes vivants se séparent de ces derniers et passent à l'état de résidus. Selon la Classification internationale des maladies (CIM-10) établie par l'OMS[73] « le degré de malnutrition se mesure généralement en terme de poids, exprimé en écarts types par rapport à la moyenne de la population de référence. Lorsqu'on dispose d'une ou de plusieurs mesures antérieures, [...] la perte de poids chez l'adulte est en général évocatrice de malnutrition. Quand on ne dispose que d'une mesure, le diagnostic est basé sur des présomptions et n'est pas certain sans autres signe s cliniques ou biologiques ». Pour M. Hasselmann[74], « La maigreur est un état clinique caractérisé par un poids inférieur à une valeur moyenne habituelle sans que cet état soit forcément pathologique. Il peut s'agir d'un état constitutionnel ».

Pour aller plus loin : HAS (Haute Autorité de Santé). Diagnostic de la dénutrition de l'enfant et de l'adulte. Recommandation de bonne pratique [en ligne]. 22 nov. 2019. Disponible : https://www.has-sante.fr/jcms/p_3118872/fr/diagnostic-de-la-denutrition-de-l-enfant-et-de-l-adulte

➥ DIÉTÉTIQUE-NUTRITION

Voir aussi : COLLABORATION, ÉDUCATION THÉRAPEUTIQUE, ÉQUIPE SOIGNANTE, INFIRMIÈRE EN SANTÉ PUBLIQUE

La diététique est la science de l'alimentation dite équilibrée au regard de l'histoire, de la culture et des habitudes de vie de chaque être humain. Elle étudie l'ensemble des connaissances qui régissent les lois de l'alimentation en rapport avec les effets sur la santé des personnes. C'est un ensemble de règles individuelles pour préserver et améliorer la santé. Dans le cadre de la prise en charge hospitalière, les soignants peuvent conduire des informations nutritionnelles et collaborer avec des diététiciens. Pour D. Combret[75] « l'information nutritionnelle permet de donner des éléments indicatifs sur les consommations alimentaires, les techniques culinaires, ce qu'il faut faire ou ne pas faire. L'information nutritionnelle influe peu sur un changement de comportement. Elle reste cependant utile pour apporter des connaissances. De nombreuses personnes, professionnels de santé, mais aussi éducateurs, psychologues ou enseignants peuvent transmettre une information nutritionnelle mise à disposition, par exemple, dans les guides alimentaires[76] du Programme national nutrition santé (PNNS) [...] L'éducation nutritionnelle en santé a pour particularité d'intervenir sur des connaissances scientifiques spécifiques liées à la nutrition, à l'art de l'alimentation dans le monde, au comportement alimentaire, à la sociologie et à la santé de chaque individu. Les actions d'éducation nutritionnelle sont, très souvent, destinées à des personnes dont la maladie relève d'un problème de santé publique... ».

Pour aller plus loin : MÉNAT, É. *Dictionnaire pratique de la diététique.* Escalquens : Jacques Grancher. 2006.

↳ ÉQUILIBRE ALIMENTAIRE

Voir aussi : ESTIME DE SOI, GUÉRISON, HABITUDES DE VIE, HYGIÈNE DE VIE

Cet équilibre relève de l'attitude stable d'un individu ou d'un groupe vis-à-vis de son alimentation variée et quotidienne, composée de nutriments essentiels pour les besoins du corps. Il implique un juste rapport entre le plaisir de manger et la quantité, entre la qualité des aliments et son budget. Il est également lié à l'hygiène de vie. La pondération alimentaire favorise une meilleure santé, en lien avec des exercices physiques et un bon sommeil. Pour Evelyne Berdagué-Boutet[77], il s'agit « d'absence ou d'insuffisance d'un ou plusieurs éléments nécessaires au bon fonctionnement de l'organisme. Il peut aussi s'agir d'un défaut d'apport ou d'assimilation: carence en acides aminés, en vitamines, en sels minéraux. Les troubles entraînés sont regroupés sous le nom de maladie par carence mais chaque carence entraîne des troubles qui sont plus ou moins caractéristiques ».

Pour aller plus loin : MATA, L. Équilibre alimentaire et développement de l'enfant. *Métiers de la petite enfance*. Vol. 23. N°245. Mai 2017. pp. 14-17. Doi : 10.1016/j. melaen. 2017.03.011.

↳ PRATIQUES ALIMENTAIRES

Les pratiques alimentaires s'articulent dans un environnement spécifique (la société et ses transmissions) où le sujet est au cœur des habitudes nutritionnelles, impliquant, parfois, des conséquences pathologiques, éthiques... Pour Annie Hélary[78], « ces trois aspects contribuent à la réflexion sociologique, historique de l'individu qui compose dans un contexte juridique, économique, avec des enjeux liés à la santé. Ici, la constitution d'une société comporte plusieurs aspects culturels et religieux (des banquets mythiques de l'Olympe à celui de Platon, l'anthropophagie réelle ou symbolique comme dans l'Eucharistie, les interdits, leur survivance dans l'imaginaire collectif illustré par les contes ou notre vocabulaire) mais aussi des enjeux politiques, économiques, les phénomènes de mode... Ces pratiques s'inscrivent dans « un lien précoce maternel en lieu de transmission familiale où les rituels accompagnent tous les moments importants de la vie comme les repas de fête ou le dîner d'amoureux.... ». Enfin, ces pratiques peuvent comporter « des troubles des conduites alimentaires, comme l'anorexie-boulimie, les addictions mais aussi l'orthorexie, où le "manger droit" devient une obsession largement alimentée, si j'ose, par le secteur de l'agro-alimentaire et une société de plus en plus moraliste qui met à l'index tout ce qui n'est pas diététiquement correct... ». De la prévention aux dérives alimentaires, les pratiques alimentaires s'articulent aussi autour de la stimulation

sensorielle. Chevalier Hélène[79] dégage les principaux sens impliqués dans la sensation de plaisir lié à l'alimentation, « en fonction de son vécu et de sa culture. Le goût, au sens strict, est souvent modifié par les divers traitements, maladies et la déshydratation. Sa perception peut être modifiée par la température du plat : ne jamais manger chaud peut être une cause d'anorexie. Les personnes âgées sont fréquemment attirées par le sucré. Les plats sucrés-salés sont appréciés : porc au caramel, canard aux pêches, lapin aux pruneaux, boudin aux pommes... [...] L'odorat est primordial dans la reconnaissance des aliments et la sensation de plaisir. Il est, lui aussi, souvent perturbé, particulièrement dans le cas de maladie de type Alzheimer. La vue est le sens le plus important dans le plaisir alimentaire chez la personne âgée : reconnaissance de l'aliment par sa forme, couleurs et présentations appétissantes. Les couleurs vives (rouge, jaune, vert) sont à favoriser ; les gris, bruns, sont à éviter. Il ne faut donc pas mélanger les aliments, surtout viande hachée et purée. Lorsque les textures doivent être modifiées, les couleurs ainsi que le choix des contenants deviennent primordiaux : verrines, coupelles... Certaines équipes ont tenté les assiettes de couleur bleu vif et mesuré une consommation accrue. Une petite touche de ketchup, rouge et sucré, peut faire la différence sur un plat principal, tout comme un trait de sirop de fraise sur un dessert trop pâle ».
De nouvelles pratiques, comme la *Manger Mains* (de l'anglais Finger Food ou Without Fork), contribuent aux réflexions professionnelles quant à la qualité de l'accompagnement pédagogique des personnes soignées (jeunes, âgées et/ou Alzheimer...), à la prévention de la dénutrition, ou tout simplement à la notion du plaisir. Comme le soulignent C. Nocentet et T. Martineau[80], la vieillesse et autonomie sont des concepts « développés par le médecin gériatre suisse Charles-Henri Rapin[81], et qui a pour principes :

- une prise des repas sans couverts avec la saisie des aliments avec les doigts ;
- des menus adaptés à forte densité énergétique ;
- une simplification de la tâche ;
- un retour vers l'autonomie ;
- un retard des effets négatifs de la dépendance.

Les besoins énergétiques des personnes âgées sont augmentés en raison d'une activité accrue liée à la déambulation ou d'une augmentation de la dépense énergétique ou d'un dérèglement hormonal en lien avec les cellules nerveuses, responsable de modifications du comportement alimentaire comme l'anorexie induite par une incapacité du malade à ajuster son alimentation. Se nourrir avec les doigts permet d'améliorer la qualité de vie et de couvrir les besoins énergétiques et nutritionnels en favorisant le plaisir et en apportant des aliments à forte densité énergétique dans un faible volume ».

Pour aller plus loin : POUYET, V., CUVELIER, G. et al. Attractivité de différentes formulations de « finger foods » chez des patients Alzheimer. *La revue de gériatrie.* Vol. 37. N°8. 10/2012. pp. 621-622.

➥ REPAS THÉRAPEUTIQUE

Voir aussi : APPELS D'HUMANITUDE, ESPACE TRANSITIONNEL, MÉDIATION, SOINS RELATIONNELS

Ce type de repas a pour objectif de proposer des moments de convivialité vers des personnes soignées de longue durée, avec l'intention institutionnelle d'accompagner à la promotion de l'équilibre alimentaire, selon les âges, les pathologies. Ces instants de partage sont des supports de soin favorisant les relations soignants- soignés et contribuent à la prise en charge des troubles alimentaires de façon informelle pour le patient. Pour S. Pandelé[82], il s'agit de partager le pain ensemble, en se référant à l'étymologie du terme « *"Ac"* dérivé du latin *"ad"* signifiant *vers*, et indique une direction, un but à atteindre, le passage d'un état à un autre. *"Com"*, dérivé du latin *"Cum"*, second préfixe qui signifie *"avec"*, et exprime une réunion, une adjonction, une égalité, une simultanéité. Enfin, la racine *"pagn"* du latin *"panis"* pain, indique que l'on partage ». Manger ensemble permet ici de rassurer, d'éviter la relation hiérarchique, évite l'isolement. Pour Paul Arène[83], le repas thérapeutique est une séquence de soin « procédant d'abord d'une série d'intentions, comme vérifier une hypothèse clinique, évaluer l'intérêt de poursuivre le travail avec la famille, amener une dynamique dans la prise en charge du patient, d'introduire un espace de jeu transitionnel dans l'accompagnement, s'appuyer sur le repas pour établir une relation différenciée sur laquelle le patient puisse s'adosser pour jouer, déjouer, rejouer ses difficultés psychiques. Ces intentions ne reposent pas sur du néant mais sur une série d'échanges avec ses parents, sur l'observation... ».

Pour aller plus loin : COURTOIS, F et HERCBERG, S. L'étude NutriNet-Santé : point d'avancement et résultats à l'usage des diététiciens. *Information diététique.* N°4. 10-12/2012. pp. 34-47.

➥ TROUBLES ALIMENTAIRES

Voir aussi : SANTÉ MENTALE, ÉDUCATION THÉRAPEUTIQUE, OBSERVATION, PRÉVENTION

Pour P. Jésus[84], les troubles du comportement alimentaire (TCA) sont des pathologies aux mécanismes complexes et multifactoriels,

…épendance de facteurs biologiques, psychologiques et …urels. Bien qu'apparaissant principalement chez l'adolescent …une adulte, ils peuvent survenir à tout âge et dans les deux …ils s'articulent autour de deux grands syndromes, l'hyperphagie et l'hypophagie. Leurs conséquences multiples altèrent fortement la qualité de vie des patients…. Sur le plan pathologique, A. Bioy et D. Fouques[85] proposent une classification à partir de quatre axes :

- l'âge de la personne (par exemple, l'anorexie du nouveau-né n'est pas la même que celle de l'adolescent) ;
- le contexte familial et culturel (par exemple, s'agit-il d'une famille d'obèses ou non, sont-ils végétariens…) ;
- la subjectivité des intéressés (par exemple, une personne à forte corpulence peut ne pas comprendre sa situation et dire qu'elle ne mange « rien » mais en fait, grignote beaucoup) ;
- les données circonstancielles (par exemple, deuil…) ».

Pour aller plus loin : PEDINIELLI, J-L., FERRAN, A. et al. *Les troubles des conduites alimentaires : Anorexie, boulimie, obésité.* Paris : Armand Colin. 2012.

ALLIANCE THÉRAPEUTIQUE

loc. Trad. Angl. Therapeutic alliance. Domaine sciences infirmières.

Voir aussi : COMPLIANCE, COMMUNICATION, OBSERVANCE, RELATION DE CONFIANCE

Pour Stéfanie Senn[86], « la confiance forme la base d'une relation thérapeutique et en est l'un des attributs les plus importants (Cutcliffe J et al. 2005). Avant de prendre la décision de se confier, un individu doit avoir un besoin ne pouvant être satisfait sans l'assistance d'un autre individu […] La relation infirmière-patient basée sur la confiance, est un élément essentiel dans la santé mentale car les patients en ont besoin pour se stabiliser[87]. D'autres auteurs mentionnent que la relation serait l'essence même de tous soins psychiatriques[88]. La relation thérapeutique est décrite comme relation asymétrique entre un patient souffrant de besoin d'aide et l'essai de l'infirmière de soulager sa souffrance. L'alliance thérapeutique de Hovarth et Greenberg, 1989, basée sur la théorie de l'alliance de Bordin, aimerait joindre l'objectif partagé par le patient et le thérapeute, afin de diminuer la souffrance du client. Ici, cette alliance[89] a trois fonctions dans la thérapie :

- l'alliance est thérapeutique elle-même ;
- l'alliance est un pré-requis essentiel pour que des interventions thérapeutiques soient efficaces ;

- l'alliance interagit avec différents types d'interventions thérapeutiques. Afin d'aider la personne soignée à adhérer positivement au projet thérapeutique mis en œuvre, Antoine Bioy[90] propose de réaliser des objectifs de communication :
  - prendre un rôle actif dans la relation qu'il instaure avec l'équipe soignante ;
  - changer certaines de ses habitudes de vie ;
  - trouver un équilibre entre les exigences d'un traitement et les exigences de la vie ;
  - assumer les contraintes d'une surveillance régulière ;
  - prendre en charge son propre traitement ;
  - utiliser de manière optimale les services de soins ;
  - accepter le caractère chronique de la maladie ou d'un handicap ;
  - se faire entendre auprès des institutions, des services et des professionnels qui peuvent contribuer à améliorer son état de santé ou ses conditions de vie.

L'enjeu central de l'alliance thérapeutique consiste à créer progressivement, un lien de confiance réciproque sur lequel se fonde une relation d'aide. Pour Jacques Chalifour[91], « ce lien permet de bâtir, au cours des rencontres, des échanges constructifs afin que le « client » (personne soignée) s'investisse dans son traitement et termine par accepter de ne plus se réfugier derrière ses mécanismes de défense, mais d'explorer les potentiels, avec l'aide du soignant ».

Cit. *« L'alliance thérapeutique est une entente bilatérale, parfois officielle mais aussi souvent tacite entre les soignants et les clients (personnes soignées). Cette entente peut concerner le traitement, le régime, le mode de vie ou l'abstention de consommer des substances comme le tabac, l'alcool ou certaines drogues[92] ».*

Pour aller plus loin : PHANEUF, M. *L'alliance thérapeutique comme instrument de soins* [en ligne].Mars 2016. Disponible sur le site prendre soin : http://www.prendresoin.org/wp-content/uploads/2016/03/Lalliance-therapeutique-comme-instrument-de-soins.pdf

ALTÉRATION DE LA COMMUNICATION → VOIR COMMUNICATION

ALTÉRATION DE LA SANTÉ → VOIR SANTÉ

AMOUR

n.m. Trad. Angl. Love. Happiness. Domaine Sciences humaines.

Voir aussi : BISOU, BIENVEILLANCE, HAINE, TENDRESSE

Pour Christophe Pacif[93] l'amour était « *féminun* », en 842 se définissait par un « sentiment d'affection profonde (pour quelqu'un) ». Empr. au lat. *amor, l'*amour devient masculin aux XVIe et XVIIe s. sous l'influence du genre latin. En 1680, Amour est aussi un nom donné à la divinité fabuleuse qui, selon les poètes, préside à la passion de l'amour ». En 1751, il prend un sens technique, comme, par exemple, la fauconnerie. Signalé en 1752 dans un usage botanique avec la pomme d'amour « tomate », l'amour peut être aussi fraternel, désintéressé, patriotique, universel. Il concerne une personne, un groupe, un acte, il peut être aussi un principe de cohésion sociale. Jean-Jacques Rousseau distingua l'amour-propre et l'amour de soi. Comme le souligne Carole Bellicoud, « pour Jean-Jacques Rousseau, l'homme accède à lui-même par la comparaison à l'autre, par imitation et par opposition. L'amour-propre correspond, dans cette vision, à l'interface de séparation entre moi et l'autre par raisonnement de comparaison et de jugement. La notion d'altérité naît de cette comparaison à partir de moi et par méconnaissance de l'autre. Cette interface doit être conscientisée et équilibrée pour réduire les risques d'inflammations qui altéreraient l'émission et la réception des messages, dans ce que Jean-Jacques Rousseau nommait « la plus intime des aliénations ». L'amour de soi est, quant à lui, la condition de l'épanouissement, l'amour inconditionnel que l'on peut se donner comme première source de bien-être. C'est un bien non oppositif qui dépasse la singularité et qui aide à comprendre son existence comme partie d'un plus grand tout. Or, vouloir son bien nécessite également une conscientisation de ce qui est bon pour soi en dehors de toute interaction, de toute comparaison avec l'environnement extérieur… ».

Dans le domaine du soin, le concept d'amour est évanescent et nécessite d'être clarifié avant toute utilisation. Peut-on soigner sans amour ? L'amour est bien présent dans la relation de soin, fort heureusement… L'assumer sérieusement comme un élément constitutif de cette relation relève de notre responsabilité professionnelle. L'occulter nous exposerait à notre simple humanité et aux vulnérabilités que nous lui connaissons. Prendre soin d'autrui n'est rien d'autre que ce que l'homme peut offrir de meilleur, militer pour défendre la place de l'amour dans le soin est finalement un beau défi à relever. Il en va de notre éthique soignante. Que serait-elle sans amour ? Nous y perdrions notre dignité, notre esthétique soignante. Alors, sans renoncer à nos compétences, à nos avancées professionnelles et comme le propose le philosophe Eric Fiat *(Petit traité de la dignité, 2012)*, soignons avec grâce et avec un peu d'amour. Nous distinguerons, à partir de la langue grecque, quatre aspects de l'amour :

L'éros (Ερως)

Cette forme d'amour oscille sans cesse entre la jouissance de l'abondance et la perte de celle-ci.
L'Être cher, l'objet de notre désir, met ainsi nos sens en appétit jusqu'à ce que nous puissions le posséder et une fois possédé, le sentiment de satiété nous calme jusqu'à ce qu'un nouvel appétit vers l'objet du désir se réactive. C'est un mouvement incessant. *L'éros* n'est pas absent de la relation soignant-soigné. Il serait bien entendu inadéquat de dire qu'il se manifeste à chaque rencontre mais, de la même façon, il serait insouciant de penser qu'il ne se manifeste pas. Du fait du rapprochement des corps, du toucher soignant et de son interprétation par la personne soignée, *l'éros* peut apparaître. Pour répondre aux besoins fondamentaux des personnes soignées, le soignant, avec sa simple intention de prendre soin, peut déclencher un transfert émotionnel, tel qu'il est décrit par la psychanalyse. Le soignant lui-même n'étant pas à l'abri de ses propres émotions.

La philia (φιλία)

Aristote nous dit qu'il s'agit de la plus haute des vertus ! Il s'agit d'une amitié dénuée d'intérêt.
Cela revient à aimer quelqu'un uniquement pour ce qu'il est et non pour ce que nous aimerions qu'il soit. Dans la relation soignant-soigné, il peut y avoir des échanges relevant de cette *philia*, bien que cette relation professionnelle n'a pas pour objectif de créer des liens amicaux. Néanmoins, la *philia* peut contribuer à apporter comme un « instant de grâce » où les regards se croisent en exprimant le plaisir d'une vraie rencontre.

L'agapè (άγάπη)

Il s'agit ici d'un amour spirituel, celui qu'on voue à Dieu, où à la communauté unie par les mêmes liens concrétisés par des repas fraternels, par exemple). Cet amour implique un don de soi inconditionnel pour l'Autre. Aujourd'hui le sens *d'agapè* est aussi utilisé pour parler d'un amour en termes d'adoration et la notion est déclinée quand une personne voue à une autre personne un amour divin : quand on prend l'Autre pour un dieu avec les déviances que cela entraîne. La distance est une autre caractéristique de cet amour, cette distance est infranchissable, pour les corps. Dans la relation soignant-soigné, il est sage de la part du soignant de ne pas se cloisonner dans la position divine et faire en sorte de se rendre inaccessible. La position couchée du patient et inférieure peut favoriser la mise à distance, surtout si le soignant nourrit cette relation.

La storgè (στοργή)

Cet amour est celui qui unit les membres d'une même famille. Il implique les liens du sang, bien sûr, mais bien au-delà il faut y voir l'appartenance à un groupe, à une communauté et le plaisir (ou la douleur) de s'y reconnaître en tant que membre. C'est l'amour d'une mère pour son enfant, d'un frère pour une sœur. La *storgè* peut être cet amour solidaire entre soignant, par exemple, quand un membre d'une équipe est en difficulté et qu'il est soutenu par les autres. C'est une forme d'attention à l'autre, avoir le souci permanent d'autrui. La *storgè* pourrait aussi être celle du patient qui mesure chez le personnel soignant en situation de tension, en suscitant, ici, l'intérêt commun que nous partageons avec lui de vivre ensemble. Cette forme d'amour nous impose l'autre comme sujet d'attention et de reconnaissance réciproque en termes d'appartenance à un service, à une discipline. Sur le plan professionnel, à la lumière de ce qui a été dit, il est évident que si les mêmes notions s'immiscent dans la relation de soin, le dosage ne sera pas le même pour réussir la rencontre. La caresse de la puéricultrice sur la joue d'un enfant ne signe-t-elle pas un peu de *storgè* ? N'y a-t-il pas un peu d'éros chez cet adolescent dont les joues rougissent quand l'infirmière fait une toilette en post-opératoire ? N'est-ce pas de la *philia* qui se construit dans cette équipe de nuit qui se retrouve à l'extérieur pour partager des loisirs ? Les positions debout/couché entre le soignant et le soigné ne favorisent-elles pas *l'agapè* ?

Pour aller plus loin : PACIFIC, C. Petite philosophie de la tendresse dans les soins. *Santé mentale*. N°224.01/01/2018. pp. 28-33.

ANALYSE

n.f. Trad. Angl. Analysis. Domaine Sciences humaines.

Voir aussi : PRAXIS, PROBLÉMATIQUE, RAISONNEMENT, RÉAJUSTEMENT, TÂCHE

Dans le champ psycho-cognitif, l'analyse est pour le GDT[94], « une opération mentale complexe permettant de décomposer un tout en ses éléments. En philosophie, c'est la décomposition d'un tout en ses parties. Résolution d'un phénomène complexe en éléments nettement définis ».

Cit. *« L'analyse est la décomposition d'un ensemble visant à mettre en évidence les éléments qui le constituent, c'est aussi un examen détaillé d'un ensemble complexe, ou encore une démarche intellectuelle qui va du complexe au plus simple[95] ».*

Pour aller plus loin : NAGELS, M. Analyse des pratiques versus analyse de l'activité. Quelle efficacité en institut de formation de cadres de santé ? Annales de Philosophie et des Sciences Humaines. 2016. Disponible sur le site des archives ouvertes (HAL) : Analyse des pratiques versus analyse de l'activité : https://hal.archives-ouvertes.fr/hal-01516037/document

ANALYSE D'ACTIVITÉS

Voir aussi : ÉVALUATION, PROCESSUS, DÉMARCHE DE SOINS

Pour P. Maubant et L. Roger[96], il s'agit de la « capacité du professionnel à mettre en œuvre de manière rationnelle les savoirs nécessaires à l'exercice de la profession. Le cadre de santé, ou bien le formateur « référent », cherchera à identifier les processus facilitateurs de cet apprentissage, entre la tâche à effectuer et l'activité comme le résultat performant réussi, ou non ». Pour Pierre Pastré[97], un cadre pertinent d'analyse et de compréhension de l'acte professionnel favorise une meilleure compréhension des activités et vise l'apprentissage tout au long de la vie. L'approche par compétences facilite le savoir agir en lui attribuant des objectifs liés au développement personnel et professionnel. L'analyse d'activité relie le savoir-faire à la recherche clinique, pourvu qu'elle soit intégrée dans les pratiques institutionnelles quand celles-ci conduisent à identifier des savoirs constitutifs de l'agir professionnel par l'action même d'apprendre. Selon Sovoyant[98], « l'activité peut être analysée à travers ce que sait (ou doit savoir) faire l'individu qui produit un acte pouvant établir la relation entre l'activité et la performance (le résultat). La performance représente le témoin principal de la compétence, mais la totalité de l'activité ne se réduit pas à la performance. L'analyse de l'activité est susceptible de renforcer le sentiment d'auto-efficacité, jouant le rôle variable de médiatrice entre analyse et acquisition de compétences. L'analyse des activités de travail accorde aujourd'hui une place importante aux savoirs dits "implicites", qualifiés aussi de savoirs tacites, informels ou non-formels ».

Cit. *« Posséder un savoir, ce n'est pas seulement le mémoriser, c'est s'en servir d'outil avec compétence. Quant à la compétence qui ne disposerait pas d'un savoir pour l'éclairer, elle ne serait qu'une recette grâce à laquelle on réussit sans comprendre[99] ».*

Pour aller plus loin : ROUET, J-F. et TRICOT, A. *Chercher de l'information dans un hypertexte : vers un modèle des processus cognitifs* [en ligne] *IN* TRICOT, A. et ROUET J-F. *Les hypermédias, approches cognitives et ergonomiques.* Paris : Hermès. 1998. MàJ 19/11/2020. Disponible à cette adresse : http://andre.tricot.pagesperso-orange.fr/RouetTricot_hypermedias.pdf

ANALYSE DE CONTENU

Voir aussi : BESOIN D'INFORMATION, INVESTIGATION DOCUMENTAIRE, TRANSMISSIONS ÉCRITES

Pour Laurence Bardin[100], c'est un « ensemble de techniques d'analyse des communications visant, par des procédures systématiques et objectives de description du contenu du message, à obtenir des indicateurs (quantitatifs ou non) permettant l'inférence des connaissances relatives aux conditions de production / réception (variables inférées) de ces messages ». L'analyse de contenu sert à dégager un thème d'un texte délibérément choisi, que ce soit des écrits, des paroles ou des images.

> **Pour aller plus loin :** BARDIN, L. *L'analyse de contenu.* Presses Universitaires de France. « Quadrige ». 2013. 296 p. DOI : 10.3917/puf.Bard.2013.01.

ANALYSE DE L'INFORMATION

Voir aussi : SCIENCES DE L'INFORMATION ET DE LA COMMUNICATION

La croissance de l'information sur Internet demande constamment d'exercer sa capacité de juger un contenu. Vérifier la fiabilité des sources permet d'argumenter celles-ci selon une attitude scientifique donnée. L'analyse de l'information revient à examiner méthodiquement deux niveaux de lecture : Le contenant et le contenu. Le contenant concernera l'hébergeur de l'information en ligne, sur un site Internet. Le contenu sera une information matérialisée (sur papier) ou dématérialisée comme une page Web, un article en format Pdf *(Portable Document File)*... Des étapes semblent incontournables : collecter à partir d'objectifs définis, le support approprié (DVD, Revue, Livre...), le contenu au regard du sujet de recherche. Organiser, classer, hiérarchiser ses résultats en fonction de sa propre méthode, par exemple rangement par support, par idées, par auteurs... Comparer les informations en multipliant les sources, vérifier la notoriété des auteurs.

Répondre ensuite à un certain nombre de questions pour s'assurer de la validité de l'information. Il convient d'exercer son esprit critique, de ne jamais se satisfaire de cumuler des indices mais de correspondre à l'idéologie de l'auteur (contenu), de l'éditeur (contenant). Les bonnes questions à se poser sont :

- **Qui : les trois « Qui » :** qui est le créateur du site (une institution, une association, une personne seule, un organisme privé ou public ?) Qui est l'auteur de l'article ? À quel public les auteurs s'adressent-ils ?

- **Quoi :** quels sont les objectifs de ce site ? Les articles contiennent-ils des bibliographies, des sources ? La nature de l'information est-elle professionnelle, universitaire, scientifique, promotionnelle, objective ?
- **Comment ? :** cette partie concerne plutôt les aspects ergonomiques. La publicité nuit-elle à la clarté de l'information (info) ? Y a-t-il des liens vers des pairs ?
- **Quand ? :** les trois « quand » : la date de création du site, la date de Mise à Jour (MàJ) et la date de l'article.
- **Où ? :** un site est le reflet d'une entité physique (une personnalité morale : une association, une organisation...), à vous de repérer son siège social, une adresse physique.

Cit. *« Une ressource Internet de santé comme tout site ou document où les sujets abordés ont un impact sur la santé au sens large (incluant maladie, traitement et bien-être) ou concernent produits et services liés à ce domaine*[101] *».*

Pour aller plus loin : HAS. Délivrance de l'information à la personne sur son état de santé. Recommandation de bonne pratique. 28 juin 2012. Consulté le 20/11/2020. Disponible : https://www.has-sante.fr/jcms/c_1261551/fr/delivrance-de-l-information-a-la-personne-sur-son-etat-de-sante.

ANALYSE DE SITUATIONS

Voir aussi : COMPÉTENCES, ÉVALUATION, OBJECTIF, SITUATION DE SOINS

Collecter des informations pour en analyser le contenu. Constituer un recueil d'informations et d'analyse de données des patients. Pour Dubois, Fresnay et G. Perrin[102], cette étape prend en compte la personne dans toutes ses dimensions biologiques, psychologiques, sociales, culturelles, spirituelles, selon la théorie de soin développée, ce qui amène l'infirmière à effectuer ce recueil de données avec la personne soignée. Un climat de confiance est alors établi pour éviter l'impression d'être simplement interrogé mais, au contraire, favoriser une meilleure perception des problèmes pour mettre en œuvre les actions adéquates ». Pour Philippe Perrenoud[103], « le travail confronte à des *situations* ou des familles de situations de même structure, situations que le sujet est censé *maîtriser dans leur globalité pour assurer un résultat.*

À cette fin, il doit mobiliser et orchestrer, en parallèle et/ou en succession, un ensemble de capacités, de savoirs, d'informations. La compétence renvoie alors à la maîtrise globale de la situation, donc à l'orchestration d'un nombre plus ou moins important de ressources cognitives acquises au préalable, au gré de formations ou d'expériences antérieures ». Pour Philippe Perrenoud, « *l'identification* de la compétence n'est pas complète si l'on ne peut dire à quelles ressources cognitives elle fait appel. Ces dernières sont de divers types :

- Des savoirs :
  - des savoirs déclaratifs, des modèles de la réalité ;
  - des savoirs procéduraux (savoir comment faire), méthodes, techniques ;
  - des savoirs conditionnels (savoir quand intervenir de telle ou telle manière) ;
  - des informations, des « savoirs locaux ».
- Des capacités :
  - des habiletés, des savoir-faire ("savoir y faire") ;
  - des schèmes de perception, de pensée, de jugement, d'évaluation ;
  - *d'autres ressources*, qui ont une dimension normative :
    - des attitudes ;
    - des valeurs, des normes, des règles intériorisées ;
    - un certain rapport au savoir, à l'action, à l'autre, "au pouvoir" ».

Pour aller plus loin : CHAMPAGNE, C. Le groupe de codéveloppement professionnel. *Revue de l'Analyse de Pratiques Professionnelles.* N°18. 26 juin 2020. Disponible : https://www.analysedepratique.org/?p=3721

ANALYSE DES PRATIQUES PROFESSIONNELLES

Voir aussi : POSTURE RÉFLEXIVE, PRATIQUES AVANCÉES, PRATIQUES RÉFLEXIVES

La pratique réflexive, dans le domaine infirmier, ressort comme un levier pour améliorer son agir professionnel tout en s'améliorant soi-même. Cette pratique vise une opération de transfert qui est essentiellement axée sur l'activité métacognitive. La pratique réflexive se développe au cours de séances d'analyse de pratiques professionnelles qui, d'après Claudine Blanchard Laville et Dominique Fablet[104] « font partie intégrante du travail de demain, parce que la réflexion sur sa pratique est une position métacognitive qui est devenue un facteur essentiel de changement » et « le travail sur l'identité professionnelle caractérise bien l'enjeu des analyses de pratiques ». Philippe Perrenoud[105]détermine trois fonctions de l'analyse des pratiques :

- la construction des savoirs dans une démarche clinique ;

- l'entraînement à la mobilisation des acquis en situation qui concourent à la construction des compétences professionnelles ; il s'agit du principe de l'analyse de l'action située pour développer la compétence ;
- la contribution au développement d'une posture réflexive qui concourt à la modélisation d'un fonctionnement propre à soi-même.

Pour aller plus loin : BELOU, H. Itinéraire d'une APP : suivre les indicateurs de réflexivité. *Revue de l'Analyse de Pratiques Professionnelles.* N°18. Juin 2020. Disponible : https://www.analysedepratique.org/?p=3573

ANAMNÈSE

n.f. Trad. Angl. Anamnesis, Careful history. Domaine Sciences infirmières.

Voir aussi : ANNONCE, CONSULTATION, DÉMARCHE DE SOINS, DIAGNOSTIC

Issu des mots grecs *ána* (remontée) et *mnémè* (souvenir), l'anamnèse signifie rappel du souvenir. Dans le cadre du soin infirmier, il s'agit d'un recueil d'informations auprès de la personne soignée et de son entourage quant à son histoire (économique, sociale, professionnelle...), ses habitudes de vie, ses ressentis et l'observation de ses problèmes pour évaluer la démarche de soins à adopter.

> ***Cit.*** *« D'importants problèmes de santé sont identifiés par les professionnels chez les adolescents. Toutefois, ces problèmes de santé ne sont que peu ou pas soulevés par les adolescents eux-mêmes car ils consultent peu à ce sujet. En particulier, ils évoquent rarement les aspects psychosociaux des problèmes auxquels ils sont confrontés. Ils fonctionnent dans le clivage entre somatique et psychologique bien que ces deux aspects soient indissociables. Les adolescents sont souvent amenés en consultation par d'autres, dont les parents. Un travail d'identification de la demande réelle de l'adolescent est donc nécessaire pour que celui-ci puisse se mobiliser vers une prise en charge. La confidentialité est cruciale de même que le respect de l'adolescent, ainsi que la reconnaissance de ses craintes et des limites qu'il met à l'accès aux informations par l'anamnèse et l'examen clinique*[106] *».*

Pour aller plus loin : COMBES, V., SKANDRANI S. et al. Psychodynamique de la honte en prison : les poupées russes de la honte. *L'évolution psychiatrique.* Vol. 85. N°2. Mai 2020. pp.207-215. Doi : 10.1016/j.evopsy.2019.12.006.

ANATOMIE → VOIR CORPS, IMAGE CORPORELLE

ANGOISSE

n.f. Trad. Angl. Anxiety, Anguish. Domaine Sciences humaines.

Voir aussi : ANXIÉTÉ, COPING, ÉMOTIONS, PEUR, STRESS

Pour le Trésor de la langue française[107], l'anxiété est un « malaise caractérisé par une peur intense accompagnée de sensations de resserrement à la région épigastrique, d'oppression respiratoire et cardiaque, de sueurs, de frissons, ou au contraire d'une sensation de chaleur... ». Pour A. Bioy et D. Fouques[108] l'angoisse « constitue le versant somatique de l'anxiété avec manifestations physiques : sueurs, palpitations... en lien avec les modifications du système nerveux. Ces deux termes sont souvent confondus. Les formes pathologiques vont de la crise d'angoisse à l'anxiété chronique ».

> ***Cit.*** *« L'angoisse naît d'un écart trop grand entre le moi idéal, l'image de moi-même, que je tiens à faire accepter par les autres, et à laquelle je me mets à croire, par voie de conséquence, d'une part ; et d'autre part, ma véritable personnalité[109] ».*

> **Pour aller plus loin :** TÊTE C., GRELLIER A. et al. La littérature de jeunesse au service de l'enfant hospitalisé. *Médecine palliative.* Vol. 19. N°1. Février 2020. pp. 48-51. Doi : 10.1016/j.medpal. 2019.09.008.

ANNONCE

n.f. Trad. Angl. Announcement, Diagnostic. Domaine Sciences infirmières-médicales.

Voir aussi : ANAMNÈSE, DIAGNOSTIC, ENTRETIEN, INFORMATION

Informer oralement à la connaissance d'une personne ou d'un groupe (famille, population) un diagnostic, et communiquer les mesures de prévention, d'évolution et d'accompagnement thérapeutique et éducatif, pour s'adapter aux changements. Jean Pruvost[110] décline les étapes d'une annonce vers une personne soignée en quatre temps « tout d'abord, le temps médical, qui correspond à un ensemble de rencontres propres à annoncer le diagnostic et à programmer la proposition de stratégie thérapeutique, définie lors de la réunion de *concertation pluridisciplinaire,* celle-ci passe ensuite au programme personnalisé de soins. Le deuxième temps est celui de l'accompagnement, avec des soignants écoutant, reformulant, informant et orientant la personne malade vers d'autres spécialistes, professionnels du service social, psychologues, psychiatres, associations, sans oublier différents espaces de rencontre et de dialogue. Le troisième temps est celui consistant à guider le patient dans ses démarches auprès de ces différents *soins de support.*

Enfin, vient le quatrième temps, celui d'une bonne articulation avec la médecine de ville représentée par le médecin traitant, référence proche, à relier aux équipes hospitalières ».

Cit. *« Lorsque mon médecin m'a annoncé que j'étais atteinte d'un cancer du sein, j'ai été renversée[111] ».*

Pour aller plus loin : LENOIR, H. Surveillance d'un patient atteint de pathologie démentielle. *Savoirs et soins infirmiers.* 31/03/20. [60-352-B-10]. Doi : 10.1016/S1877-7848(20)43906-1.

ANTHROPOLOGIE

n.f. Trad. Angl. Anthropology. Domaine Sciences humaines.

Voir aussi : SOCIOLOGIE, PROCESSUS, RECHERCHE

D'une façon générale, il s'agit de l'étude spatio-temporelle de l'individu et du groupe dans son environnement socio-culturel (spirituel, juridique, économique...). Pour le Grand Dictionnaire Terminologique de la langue française[112], l'anthropologie est une science qui étudie les caractéristiques somatiques (biologiques, anatomiques, physiologiques, pathologiques, héréditaires, évolutives...) de l'être humain. En anglais, le terme *anthropology* comprend également l'étude des caractéristiques sociales et culturelles des êtres humains, qu'on désigne aussi en français par le terme *ethnologie*. Cependant, le terme *anthropologie* est fréquemment employé dans le sens du terme anglais. Pour Alain Rey[113], ce nom féminin, provenant du grec *anthrôpologos* « fut employé par Aristote pour qualifier un discours général et creux sur l'homme. Un bavardage avait fourni vers 1500 un mot latin *antropologia*. C'est d'abord un terme d'anatomie, de rhétorique humaniste (1516), de théologie puis au 18e siècle, un thème de réflexion philosophique sur l'être humain, sujet et objet de connaissance. L'anthropologie prend place au côté de la sociologie, mot forgé par Auguste Comte ». D'après Anne Bargès[114], « les développements de l'anthropologie commencent surtout avec la curiosité du monde et sont clairement associés à l'entreprise coloniale. Elle prend naissance chez les peuples en général expansionnistes, conquérants et missionnaires (Grecs, Romains, Arabes, Européens de la Renaissance et des Lumières). Dans le monde grec classique, alors que les intellectuels comme Aristote se penchent sur l'observation de leur monde, Hérodote (Ve siècle avant l'ère chrétienne), historien voyageur, va initier un regard de l'extérieur d'us et coutumes non partagés, une démarche ethno-graphique : les « ethne » étant les peuples autres, moins civilisés, les « barbares », les païens (qui n'ont pas les « bonnes » croyances). Sa démarche reste cependant très ethnocentrique : ces autres sont limitrophes, proches et il faut les connaître pour pouvoir les conquérir, les gérer, les contrôler. L'ethnocentrisme est le fait de porter (de manière généralement inconsciente) sur la culture et les comportements d'autrui un regard déformé par le filtre de sa propre culture, avec projection de ses propres normes et conventions ; la description et l'interprétation se fera de manière fausse en passant par des jugements de valeurs [...]. La capacité à réduire l'humanité à un objet d'observation est elle aussi historiquement déterminée. L'homme pensait sur lui-même mais il ne s'était pas observé lui-même. Pour se poser comme objet, il fallait qu'une séparation se fasse entre observé et observateur, principe fondateur de toute démarche scientifique. Cette mise à distance va progressivement s'organiser sur trois niveaux, à partir de la Renaissance :

- par rapport à la dimension sacrée, à la morale, à l'ordre religieux en place, c'est l'émergence des hérésies, de la pensée critique qui annonce l'athéisme ;
- par rapport à son territoire, c'est la prise de conscience que la terre, le globe terrestre, est une planète parmi tant d'autres, un univers fermé - donc explorable - et qu'il existe d'autres terres que l'Europe et l'Asie, c'est la « découverte » des Amériques ;
- par rapport à son corps, son exploration mécanique va être permise par la libération des esprits, ce sont les premiers pas d'une médecine positiviste, technique ».

Pour aller plus loin : POUCHELLE, M-Ch. *Essais d'anthropologie hospitalière 3- Voyage en pays de chirurgie*. Paris: Seli Arslan. 2019.

DÉMARCHE ANTHROPOLOGIQUE

Voir aussi : HOLISME

Cette démarche relève d'une approche globale qui restitue les personnes dans leur contexte de vie en essayant de les comprendre par rapport aux coutumes, habitudes de vie, croyances, valeurs qu'il véhicule, ainsi que restituer l'impact de la maladie et des atteintes qui lui sont liées par rapport à ce contexte... L'approche globale, c'est comprendre que le fil conducteur n'est pas le fait que d'un seul brin. Plusieurs fils tissent l'écheveau de la vie. Les fils sont tous porteurs d'une symbolique et aucun aspect ne saurait être isolé, ainsi la démarche anthropologique ne saurait suffire. Pour Marie-Françoise Collière[115], elle s'élargit à la « démarche *anthropo-biologique* qui cherche à reconnaître le jeu des forces en présence et qui ont à s'affronter dans une même dialectique : forces de vie et forces de mort. Ne s'occuper que de la maladie peut faire taire les forces de vie s'y l'on n'y prend pas garde, si on la traite sans faire attention à ne pas laisser mourir tout ce qui dynamise la personne atteinte de cette maladie ».

Pour aller plus loin : ARSLAN, S. *Prendre soin après. Entretiens avec des soignants sur la crise sanitaire et les perspectives.* Paris : Seli Arslan. 2020.

ANXIÉTÉ

n.f. Trad. Angl. Anxiety. Domaine Sciences humaines.

Voir aussi : STRESS, PEUR, ANGOISSE, ÉMOTIONS

D'après le TLF[116], « l'anxiété est un état de trouble psychique, plus ou moins intense et morbide, s'accompagnant de phénomènes physiques (comportement agité ou immobilité complète, pâleur faciale, sueurs, irrégularités du rythme cardiaque, sensation de constriction épigastrique, spasmes respiratoires), et, causé par l'appréhension de faits de différents ordres ». Selon Sullivan[117], il s'agit de tensions où la conversion des énergies produites par celles-ci forme l'expérience, « les besoins généraux, les besoins spécifiques et l'anxiété donnent naissance à une tension qui se convertit en action ouverte ou masquée ». Pour Hildegarde Peplau[118] « Tout patient a besoin d'être aidé à utiliser, de façon positive, l'énergie née des tensions et de l'anxiété associées aux besoins ressentis pour définir et comprendre son problème et pour y faire face ». Pour Antoine Bioy et Damien Fouques[119], l'anxiété se manifeste souvent chez le sujet hospitalisé : « inquiétude par rapport à la pathologie, une intervention chirurgicale, une anesthésie, un examen douloureux ». L'infirmier prendra en compte cet état pour rassurer, expliquer, informer, accompagner le patient à comprendre la nature des soins, le mettre en confiance. Les troubles anxieux (phobies, troubles obsessionnels compulsifs...) et les formes de dépression relèvent du domaine de la psychiatrie.

Pour aller plus loin : NAUDIN, D., SALOMON-LEGRAND, C. et al. *Bien débuter la relation soignant-soigné.* Issy-les-Moulineaux: Elsevier-Masson. 2020.

APPRENTISSAGE

n.m. Trad. Angl. Acquisition, Incidental learning, Training. Domaine Sciences de l'éducation.

Voir aussi : DIDACTIQUE, FORMATION, MOTIVATION, PÉDAGOGIE, SAVOIRS

L'apprentissage est un processus continu d'acquisition intentionnel pour acquérir de nouveaux savoirs. F. Danvers[120] décline le sens pédagogique de l'apprentissage comme « une modification d'ensemble continuelle du sujet par lui-même pour donner une réponse à tout moment adapté à son développement interne et aux sollicitations externes. Le fait de privilégier comportement ou attitude reflète une conception dominante de l'apprentissage :

- *la conception comportementaliste* prend en compte les objectifs qui correspondent à un énoncé de comportement observable et qui peuvent être atteints sans participation consciente, raisonnée de l'apprenant ;
- *la conception cognitiviste (ou mentaliste)* basée sur l'appréhension de l'environnement et sur l'élaboration personnelle de la réponse, conduit à des pratiques qui impliquent une participation active du sujet.

Pour aller plus loin : ECKMANN, M., ESER DAVOLIO, M. et al. Pédagogie de l'antiracisme. Genève : Éditions ies. 2017.

➥ APPRENTISSAGE INFORMEL

Pour Anne Muller[121], un apprentissage informel est un apprentissage qui n'est ni organisé, ni structuré (en termes d'objectifs, de temps ou de ressources). Il est réalisé en dehors d'un cadre de formation tout au long de la vie. Il se distingue ainsi d'un apprentissage formel ou d'un apprentissage non formel. Ici, l'activité d'apprentissage est secondaire à une activité de la vie quotidienne, sur le lieu de travail ou dans le milieu familial, lors de voyages ou de loisirs. Que la perspective soit professionnelle ou personnelle, elle a pour finalité l'amélioration des savoirs, savoir-faire, aptitudes ou compétences. Une typologie de trois types d'apprentissages infirmiers informels existe, en fonction de l'intention et de la conscience que le professionnel a de réaliser l'apprentissage : un apprentissage infirmier intentionnel, un apprentissage infirmier incident, un apprentissage infirmier implicite :

- **Un apprentissage infirmier intentionnel** est un apprentissage volontaire et conscient : un apprentissage ciblé et voulu par son auteur, dirigé par l'infirmier lui-même, dont la finalité est un projet, qu'il s'agisse du projet professionnel infirmier/soignant ou du projet éducatif d'un patient/soigné.

L'infirmier est dans ce cas un *sujet-apprenant* auteur de son apprentissage. Il en a l'initiative, l'oriente vers un but qui lui est propre et qu'il a lui-même défini. Il formule un projet d'apprentissage, décide d'une stratégie, se donne des moyens avant que le processus d'apprentissage ne débute.

- **Un apprentissage infirmier incident** est un apprentissage conscient et involontaire, de survenue aléatoire, suite à un élément déclencheur. Il est incrémental, réalisé sur « le tas » en fonction de l'évolution des savoirs, des techniques, des organisations, de la pratique professionnelle quotidienne. Il est lié à des situations nouvelles ou inhabituelles de travail, provoqué par ce que nécessaire à la performance dans une activité de soin. Il correspond à une actualisation ou une modification des savoirs et de la manière de faire pour un agir compétent en situation. L'infirmier n'est ni auto déterminé, ni auto dirigé, il est question d'écoformation : l'environnement induit la réalisation de cet apprentissage.

- **Un apprentissage infirmier implicite** est un apprentissage inconscient et involontaire, réalisé par l'imprégnation dans la pratique quotidienne. Il est révélé par une prise de conscience du professionnel, à distance du temps de sa réalisation. Il est conscientisé au cours d'un travail cognitif, d'un retour réflexif sur l'action, d'un travail langagier d'explicitation. Il recouvre pour la profession infirmière la notion de socialisation.

Ces apprentissages expérientiels participent au processus continu de professionnalisation infirmière.

Pour aller plus loin : MULLER, A. *Les savoirs professionnels infirmiers. Pour une valorisation des apprentissages informels, Des îlots d'apprentissage vers une organisation apprenante.* Paris : Seli Arslan. 2016.

➥ APPRENANCE

Voir aussi : DÉVELOPPEMENT DE LA PERSONNE, OBJECTIFS, POSTURE PROFESSIONNELLE

Pour Raynal, F. et Rieunier, A.[122], l'apprenance est un « ensemble de dispositifs favorables à l'acte d'apprendre dans toutes les situations, qu'elles soient formelles ou non, expérientielles ou didactiques, autodirigées ou dirigées, intentionnelles ou fortuites ».
Philippe Carré[123] distingue trois perspectives favorisant l'acte d'apprendre :

- **vouloir apprendre**, (autodétermination) ;
- **savoir apprendre**, (les représentations que l'apprenant se fait du savoir et de la formation) ;
- **pouvoir apprendre**, (chaque individu peut trouver la démarche, le process d'apprentissage qui lui conviendra le mieux et qui multipliera son envie d'apprendre).

Pour aller plus loin : MULLER, A. Recherche infirmière, processus de professionnalisation et autoformation. *Savoir et soins infirmiers.* 13/03/13. [60-800-B-30]. Doi : 10.1016/S1877-7848(13)62836-1

APPRENANT

Voir aussi : COOPÉRATION, CONFIANCE EN SOI, FORMATION

Pour R. Legendre[124], ce terme apprenant est « un terme générique qui désigne toute personne qui occupe la position du sujet dans une situation pédagogique ; toute personne qui apprend, qui est inscrite dans un cheminement d'apprentissage ; toute personne engagée dans l'acquisition de nouvelles attitudes, connaissances, habiletés ». Pour Stephenson B.[125], « on ne se représente plus l'apprenant comme une personne qui se contente de recevoir et d'emmagasiner des renseignements, on le conçoit plutôt comme une personne apte à résoudre les problèmes, qui s'oriente elle-même en fonction de ses motifs personnels, qui connaît les procédés et les utilisations de l'apprentissage et qui tire un sentiment de confiance et de valeur personnelle de ses diverses réalisations ».

Pour aller plus loin : GIORDAN, A. et SALTET, J. *Apprendre à apprendre*. Paris : J'ai' Lu. 2019.

APPRENDRE À APPRENDRE

Voir aussi : AUTOFORMATION, STRATÉGIES SOIGNANTES, MÉTACOGNITION)

L'apprentissage modifie le comportement, l'environnement social. Modifier son comportement d'apprentissage et les représentations de sa manière d'apprendre en acquérant des stratégies cognitives (stratégies personnelles de traitement de l'information) plus performantes. Pour Raynal, F. et Rieunier, A.[126], « apprendre à apprendre revient à acquérir la capacité à s'auto-diriger, à définir ses propres objectifs d'apprentissage, à identifier les caractéristiques du matériel à apprendre, à choisir la stratégie la mieux adaptée au type de matériel, à autocontrôler (monitoring) ses opérations intellectuelles, au moment où elles se produisent, à évaluer les étapes d'acquisition, à évaluer la performance finale, puis à revenir sur son apprentissage en mettant en œuvre une abstraction réfléchissante de la métacognition. Il s'agit donc d'améliorer encore et toujours ses stratégies cognitives, ce qui revient à pratiquer l'apprentissage autorégulé... ».

Pour aller plus loin : PONGY, P. *La cyberdépendance : pathologie de la connexion à l'outil internet*. Montpellier : Sauramps Médical. 2020.

APPRENTISSAGE DE LA SANTÉ

Voir aussi : ÉDUCATION THÉRAPEUTIQUE, COMPÉTENCES DU PATIENT, STRATÉGIES SOIGNANTES

L'apprentissage de la santé est centrée sur l'adoption de comportements menant à l'amélioration de la santé de la personne, de la famille, du groupe ou de la communauté. Pour S. Kérouac et J. Pépin[127], « les théoriciennes de cette école, par exemple Moyra Allen (1921-1996) pour le modèle McGill, ou Pender, Murdaugh, Parsons (2006), répondent à la question : *Que font les infirmières ?* La collaboration personne/famille et l'infirmière est centrale à l'apprentissage de la santé... Le modèle d'adoption de comportements de santé représente une compréhension multidimensionnelle de la personne en interaction avec son environnement. Élaboré dans le cadre du paradigme de l'intégration à partir d'une perspective psychologique et éducative, ce modèle propose la promotion de la santé comme élément central du système de santé ».

Pour aller plus loin : NDENGEYINGOMA, A., GAUVIN-LEPAGE, J. et al. *Interventions éducatives en matière de santé*. Québec : Presses de l'Université du Québec. 2017.

➥ APPRENTISSAGE PAR PROBLÈMES (APP)

Voir aussi : DISTANCE, SCIENCES DE L'ÉDUCATION, RECHERCHE, SITUATION DE SOINS

L'apprentissage par problèmes est un dispositif pédagogique qui met en œuvre des exercices pratiques grâce à la collaboration active d'un groupe d'étudiants. Résoudre un problème, plus ou moins complexe, à partir d'une situation de soin infirmier permet de découvrir des concepts afin de rattacher ces derniers au raisonnement clinique. Apprentissage collaboratif, le chercheur (étudiant, apprenant, personnel soignant) bâtira sa connaissance en recherchant des auteurs de référence, en groupe, devra argumenter ses choix et faire approuver le choix de ses théories. Ce dispositif a pour objectifs : la réalisation des *consensus* de groupe, la poursuite d'une réflexion méthodique pour analyser et émettre des hypothèses de recherche. Progression cognitive interdisciplinaire, l'apprentissage par problèmes nécessite des compétences transversales.

Cit. *« Au milieu des années 60, l'université McMaster en Ontario innova en développant une démarche d'apprentissage utilisant des situations-problèmes afin de favoriser le développement des habiletés de résolution de problèmes et de permettre l'intégration des sciences fondamentales aux sciences cliniques. Cette approche nommée problem-Based Learning (PBL) a été traduite par « Apprentissage Par Problèmes » (APP) en français. On souhaitait placer l'étudiant au centre du processus d'apprentissage en faisant de lui un partenaire actif, responsable de ses apprentissages, et l'orienter vers une compréhension approfondie, conceptuelle plutôt que faisant appel uniquement à la mémorisation[128] ».*

Pour aller plus loin : HUBER, M. et DALONGEVILLE, A. *Se former par les situations- problèmes : Des déstabilisations constructives.* Lyon : Chronique Sociale. 2e éd. 2011.

APPRENTISSAGE VICARIANT

Voir aussi : COGNITION, ÉVALUATION, OBSERVATION, DÉMARCHE CLINIQUE)

Pour H. Bee et D. Boyd[129], « l'observation des autres, se détachant ainsi du modèle behavioriste. « En effet, l'observation des autres et des conséquences qui en résultent pour eux, fait intervenir un renforcement social direct ou indirect ». Ces auteures attirent l'attention sur d'autres catégories de renforcements, les renforcements intrinsèques (Renforcement interne lié à la satisfaction personnelle, à la fierté ou au plaisir de réaliser ou de découvrir quelque chose). Ces renforcements favorisent l'apprentissage autant que les renforcements extrinsèques, comme les louanges ou l'attention.

SIMULATION EN SANTÉ

Voir aussi : FORMATION OUVERTE ET À DISTANCE, SANTÉ EN LIGNE

Pour la HAS[130], « la simulation en santé correspond à l'utilisation d'un matériel (comme un mannequin ou un simulateur procédural), de la réalité virtuelle ou d'un patient standardisé, pour reproduire des situations ou des environnements de soins, pour enseigner des procédures diagnostiques et thérapeutiques et permettre de répéter des processus, des situations cliniques ou des prises de décision par un professionnel de santé ou une équipe de professionnels ». Selon P. Delmas et L. st Pierre[131], dans le domaine des soins infirmiers, l'approche de la simulation est récente. « Le National *League for Nursing* souligne sa sous-utilisation dans les programmes en sciences infirmières dans les pays anglo-saxons et d'autant plus dans les pays francophones. En revanche, il est aisé de constater que certaines chercheuses comme P.R. Jeffries ont proposé des modèles théoriques comme *"The Nursing Education Simulation Framework"* permettant de guider à la fois les enseignants et les chercheurs sur les variables d'intérêts à explorer pour implanter et évaluer la simulation dans les cursus en sciences infirmières[132]. Une première classification à cinq catégories a été proposé par D.M. Gaba[133] :

- la simulation de nature verbale, qui se résume à l'utilisation de simples jeux de rôle ;
- les patients standardisés (SPS), acteurs utilisés pour enseigner et évaluer l'anamnèse, les compétences dans l'examen physique, la communication et le professionnalisme ;

- les modèles anatomiques à tâche partielle (systèmes d'entraînement de tâche partielle - part task), utilisés pour développer les habiletés techniques des étudiants comme, par exemple, l'apprentissage du cathétérisme vésical ou veineux ;
- les patients sont informatisés (logiciel de simulation). Ils sont interactifs et peuvent faire partie du monde virtuel basé sur Internet. Des exemples de simulation dans ce cadre ont été proposés en utilisant un univers en 3D *"Second Life"* dans lequel évoluent des internautes du monde entier ;
- les patients électroniques (ou virtuels), soit des mannequins qui reproduisent de nombreuses réactions physiologiques (transpiration, larmoiement...). Ils demeurent aujourd'hui la forme la plus complète et la plus utilisée de simulation dans le monde de la santé. De plus, l'environnement dans lequel évoluent ces mannequins doit être le plus proche possible de la réplication du milieu clinique - reproduction d'une chambre de patient - afin d'immerger l'ESI dans un monde le plus proche possible de la réalité clinique.

La simulation favorise l'entraînement à l'observation du patient, la mobilisation des connaissances pour comprendre les situations de soins. Pour Lizette Cazellet[134], « elle encourage le raisonnement clinique. L'apprenant développe ses capacités d'observation, d'analyse, de démarche diagnostique et de prise de décision individuelle et/ou collective pour une prise en charge globale du patient. Elle permet aussi, en équipe, d'identifier les risques liés à la situation et d'anticiper les gestes, comportements et attitudes nécessaires pour sécuriser le patient, mettre en œuvre les décisions thérapeutiques les plus adaptées ». Pour la HAS[135], « l'apprenant est tour à tour en position de soignant ou d'observateur ».

Pour aller plus loin : BOET S., GRANRY J-C. et al. *La simulation en santé - de la théorie à la pratique.* Paris : Springer. 2013.

➥ PRINCIPES D'APPRENTISSAGE

Voir aussi : ADAPTATION, PRAXIS, SCIENCES INFIRMIÈRES

Pour Carl Rogers[136], plusieurs principes régissant l'apprentissage qui est interpersonnel :

- 1. L'être humain possède des aptitudes naturelles à apprendre ;
- 2. L'apprentissage authentique suppose que le sujet soit perçu par l'apprenant comme pertinent par rapport à ses objectifs ;
- 3. L'apprentissage implique une modification de son organisation personnelle ;

- 4. L'apprentissage qui constitue une menace pour le « soi » est plus facilement perçu et assimilé lorsque les menaces extérieures sont minimales ;
- 5. Lorsque le soi n'est que faiblement menacé, l'expérience peut être perçue de façon différente et le processus d'apprentissage peut s'effectuer ;
- 6. Un véritable apprentissage s'opère en grande partie par l'action ;
- 7. L'apprentissage est facilité lorsque l'élève participe au processus ;
- 8. L'apprentissage spontané qui met en jeu la personnalité de l'apprenant dans sa totalité-sentiments et intellect confondus est le plus profond et le plus durable ;
- 9. L'indépendance, la créativité et l'autonomie se trouvent facilitées lorsque l'autocritique et l'auto-évaluation sont privilégiées ;
- 10. L'apprentissage le plus important, du point de vue social, est celui qui consiste à bien connaître la façon dont il se déroule, et permet au sujet d'être constamment disposé à expérimenter et à intégrer le processus de changement.

Pour aller plus loin : RAMEAU, L. *L'itinérance ludique : une pédagogie pour apprendre à la crèche*. Malakoff : Dunod. 2019.

APPROCHE CENTRÉE SUR LA PERSONNE

loc. Trad. Angl. Client-centred therapy. Domaine Sciences humaines-infirmières.

Voir aussi : RELATION D'AIDE, HUMANISME, IDENTITÉ, PERSONNALITÉ, SOIN

Chaque individu est unique, et possède des potentiels latents conduisant à prendre des décisions positives, à percevoir autrement. Pour C. Rogers[137], « l'approche humaniste, la confiance et la complexité des rapports entre soignant-soigné tendent tout d'abord vers la réalisation et l'expression de soi, avec l'autre, dans le cadre de relations éclairées vers le non-jugement, l'acceptation, la congruence, l'empathie. La connaissance de soi semble être un facteur dominant de cette approche, tout comme l'ouverture relationnelle vers l'autre et les relations interpersonnelles qui en découlent ».

Pour aller plus loin : AUXEMÉRY, Y. et GAYRAUD, F. Le syndrome psycholinguistique traumatique (SPLIT). *Évolution psychiatrique*. 2020-10. Vol. 85 (4). pp. 509-528.

ARGUMENTATION

Voir aussi : ÉVALUATION, RHÉTORIQUE, KAIROS, TEMPS

n.f. Syn. Démontrer, Prouver par le discours. Trad. Angl. Arguments, Position, Evidence. Domaine Sciences humaines.

Voir aussi : NÉGOCIATION, PAROLE, PROCESSUS, RAISONNEMENT

Action d'argumenter. Discours comprenant une série cohérente de propositions, qui tendent, d'une part, à expliquer une position philosophique, d'autre part, à réfuter les propositions d'un adversaire lors d'une discussion. Pour G. Mialaret[138] ce « discours cherche à convaincre l'interlocuteur. La manière de disposer les propositions et d'ordonner les raisonnements constitue l'essentiel de l'argumentation dont la conclusion doit être clairement énoncée pour être efficace... L'argumentation n'est pas l'art de persuader, c'est-à-dire d'utiliser les sentiments et les affects pour qu'autrui adhère à une vérité proposée, mais bien l'art de convaincre, de mettre un interlocuteur devant la nécessité de reconnaître quelque chose pour vrai ».

> **Pour aller plus loin :** BRETON, P. *L'argumentation dans la communication*. Paris : La découverte. 2016.

ART INFIRMIER

loc. Trad. Angl. Art of nursing. Domaine Sciences infirmières.

Voir aussi : CONCEPTS, DESIGN, MÉDIATION THÉRAPEUTIQUE, EXERCICE INFIRMIER

Ensemble d'actions techniques et relationnelles effectuées par les soignants pour assurer la prévention, le bien-être physique et mental, la préservation de l'intégrité des personnes soignées.
Ces actes se réalisent dans le cadre de soutien psychologique, d'éducation thérapeutique, d'accompagnement tout au long de la vie, d'information avec bienveillance et de collaboration interdisciplinaire.
Les soins procurés par les infirmières prennent en compte le confort extérieur (esthétique, image corporelle), intérieur (valeurs, éthique) de chaque individu.
Dans les années 1920, Léonie Chaptal, qui fut à l'origine de la Revue de l'Infirmière et des premiers Diplômes d'État en France, qui fut également la seule Infirmière française à avoir siégé au Conseil International des Infirmières, écrivait « La maladie, c'est la science du Médecin et le malade l'art de l'Infirmière ». Pour Sylvie Warnet[139], « c'est sans doute lorsque le soin se mêle intimement au prendre soin que se dessinent les contours de l'art infirmier. Lorsqu'à la maîtrise de la pratique des soins infirmiers, fondée sur son corpus de connaissances, de capacités et de moyens se mêlent l'intuition, l'inventivité éclairée et l'humanité de l'infirmière en quête d'une réelle perspective soignante ».

Cit. *« L'art contribue au mieux-être de la personne. Il crée un lien de confiance, permet de s'exprimer et de se faire entendre, de partager des émotions, d'entrer en relation avec soi-même et avec les autres. Il aide à découvrir et à développer les capacités, l'imaginaire, la créativité de chacun et procure du plaisir tout simplement. Il peut aussi aider à prendre conscience des réalités, à être acteur de sa vie, à espérer, à se battre, à vivre[140] ».*

Pour aller plus loin : MAGNON, R. L'art de soigner, portraits de femmes et d'hommes de progrès. *La revue de l'infirmière.* Vol. 58, n°151, juin 2009. p. 45.

ART-THÉRAPIE

loc. Trad. Angl. Art of nursing. Domaine Sciences infirmières.

Voir aussi : MÉDIATION THÉRAPEUTIQUE, REPAS THÉRAPEUTIQUE, ZOOTHÉRAPIE

Pour la fédération des arts-thérapeutes[141], « la pratique de soin est fondée sur l'utilisation thérapeutique du processus de création artistique ». Pour Rhondali, W. et Chirac, A.[142], « l'art-thérapie est une intervention clinique fondée sur l'exploitation du potentiel artistique et du processus créatif dans l'objectif d'une amélioration de la qualité de vie. Le but premier n'est pas l'apprentissage d'une technique artistique ni la réussite esthétique mais plutôt de favoriser l'expression de sentiments douloureux, voire conflictuels qui sont trop difficiles à mettre en mots. À cette fonction d'exutoire s'associe une fonction symbolique de la production qui permet un espace d'expression libre pour les expériences parfois violentes auxquelles le patient peut être exposé. L'art-thérapie est utilisée pour aider les patients ou leurs familles à améliorer la conscience de soi, à faire face aux symptômes, et à pouvoir s'adapter à des expériences difficiles. Les séances d'art-thérapie peuvent être réalisées en groupe ou en session individuelle. L'art-thérapie peut impliquer différentes techniques comme les arts plastiques, la musique, le théâtre, la danse ou encore la photographie. Toutefois, l'art-thérapie est une intervention complexe et son évaluation peut être difficile en raison des multiples composantes. D'après Claire Plaisant[143], l'art-thérapeute va organiser la prise en charge selon plusieurs objectifs généraux :

- générer l'expression à travers la pratique de l'art ;
- entretenir la confiance en soi qui procède de l'effet relationnel ;
- observer et utiliser le champ de la communication afin, par exemple, de restaurer le niveau de conscience du patient.

Pour aller plus loin : KLEIN, J-P. *L'art-thérapie.* Paris : PUF. 9e éd. 2014.

ARTICLE SCIENTIFIQUE

A

loc. Trad. Angl. Scientific publication. Domaine Sciences Information-Communication.

Voir aussi : COMMUNICATION ÉCRITE, LITTÉRACIE, PROBLÉMATIQUE, REVUE

Communication de résultats par des chercheurs en vue de rendre publics des travaux, selon une méthodologie rigoureuse (observations, raisonnements, démonstration de théories...). Un comité de lecture évalue la qualité des publications indexées dans des bases de données spécialisées, conférant la notoriété des auteurs. Ce type d'article fait appel à certains critères de fiabilité : le contenu est rattaché à un éditeur permettant de référencer ladite publication. L'article comporte un titre, un plan, une introduction, une problématique, une présentation de la méthodologie de recherche, un corpus, des résultats, des références bibliographiques liées aux concepts utilisés, un résumé.

Pour aller plus loin : LINDSAY, D. et POINDRON, P. Guide de rédaction scientifique. Versailles : QUAE. 2011 [consulté le 20/11/2020]. Disponible : https://www.biblioaccess.com/92/Catalog/Book/126349

↳ ARTICLE PROFESSIONNEL

Voir aussi : TRANSMISSIONS ÉCRITES, RECHERCHE, INVESTIGATION DOCUMENTAIRE

Rédaction d'un résultat, d'une réflexion, d'une expérience par des praticiens spécialisés, en vue de faire progresser des approches conceptuelles au regard d'actions à mettre en œuvre d'un domaine général (par exemple, médecine, paramédical) ou plus précis (par exemple, chute de la personne âgée, hygiène bucco-dentaire...). Ce type de publication fait appel à un ensemble de valeurs partagées, vise une reconnaissance des protagonistes (personnes citées) pour un public professionnel (par exemple, psychiatrie, pédiatrie...). Communication rattachée à un éditeur possédant un comité de lecture pour évaluer la qualité des publications indexées dans des bases de données spécialisées. Ces articles répondent à certains critères garantissant la crédibilité de l'information, comme : un titre, des sous-titres, une introduction, une problématique ou une présentation de situations, des références bibliographiques liées aux concepts utilisés, un résumé, la fonction de l'auteur.

Pour aller plus loin : DABRION M. *L'analyse et le résumé d'un article de recherche.* Paris : Estem-De Boeck. 2012.

ASSERTIVITÉ

néo. Trad. Angl. Assertiveness. Domaine Sciences humaines.

Voir aussi : AUTO-EMPATHIE, COMMUNICATION NON VIOLENTE, NÉGOCIATION

Capacité à écouter ses émotions sans prendre de décision rapide, interagir sans agressivité, affirmer ses opinions sans heurter celles des autres. Forme de communication non violente introduite par le psychologue (psychologie sociale) new-yorkais Andrew Salter[144]. Le comportement assertif permet de trouver un « terrain d'entente » entre deux personnes pour continuer des relations constructives, basées sur le respect réciproque.

> ***Cit.*** *« Cette notion d'empathie est bien souvent difficile à expliquer aux étudiants. D'abord et avant tout parce qu'elle est plus complexe que les trois premiers piliers théoriques de la relation d'aide, mais aussi parce qu'elle engage une notion qui va de pair pour chaque soignant qui est celle de la connaissance de soi qui, compte tenu de la moyenne d'âge des étudiants, est bien souvent un travail non accompli ou à peine ébauché. De même, la notion d'assertivité me paraît essentielle pour parachever la bonne compréhension et l'intégration de la notion d'empathie[145] ».*

> **Pour aller plus loin** : ABDURREZZAK G., Aysel A et al. L'effet de l'éducation à l'affirmation de soi sur les compétences de communication des étudiants en sciences infirmières. *Revue internationale des sciences bienveillantes.* 018-01-01. Vol. 11 (1). pp. 395-401.

ASSISTANCE

n.f. Syn. Seconder. Trad. Angl. Assistance. Domaine Sciences humaines.

Voir aussi : AIDE SOCIALE, BIENVEILLANCE, COLLABORATION, DÉONTOLOGIE, QUALITÉ

Selon le Dictionnaire du Moyen Français[146], il s'agit « d'aide, d'appui, de concours apporté à quelqu'un ». Pour Alain Rey[147], il s'agit de « venir en aide à quelqu'un, c'est un appui donné ou reçu. Il s'agit aussi de secours organisés, notamment donnés aux personnes dans le besoin ». Dans le cadre de la santé, l'assistance revêt plusieurs interrogations, relevant du domaine de l'éthique, notamment quand il s'agit de fin de vie[148], de suicide assisté[149], de procréation[150]. Au-delà des débats déontologiques de l'assistance médicale, elle relève aussi de la mise en œuvre de la démarche de soins et par un raisonnement clinique. Les interventions infirmières s'inscrivent également dans le champ des recommandations, protocoles et procédures de pratique clinique. D'après l'article *Mise en œuvre des soins infirmiers*[151], « les interventions infirmières s'inscrivent dans les soins directs qui sont les soins réalisés en présence de la personne, donc en interactions avec les patients. Par exemple, l'administration d'un médicament, la mise en place d'une perfusion intraveineuse ou un conseil prodigué en cas de douleur. Ils s'opposent aux soins indirects qui représentent, selon le dictionnaire de l'Amiec[152], « les activités qui contribuent aux soins et qui sont exercées en dehors de la présence de la personne soignée ». Les soins directs et indirects sont soit initiés par l'infirmière, soit par le médecin ou en collaboration. Par exemple, l'intervention directe visant à l'information du patient est une intervention initiée par l'infirmière. L'intervention indirecte consistant à rechercher une consultation est une intervention en collaboration. La manière dont l'infirmière inter agit entraîne des conséquences sur l'efficacité de toute activité thérapeutique directe. Il faut rester attentif à l'état clinique du patient, à ses valeurs et à ses croyances, à ses attentes et à sa culture. Tous les soins directs nécessitent une pratique compétente, et par conséquent sûre. Il faut faire preuve de bienveillance à chaque fois que des soins directs sont prodigués.

Pour aller plus loin : TABUTEAU, B. Les léproseries du Moyen-âge. *Revue de la Société française d'histoire des hôpitaux*. N°152. 2014.

POLITIQUE D'ASSISTANCE

Voir aussi : BÉNÉFICIAIRE, REFUS DE SOINS, SYSTÈME DE SOINS

La société (les pouvoirs publics) organise son système de santé, éducatif au regard de toutes les populations, permettant à chaque individu de bâtir son existence selon ses compétences, ses acquis, ses savoirs. Les personnes les plus pauvres devraient bénéficier de soins, d'assistances diverses avec l'aide de l'État et de professionnels diplômés. D'un pays à l'autre, les pratiques sont très variables. En conséquence, pour chaque pays, sera précisé le champ des dispositifs couvrant des garanties sociales. L'Union européenne parle de « revenu minimum » pour assurer à tous le droit de percevoir des ressources. En anglais, il est souvent question de *means-tested benefit*. Selon Colette Bec[153], la période charnière française de 1789 fonde des débats autour de la *Déclaration des droits de l'homme et du citoyen* pour révéler un réel dilemme exprimant une double contrainte. « La première porte sur la *« société »* qui a une obligation d'assistance présentée comme une « dette sacrée » (article 21 de la Déclaration de 1793), conséquence du pacte social. Aider les individus à devenir libres ou à le rester en combattant les principales entraves que sont l'ignorance, la misère, l'absence de travail, relève bien de la raison politique. Si la nature humaine justifie la liberté, elle n'a aucune capacité à la faire advenir ou à la protéger. La seconde contrainte pèse sur l'individu, à qui s'impose le devoir de travailler. L'*« homme en société »*, pour reprendre

l'expression de Sieyès[154], doit jouir de ses droits inaliénables mais ces derniers seront obligatoirement bornés par les contraintes inhérentes à son appartenance collective. Comment, en effet, assurer l'exercice du pouvoir collectif, social, indispensable à l'exercice du pouvoir individuel ?
C'est ainsi que les devoirs s'imposent comme corollaire des droits individuels, comme expression de l'obligation des particuliers envers le tout... ».

Pour aller plus loin : CONDORELLI, S. La peste de 1628 à Lyon: les « aisez » face aux pauvres, entre crainte, aumône et mépris. *Notes sur la recherche*. 2020-06-08. Disponible: https://condorelli.hypotheses.org/863

ATTACHEMENT

n.m. Trad. Angl. Attachment. Domaine des sciences humaines.

Voir aussi : BESOIN AFFECTIF, BISOUS, DOUDOU, SÉPARATION

Cette notion implique un lien affectif entre un être vivant envers un autre. L'attachement est une notion développée par John Bowlby, qui évoque une tendance primaire et permanente à rechercher la compagnie d'un congénère particulier (1959). Il affirme qu'il existe chez les humains, un besoin fondamental d'attachement primaire, c'est-à-dire ne découlant d'aucun autre, et quasi nécessaire à la survie. Selon Bowlby[155], l'attachement servirait de base de sécurité permettant à l'enfant d'explorer plus facilement son environnement, sachant qu'un lieu ou qu'une présence sécurisante permettront de se soustraire à un éventuel stimulus désagréable. Cette première attache va servir de modèle d'attachement sur la base duquel vont pouvoir se développer d'autres relations intimes et sociales, en fonction de l'attitude qu'aura eu la figure maternelle. Si cette attitude ne répond pas aux besoins élémentaires, l'enfant est susceptible de développer des troubles permanents de l'attachement, comme l'évitement systématique de tout contact ». Dans le dossier coordonné par Christine Schuhl[156], « Pour le tout-petit, l'attachement est vital. C'est un lien fondamental qui se construit au fil du temps, au fil des relations... Il s'élabore dans la rencontre, il se tisse par les soins et l'attention que l'adulte porte à l'enfant. L'attachement ne naît pas d'une préférence mais bien d'un véritable sentiment de sécurité, à partir duquel l'enfant se construit. C'est un processus que la psychologie et la psychanalyse ont exploré et qu'il est intéressant de comprendre pour que les pratiques professionnelles puissent faire écho à ce besoin vital ».

Pour aller plus loin : GAREL, M. Conséquences pour la famille de la naissance d'un bébé grand prématuré. *Soins pédiatrie Puériculture*. N°277. 03-04/2014. pp. 43-47.

ATTITUDE

n.f. Trad. Angl. Attitude. Domaine Sciences humaines.

Voir aussi : COMPORTEMENT, HABILITÉ, INTERACTION, MOTIVATION, PERSONNALITÉ

Pour Gaston Mialaret[157], l'attitude relève de l'organisation « des processus motivationnels, perceptifs, cognitifs, affectifs, qui influencent la conduite de l'acteur : infirmier, personne soignée, stagiaire..., placé dans une situation donnée, l'amenant à sélectionner les informations et à orienter sa réaction de façon spécifique ». Dans une perspective humaniste en soins infirmier, une grande importance est accordée aux attitudes du soignant et à sa façon de les manifester dans ses rapports avec la personne soignée.

> **Pour aller plus loin :** VALLET, F. L'attitude soignante face à un refus de soins L'attitude soignante face à un refus de soins. *La revue de l'infirmière*. Vol. 69. N°258. pp. 22-24. Février 2020. Doi : 10.1016/j.revinf. 2020.01.005.

↳ ATTRACTION INTERPERSONNELLE

Voir aussi : ASSERTIVITÉ, PERSONNE, RELATIONS INTERPERSONNELLES

Cette attraction est une « orientation positive envers autrui qui conditionne les rapports de l'individu avec son environnement social. Pour G. Moser[158], « le développement de l'attachement à autrui s'effectue par l'intermédiaire d'interactions sociales dans lesquelles l'attraction joue un rôle déterminant. (...) Toute relation interpersonnelle est caractérisée par la nature et la force du lien affectif entre les deux personnes, ce lien pouvant revêtir deux formes conceptuellement indépendantes : l'amitié ou l'amour d'une part ; l'admiration, le respect et la gratitude d'autre part... ».

> **Pour aller plus loin :** PASQUET, G-N., GUELAMINE, F. et al. L'intervention sociale à l'épreuve de l'Islam. *Le Sociographe*. N°58. 2017/06. pp. 6-100.

AUTHENTICITÉ → VOIR RELATION D'AIDE

AUTO

Préfixe. Trad. Angl. Self. Domaine Sciences humaines.

Voir aussi : POSTURE RÉFLEXIVE, SOI

D'origine grecque, *autos* signifie *soi-même*. Qui s'applique à soi- même, à lui- même, elle-même, à eux-mêmes. Pour le TLF[159], le préfixe *auto* est « le phénomène désigné par la base à son origine en lui-même ».

Il « se produit à l'intérieur d'un système clos, sans l'intermédiaire d'un facteur extérieur ». Autodéfense, autodidacte, autobiographie, autocensure, autonome, autoportrait...

> **Cit.** *« Si j'avais à me décrire de la tête aux pieds, je commencerais par la tête et finirais par les pieds.*
> *Ma tête a longtemps été jugée grosse par ma mère. Puis par les journalistes.*
> *Les esprits bienveillants qui me recommandent des implants ignorent que ma calvitie est volontaire, mûrement méditée.*
> *J'ai des yeux clairvoyants et des oreilles qui respirent l'intelligence.*
> *Mon nez n'est pas très doué en odorat. Il a d'autres talents, comme l'imitation du lapin.*
> *Sans la science je serais passablement édenté.*
> *En revanche le menton n'a pas été refait.*
> *Ni retendue la peau de mon cou.*
> *Je n'ai pas beaucoup de poitrine.*
> *Le grain de beauté sous mon téton gauche est une marque d'allégeance à l'Islam.*
> *Mon nombril se croit le centre du monde.*
> *A l'inverse des mains qui s'activent en marge, tournicotent, attrapent une mouche, la portent aux lèvres qui la gobent.*
> *Ce qui explique mon foie déglingué.*
> *A côté on dirait presque que mon sexe fonctionne.*
> *J'ai autant de genoux que de chevilles et de pieds.*
> *C'est logique.*
> *C'est bien foutu.*
> *Je suis bien foutu.*
> *Quand je me regarde je me dis qu'il y a un Créateur, et un sacré.*
> *Un amoureux de l'Harmonie.*
> *Je suis harmonieux. Gageons que je suis immuable et immortel, sinon ce sera une grosse perte.*
> *Ma mort sera une grosse perte pour moi*[160] ».

➥ AUTO-EFFICACITÉ (SENTIMENT)

Voir aussi : AGENTIVITÉ, ANALYSE DE L'ACTIVITÉ, CONFIANCE EN SOI

L'efficacité relève d'une mesure dans laquelle un plan, un programme, ou un projet semble avoir atteint ses objectifs. Le *dictionnaire d'épidémiologie*[161] relève le caractère de ce sentiment d'auto efficacité à travers la production littéraire d'Albert Bandura[162]. Pour ce dernier, Il s'agit d'une « croyance partagée par un groupe en ses capacités conjointes d'organiser et d'exécuter les actions nécessaires pour produire un niveau donné de réalisations ». Selon Marc Nagels[163], « l'individu est efficace lorsqu'il dispose, au plan cognitif, d'une organisation de son activité qui lui permet de produire la performance visée, mais cette performance sera-t-elle appréciée positivement par son environnement professionnel ? Sera-t-il « compétent », c'est-à-dire sa performance sera-t-elle évaluée et jugée conforme aux attentes de son environnement social ? La dimension externe de la compétence rend compte de l'interaction entre l'individu et son environnement dans le cadre des évaluations de compétence. La compétence devient alors une signification partagée, support aux jugements sociaux et aux attributions d'efficacité ».

Pour aller plus loin : BEILLEROT, J. *Autour de l'œuvre d'Albert Bandura.* Paris : L'Harmattan. 2004.

➥ AUTO-FORMATION

Voir aussi : FORMATION OUVERTE ET À DISTANCE, SITUATIONS DE SOINS, PARCOURS DE SOIN

Situation séquentielle organisée pour favoriser l'acquisition de connaissances dans un domaine donné de façon autonome, à l'aide d'intermédiaires techniques et/ou relationnels (tutorat, multimédia...). Pour Nicole Tremblay[164], l'auto-formation relève d'une « situation éducative (pédagogique ou andragogique) [...] favorable à la réalisation d'un projet au cours duquel la plus grande motivation d'une personne est d'acquérir des connaissances (savoir) et des habiletés (savoir-faire) ou de procéder à un changement durable en soi-même (savoir être). Pour ce faire, cette personne assume un contrôle prépondérant en regard d'une ou de plusieurs dimensions de son projet : contenu, objectifs, ressources, démarche et évaluation ». Pour Joffre Dumazedier[165], l'autoformation apparaît comme « un mode d'auto-développement des connaissances et des compétences par le sujet social lui-même selon son rythme avec l'aide de ressources éducatives et de médiations sociales les plus choisies possibles ».

Pour aller plus loin : GALVANI, P. et POINEAU, G. (préf.). Autoformation et connaissance de soi : une méthode de recherche-formation expérientielle. Lyon. *Chronique Sociale.* 2020.

➥ AUTO-MÉDICATION

Voir aussi : ACCOMPAGNEMENT, ANALYSE, SOINS ÉDUCATIFS ET PRÉVENTIFS

Cela consiste à soigner des maladies ne relavant pas de l'urgence, grâce à des médicaments autorisés, accessibles sans ordonnance dans les conditions d'utilisation. Selon A. Colomb et A. Baumelou[166], « l'automédication est le fait, pour un patient, d'avoir recours à un ou plusieurs médicaments de prescription médicale facultative (PMF) dispensé(s) dans une pharmacie et non effectivement prescrit(s) par un médecin ». Ici, les auteurs estiment que l'automédication est un

« élément important, au même titre que l'apprentissage de la prévention primaire, de la responsabilisation du citoyen sur ses problèmes de santé et qu'elle est également un élément important d'une politique économique responsable du médicament ». Ce rapport met en avant plusieurs recommandations, comme : confirmer l'unicité du médicament ; garantir l'adaptation des médicaments à un usage en automédication ; inscrire l'automédication dans le mouvement de responsabilisation des patients et de bon usage du médicament ; développer l'information des patients et des professionnels de santé, médecins et pharmaciens, sur l'automédication ; clarifier le marché...

Pour aller plus loin : DAVID, M. et GUIENNE, V. Savoirs expérientiels et normes collectives d'automédication [en ligne]. Anthropologie & santé, 2019-05-01. Vol. 18. Disponible : https://journals.openedition.org/anthropologiesante/5089

➥ AUTO-SOIN

Voir aussi : COMPÉTENCES DU PATIENT, ÉDUCATION THÉRAPEUTIQUE, PRISE EN CHARGE

Pour l'OMS[167], il s'agit de « *décisions que le patient prend avec l'intention de modifier l'effet de la maladie sur sa santé* ». Pour D. Orem[168], l'auto-soin est une production d'actions orientées vers soi ou son environnement, en vue d'assurer la régulation de son processus fonctionnel », dans l'intérêt de sa vie et de son bien-être. La théorie de l'auto-soin définit la relation qui existe entre les actions délibérées d'auto-soin des membres des groupes sociaux, des adultes ou en voie de le devenir, de leur propre développement et processus fonctionnel. Pour D. Orem[169], cette « capacité complexe d'agir s'exerce par l'exécution des actions et des opérations d'auto-soin ». Pour T. Malhot et S. Cossette[170], « le concept d'auto soins se réfère à une activité initiée, de façon consciente et suite à un apprentissage, qui est appropriée à la situation et centrée sur un objectif. Ce concept est davantage utilisé dans des contextes de maladies chroniques que celles aiguës ». Dans le cadre des maladies chroniques, ce concept favorise le rôle de la famille comme déterminant.

Pour aller plus loin : MAILHOT, T., COSSETTE, S. et al. Une analyse évolutionniste du concept d'autosoins. *Recherche en soins infirmiers.* 2013/1. N°112. pp. 94-106.

➥ DÉFICIT D'AUTO-SOIN

Voir aussi : RELATION D'AIDE, ENTRETIEN INFIRMIER, STIMULATION

Pour l'Anfiide[171], « la relation entre la capacité d'auto-soin et l'exigence d'auto-soin thérapeutique, comme une relation dans laquelle la capacité d'auto-soin n'est pas adéquate pour satisfaire l'exigence d'auto soin thérapeutique identifiée ».

A

AUTONOMIE

n.f. Trad. Angl. Autonomy, Self-governance. Domaine Sciences de l'éducation-infirmière.

Voir aussi : DÉPENDANCE, INCAPACITÉ, RÔLE PROPRE INFIRMIER

Autos signifie soi-même. Pour le Cnrtl[172], c'est le fait de se gouverner par ses propres lois. Pour le soin infirmier, c'est l'ensemble des habiletés permettant à une personne de gérer ses actes de vie quotidienne, par ses propres moyens, de subvenir à ses besoins personnels.

Pour aller plus loin : GAVET, C., OMIONGA C. et al. Les enjeux du niveau de littératie en santé en anesthésie. *Oxymag*. Vol. 33. N°171. pp. 23-25. Mars 2020. Doi : 10.1016/j. oxy. 2020.03.005.

➥ AUTONOMIE DE L'APPRENANT.E

Voir aussi : AUTOFORMATION, MOTIVATION

Démarche progressive et institutionnelle par laquelle une pratique éducative invite un apprenant à intégrer son processus d'apprentissage, de façon individuelle ou collective, dans le but de s'approprier cette démarche à des fins identiques ou transposables. Selon S. Alava[173], l'autonomie a plusieurs dimensions : la motivation (sens, projet, enjeux et finalités personnels), et les capacités cognitives (optimiser son apprentissage, identifier et gérer des ressources pour travailler en collaboration, maîtriser les outils d'apprentissage). L'autonomie de l'apprenant relève d'une capacité liée à l'apprentissage lui-même, ainsi qu'à sa gestion. Par exemple, un apprenant autonome sera capable d'articuler au mieux sa situation de formation, sa situation professionnelle et de sa situation personnelle.

➥ AUTONOMIE DE L'INFIRMIER.IÈRE

Voir aussi : SOINS AMBULATOIRES, POSTURE RÉFLEXIVE, RÔLE PROPRE

L'infirmière (doit) être légalement une praticienne indépendante, ayant capacité (au sens d'aptitude et juridique du terme) à avoir des jugements indépendants, du moment que cela ne concerne pas la maladie, dont le diagnostic, le pronostic et le traitement relèvent de la fonction du médecin. En revanche, et d'après Virginia Henderson[174], « l'infirmière détient l'autorité pour tout ce qui touche aux soins infirmiers ». C. Piguet[175] étudie le concept d'autonomie dans le champ infirmier dans trois pays francophones. En Belgique, une loi légifère

« l'art de soigner » (Loi datant de 1974). Ainsi, « la loi reconnaît l'art infirmier à côté de l'art de guérir, des professions dites paramédicales (et qui le restent)... ». En France (Loi n°78-615 du 31 mai 1978), le terme d'autonomie est rapporté au champ infirmier, Il désigne : « la faculté de l'infirmière à prendre des initiatives et des décisions dans le cadre de la compétence spécifique reconnue par le diplôme requis et les textes officiels régissant la profession » et remplace alors la loi de 1946 où l'exercice infirmier était limité aux soins prescrits par un médecin. Les décrets précisent ici de manière exhaustive les actes relevant de l'initiative de l'infirmière. En Suisse, le terme d'autonomie apparaît dans les textes de l'association suisse des infirmières (ASI) en 1981, pour ce qui concerne tout d'abord la formation, puis, dès 1986 (toujours dans les textes de l'ASI). Une description de fonction présente la déclinaison du rôle professionnel en trois volets. Ceux-ci précisent sa nature : dépendante, indépendante et interdépendante. À ce jour, l'article de loi sur la santé publique du canton de Vaud en Suisse (art. 124) stipule que l'infirmière est formée pour donner des soins dans cinq fonctions différentes. Elle le fait de manière autonome à l'exception d'une seule fonction, celle qui concerne la participation aux mesures préventives, diagnostiques et thérapeutiques. Les quatre autres désignent :

- le soutien et la suppléance dans les activités de la vie quotidienne ;
- l'accompagnement dans les situations de crise et dans la période de fin de vie ;
- la participation à des actions de prévention des maladies et des accidents ainsi que de maintien et de promotion de la santé, de réadaptation fonctionnelle et de réinsertion sociale ;
- la contribution à l'amélioration de la qualité et de l'efficacité des soins infirmiers, au développement de la profession, et la collaboration à des programmes de recherche concernant la santé publique.

Pour aller plus loin : THIERRY J-P. La ressource humaine: pierre angulaire de la transformation numérique du parcours de santé. *Soins*. Vol. 65. N°842. pp. 46-47. Janvier 2020. Doi : 10.1016/j. soin. 2020.01.009.

AUTONOMIE DE LA PERSONNE SOIGNÉE

Voir aussi : COMPÉTENCES DU PATIENT,PERSONNE ÂGÉE, HANDICAP

Le *Dictionnaire général des sciences humaines*[176] fait part de la « qualité dynamique de l'individu humain qui se singularise et assume son être propre dans sa rencontre avec autrui en y conservant son intégrité ».

Cit. *« Pourquoi penser un meilleur accompagnement de manière globale, sans pour autant qu'il soit uniforme et unique pour tous ? Parce que les personnes âgées en perte d'autonomie et les personnes en situation de handicap rencontrent un certain nombre de problématiques communes. Je pense notamment au fait que l'accompagnement de ces publics vise à la fois à prévenir la perte ou la diminution de l'autonomie mais aussi à limiter cette perte et ses conséquences sur la vie sociale, la vie quotidienne, l'état de santé ou autre. Cet accompagnement vise à une compensation de la perte d'autonomie. Il peut s'agir d'une adaptation (logement, véhicule par exemple) par le biais d'aides techniques et d'aides humaines pour aider la personne à la réalisation des actes de la vie quotidienne...[177]».*

Pour aller plus loin : MATTEI, J-F. Respecter l'autonomie de la personne soignée. *Soins.* Vol. 63. N°824. Avril 2018. pp. 25-27. Doi : 10.1016/j. soin. 2018.02.004.

AUTONOMISATION-EMPOWERMENT

Voir aussi : AIDANT, COMPÉTENCES DU PATIENT, HABILITÉ

L'autonomisation est traduit de l'anglais « *Empowerment* ». Elle relève de la prise en charge d'un individu par ses propres ressources, de ses propres besoins (économiques, familiaux et sociaux). La racine latine *potere* signifie *« être capable de ou avoir l'habileté de choisir »*. Dans le glossaire multilingue de la Banque de Données en Santé Publique[178], la notion est définie ainsi : « Un processus dans lequel des individus et des groupes agissent pour gagner la maîtrise de leur vie, et donc pour acquérir un plus grand contrôle sur les décisions et les actions affectant leur santé dans un contexte de changement de leur environnement social et politique. Leur estime de soi est renforcée, leur sens critique, leur capacité de prise de décision et leur capacité d'action sont favorisés. Toutes les personnes, même avec peu de capacités ou en situation de précarité, sont considérées comme disposant de ressources et de forces. Le processus *d'empowerment* ne peut être produit mais seulement favorisé ». *L'empowerment* est un concept positif qui fait référence aux solutions plutôt qu'aux problèmes. Utilisé en français, comme en anglais, il est décrit comme un concept dynamique : *« le pouvoir n'est ni pris ni donné, il est partagé[179] »*. H. Sylvain[180] répertorie plusieurs modèles, comme :

« **Le modèle psychologique** : modèle intimement lié à une approche humaniste de la pratique des soins infirmiers. Il met l'accent sur la conscience et la croissance personnelle, associant l'aptitude à gérer avec succès des relations interpersonnelles difficiles, comme antécédents et conséquences de *l'empowerment*. Ici, le processus ne requiert pas de changement dans la balance du pouvoir entre individus et professionnels, ou professionnels et organisations.

Le modèle communautaire ou sociopolitique : Perspective sociopolitique et les travaux de, entre autres, Paulo Freire (Pédagogie des opprimés). Elle fait référence à la communauté ou au modèle politique de *l'empowerment* et met l'accent sur le concept de « synergie ».
Le modèle politique, contrairement au modèle psychologique, milite en faveur d'une conscience politique tant au niveau individuel que collectif, et établit que les individus ne peuvent pas gagner du pouvoir et de la maîtrise s'ils restent inconscients des facteurs qui contribuent à les marginaliser...
Une conception orientée vers l'individu traite *l'empowerment* comme une variable de la personnalité, tandis qu'une conception sociopolitique ou écologique de *l'empowerment* réfère à un niveau d'analyse qui peut être individuel mais intègre les influences écologiques et culturelles ».

Pour aller plus loin : MAHMOUDI, K. Esprit critique et pouvoir d'agir : Vers le développement d'une « attitude critique » ? *Spirale - Revue de Recherches en Éducation*. 2020-10-01, Vol. 2020 / 3 (66).

AUXILIAIRE DE PUÉRICULTURE → VOIR PUÉRICULTURE

Bibliographie A

A

1 Organisation mondiale de la Santé, Classification internationale du fonctionnement, du handicap et de la santé [en ligne]. Genève 2001, Équipe Classification, Évaluation, Enquêtes et Terminologie. Pour plus d'information, cliquez sur le site de l'OMS. Disponible à cette adresse : http://www.who.int

2 *Grand dictionnaire terminologique de l'Office québécois de la langue française* [en ligne]. MàJ 2015. Disponible : http://www.olf.gouv.qc.ca/

3 MAELA, Paulcité par SALBREUX, Roger [en ligne]. *Contraste.* N°24,1/ 2006. p. 5. Disponible : www.cairn.info/revue-contraste-2006-1-page-5.htm.

4 Note de synthèse [en ligne] 14/10/2020. Disponible sur le site du Sénat : https://www.senat.fr/lc/lc21/lc210.html

5 Jos, Joseph. Enfants maltraités. Pédiatrie. Maladies infectieuses [4-126-A-20].

6 HAYEZ J-Y. Abus sexuel sur mineurs d'âge. Pédopsychiatrie [37-204-H-10].

7 Convention du Conseil de l'Europe. Article 18 sur la protection des enfants contre l'exploitation et les abus sexuels. STCE. 2010. (N°°201). Jos Joseph. Enfants maltraités. Pédiatrie - Maladies infectieuses. [4-126-A-20].

8 RENAN, cité par le Centre National de Ressources Textuelles et Lexicales, CNRTL [en ligne]. 2012. Disponible : http://www.cnrtl.fr

9 CHALIFOUR, J. *L'intervention thérapeutique : les fondements existentiels- humanistes de la relation d'aide.* Vol. 1. Montréal : Gaëtan Morin. 1999. p. 173.

10 AïM, J-L. Le patient âgé aux urgences, enjeux de l'évaluation à l'accueil. *Soins Gérontologie.* Vol. 18. N°102. Juillet 2013. pp. 25-28.

11 BRAMI, A. L'acculturation : étude d'un concept. *DEES.* 121/63/ Octobre 2000. Et Culture et ethnicité. EMC - Savoirs et soins infirmiers. 2009:1-14. [Article 60-535- B-10]. D'après l'article original publié dans Potter and Perry, Fundamentals of Nursing, 7th ed. Mosby, on affiliation of Elsevier, 2009.

12 Rédigé par TISON, B.

13 Site AMELI [en ligne]. MàJ 2015. Disponible à l'adresse : http://www.ameli.fr/professionnels-de-sante/infirmiers/exercer-au-quotidien/ngap-et-lpp/ngap.php

14 CORDON, C. Démarche de soins et modèle de Virginia Henderson. *Soins Aides-Soignantes.* Vol. 1, n°1, décembre 2004. pp. 6-7.

15 CHEREL, S. Le processus de construction identitaire des professionnels infirmiers. *Soins Cadres.* Vol. 18, n°71, août 2009. pp. 23-27.

16 DEBOUT, C. Théories de soins infirmiers, petit guide à l'usage des utilisateurs. Dossier : Les théories de soins infirmiers ½. *Soins.* N°724. Avril 2008. pp. 32-37.

17 BALLET, D. (2016) Observation des pratiques en santé. Étude des styles pédagogiques des soignants-éducateurs en éducation thérapeutique du patient. *Éducation Thérapeutique du Patient - Therapeutic Patient Education,* 8. DOI : 10.1051/tpe/2015017

18 Site Ameli (Assurance maladie). Consulté le 25/11/2020. Disponible : https://www.ameli.fr

19 PHANEUF, M. Changement professionnel : revalorisation ou dévalorisation des rôles. Site Prensre soin (Canada) 2013. Consulté le 25/11/2020. Disponible : http://www.prendresoin.org/wp-content/uploads/2013/02/Un_changement-professionnel-profond-revalorisation-ou-dZ%CC%8Cvalorisation-des-r%E2%84%A2les.pdf

20 POTIER, M. *Dictionnaire encyclopédique des soins infirmiers : Dictionnaire à l'usage des étudiants et professionnels infirmiers.* Reuil-Malmaison : Lamarre. 2002.

21 POITRINE, L. *L'animation en institutions gérontologiques.* Paris : Berger-Levrault. 2009.

22 JULIEN, P. L'animation, un soin à part entière. *La revue de l'infirmière*. Vol. 57, n°138, mars 2008, pp. 25-26.

23 SAINT-ARNAUD, Y. (1982). La personne qui s'actualise : traité de psychologie humaniste. Chicoutimi : Gaëtan Morin éditeur. *Cité par* CHALIFOUR, Jacques. *L'intervention thérapeutique : les fondements existentiels- humanistes de la relation d'aide (Vol. 1)*. Montréal : Gaëtan Morin. 1999.

24 Centre National de Ressources Textuelles et Lexicales, CNRTL [en ligne]. 2015. Disponible : http://www.cnrtl.fr

25 SAINT-ARNAUD, Y. (1982). *La personne qui s'actualise : traité de psychologie humaniste*. Chicoutimi : Gaëtan Morin éditeur. Cité par CHALIFOUR, Jacques.Opus. Cit.

26 COLLECTIF. *Dixel Dictionnaire 2010*. Paris : Le Robert : 2009. 2097 p.

27 Dictionnaire Quillet de la langue française. : L'art d'écrire et de bien rédiger. (Vol. 1 : A-D). Éd. : Librairie Aristide Quillet. 1948.

28 *Lexis : Dictionnaire érudit de la langue française*. France : Éditions Larousse. 2009.

29 BOARINI, S. Dynamique du consensus. *Éthique & Santé*. Vol. 9, n°1, mars 2012. pp 3-10.

30 HOCKENBERRY, M.J. et WILSON, D. Wong's nursing care of infants and children, Ed. 8, St. Louis, 2007, Mosby, in De la conception à l'adolescence. [Html]. *Savoirs et soins infirmiers*. 2009:1-27. [Article 60-350-B-10].

31 Organisation Mondiale de la Santé [en ligne]. Santé de l'adolescent. 2012. Disponible : http://www.who.int/topics/adolescent_health/fr/

32 DOLTO, F. et DOLTO, C. *Paroles pour adolescents ou le complexe du homard*. France : Gallimard jeunesse.

33 BOUTINET, J-P. *Psychologie de la vie d'adulte*. France : PUF. 2005.

34 Tusc., 5, 47 ds GAFF, cité par le Centre National de Ressources Textuelles et lexicales (CNRTL, laboratoire Altif). Disponible : http://www.cnrtl.fr

35 HEHLMANN, Wörterbuch der Psychologie, Kröner, Stuttgart, 1968, s.v. Affekt : R. HELLER, Das Wesen der Affekte, 1946 CNRTL, laboratoire Altif). Disponible : http://www.cnrtl.fr

36 RUFFIOT, A. et CIAVALDINI A. IN Dictionnaire de psychologie. R. Doron et F. Paros (sous la dir.). Paris : PUF - 3e éd. 2011. p. 15.

37 LAPL.-PONT. 1967, cité par le CNRTL, laboratoire Altif. Disponible : http://www.cnrtl.fr.

38 FREUD, S. (1915), *L'inconscient, in Métapsychologie*, Paris, Gallimard, Folio Essais, 1968, p. 82.

39 Présentation. L'affect, dans L'affect. Paris, Presses Universitaires de France, « Monographies de psychanalyse », 2005, p. 7-9.

40 GREEN, A. « Les cas limite. De la folie privée aux pulsions de destruction et de mort, Borderline cases. From private madness to the destructive and death drives, Zusammenfassung, Riassunto, Resumen », Revue française de psychanalyse, vol. 75, n° 2, 30 mai 2011, p. 375–390 (ISSN 0035-2942,DOI 10.3917/rfp.752.0375, lire en ligne http://www.cairn.info/resume.php?ID_ARTICLE=RFP_752_0375

41 GREEN, A. La diachronie en psychanalyse, Paris, Éd. de Minuit, 2000, p. 13. Source : Cupa Dominique, « La question de l'affect chez André Green », dans L'affect. Paris, Presses Universitaires de France, « Monographies de psychanalyse », 2005, p. 89-116

42 MERKLING. J. Accueil du patient en psychiatrie. Aspects techniques et relationnels. EMC - *Savoirs et soins infirmiers* 2012 ; 7(1):1-9 [Article 60-725-A-50].

43 NAGELS, M. Analyse de l'activité infirmière : ses effets sur l'autoefficacité collective de cadres formateurs confrontés au changement. *EMC Savoirs et soins infirmiers*. 60-010-0-10, 2010.

44 BANDURA, A. Social cognitive theory : an agentic perspective. *AnnuRevPsychol* 2001;52:1-26

45 CARRÉ, P. Bandura : une psychologie pour le XXIe siècle ? Savoirs 2004;5:9-50 (HS)

46 CHALIFOUR, J. *Opus. Cit.*

47 BEE, H. et BOYD, D. Adaptation française par GOSSELIN, François. *Les âges de la vie : Psychologie du développement humain.* Canada : Pearson Éducation. 3e éd. 2008.

48 BARIL, D. Forum, Université de Montréal. Vol. 39. N°32. 13 juin 2005. Cité par BEE, Helen. BOYD, Denise. *Opus. Cit.*

49 CIAVALDINI, A. et BALIER, C. *Agressions sexuelles : pathologies, suivis thérapeutiques et cadre judiciaire.* Paris : Masson. 2000.

50 RACAMIER, P.C. *Le génie des origines.* Psychanalyse et psychose. Paris : Payot. 1992.

51 MANCIAUX, M., GABEL M. et al. *Enfances en danger.* Paris : Fleurus. 1997.

52 SOARES-BOUCAUD et RAVIT. Maltraitances et abus sexuels chez l'enfant. *Pédopsychiatrie* [61515]. Doi : 10.1016/S0246-1072(14)61515-7.

53 THIBAUT, F. Troubles des conduites sexuelles - Diagnostic et traitement. *Psychiatrie* [68342]. Doi : 10.1016/S0246-1072(16)68342-6.

54 GEBHARD, PH., GAGNIN J.H. et al. *Sex offenders : an analysis of types.* New York : Bantam Books. 1967.

55 THIBAUT, F. Troubles des conduites sexuelles. Ops. Cit.

56 ROGERS, C-R. *Le développement de la personne.* France : Dunod-Interéditions. 2005.

57 Aidant familial : Charte européenne de l'aidant familial. Confédération des organisations familiales de l'Union européenne (COFACE). Bruxelles. 2015. Disponible à cette adresse : http://www.coface-eu.org/fr/

58 Article R. 245-modifié par Décret n°2008-450 du 7 mai 2008 – article. 1. Code de l'action sociale et des familles. Définition de l'aidant familial [en ligne]. Légifrance. Disponible à cette adresse : http://www.legifrance.gouv.fr/

59 Application de l'article L. 245-12 [en ligne]. Légifrance. Disponible à cette adresse : http://www.legifrance.gouv.fr/

60 FORMARIER, M. et JOVIC, L. *Les concepts en soins infirmiers.* Lyon : Mallet Conseil. Avril 2009.

61 Rapport de la Caisse Nationale de Solidarité pour l'Autonomie (CNSA) [en ligne]. 2001. Disponible à l'adresse : http://www.cnsa.fr/IMG/pdf/Rapport_CNSA_2011_-_17_avril_2012.pdf

62 MACREZ, P. La place de l'aidant familial. *L'aide-soignante.* Vol. 22. N°93. 01/ 2008. pp. 12-13.

63 Site Internet du Département du Pas-de-Calais [en ligne]. http://www.pasdecalais.fr/Solidarite-Sante/Reglement-Departemental-d-Aide-Sociale/La-definition-de-l-aide-sociale

64 POTET, P. Les prestations d'aide sociale. *Soins.* Vol. 56. n°755. Mai 2011. pp. 53-54.

65 NICOLAS, B. Assistante sociale : soulager la vie courante des malades. *Soins.* Vol. 51. n°705. Mai 2006. pp. 21-22.

66 Dictionnaire de l'Académie de médecine [en ligne]. 2015. Disponible à l'adresse : http://dictionnaire.academie-medecine.fr

67 Organisation Mondiale de la Santé [en ligne]. Disponible à l'adresse : http://www.who.int/topics/nutrition/fr/

68 *Programme National Nutrition Santé* (PNNS), instance gouvernementale en matière de nutrition : http://www.mangerbouger.fr/pnns/

69 VERSPIEREN, P. Controverse « L'alimentation : un traitement ou un soin ? ». Réflexion éthique. *Médecine palliative*. Vol. 7. N°4. Août 2008. pp. 229-233.

70 Presidents Commission for the Study of EthicalProblems in Medicine and Biomedical and BehavorialResearch, Deciding to forego life-sustainingtreatment. Washington, U.S : Government Printing Office. 1983.

71 Current Opinions of the Council on Ethical and JudicialAffairs of the American Medical Association. JAMA 1990;263:429.

72 WORMS, F. Les deux concepts du soin. *Esprit*. N°141, janvier 2006. pp. 141-156.

73 Organisation mondiale de la santé. Maladies endocriniennes, nutritionnelles et métaboliques : malnutrition (E40-E46) IN Organisation mondiale de la santé, ed. Classification statistique internationale des maladies et des problèmes de santé connexes. CIM 10. Genève : OMS. 1993. pp. 305-7.

74 HASSELMANN, M. *Traité de nutrition artificielle de l'adulte*. 2e éd. Révisée et augmentée. Paris : Springer Verlag. 2001.

75 COMBRET, D. et al. L'éducation thérapeutique nutritionnelle dans la prévention des maladies cardiovasculaires. *Soins*. Vol. 51. N°702. SUP-février 2006. pp. 9-12.

76 Agence Française de Sécurité Sanitaire des Aliments. Guide alimentaire pour tous et document d'accompagnement destiné aux professionnels [en ligne]. INPES 2002. Disponible : http://www.inpes.sante.fr/

77 BERDAGUÉ-BOUTET, É. *Anatomie et vocabulaire médical*. Paris : Estem. 3e éd. 2010.

78 HÉLARY, A. Les nourritures psychiatriques. *Soins Psychiatrie*. Vol. 28. N°253. Décembre 2007. pp. 43-46.

79 CHEVALIER, H. Prévenir la dénutrition par l'alimentation plaisir. *Soins Aides-Soignantes*. Vol. 11. N°58. Mai 2014. pp. 18-19.

80 NOCENTET, C. et MARTINEAU, T. Le manger-mains, vieillesse et autonomie. *Soins Gérontologie*. Vol. 16. N°89. Mai-juin 2011. pp. 31-33.

81 RAPIN, C.H. et MATT, F. et al. *Le manger-mains*. Arpège, 2002.

82 PANDELÉ, S. *La grande vulnérabilité*. 2e éd. Seli Arslan. p. 85.

83 ARÈNE, P. Vous mangez avec moi ? *Soin Étude et Recherche en Psychiatrie* Espace de réflexion et d'échanges autour de la relation soignant/soigné. 2015. Disponible à l'adresse : http://www.serpsy.org/accueillir/Repas_therapeutique.html

84 JÉSUS, P. et al. Troubles du comportement alimentaire de l'adulte et de la personne âgée. *Pratiques en nutrition*. Vol. 9. N°35. Juillet 2013. pp. 12-18.

85 BIOY, A. et FOUQUES, D. *Manuel de psychologie du soin*. France : Bréal. 2002.

86 SENN, S. et al. Relation entre l'alliance thérapeutique infirmière-patient, et les contrôles perçus par le patient en traitement de dépendances : une étude corrélationnelle descriptive. *Recherche en soins infirmiers*. N°108. 2012/03. pp. 30-42. Disponible à l'adresse : http://fulltext.bdsp.ehesp.fr/Rsi/108/30.pdf

87 BELL & DUFFY, 2009 ; Berg, Danielson, 2007 ; Cutcliffe, Mackenna, 2005 ; Gilburt, Rose, Slade, 2008 ; Hem, Heggen&Ruyteret al., 2008 cité par SENN, Stefanie et al. *Op. Cit*.

88 PEPLAU, 1988 ; cité par Rask, Brunt, Fridlund, 2008 cité par SENN, Stefanie et al. *Op. Cit*.

89 Corbière, Bisson, Lauzon, Ricard, 2006 cité par SENN, Stefanie et al. *Op. Cit.*

90 BIOY, A., BOURGEOIS, F. et al. *Communication soignant-soigné : repères et pratique.* Paris : Bréal. 2003

91 Rédaction de l'article par Jacques CHALIFOUR. MàJ 2015.

92 PHANEUF, M. *La relation soignant-soigné : Rencontre et accompagnement.* Montréal : Chenelière éducation. 2011.

93 Articlé rédigé par Christophe PACIFIC.

94 Grand Dictionnaire Terminologique de l'Office Québécois de la langue française (GDT) [en ligne]. 2011. Disponible : http://www.granddictionnaire.com

95 DABRION, M. *Raisonnement et démarche clinique infirmière : Enseignement et apprentissage.* Paris : De Boeck. 2011.

96 MAUBANT, P., ROGER, L. et al. *La didactique professionnelle, un nouveau regard pour analyser les pratiques d'enseignement.* Institut Universitaire de Formation des Maîtres (IUFM) Nord/Pas-de-Calais. 2009. pp. 375- 383. [Pdf]. Disponible : http://www.lille.iufm.fr/IMG/pdf/375-383_ROGER_Tome1.pdf

97 PASTRÉ, P. L'analyse du travail en didactique professionnelle. *Revue française de pédagogie.* N°138. Janv.-fév.-mars, 2002, pp. 9-17.

98 SAVOYANT, A. Quelques réflexions sur les savoirs implicites. In Travail et apprentissages. *Revue de didactique professionnelle.* N°1. Février 2008. pp. 92-100.

99 ASTOLFI, J-P. *Éducation et formation : Nouvelles questions, nouveaux métiers.* Paris : ESF. 2003.

100 BARDIN, L. *L'analyse de contenu.* Paris : PUF. 2003.

101 DARMONI, S.J., LEROUX, V. et al. *Net Scoring : critères de qualité de l'information de santé sur l'Internet* [en ligne]. CHU Rouen, 2005. Disponible : http://www.chu-rouen.fr/netscoring/,

102 DUBOIS FRESNEY, C. et PERRIN, G. *Le métier d'infirmière en France.* Paris : PUF. 2009.

103 PERRENOUD, Ph. (2001) *Construire un référentiel de compétences pour guider une formation professionnelle.* [Html]. Université de Genève, Faculté de psychologie et des sciences de l'éducation. 2001. Disponible : http://www.unige.ch/fapse/SSE/teachers/perrenoud/php_main/php_2001/2001_33.html

104 BLANCHARD-LAVILLE, C. et FABLET, D. *Analyser les pratiques professionnelles.* Paris : L'Harmattan. 2000.

105 PERRENOUD, P. *La posture réflexive.* Communication présentée aux journées professionnelles des cadres de santé. IFCS. 2013. Aix-en-Provence.

106 BOURGUIGNON, J-P. et GRIGNARD, S. et al. Motivations et apports d'une prise en charge ambulatoire pluridisciplinaire de la santé des adolescents. *Bulletin d'éducation du patient à sa maladie (BEP).* Vol. 19, n°3, 2000. pp. 126-129, Belgique.

107 *Trésor de la langue française, Dictionnaire de la langue du XIXe et du XXe siècle* (1789-1960). 16 vol. 1971-1994. Paris : Klincksieck. Vol. 1-10. Paris : Gallimard. Vol. 11-16. Directeurs : Imbs P. (Vol. 1-7), Quemada B. (Vol. 8-16) [en ligne]. 2012. Disponible : http://atilf.atilf.fr/

108 BIOY, A. et FOUQUES, D. *Manuel de psychologie du soin.* France : Bréal. 2002.

109 MURY, G. *Introduction à la non directivité.* Toulouse : Privat. 1973.

110 PRUVOST, J. France : Laboratoire MerckSerono. 2007. Tome II.

111 Fondation du cancer du sein du Québec [en ligne]. 2012. Disponible : http://www.rubanrose.org/fr/helene-chartrand

112 *Grand dictionnaire terminologique de l'Office québécois de la langue française* [en ligne]. 2000. Disponible : http://www.olf.gouv.qc.ca/

113 REY, A. (sous la Dir.). *Dictionnaire culturel en langue française.* Paris : Robert. 2005. Vol. I.

114 BARGÈS, A. *Anthropologie et sociologie associées au domaine de la maladie et de la médecine.* (collectif). Sciences humaines en médecine (Introduction aux), Ellipses, pp. 131-205, 2001.<halshs-00007257>

115 COLLIÈRE, M.F. *Promouvoir la vie : De la pratique des femmes soignantes aux soins infirmiers.* France : Masson. 1982.

116 *Trésor de la langue française, Dictionnaire de la langue du XIXe et du XXe s. Opus. Cit.*

117 Cité par H.P. : H.S. SULLIVAN. *The Meaning of anxiety in psycriatry and in life.* Washingthon D.C., William Alenson. White psychiatric Fondation. 1948. Pamphlet. pp. 11-12.

118 PEPLAU, H. *Interpersonnal Relations in Nursing : A conceptual Fame Of Reference fot Psychodynamic Nursing.* USA : Macmillan Education Ltd. 1988. Trd. De l'anglais par Anne Pietrasik. *Relations interpersonnelles en soins infirmiers.* France : InterÉditions. 1995.

119 BIOY, A. et FOUQUES, D. *Manuel de psychologie du soin.* France : Bréal. 2002.

120 DANVERS, F. *700 mots-clefs pour l'éducation.* France : Presses universitaires de Lille. 1992.

121 Article rédigé par Anne Muller. Pour aller plus loin : MULLER, A. *Les savoirs professionnels infirmiers.* Paris : Séli Arslan. 2016.

122 RAYNAL, F. et RIEUNIER, A. *Pédagogie, dictionnaire des concepts : apprentissages, formation, psychologie cognitive.* Issy-les-Moulineaux : ESF. 1997.

123 CARRÉ, P. *L'apprenance : Les nouveaux rapports au savoir.* France : Dunod. 2005.

124 LEGENDRE, R. *Dictionnaire actuel de l'éducation.* Canada : Guérin. 3e éd. 2006.

125 STEPHENSON, B. 1980, cité par LEGENDRE, Renald. *Dictionnaire actuel de l'éducation.* Canada : Guérin. 3e éd. 2006.

126 RAYNAL, F. et RIEUNIER, A. *Pédagogie, dictionnaire des concepts : apprentissages, formation, psychologie cognitive.* Issy-les-Moulineaux : ESF. 1997.

127 KEROUAC, S., PEPIN, J. et al. *La pensée infirmière.* 3e éd. 2010. Canada : Chenelière Éducation.

128 Guide d'appropriation de l'apprentissage par problèmes, du Cegep de sainte Foy [en ligne]. Collège d'Enseignement Général et Professionnel : Canada. Disponible à l'adresse : http://app.cegep-ste-foy.qc.ca/index.php?id=598.

129 BEE, H. et BOYD, D. Adaptation française par GOSSELIN, François. *Les âges de la vie : Psychologie du développement humain.* Canada : Pearson Éducation. 3e éd. 2008.

130 HAS. Simulation en santé [en ligne]. 31 janvier 2013. Disponible à cette adresse : http://www.has-sante.fr/portail/jcms/c_930641/fr/simulation-en-sante.

131 DELMAS, P. et ST-PIERRE, L. La simulation, plus qu'un outil didactique, une approche pédagogique. *Soins Cadres.* Vol. 20. N°80S. Novembre 2011. pp. 11-14.

132 JEFFRIES, P.R.A. framework for designing, implementing, and evaluating simulations used as teaching strategies in nursing. *NursEducPerspect*, 2005a: 26(2) : 96-103) Cité par DELMAS, Philippe et ST-PIERRE, Liette. La simulation, plus qu'un outil didactique, une approche pédagogique. *Soins Cadres.* Vol. 20, n°80S, novembre 2011. pp. 11-14.

133 GABA, D.M. The future vision of simulation in health care. *QualSafHealth Care*, 2004 ; 13 Sup.1 : i2-10.5.

134 CAZELLET, L. Les seriousgames et simulateurs numériques. *Soins*. Vol. 59. N°791. Décembre 2014. pp 61-62.

135 Haute Autorité de Santé [en ligne]. 2015. Disponible : http://www.has-sante.fr/portail/upload/docs/application/pdf/2013-01/simulation_en_sante_fiche_technique.pdf

136 ROGERS, C.R. 1969, *Freedom to Learn : a View of What Education MightBecome*, Columbus, OH, Charles E. Merrill, paru en français sous le titre Liberté pour apprendre, Paris, 1971.

137 ROGERS, C-R. *Le développement de la personne. Op. Cit.*

138 MIALARET, G. *Vocabulaire de l'éducation : Éducation et sciences de l'éducation.* Paris : PUF. 1979.

139 WARNET, S. Inscrire les soins dans une perspective soignante. *La revue de l'infirmière*. Vol. 57. N°138. Mars 2008. pp. 14-15.

140 VERHELST, S. in *Le Journal de Culture et Démocratie*. [Pdf]. N°16, octobre-novembre-décembre 2006. Disponible : http://www.cultureetdemocratie.be/fr/outils/journal-pdf/Journal_16.pdf

141 Fédération Française des Art-thérapeutes [en ligne]. 2014. Disponible à cette adresse : http://www.ffat-federation.org/

142 RHONDALI, W., CHIRAC, A. et al. L'art-thérapie en soins palliatifs : une étude qualitative. *Médecine palliative*. Vol. 12. N°6. Décembre 2013. pp. 279-285.

143 PLAISANT, C. L'art-thérapie, de l'esthétique au soin, une union "phénoménale". *Soins*. Vol. 52. N°713. Mars 2007. pp. 24-27.

144 SALTER, A. *The Case Against Psychoanalysis*. Publisher : Harper and Row. January 2000.

145 GAQUERE, R. et ROCHE-GARRIGUE, O. Relation d'aide et intervention infirmière. [Pdf]. *EMC (Elsevier Masson SAS), Savoirs et soins infirmiers*, 60-525-M-10, 2011.

146 Dictionnaire du Moyen-français [en ligne]. 2012 ATILF - CNRS & Université de Lorraine 2015. Disponible : http://www.atilf.fr/dmf/

147 REY, A. (Sous la Dir.). *Dictionnaire culturel en langue française*. Paris : Le Robert. 2005.

148 SARDIN, B., GROUILLE, D. et al. Réflexions à propos du texte du Conseil national de l'Ordre des médecins : fin de vie, « assistance à mourir ». *Médecine palliative*. Vol. 12. N°4. Août 2013. pp. 163-167.

149 POTT, Murielle et VON BAALMOOS, Claudia et al. Négocier sa participation à une assistance au suicide en Suisse. *Médecine palliative*. Vol. 13, n°2, 04/2014. pp. 68-76.

150 RAVEZ, L. L'amour : continent oublié de l'assistance médicale à la procréation. *Éthique & Santé*. Vol. 2. N°1. Février 2005. pp. 9-13.

151 Mise en œuvre des soins infirmiers. *EMC - Savoirs et soins infirmiers*. 2009:1-9. [Article 60-300-B-10]. D'après l'article original publié dans Potter and Perry, Fundamentals of Nursing, 7th ed. Mosby, on affiliation of Elsevier, 2009.

152 Amiec recherche et al. Dictionnaire des soins infirmiers et de la profession infirmière. Paris : Masson. 2005. 3e éd.

153 BEC, C. L'assistance, un mode paradoxal d'acquittement de la dette collective. Recherches et Prévisions. [type de support]. N°91, mars 2008 17 Minima sociaux. Disponible : https://www.caf.fr/ sites/default/files/cnaf/Documents/Dser/PSF/091/RP91-1-CBec.pdf

154 SIEYÈS, E-J. (1748-1836). Abbé, homme politique et essayiste français. *Qu'est-ce que le Tiers-État ?* [Pdf]. Bibliothèque national de France, Gallica (Bibliothèque numérique). Disponible : http://gallica.bnf.fr/ark:/12148/bpt6k41687k.r=Qu%27est-ce+que+le+Tiers-Etat+.langFR

155 BOWLBY, J. Attachement et perte : I. " L'attachement ", II. " *Séparation, angoisse et colère* ". 1re éd. PUF. Paris. 1978. III. " la perte, tristesse et dépression ". 1re éd. PUF. Paris. 1984.

156 SCHUHL, C. (Coord.). L'attachement, autour des premiers liens (dossier). *Métiers de la petite enfance.* Vol. 14. N°135. Janvier 2008.

157 Librement adapté de la définition de MIALARET, G. *Vocabulaire de l'éducation : Éducation et sciences de l'éducation.* Paris : PUF. 1979.

158 MOSER, G. Attraction interpersonnelle. In, DORON, R. et PAROT, F. *Dictionnaire de psychologie.* Paris : PUF. 3e éd. 2011.

159 *Trésor de la langue française. Opus. Cit.*

160 Autoportrait de François Bégaudeau. Extrait de l'ouvrage « *Au Début* ». Paris : 10/18. 2014. Extrait intégral disponible sur le site de l'auteur : http://begaudeau.info/2013/07/15/autoportrait/

161 LECLERC, A., PAPOZ, L. et al. *Dictionnaire d'épidémiologie.* Paris : Frison-Roche. 1990.

162 BANDURA, A. *Auto-efficacité. Le sentiment d'efficacité personnelle.* Bruxelles : De Boeck. 2003.

163 NAGELS, M. Analyse de l'activité infirmière : ses effets sur l'autoefficacité collective de cadres formateurs confrontés au changement. *EMC Savoirs et soins infirmiers.* 60-010-O-10. 2010.

164 TREMBLAY, N.A. *L'autoformation pour apprendre autrement.* Montréal : Presses de l'université de Montréal. 2003.

165 DUMAZEDIER, J. Aides à l'autoformation : un fait social d'aujourd'hui IN L'autoformation en chantiers, *Éducation permanente.* N°122, 1997. *Penser l'autoformation. Société d'aujourd'hui et pratiques d'autoformation.* Lyon : chroniques sociales. 2002.

166 COULOMB, A. et BAUMELOU, A. *Situation de l'automédication en France et perspectives d'évolution : marché, comportements, positions des acteurs.* [Rapport en ligne]. Ministère de la santé et de la protection sociale : Paris. Disponible sur le site de la Documentation française : http://www.ladocumentationfrancaise.fr/rapports-publics/074000030/index.shtml

167 World Health Organization, Centre for Health Development. A glossary of terms for community health care and services for older persons. Kobe : WHO ; 2004

168 OREM, D. trad. par GOSSELIN, D. *Soins infirmiers : Les concepts et la pratique.* Montréal : Décarie, 1987.

169 *Ibid.*

170 MAILHOT, T., COSSETTE, S. et al. Une analyse évolutionniste du concept d'autosoins. *Recherche en soins infirmiers.* N°112. Janvier 2013. p. 94.

171 Bulletin Association Nationale Française des Infirmières et Infirmiers Diplômés et Étudiants (ANFIIDE). *Journée internationale des infirmières.* Accès et équité aux soins. [Pdf]. Bulletin mai 2011 : http://www.anfiide.com/Documents/publications/jii2011.pdf

172 CNRTL [en ligne]. 2015. Disponible : http://www.cnrtl.fr

173 ALAVA, S. (Dir.). *Cyberespace et formations ouvertes.* Bruxelles : De Boeck université. 2000.

174 HENDERSON, V. *La nature des soins infirmiers.* Présentation des textes par COLLIERE, M.F. Paris : Interéditions. 1994.

175 PIGUET, C. Autonomie dans les pratiques infirmières. [Pdf]. *EMC - Savoirs et soins infirmiers.* 2010:1-10. [Article 60-010-R-10].

176 THINES, G. et LEMPEREUR. A. *Dictionnaire général des sciences humaines.* Louvain-La-Neuve : CIACO. 1984.

177 ENNUYER, B. et PENON, A. *Les politiques et les secteurs. Handicap/Vieillissement sont-ils en train de se rapprocher ? Points de vue croisés de deux experts.* P. 6. Journée d'actualité organisée par l'INSET (Institut National Spécialisé d'Études Territoriales) Angers. Pôle Autonomie. 2012. Le rapprochement des politiques d'autonomie en direction des personnes âgées et handicapées.

178 RUSCH, E. (coord par). 400 concepts de santé publique et de promotion de la santé [en ligne]. 2014. Disponible : http://asp.bdsp.ehesp.fr/Glossaire/

179 KUOKKANEN, L. et al. *Power and empowerment in nursing : tree theoritical approaches.* J. Adv. Nur. 2000. (1) : 235- 241. Cite par H. Sylvain. L'« *empowerment* » dans le travail des infirmières, un concept d'intérêt. [Pdf]. EMC (Elsevier Masson SAS), Savoirs et soins infirmiers, 60-040-U-10, 2009.

180 Cité par Sylvain, H. L'« empowerment » dans le travail des infirmières, un concept d'intérêt. [Pdf]. *EMC (Elsevier Masson SAS), Savoirs et soins infirmiers,* 60-040-U-10, 2009.

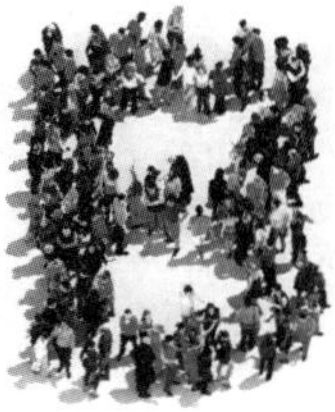

BARRIÈRE LINGUISTIQUE

loc. Trad. Angl. Language barrier, Blocking barrier. Domaine Sciences humaines.

Voir aussi : ALTÉRATION DE LA COMMUNICATION, INTERCULTURALITÉ, PAROLE

Expression qui désigne une compétence linguistique freinée par l'usage non approprié d'une langue différente d'une autre à un moment donné. Cela concerne, par exemple, l'accueil d'une personne mal-entendante, étrangère (langue non maternelle ou non officielle), favorisant une altération de la communication. La qualité de l'interaction et la qualité des soins sont déterminés parfois par la présence d'un traducteur qui pourra alors permettre à la personne soignée d'exercer son consentement libre et éclairé.

> ***Cit.*** *« De juin 2015 à mars 2016, 16 évacuations de campements de fortune ont eu lieu dans la capitale, concernant environ 5 000 migrants. Des bilans réalisés par des infirmier(ère)s assisté(e)s d'interprètes, suivis si besoin d'une orientation vers une structure de soins, ont été proposés dans les centres d'hébergement franciliens accueillant ces migrants. Lors de ces bilans, des informations ont été recueillies de façon standardisée : parcours migratoire, état de santé et accès aux soins de ces personnes, et besoins d'orientation sanitaire identifiés par les infirmier(ère)s...*[1] *».*

> **Pour aller plus loin :** DEVERS, Gilles. Mineurs étrangers : la violence de l'administration. *Droit, déontologie et soin.* Vol. 14. N°2. Juin 2014. pp. 226-232.

BASE DE DONNÉES

loc. Trad. Angl. Database. Sciences bliothéconomiques.

Voir aussi : BESOIN D'INFORMATION, INVESTIGATION DOCUMENTAIRE, THÉSAURUS

Espace dématérialisé organisé pour stocker des informations bibliographiques accessibles pour localiser de la documentation (dans un centre de documentation), l'exploitation (texte intégral) permettant le stockage de grandes quantités d'informations afin d'en faciliter l'exploitation. Dans le domaine des sciences infirmières, il y a plusieurs thésaurus facilitant la recherche dans les bases de données. Le MESH (Medical Subject Headings) appartient au domaine biomédial[2].

BÉNÉFICIAIRE

n.m. Syn. Ayant droit, Usager. Trad. Angl. Beneficiary. Domaine Sciences humaines.

Voir aussi : BESOIN, CLIENT-E, PATIENT-E, PERSONNE SOIGNÉE, SOLIDARITÉ, SYSTEME DE SOINS

Personne qui remplit les conditions nécessaires pour recevoir une aide personnalisée et adaptée, de nature médicale, psychologique, sociale. D'après le dictionnaire de l'Amiec[3], ce terme est employé depuis les années 1970 dans une approche humaniste des soins infirmiers, qui considère les besoins de la personne soignée, dans son histoire et son environnement et non pas exclusivement sur sa maladie.

> ***Cit.*** *« Une première projection des besoins de financement futurs liés à l'Apa (Allocation Personnalisée d'Autonomie) estime que les dépenses publiques annuelles passeront, en euros constants, de 3 milliards aujourd'hui à 3,4 milliards en 2040. Cette augmentation est nettement moins forte que celle du nombre de personnes dépendantes car la part restant à la charge des bénéficiaires devrait augmenter du fait de l'amélioration du niveau des retraites inhérente à l'évolution d'une génération à l'autre des revenus perçus au cours de la vie active...[4] ».*
>
> **Pour aller plus loin :** WORMS F. *Pour un humanisme vital.* Paris : Odile Jacob. 2019.

BESOINS

n.m. Trad. Angl. Needs. Domaine Sciences humaines-infirmière.

Voir aussi : OBSERVATION, PROJET DE SOINS, PRISE EN CHARGE, RENCONTRE

Situation d'une personne qui manque de quelque chose, qui en a conscience. Être dans une situation intolérable du fait que les choses nécessaires à la vie manquent en permanence. La plupart des psychologues considèrent que le besoin est une sensation interne : la décomposition du besoin en deux éléments, une sensation et un mouvement, permet d'appliquer au besoin le schéma commode « excitation-réaction » (TLFi[5]). **Le besoin d'aide, selon Ida Olando**

(Need for help, 1961) est une demande du patient, qui, si elle est exaucée, diminue son stress immédiat et améliore son sentiment immédiat de bien-être. Dès qu'un patient est dans l'incapacité de combler ses propres besoins, il existe alors un besoin d'aide.

Les besoins selon A. Maslow (1908- 1970) : pour le psychologue américain, l'homme doit passer par des étapes hiérarchiques afin d'obtenir la pleine satisfaction des besoins. Les résultats de ses actions peuvent alors être vécus de façon positive, comme des récompenses ou de façon négative, comme une punition.

- Besoins physiologiques de base (besoins fondamentaux) : respirer, manger, boire, se reposer, communiquer, se distraire, toucher et être touché (les caresses).
- Besoin de sécurité : ce besoin se réactive lors d'agressions extérieures (chômage, séparation, déménagement, séismes, événements importants...).
- Besoin d'appartenance : besoin de maîtriser les situations, de faire partie d'un groupe, d'être reconnu, accepté par celui-ci.
- Besoin de pouvoir, période de la richesse de relations interpersonnelles.
- Besoin de considération : besoin d'amour, d'estime, de tendresse. Besoin d'être respecté, de reconnaissance de son statut, de confiance en sa compétence.
- Besoin d'accomplissement : réalisation de soi. Dépassement de soi.

Les 14 besoins selon Virginia Henderson[6] (1897-1996) : infirmière américaine à l'origine d'un modèle conceptuel basé sur la théorie pyramidale d'A. Maslow, V. Henderson.
La définition des soins infirmiers de base de Virginia Henderson[7] s'applique à tous les malades et à tous les milieux. D'après Virginia Henderson, un besoin ne peut être atteint que si les besoins précédents sont déjà satisfaits.

- Le besoin de respirer.
- Le besoin de boire et de manger.
- Le besoin d'éliminer.
- Le besoin de se mouvoir et de maintenir une bonne position.
- Le besoin de dormir et se reposer.
- Le besoin de se vêtir et se dévêtir.
- Le besoin de maintenir la température du corps.
- Le besoin d'être propre et protéger ses téguments.
- Le besoin d'éviter les dangers (sécurité).
- Le besoin de communiquer.

- Le besoin de pratiquer sa religion et d'agir selon ses croyances.
- Le besoin de s'occuper (se rendre utile), en vue de se réaliser.
- Le besoin de se récréer.
- Le besoin d'apprendre.

Cit. *« Le besoin peut être considéré comme une force dynamique, une nécessité qui pousse l'individu à progresser et sans laquelle il ne peut être autonome[8] ».*

Pour aller plus loin : SADLIER, K. Les besoins de l'enfant dans un contexte de violence intrafamiliale. *Soins Pédiatrie/Puériculture.* Vol. 37. N°293. Novembre 2016. pp. 23-26. Doi : 10.1016/j.spp. 2016.09.008.

BESOINS AFFECTIFS

Voir aussi : ATTACHEMENT, LIMITES DE LA RELATION SOIGNANT-SOIGNÉ, TENDRESSE

Pour Michelle Larivey[9], « Les êtres vivants n'ont pas que des besoins physiques, ils ont également des besoins affectifs. Ceux-ci ne sont pas aussi palpables et sont encore mal connus. Mais on en sait assez, à l'heure actuelle, pour conclure à l'importance d'y répondre. On sait par exemple, qu'un bébé tombe dans un état de torpeur "marasme". S'il n'est pas soigné avec une attitude au moins bienveillante, il peut même en mourir. Nous continuons d'avoir des besoins affectifs tout au long de notre vie. Nous devons les satisfaire pour conserver notre équilibre affectif et notre santé mentale. C'est même important pour notre santé physique ! De plus en plus, on découvre l'effet néfaste des manques affectifs sur la santé physique. L'urgence et l'intensité du besoin varient aussi d'un moment à l'autre ou d'une période à l'autre de notre vie. Ils varient même selon les personnes avec qui nous sommes en contact. Comme au plan physique, c'est le degré de satisfaction actuel qui détermine combien chaque besoin est crucial, intense ou urgent. L'individu qui souffre d'un manque affectif a tendance à être obnubilé par ce besoin ». Ce type de besoin peut être conduit dès l'enfance contribuant à apporter un sentiment de sécurité, il fait partie du rôle professionnel des soignants. Pour les auteurs de l'article *Besoins et compétences du très jeune enfant*[10], « D.W. Winnicott[11] a mis en avant le concept de *holding* (manière dont l'enfant est porté), *handling* (la façon dont les soins lui sont prodigués) et *d'object presenting* (la façon dont le monde extérieur lui est présenté). L'ensemble de ces concepts met en avant l'implication de l'adulte dans le positionnement de l'enfant face à son environnement. Les compétences de l'enfant à être sont en relation avec les comportements de l'adulte à son égard - ce que Spitz[12] a su mettre en avant dans son concept d'hospitalisme, et qui souligne l'impact des insuffisances des échanges affectifs et stimulant pour l'enfant ». Dans une démarche respectueuse de la personne en fin de vie, et selon la conférence de consensus *L'accompagnement des personnes en fin de vie et de leurs proches*[13], il a été évoqué qu'accompagner « c'est comprendre et assumer une relation élaborée dans une continuité : au service de la personne dans ses droits, ses attentes, ses besoins et ses choix. L'écoute, le dialogue et la compréhension permettent d'ajuster les attitudes et de satisfaire aux attentes exprimées. La valeur et la signification de ce temps ultime de la vie touchent à la personne comprise dans son histoire propre, notamment à ses attachements d'ordre familial, affectifs, spirituels, philosophiques et socioculturels. Il convient de les respecter... ».

Pour aller plus loin : MARSOLLIER, C. Placer l'attention aux besoins fondamentaux des jeunes au cœur de l'action. *La revue de santé scolaire et universitaire.* Vol. 10. N°55. Janvier 2019. pp. 14-16. Doi : 10.1016/j. revssu. 2018.12.004.

BÊTISE.S

n.f. Trad. Angl. Missstep, Nosense, Mistake...

Voir aussi : DÉVELOPPEMENT DE L'ENFANT, DOUCE VIOLENCE

La *bestise* signifiait au 16e siècle sottise et stupidité, pour devenir également une sorte de bonbon, spécialité de Cambrai au début du 20e siècle. Dérivé de *bête** et du suffixe *ise*, la bêtise est loin d'être un défaut mais relève plutôt du propos irréfléchi, commis parfois à la hâte et cousine de la sottise quand elle manque de discernement. La bêtise n'est pas l'antonyme de l'intelligence, elle peut être simplement chargée de stéréotypes. Confondue entre l'acte et le langage, la bêtise de l'adulte est latente, différente des bêtises enfantines. Pour Catherine Dolto[14], derrière ce mot souvent employé au pluriel se cachent des réalités bien différentes. En effet il y a plusieurs sortes de bêtises, selon *l'origine* des *intentions.* Les sanctions, données par les parents, peuvent être nécessaires et pédagogiques. Elles peuvent être pensées en fonction du projet conscient ou inconscient dont elles sont issues. On peut distinguer :

- **Les bêtises par manque de maîtrise de sa force ou de son geste**. Le verre renversé, la tâche, le jouet brisé, sont à ranger dans cette catégorie. En dessous de cinq ans on peut estimer que les enfants n'ont pas la maîtrise ni même la connaissance de leur force et de leurs gestes. On peut alors parler de maladresse et les aborder avec souplesse. Vers l'âge de 18 mois on peut commencer à attirer l'attention de l'enfant sur ses capacités à être attentif à ses mouvements et à prendre conscience des effets de ces actes, c'est ainsi que se prépare la capacité de se responsabiliser de ses actes et de la conscience de soi qui ne viendront que beaucoup plus tard, mais qui se préparent en amont.

- **Les bêtises à classer dans la catégorie « expérience scientifique qui a mal tourné ».** Nous pourrions aussi les qualifier d'accident de créativité. L'enfant qui n'a pas acquis la connaissance des lois de la physique élémentaire, ni celle des complications administratives liées à la perte des pièces d'identité ou d'un trousseau de clés, s'engagera, guidé par un imaginaire puissant et une pulsion d'expérimentation qui est un signe d'intelligence, dans l'organisation d'une expérience qui, si elle tourne mal, sera qualifiée de bêtise. Mais si elle tourne bien, elle sera valorisée comme une initiative créative et intelligente. Dans ce cas il serait dommage de ne pas valoriser cette intelligence et cette créativité qui étaient dans l'intention, tout en expliquant pourquoi et combien le résultat peut être lourd de conséquences et mérite alors d'être nommé bêtise. La limite donnée devrait alors résulter d'une juste balance entre ces deux mouvements d'âme différents, voire contradictoires, qui traversent en même temps les adultes tutélaires.
- Viennent ensuite les bêtises par transgression délibérée. L'enfant connaît la règle et il décide de la transgresser. Ce qu'il est important de distinguer à ce moment-là, c'est la raison de cette transgression. Est-ce que la loi donnée n'était pas assez claire ? Est-ce que les adultes tutélaires se sont conduits d'une telle manière que la transgression est un message ou une réponse qui leur est adressé ? Est-ce que celui qui a initié et conduit la bêtise est bien celui qui est désigné comme coupable ? C'est tout un monde de réflexions qu'il s'agit de bien mener avec et sans l'enfant, ou les enfants, afin de démêler cet écheveau complexe. Parfois, la transgression aura comme but de forcer à agir et à parler des parents dépressifs ou trop en retrait. On peut alors comprendre la bêtise de transgression comme une sorte de convocation à prendre sa place, car il est plus rassurant pour un enfant de se trouver face à une autorité claire qu'à un morne de laisser faire. Il peut s'agir aussi d'un questionnement sur les lois. Qui les établit ? Au nom de quelle légitimité ? Les sanctions annoncées sont-elles exécutées ? En effet, les menaces de punition non exécutées peuvent fonctionner comme « pousse au crime ». On peut alors les comprendre les bêtises de transgressions comme un questionnement indirect sur l'autorité et ceux qui l'exercent. Vu sous cet angle les bêtises de transgression peuvent déclencher des situations de crise à l'issue très positive. En effet, elles sont l'occasion d'une remise à plat des relations adultes enfants et entre les adultes eux-mêmes et d'une compréhension profonde

de ce qui est perçu par les enfants et demande éclaircissement. C'est ainsi l'opportunité de rappeler tout le monde, petits et grands, à l'ordre commun.

B

- **On peut placer comme une sous-catégorie de la précédente les bêtises de questionnement de la loi**, chez les tout petits entre l'acquisition de la marche et l'âge de trois ans environ. L'acquisition de la marche est une période exaltante entachée de déceptions violentes, entraînant toute une série de nouveaux interdits qui ne sont pas toujours signifiés dans une harmonie sécurisante par les deux parents (voir les aînés, les grands-parents ou les autres adultes en charge de l'enfant). L'enfant va alors multiplier les mini transgressions, les tentatives de dépassement des limites, que l'on peut comprendre comme autant de «tests» ou d'appels à la clarification. Qui interdit quoi et pourquoi? Comment se répartissent les rôles entre les grandes personnes. Qui commande ? Voilà ce que l'enfant cherche à fixer clairement dans son esprit pour entamer cette nouvelle étape de vie. Quelque soit la bêtise, celle-ci invite à la réflexion sur la juste réaction, la juste réponse de l'adulte, surtout si une bêtise a été faite par plusieurs enfants. Quand les limites sont franchies, c'est l'occasion d'être confronté à la réalité parentale. C'est aussi une occasion de valoriser la créativité de l'enfant même si les conséquences peuvent être le moyen de renvoyer à chacun sa responsabilité. La réponse appropriée est toujours un moment éducatif précieux. Dans le contexte hospitalier, ou en crèche, les professionnels peuvent accompagner les parents en difficulté dans l'exercice de leur rôle parental le plus sereinement possible sans avoir recours à une quelconque forme de violence, qui pourrait avoir des conséquences sur le développement psycho-socio-affectif de l'enfant.

Pour aller plus loin : DOLTO, C., FAURE-POIRÉE, C. et al. *Les bêtises.* Coll. Mine de rien. Gallimard Jeunesse, Giboulées. N°7. 2008.

BIEN-ÊTRE ET CONFORT → SOINS DE BIEN-ÊTRE ET DE CONFORT

BIENTRAITANCE

n.f. Syn. Bienfaisance. Trad. Angl. Well-treatment. Domaine Sciences humaines.

Voir aussi : BIEN-ÊTRE, COMMUNICATION PERSONNE ÂGÉE, VULNÉRABILITÉ

Attention amicale permettant de faciliter un soin, d'établir une communication et établissant l'estime de soi afin de garantir son autonomie. Selon Axel Honneth[15] « la possibilité par le sujet de réaliser son autonomie individuelle dépend des conditions préalables dont il dispose pour développer un rapport à soi intact à travers l'expérience de la reconnaissance sociale ».
Quatre dimensions de la communication peuvent en particulier participer à *une démarche bientraitante*. Elles incarnent les modalités par lesquelles un individu peut éviter de mettre l'autre en accusation à travers sa communication. La première dimension consiste à observer les faits en évitant les jugements de valeur. La seconde, à reconnaître ses propres sentiments, ce qui permet à l'interlocuteur de trouver plus facilement un espace pour exprimer également les siens. La troisième, d'avoir conscience et d'exprimer ses besoins propres, ce qui facilite aussi la compréhension des besoins de l'autre. La quatrième enfin, de savoir formuler sa demande et indiquer à l'autre quelles actions concrètes peuvent contribuer à mon bien-être. À travers l'ensemble de ces dimensions, c'est la faculté d'empathie et la posture de négociation qui doivent être retenues de la part du professionnel (ANESM[16]).

Pour aller plus loin : HAZIF-THOMAS, C., CHANDES, G. et THOMAS, P. L'empathie dans la démence. *NPG (Neurologie - Psychiatrie - Gériatrie)*. Vol. 20. N°115. pp. 47-55. Février 2020. Doi : 10.1016/j.npg. 2019.12.004.

BIENVEILLANCE

n.f. Syn. Bienfaisant. Trad. Angl. Humanely, Goodwill. Domaine Sciences humaines-infirmières.

Voir aussi : CARE, EMPATHIE, SECRET PROFESSIONNEL, SYMPATHIE

La bienveillance (Bien-vouloir) est un mot dérivé du latin « *Benevolentia* » signifiant « qui veut être favorable à quelqu'un, qui veut du bien ». Une personne bienveillante « montre des dispositions favorables, de l'indulgence à l'égard de quelqu'un (Lexis[17]).La bienveillance n'est pas une vertu, ni une attitude naturelle mais un objectif ancré dans le référentiel des valeurs professionnelles, éthiques. Pour autant, cette bienveillance n'est pas exposée au devoir hiérarchique, elle s'inscrit dans un processus individuel reflétant une action collective. La bienveillance n'est pas la bientraitance, elle en est un moyen. Pour Philippe Merlier[18], la bienveillance n'est pas non plus la même chose que la bienfaisance, « *la bienfaisance consiste à contribuer au bien-être de nos semblables ; la bienveillance est le désir d'y contribuer. La bienfaisance est de nature religieuse : elle renvoie à la charité chrétienne... Il peut y avoir aussi bienfaisance sans bienveillance. Quand il n'y a plus dans l'accomplissement du bienfait qu'une vertu routinière et une technique sans âme, alors, la bienfaisance n'est plus qu'un acte réflexe, une bonté décatie et désinvestie, sans intention, sans réel souci de l'autre, sans volonté, cette volonté contenue dans la bienveillance : la bienfaisance peut devenir un bien-faire sans bien-vouloir... La bienfaisance peut perdre la spontanéité de l'élan vers l'autre qu'il y a dans la bienveillance*[19] ».

B

C'est une technique de soin ou attitude formée à l'écoute de l'autre, la bienveillance est un objectif institutionnel visant la qualité des relations pour faciliter un soin. Pour Jean-Michel Pirra[20], la bienveillance ne saurait être confondue avec la complaisance définie comme la « volonté d'être agréable », avec une sorte d'angélisme ou comprise comme une « indulgence excessive ». Les marques de bienveillance visent clairement le bien-être d'une personne soignée en situation de vulnérabilité. Manquer de bienveillance implique une attitude hostile, méprisante, hautaine envers quelqu'un. Pour Marie Quinon[21], la bienveillance *« est une dimension incontournable du travail en équipe. Elle ne supprime pas les désaccords, les prises de positions différentes ; ceux-ci sont une richesse. Accueillir avec un a priori de bienveillance une décision d'un membre de l'équipe, un point de vue qui n'est pas le nôtre sur un malade, ouvre à un vrai dialogue. Elle rend disponible à l'écoute de l'autre alors que la non-bienveillance ferme sur soi-même et engendre une auto-justification stérile »*. Dans le contexte de la relation soignant-soigné, la bienveillance s'incline naturellement vers une réflexion particulière à l'autre. Marie de Hennezel[22] souligne l'importance du regard, de la parole afin d'être "considéré comme une personne et non comme un objet de soins ».

Pour aller plus loin : MATTEI, B., BUFFETEAU, G. Buffeteau et al. *Réinvestir l'humain : individus*, collectifs, sociétés. Lyon : Chronique sociale. 2017.

BIOGRAPHIE

n.f. Trad. Angl. Biography. Domaine Sciences information bibliothéconomiques.

Voir aussi : IDENTITÉ, PERSONNALITÉ, RÉCIT DE VIE, TRANSMISSION

La biographie est une sorte d'histoire qui a pour objet la vie d'une seule personne. La biographie, comme l'histoire proprement dite, a pour objet de retracer les actions ou les travaux des hommes ». Cela peut concerner les événements (ex. : la guerre de Crimée avec Florence Nightingale), soit la biographie est le produit de *« l'homme tout entier, entre dans sa vie privée, le suit pour ainsi dire pas à pas et elle offre des exemples à suivre aux hommes de toutes les conditions* (Lachâtre, M.[23]).

Pour aller plus loin : DENAYROLLES, A. et COLLIÈRE, M-F. *Biographie : Une œuvre dédiée à la compréhension du prendre soin.* Paris : Seli Arslan. 2014.

BLOUSE BLANCHE

Voir aussi : HYGIÈNE, JUSTE DISTANCE, REPRÉSENTATION

Le port de la tenue professionnelle peut provoquer une relation d'inégalité entre soignant-soigné. La blouse peut être colorée (bleue, verte, rose…) selon le pays, l'établissement, les protocoles… L'uniforme peut induire une modification des comportements. Il existe une forme d'inégalité entre le patient qui est couché et le soignant qui est debout, celui dont la blouse blanche, symbole du professionnalisme, ne doit pas être confondu avec celui du pouvoir et qui impose à tout soignant un savoir-être (Chriqui-Reinecke, M.[24]). Des recommandations professionnelles induisent la sobriété à l'égard des soins prodigués dans l'environnement hospitalier, à l'exemple de ce guide édité par le (Cclin[25]) qui distingue les tenues appropriées selon les différents services de soins médico-techniques, logistiques et les éléments de protection, en rapport avec l'application des précautions standard et complémentaires, les tenues adaptées aux différents secteurs d'activités à environnement maîtrisé ou non. Chaque établissement définit les modalités liées aux circulations des professionnels dans les différentes zones selon les organisations, les configurations architecturales. Aujourd'hui l'image de la tenue blanche des soignants est une image de marque et de respect des règles d'hygiène, donc de sécurité. Elle signe la garantie de professionnels confirmés (Sauvage, E.[26]).

Cit. *« Le médecin, c'est l'homme qui en savait trop, et qui n'arrête pas d'en apprendre encore, à son corps défendant, et la blouse blanche est une bien faible cuirasse[27]»*

Pour aller plus loin : KNIBIEHLER, Y. *Histoire des infirmières: En France au XXe siècle.* Paris : Fayard. 2011.

BONHEUR

n.m. Syn. Euphorie, Ravissement. Trad. Angl. Happiness. Domaine Sciences humaines.

Voir aussi : BÉNÉFICIAIRE, CONCEPTS, ÉMOTIONS, OBJECTIF, SOINS RELATIONNELS

Conformément à son étymologie (du latin. *Bona* signifiant bonne et *hora*, signifiant heure). « Ce mot signifie proprement moment heureux, événement heureux, circonstance heureuse[28]. Chacun recherche une finalité heureuse par ses actions, ses entreprises, ses ambitions, parfois au détriment de son environnement, de sa santé. Les actes de la vie génèrent des angoisses, révèlent les limites et réveillent le sentiment d'impuissance qu'il convient de dépasser pour se donner alors, les moyens d'accéder au droit au bonheur, déterminé par sa temporalité.

Cit. *« L'angoisse immédiate qui peut être présente est celle qui porte sur l'impossibilité de se réaliser, ou de se réaliser selon les conditions auparavant envisagées. L'impératif qui en découle est de se trouver une nouvelle « normalité » de vie, conforme à ses projets. Aux interdits « réels » qui accompagnent la maladie et son traitement peuvent s'ajouter des interdits « fictifs » posés par le sujet lui-même (par exemple, ne pas avoir d'enfants de peur de ne pas pouvoir lui accorder toute l'attention nécessaire, ou de mourir trop tôt même sans signal d'alerte en ce sens). Le patient doit « réinventer » les projections qu'il fait sur sa vie personnelle et sociale, composer avec une forme d'incertitude qui contrarie jusqu'à l'idée qu'il peut se faire de « droit au bonheur*[29] *».*

Pour aller plus loin : COLLECTIF. L'inattendu du bonheur. *Empan*. N°86, février 2012. 160 p.

BURN-OUT → VOIR SYNDROME D'ÉPUISEMENT PROFESSIONNEL

Bibliographie B

1 Bulletin Epidémiologique Hebdomadaire (BEH) [en ligne]. La santé et l'accès aux soins des migrants : un enjeu de santé publique. N°19-20. 5 septembre 2017. Disponible : http://beh.santepubliquefrance.fr/beh/2017/19-20/2017_19-20_2.html

2 Thésaurus Mesh (Medical Subject Headings)) [en ligne]. Traduit par l'Inserm. Consulté le 06/12/2020. Disponible : http://mesh.inserm.fr/FrenchMesh/

3 AMIEC recherche et al. *Dictionnaire des soins infirmiers et de la profession infirmière.* Paris : Masson. 2005. 3e éd.

4 DUEE, M. *La dépendance des personnes âgées : une projection à long terme.* Rapport, Institut National de la Statistique et des Études Économiques (INSEE). Direction des Études et Synthèses Économiques. Paris. 2004.

5 *Trésor de la langue française, Dictionnaire de la langue du XIXe et du XXe siècle (1789-1960).* 16 vol. 1971-1994. Paris : Klincksieck, Vol. 1-10. Paris : Gallimard. Vol. 11-16. Directeurs : Imbs P. (Vol. 1-7). Quemada B. (Vol. 8-16) [en ligne]. 2015. Disponible : http://atilf.atilf.fr/

6 DELCHAMBRE N., LEFEVRE M.R. et al. *Guide d'observation des 14 besoins de l'être humain.* Bruxelles : De Boeck. 3e éd.

7 Livres traduits : *Principes fondamentaux des soins infirmiers.* USA : S. Karger Basel. 1969. *La nature des soins infirmiers.* Paris : InterÉditions. 1994.

8 DECHANOZ, G. *Les besoins en soins infirmiers des personnes soignées.* Paris : Le Centurion. 1986.

9 LARIVEY, M. Dépendance affective et besoins humains. *La lettre du psy.* Vol. 3. N°7. Août 1999.

10 LESOURD, M. et AMIEL, S. Besoins et compétences du très jeune enfant. *Métiers de la petite enfance.* Vol. 18. N°187-188. Juillet-août 2012. pp. 8-10.

11 WINNICOTT, D. W. *De la pédiatrie à la psychanalyse.* Paris : Payot. 1969.

12 SPITZ, R. *De la naissance à la parole. La première année de la vie.* Paris : PUF. 1965.

13 Agence nationale d'accréditation et d'évaluation en santé (Anaes). L'accompagnement des personnes en fin de vie et de leurs proches. Conférence de Consensus : *L'accompagnement des personnes en fin de vie et de leurs proches.* Mercredi 14 et jeudi 15 janvier 2004 ; Faculté Xavier-Bichat, Paris. *Médecine palliative.* Vol. 3. n°4. Septembre 2004. pp. 166-194.

14 Article rédigé par Mme Catherine Dolto, pour le Dictionnaire des concepts en sciences infirmières

15 HONNETH, A. *La société du mépris.* Paris : La Découverte. 2006.

16 Agence Nationale de l'Évaluation et de la Qualité des Établissements et Services Sociaux et Médico-Sociaux (ANESM). *Recommandations de bonnes pratiques professionnelles : La bientraitance : définition et repères pour la mise en œuvre.* [Pdf]. 2008. Disponible : www.cnrd.fr/IMG/pdf/bientraitance.pdf

17 DUBOIS, J. (Sous la dir.) *Lexis, dictionnaire érudit de la langue française.* Paris : Larousse. 2009.

18 MERLIER, P. La Bienveuillance. *Perspective soignante.* N°58. Avril 2017. pp. 113-121.

19 *Ibid.*

20 PIRRA, J-M. Pratiquer la bienveillance en management. *Soins cadres.* Vol. 21. N°83. Août 2012. pp. 25-26.

21 QUINON, M. Des repères pour réussir le travail en équipe. *Soins Aides-Soignantes.* Vol. 11. N°59. Juillet 2014. pp. 16-17.

22 DE HENNEZEL, M. *La chaleur du coeur empêche nos corps de rouiller.* Paris : Laffont. 2008.

23 LACHÂTRE, M. *Nouveau Dictionnaire Universel. TI.* Paris : Édouard Blot. 1869.

24 CHRIQUI-REINECKE, M. La bientraitance, un projet managérial qui donne sens aux valeurs du « prendre soin ». *Soins cadres.* Vol. 21. N°83. Août 2012. pp. 32-33.

25 Centre de Coordination de la Lutte contre les Infections Nosocomiales. *Les tenues professionnelles en établissements de santé.* [Recommandations en ligne]. CCLIN Sud-Est, 2008. Disponible : http://cclin-sudest.chu-lyon.fr/Doc_Reco/guides/Guide_tenues2008.pdf

26 SAUVAGE, É. Il était une fois... la tenue vestimentaire des soignants. *Soins Aides-Soignantes.* Vol. 3. N°12. Octobre 2006.

27 WINCKLER, M. *En soignant, en écrivant.* Montpellier : Indigène éditions. 2000.

28 BESCHERELLE, A. *Dictionnaire National Bescherelle de la langue française.* Paris : Garnier Frères. 1879. Vol. I.

29 BIOY, A., BOURGEOIS, F. et al. *Communication soignant-soigné : repères et pratique.* Paris : Bréal. 2003.

B

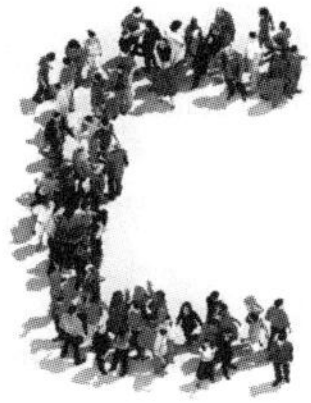

CARESSE

n.f. Trad. Angl. strokes, caress

Voir aussi : COMMUNICATION SOIGNANT-SOIGNÉ, TENDRESSE, TOUCHER

Ce nom féminin est empruntée au latin médiéval *caritia* signifiant « caresse, marque d'affection » et dérivé de carus (cher)[1]. La caresse est une sensation apaisante, un doux frôlement, un tendre geste mesuré et souvent guidé par la tendresse, la bienveillance. La caresse peut être amicale, innocente, maternelle, douce, tendre, sensuelle, agréable, messagère d'une information calmante. Elle est difficilement brutale mais elle peut être désagréable pour la personne qui la reçoit, **Cit.** « *Ses caresses de chien donnent des puces !* ». La caresse est un acte stratégique quand un soignant l'utilise sincèrement comme outil d'apaisement, comme un geste de reformulation pour rassurer. La caresse rencontre l'estime de soi. Le soignant peut recevoir lui aussi une caresse, d'une personne vulnérable, sensible. La réponse est appropriée selon le caractère vulnérable de la personne, le contexte, l'espace, le lieu. Selon Christine Schuhl[2], « Pour le bébé, la caresse est une toute première sensation qui se vit déjà *in utero* par les pressions qui s'exercent tout au long de la grossesse, par les mains de maman, de papa, des spécialistes médicaux ou autres, puis, dès la naissance lorsque la mère touche pour la première fois son petit. Lorsque tout se passe bien, le père et la mère entourent ce bébé, qui vient de naître, le caressent doucement pour se « reconnaître ». Chaque caresse est une réponse à la fragilité de ce tout-petit qui se présente au monde. Elle est au cœur de la tendresse sans laquelle le petit humain ne peut s'édifier. C'est elle qui construit ce lien unique auquel l'enfant va se fier pour prendre le risque de devenir autonome ». En service de néonatologie, le geste caressant soulève des interrogations légitimes. Pour Laurence Kouznetsov[3], les soignants, « passeraient par le truchement d'une forme de parentalisation. Il ne s'agit pas de remplacer les parents mais plutôt d'adopter une position psychique particulière se rapprochant des qualités parentales. La parentalité soignante[4] est un concept développé par A. Ciccone et A. Ferrant qui s'appuie sur l'idée de préoccupation soignante primaire, similaire à la préoccupation maternelle primaire de Winnicott[5] Elle présuppose que le soin, somatique comme psychique, peut passer par le partage d'affect, dont l'une des voies serait la parentalité soignante ». Les infirmières et les aides-soignantes sont d'autant plus concernées par le toucher que plus de 85 % des soins infirmiers nécessitent d'y avoir recours »[6]. Il implique une dimension relationnelle, d'écoute dans la réalisation du soin : « le toucher accompagne la parole et renforce la congruence du message. Une relation de confiance s'instaure alors entre le soignant et le soigné. Or cette relation de confiance est souvent indispensable pour favoriser un soulagement rapide du patient. La conscience de ces types de toucher et de leur signification permet aux infirmiers d'améliorer la valeur thérapeutique de ce sens kinesthésique et d'utiliser le toucher réconfortant, relationnel en qualité d'acte infirmier. De ce fait, le toucher est utilisé par les soignants comme vecteur de détente, de mieux-être et de prévention de la douleur chez le patient.

Pour aller plus loin : DREANO, A. Le toucher pour lutter contre les douleurs induites par les soins au jeune enfant. *Soins Pédiatrie/ Puériculture.* Vol. 39. N°303. Juillet 2018. pp. 29-31. Doi : 10.1016/j. spp. 2018.05.007.

CARING, CARE

Syn. Prendre soin. néo. Trad. Angl. To care, Prendre soin. Domaine Sciences infirmières.

Voir aussi : BIEN-ÊTRE ET CONFORT, CONGRUENCE, NURSING, RELATION D'AIDE

Pour Éliane Rothier-Bautzer[7], le mot *care* vient du vieil anglais *caru* (nom), *carian* (verbe). Selon la définition du dictionnaire de l'Encyclopédie Britannica (2009), le terme *care* est associé à une charge émotionnelle qui suggère une sollicitude empreinte d'anxiété. Le souci de l'autre, une inquiétude est intrinsèquement reliée à cette activité.

➥ THÉORIES POLITIQUES DU CARE

Les théories politiques du care avec notamment les travaux de Joan Tronto[8]. Elles permettent de conceptualiser le *care*. En effet, traduire le mot *care* avec Tronto (2009), revient à considérer quatre phases qu'on ne peut traduire en français par un mot unique. Ces phases allient sollicitude et soin (voir tableau ci-dessous). Les situations relèveraient du *care* dans la mesure où elles intègrent l'ensemble des dimensions qui lui sont relatives, à savoir soin et sollicitude. Sans cette intégration, la traduction française du mot *care* relèverait de mots différents soit le terme sollicitude, soit le terme soin. Les théories du *care* s'inscrivent dans une vision engagée, politique et éthique, qui remet en question l'autonomie comme modèle social qui exclut les dépendances sur lesquelles il s'appuie. Elles se sont développées à partir des années 1980 aux États-Unis. En France, Patricia Paperman et Sandra Laugier[9] sont les auteur(e)s[10] qui ont fait connaître et mis en perspective l'ensemble des théories philosophiques du *care*. Elles soulignent que la revendication de l'autonomie comme valeur première de nos sociétés s'appuie sur la relégation d'un certain nombre de personnes à l'exercice de tâches relevant de la gestion des interdépendances nécessaires pour nos vies en commun. Elles rappellent que ces activités rattachées au travail de *care* sont le plus souvent exercées par des femmes, des personnes d'origines étrangères et modestes. Le *care* est donc ici le moyen « invisibilisé » qui permet le développement d'une autonomie comme valeur assimilée à l'indépendance. Le *care* et le processus de *caring* apparaissent ainsi toujours subordonnés à l'expression d'une valeur plus noble, l'indépendance, la guérison. En reprenant la traduction de Tronto, le *care* est donc souvent réduit au soin comme *care/giving*. Lorsqu'on se situe dans la sphère du travail, le *care/caring* représente l'activité qui rend possible la finalité valorisée tout en lui restant subordonnée. On constate ainsi que la mise en œuvre du *care* comme *care giving* n'est pas intégrée à la définition de la sollicitude. Le *care giving* apparaît alors comme un travail de soins relégués, peu reconnu, un « sale boulot » tel que défini par les sociologues interactionnistes[11]. Ainsi, dans le secteur de la santé, la sollicitude, la définition de réponses à apporter aux problèmes rencontrés par les personnes est polarisée par la face légitimée de la mise en œuvre effective des soins (le traitement curatif visant la guérison, les soins dits « techniques »). Tout se passe comme si nos sociétés, valorisant un idéal de maîtrise de la réponse aux problèmes identifiés dans un temps court, dévalorisaient conjointement le soin dans la durée, et tout ce qui n'est pas évaluable selon un échéancier serré[12]. La sollicitude n'intègre donc pas - ou peu -la relation entre les soins en phase « aiguë » et les soins en phase chronique. Conjointement, au cours du XXe siècle, les sciences et les techniques ont contribué à accroître le nombre de personnes soignées mais pas guéries, qui requièrent un accompagnement et des traitements dans la durée. Entre les différents moments de ces activités de soins, le mode de délégation précédemment cité, se poursuit. Il implique alors d'autres acteurs (social, éducation, famille, bénévoles, associations...) mais la dynamique qui altère l'intégration des soins perdure. Dès lors, des activités peu intégrées, réalisées auprès de publics en croissance ou vulnérables pour quelque raison que ce soit, sont, soit rattachées à des tâches profanes souvent reliées à un attribut « féminin », soit reléguées à des personnes peu formées, polyvalentes, peu rémunérées et pas reconnues. In fine, cette relation hiérarchique et réductrice entretenue entre sollicitudes et soins, n'intègre pas le care et, ce faisant, révèle ses limites dans les situations où le traitement, l'autonomie, ne sont pas des finalités atteignables en dehors de soutiens établis dans la durée. Il apparaît alors que la définition de la finalité elle-même comporte l'intrication des pôles *care*/traitements, autonomie/dépendance. Le *care/caring* est donc un moyen/fin au service du couple soigner/guérir plutôt qu'un moyen au service d'une seule fin, la guérison par le traitement.

Les définitions suivantes synthétisent l'apport de Joan Tronto à la définition du concept de *care*.

Caring about : Se soucier de, constater l'existence d'un besoin et évaluer la possibilité d'y apporter une réponse.

Implique fréquemment d'assumer la position d'une autre personne ou d'un autre groupe pour identifier le besoin.

- Sollicitude (quand l'emploi se limite à cette dimension).

Taking care of : S'occuper de, prendre en charge, constitue l'étape suivante du processus de care. Elle implique d'assumer une certaine responsabilité par rapport à un besoin identifié et de déterminer la nature de la réponse à lui apporter.

Au lieu de se contenter de se centrer sur les besoins d'une autre personne, la prise en charge implique de reconnaître que l'on peut agir pour traiter ces besoins non satisfaits.

- Sollicitude (quand l'emploi se limite à cette dimension).

Care giving : Prodiguer des soins. Suppose la rencontre directe des besoins du care. Ce qui implique un travail matériel et exige presque toujours de ceux qui prennent soin qu'ils aient un contact direct avec des objets du care.

La troisième phase du care donne toute son importance à la compétence en tant que notion morale.

- Soin (quand l'emploi se limite à cette dimension).

Care receiving : Recevoir le soin. La dernière phase du care correspond à la reconnaissance de ce que l'objet de la sollicitude réagit au soin qu'il reçoit. Il est important d'inclure la réception du soin parmi les éléments du processus, parce que c'est la seule manière de savoir s'il a été apporté aux besoins de soin. Faute de réaliser que l'objet dont il a été pris soin réagit à la sollicitude qu'il a reçue, nous pouvons rester dans l'ignorance de ces dilemmes et perdre la capacité d'évaluer l'adéquation du soin proposé.

- Soin (quand l'emploi se limite à cette dimension).

CARE, CARING ET AUTONOMIES

Cette ouverture de la notion de sollicitude à l'ensemble des situations de soins qui découlent du couple soigner/guérir est à relier au développement et à l'importance attribuée à la valeur d'autonomie au cours du XXe siècle. En effet, c'est à la fin du XXe siècle, que la valorisation de l'autonomie conjugue à la fois des revendications et des incitations. L'accompagnement des personnes vulnérables dans le cadre des remédiations, de suivi de pathologies chroniques, prend une importance d'autant plus grande que nous sommes dans des sociétés où les notions de liberté positive, de *capabilities, d'empowerment*, s'affirment conjointement comme des valeurs. L'idéal de maîtrise des phénomènes se voit donc progressivement mis en relation avec l'administration de processus plus complexes et incertains qu'il côtoie. La place du *care/caring* revêt alors un caractère tout à fait nouveau. Pourquoi ? Parce que cette activité mêle une toute puissance relative (travail curatif) dans un temps court et une moindre puissance assumée (éducation/accompagnement/remédiation) dans la durée.

Auparavant - et encore souvent aujourd'hui dans la période de transition que nous traversons peu après la première décennie des années 2000 - la vulnérabilité apparaissait comme une fragilité qu'il s'agissait de masquer ou d'accompagner dans l'ombre. Aujourd'hui, les professionnels ne sont plus sollicités pour « faire pour » mais autant que faire se peut, on leur demande d'amener les personnes à faire pour elles-mêmes ce pour quoi, précisément, elles étaient mandatés. Ce processus implique donc que le travail matériel ou technique réalisé soit couplé avec l'exercice d'une sollicitude, d'une réflexivité accrue, centrée sur la personne en relation avec son environnement. Nous avons vu que la sollicitude était tournée exclusivement vers le travail curatif de la maladie et le *care* réduit au soin matériel. Désormais, le *care/caring* tend à constituer le soin comme un processus qu'on représente par le terme de parcours qui intègre une définition de la sollicitude centrée à la fois sur *guérir* et *soigner*. Dans ce schéma, la « moindre puissance » apparaît comme l'autre face de la « toute puissance relative ». Ainsi, la prévention, l'éducation deviennent un aspect du travail de soin pouvant être associé au travail technique curatif[13]. L'autonomie, en devenant conjointement une revendication (années 70) puis une injonction (années 90) vient donc transformer la place du *care* et la définition même qu'on attribue à cette activité dans sa relation au traitement curatif. C'est pourquoi la mutation du sens de la notion de *care* est une question sociale reliée à l'évolution de la valeur de *l'autonomie*[14]. Cette dernière bouleverse les organisations et les systèmes institutionnels et professionnels qui se sont mis en place dans le secteur de la santé. L'assimilation des mots *care*/infirmières/femmes/soins délivrés en devient progressivement - et non sans tensions - obsolète. Le concept de *care*, en étant relié à l'autonomie, se détache de la relation étroite qu'il entretient avec le concept de traitement curatif dans le travail infirmier et il perd par là même son statut d'activité peu reconnue. L'ensemble du travail des professionnels de santé se définit dans la conjugaison, la tension, et l'écart entre ces deux termes[15] : *care* et traitement curatif. Il inclut d'autres groupes professionnels (social, remédiation, techniciens) et les acteurs eux-mêmes (individus, familles). Ce faisant, l'autonomie - comme incitation et revendication - fait voler en éclat l'organisation disciplinaire et hiérarchisée qui définit le soin curatif au cours du XXe siècle. C'est la société de l'autonomie qui fait émerger le *care⁄caring* des soignants comme une valeur, parfois associée à un travail curatif, et non plus seulement comme son sous-produit invisibilisé.

↳ CARE, CARING ET SOINS INFIRMIERS

Florence Nightingale, l'une des figures fondatrices de l'infirmière professionnelle, a défini le travail infirmier autour de la notion de *caring*. Il s'agissait alors d'un travail d'organisation disciplinée des soins qui rende possible et plus efficace le traitement curatif qui est défini par les médecins après l'établissement d'un diagnostic. Le *caring* était donc un moyen au service du traitement. Au cours du XXe siècle, les organisations et les hiérarchies entre les groupes professionnels soignants se sont construites autour du modèle curatif hospitalier. Plus les traitements ont été performants, plus les durées de séjours hospitaliers ont été raccourcies, plus la finalité du travail soignant a été définie sur la base d'une centration sur la guérison des phases aiguës des maladies dans un contexte d'hyper spécialisation. Or, la chronicité s'est conjointement développée et l'accompagnement des phases chroniques est plutôt réalisé à l'extérieur de l'hôpital. Les personnes sont alors soignées, mais non guéries. En France, dans la première décennie 2000, 15% des infirmiers travaillent à l'extérieur de l'hôpital. Le *care⁄caring* infirmier professionnel est donc resté surtout un travail de soin associé au traitement des phases aiguës des maladies à l'hôpital. Il fait aussi l'objet de recherches infirmières produites notamment dans les pays d'Europe du Nord, et, dans une moindre mesure, dans les pays anglo-saxons (plutôt centrés sur le nursing).

Au XXIe siècle, les mutations sociales, scientifiques et techniques portent une reconfiguration des relations entre soins et guérison, entre soins hospitaliers et extra hospitalier. Cette mutation s'organise autour de la valorisation des questions de prévention, d'accompagnement de la chronicité, d'éducation du patient, de formation inter professionnelle, et de coordination des différents moments des soins. Le *care/caring* constitue donc aujourd'hui ce qui relie l'ensemble des différentes pratiques et moments des soins (sanitaires, éducatifs, sociaux). Il se substitue - dans la tension - au flou conceptuel des pratiques dites relationnelles, à la fois à l'intérieur des situations de soin, de remédiation, d'accompagnement social, mais aussi, à l'intersection du travail jusqu'ici réalisé de manière cloisonné par l'ensemble des groupes professionnels concernés.

Pour aller plus loin : ROTHIER BAUTZER, E. (2012). *Entre Cure et Care. Enjeux de la professionnalisation infirmière.* Éditions Lamarre, Wolters Kluwer. 2012.

↳ CURE, CURING

Selon le dictionnaire de l'Encyclopédia Britannica (2009), le verbe « *to cure* » provient du latin « *cura, cure of souls* ». Cette définition[16] insiste sur le caractère spirituel de la charge. Ensuite, les définitions s'attachent davantage à faire ressortir le sens de guérison, de remédiation d'une maladie en lien avec le procédé qui s'y réfère. On trouve dans le verbe *to « cure »*, l'idée de résolution d'un problème, qui vise la rectification, qui conduit à être sorti d'une délicate situation, voire à la libération de quelque chose. Le terme « *to cure* » est empreint d'une dimension hétéronomique ; le médecin nous guérit de la maladie par son action qui vise la résolution du problème rencontré. Il utilise pour cela un procédé (le traitement). En français, on traduit généralement « *to cure* » par guérir, soit, selon le dictionnaire de l'Encyclopédie Universalis, « délivrer une personne, une plante ou un animal d'une maladie », retrouver la santé en étant délivré de ce qui y contrevenait. Jecker and Self (1991) soulignent, en s'appuyant sur la définition du « *Oxford English Dictionary* », que « *to cure* » vient du mot latin « *curare* » qui signifie « *to care for, take care of* ». To « *cure* » (guérir) est donc lié à « *to care* » (soigner). Cependant, le sens de « *to care* », selon la définition du dictionnaire de l'Encyclopédie Britannica (2009) est associé à une charge émotionnelle qui suggère une sollicitude empreinte d'anxiété, le souci de l'autre. Une inquiétude semble intrinsèquement reliée à cette activité. L'usage contemporain a tendance à insister sur le caractère attentionné du « *care* » qui repose sur une responsabilité qu'il naisse du désir, de l'estime ou relève d'une charge. Au cours du XXe siècle, le mouvement de professionnalisation des médecins comme celui des infirmiers est marqué par une centration de l'activité soignante sur la guérison par la mise en œuvre de traitements curatifs dans l'enceinte hospitalière. L'attention liée au « *care* » se porte progressivement de manière privilégiée sur la guérison de la maladie. Cette assimilation du travail soignant à une visée centrée sur le cure tend à mettre de côté à la fois les malades et les soignants comme personnes engagées dans des situations de soin, d'une part, et d'autre part, elle tend à délégitimer les situations où la guérison n'est pas atteinte dans un temps court[17]. C'est pourquoi cette réduction du « *care* » au « *cure* » fait l'objet de débats, notamment dans la manière de penser le travail médical[18], et dans son articulation au travail infirmier[19].

Pour aller plus loin : ROTHIER BAUTZER, E. *Entre Cure et Care. Enjeux de la professionnalisation infirmière*. Éditions Lamarre, Wolters Kluwer. 2012.

CHANGEMENT (TRANSFORMATION SOCIALE)

n.m. Trad. Angl. A change, Transformation, A social transformation. Domaine Sciences sociales-humaines-infirmières.

Voir aussi : ADAPTATION, ÉVALUATION, APPRENTISSAGE, FORMATION, POSTURE RÉFLEXIVE, PRAXIS

Le changement est la modification cognitive et psychologique d'un individu à partir d'une situation relationnelle en rapport avec une situation antérieure. Cette action renouvelle les pensées, les comportements, dans un usage collaboratif. Pour les auteurs de *La pensée infirmière*[20] « La santé est la réalisation continue de soi comme être humain unitaire, et intègre la maladie, elle fait partie du processus d'expansion de la conscience, du changement... ». Callista Roy[21] décrit en cinq niveaux de réponses liées au changement de l'individu face à son environnement.

- **La stimulation :** point d'interaction du système humain et de son environnement. La stimulation produit une réponse.
- **Modes d'adaptation :** les moyens qu'ont les êtres humains pour s'adapter (besoins physiologiques, l'auto-concept, la fonction de rôle, ou des relations interdépendantes...).
- **Classes de stimuli :** focal (immédiatement face à l'être humain), contextuel (tous les autres stimuli présents) et résiduel (non spécifiques des stimuli, tels que les croyances ou les attitudes).
- **Niveau d'adaptation :** la capacité variable que possède l'être humain à s'adapter et à créer des changements dans les environnements intégrés, compensatoire et sa capacité à réaliser des compromis.
- **Faire face :** les moyens de répondre à un environnement changeant.

C. Roy[22] a organisé son modèle autour de l'adaptation du comportement, qui englobe l'ensemble des processus par lesquels les êtres humains répondent aux stimuli environnementaux. Ici, l'être humain, comme un système unifié, ont considéré comme un « ensemble de parties reliées à fonctionner comme un tout ». L'être humain inter agit en permanence avec un environnement qui est en constante évolution. Ainsi, la capacité de l'être humain à répondre positivement reflète son niveau d'adaptation...

C

Pour aller plus loin : MULLER, A. Du métier à la profession infirmière. *Savoirs et soins infirmiers.* [60-010-B-10] - Doi : 10.1016/S1877-7848(14)53594-0.

CHARTE → VOIR LÉGISLATION

CITATION

n.f. Trad. Angl. A quote. Domaine Sciences information-bibliothéconomiques.

Voir aussi : ARTICLE, BIOGRAPHIE, PLAGIAT, THÉSAURUS

D'après le *dictionnaire de l'Académie française*[23], la citation est un « passage que l'on extrait des propos, des écrits de quelqu'un et que l'on insère dans son propre discours ». Les règles de typographie de l'imprimerie nationale indiquent une mise en forme des ressources bibliographiques afin de mentionner les auteurs cités en notes de bas de pages ou directement dans le texte (Système Harvard)...

Pour aller plus loin : GINGRAS, Y. Dérives et effets pervers de l'évaluation quantitative de la recherche : sur les mauvais usages de la bibliométrie. *Recherche en soins infirmiers.* N°121. 2015/06. pp. 72-78.

CLASSIFICATION

n.f. Trad. Angl. Classification, Sorting. Domaine Sciences et techniques.

Voir aussi : SOINS TECHNIQUES, SANTÉ PUBLIQUE, RECHERCHE, TAXONOMIE

Agencement systématique de phénomènes en groupes ou en classes, basés sur les caractéristiques communes de ces objets. Pour ce qui concerne l'utilisation des statistiques, et, selon le dictionnaire d'épidémiologie[24], il s'agit de « découpage d'une population en sous-populations plus homogènes par l'analyse d'un ensemble de variables définissant chacune des unités statistiques ».

Pour aller plus loin : ANCELLE, T., ROTHAN-TONDEUR, M. et al. *Statistique pour les infirmières.* Paris : Maloine. 2013.

CRITÈRES

Il s'agit d'une « caractéristique dont la valeur, observée sur un groupe ou un individu, permet de classer ce groupe ou cet individu dans une catégorie définie à l'avance. Le classement ainsi effectué peut servir à une analyse statistique où l'on veut comparer un ensemble de données entre les groupes qui en résultent.
Un classement peut également aboutir à la prise d'une décision telle que l'instauration d'une thérapeutique pour un sujet, ou la mise en place d'une intervention en groupe.
L'utilisation de critères est nécessaire notamment dans les situations suivantes :

- **Inclusion ou non inclusion** de sujets dans une enquête (définition de la population ciblée) ;
- **Dépistage** (pour décider d'examens complémentaires, ou d'une action préventive ou curative) ;
- **Diagnostic** (pour le calcul d'une prévalence, d'une incidence, d'un risque relatif...) ;
- **Jugement** (pour l'évaluation d'une intervention...) (*Dic. Épid.*[25]).

TAXONOMIE EN SOINS INFIRMIERS

Voir aussi : DIAGNOSTIC INFIRMIER

Les taxonomies peuvent être construites à partir de méthodes de classification (*clustering*) qui s'appuient sur la notion de similitude ou de proximité des individus basées selon les variables choisies pour les classer. Elles peuvent également être construites en combinant une analyse factorielle à une méthode de *clustering* (Borgès da Silva, Pour R.[26]). Dans le soin infirmier et pour l'American Nurses Association[27] (1999), « la taxinomie est la classification selon les relations qui ressortent naturellement entre les types et sous-types ». Pour Mme Gérardin[28], « La taxonomie en soins infirmiers fournit un cadre de référence commun aux infirmières et oriente vers une terminologie spécifique aux soins infirmiers plutôt que médicale, facilite les transmissions orales et écrites ». Plusieurs classifications co-existent :

- Association internationale des Diagnostics Infirmiers : NANDA International[29] ;
- IOWA : NIC (Nursing Interventions Classification) ou CISI (Classification des Interventions en Soins Infirmiers[30] ;
- OMAHA system[31]
- Organisation Mondiale de la Santé : International Classification of Functioning, Disability and Health[32]...

Pour aller plus loin : PARENT, F. et JOUQUAN, J. Taxonomies et typologies : pas synonymes mais complémentaires. *Santé publique.* Vol. 26, n°1, 2014. pp. 85-86.

CLIENT.E

C

n. Syn. Usager, Bénéficiaire, Personne soignée. Trad. Angl. Pour désigner la personne soignée. Domaine Sciences médicales-infirmières.

Voir aussi : ACTEUR-TRICE, BÉNÉFICIAIRE, PERSONNE SOIGNÉE, RELATION D'AIDE

Expression employée au Canada à partir des années 1970 avec Carl Rogers qui souhaitait adresser ainsi l'intention de rendre le patient plus actif dans son parcours thérapeutique, le client est la personne soignée participante au processus de soin. Cette locution prend en compte les besoins des personnes dans le cadre de leur environnement (histoire familiale, aspect social, économique) et intègre le processus interpersonnel avec les soignants qui accompagnent les individus vers l'apprentissage de leur « capital santé », dans le cadre de la relation d'aide, d'entretiens adaptés.

Cit. *« Dans nos milieux, la relation d'aide est souvent banalisée. On croit qu'elle relève de la simple communication, ordinaire, gentille, habituelle. Pourtant, la réalité est toute autre. Elle est plutôt pour l'infirmière un outil de travail puissant qui devrait lui servir au quotidien, dans des situations particulières de douleur, d'angoisse, de désespoir ou de solitude du client...*[33] *».*

Pour aller plus loin : PHANEUF, M. L'approche client, une voie humaniste pour les soins. *Revue de l'infirmière.* N°201. 2014/05. - pp. 36-38.

CLINIQUE

adj. Trad. Angl. Clinic. Domaine Sciences médicales-infirmières.

Voir aussi : COMPÉTENCES, EVIDENCE-BASED-NURSING, PROCESSUS, RAISONNEMENT, RECHERCHE

Ce nom fut utilisé en 1611 pour désigner le « malade qui reste au lit ». L'emploi de l'adjectif stipule « qui repose sur l'observation directe du malade alité » (TLFi[34]). L'emploi du nom féminin indique qu'il s'agit d'un « Enseignement médical pratiqué au chevet des malades ». Il s'agit, donc d'un ensemble des connaissances ainsi acquises.

Cit. *« Dans tous les aspects de la pratique clinique, l'infirmière s'inspire des éléments de l'éducation, de la recherche et du leadership pour orienter ses interventions et la relation*[35] *[...] ».*

Pour aller plus loin : COLLECTIF. Infirmière clinicienne, une nouvelle fonction ? Dossier - *Soins.* N°789. Octobre 2014. pp. 25-46.

CHEMIN CLINIQUE

Voir aussi : DÉMARCHE DE SOINS, PLAN DE SOINS, RAISONNEMENT

Pour Marlyne Dabrion[36], « c'est un outil méthodologique créé par Karen Zander (Boston1985), c'est une méthode d'amélioration de la qualité des soins, qui décrit, pour une pathologie déterminée, tous les éléments du processus de prise en charge suivant le parcours du patient au sein de l'institution ». D'après l'ouvrage *Raisonnement et démarche clinique infirmière*[37], c'est un processus permettant de répondre aux attentes de la politique de santé, de parfaire la gestion prévisionnelle des soins (GPS), de mieux cadrer les coûts engagés, tout en assurant des soins de qualité de plus en plus sécurisés. Pour la HAS (Haute Autorité de Santé) « centré autour du patient, le chemin clinique a pour but de décrire, pour une pathologie donnée, tous les éléments du processus de prise en charge en suivant le parcours du patient au sein de l'institution... ». Le chemin clinique est une méthode d'amélioration de la qualité des soins.

Pour aller plus loin : MASSOL, J. et DRUOT, J. (sous la dir). *Clinique, recherche et soins infirmiers*, Vol. 2. Rueil-Malmaison : Lamarre. 2011.

DÉMARCHE CLINIQUE

Voir aussi : DIAGNOSTIC INFIRMIER, RECHERCHE SOINS INFIRMIERS

Liée à la pratique infirmière, aux situations de soins, cette démarche d'approche par problèmes relève d'une activité intellectuelle, formalisée selon des méthodes interdisciplinaires. D'après T. Psiuk[38], les domaines dans lesquels l'infirmière peut exercer son raisonnement clinique sont « l'identification des signes et symptômes liés à la pathologie, à l'état de santé de la personne et à leur évolution, l'évaluation des risques dans une situation d'urgence, de violence, de maltraitance ou d'aggravation et détermination des mesures prioritaires ». Mais aussi « à l'élaboration d'un diagnostic de situation clinique et/ou d'un diagnostic infirmier à partir des réactions aux problèmes de santé d'une personne, d'un groupe ou d'une collectivité et identification des interventions infirmières nécessaires, et enfin, l'identification des ressources et potentialités d'une personne ou d'un groupe, notamment dans la prise en charge de sa santé ».

Cit. *« La démarche clinique est un cheminement qui s'invente au fur et à mesure : il n'y a pas de prêt à penser ni de solution passe-partout, mais une réflexion sans relâche, des constructions rationnellement étayées, des hypothèses et leur confirmation ou infirmation et un souci permanent de fonder en raison des procédures élaborées qui organisent le champ professionnel[39] ».*

Pour aller plus loin : REGNIER, A. Prendre soin des réfugiés, prendre soin de nous. *Soins*. Vol 65. N°843-844. Mars 2020. p. 56. Doi : 10.1016/S0038-0814(20)30059-1.

C

JUGEMENT CLINIQUE

Voir aussi : PROCESSUS DÉCISIONNEL, POSTURE RÉFLEXIVE, SITUATION DE SOIN

Selon Margot Phaneuf[40], « le jugement clinique relève d'une idée, d'une opinion claire que l'infirmière se fait à la suite d'un processus d'observation et de raisonnement sur les données observées ; il est, en somme, la conclusion qu'elle en tire ». Le jugement clinique repose sur le recueil d'informations, l'analyse et la définition du problème. Les auteurs de la *Pensée infirmière*[41] indiquent que cette pratique vise à la promotion de la santé et du bien-être par des activités favorisant, entre autres, l'établissement d'un partenariat thérapeutique, la compréhension des phénomènes de santé grâce à une communication efficace, l'exploration.
Mais aussi, la gestion, l'exécution, la surveillance et l'évaluation des traitements possibles. La pratique avancée fait également appel à d'autres compétences liées à l'analyse critique et au jugement clinique, soit l'éducation et le *coaching* au fil des transitions de la vie des personnes, des familles, et des communautés ; la consultation, l'utilisation de données issues de la recherche afin de fonder les interventions sur les meilleures pratiques... ».

Pour aller plus loin : MORO, M-R et RADJACK, R. L'enfant de migrants, soins en situation transculturelle. *Soins*. Vol. 65. N°843-844. Mars 2020. pp.47-50. Doi : 10.1016/S0038-0814(20)30056-6.

MÉTHODE CLINIQUE

Voir aussi : CONCEPT, PARCOURS DE SOIN, SCIENCES INFIRMIÈRES, THÉORIES

La méthode clinique provient initialement d'un enseignement pratiqué au chevet du patient et reposant sur une observation directe des symptômes. En 1949, D. Lagache[42] évoque une « méthode clinique » reposant sur trois postulats.

- **Postulat dynamique :** le psychisme humain à base de conflits intra et intersubjectifs.
- **Postulat interactionniste :** la conduite qui est la réaction de la personne à la situation dans laquelle elle se trouve (état d'esprit interne, milieu psychique et social externe).
- **Postulat historique :** la personnalité en évolution depuis sa naissance avec une alternance de moments de crise et de

périodes de stabilité ; la conduite d'une personne à un moment donné étant le produit de son passé et de ses projets. Pour Mireille Cifali[43], la méthode clinique relève d'une démarche pour « prendre du recul vis-à-vis d'une pratique qui se fonde sur l'observation, qu'il y ait un problème ou non ; elle permet d'élaborer des hypothèses ou des stratégies d'action, par la réflexion individuelle ou collective, la mobilisation d'apports théoriques, des regards complémentaires, des interrogations nouvelles. Elle sollicite des personnes ressources qui mettent en commun leurs points de vue pour faire évoluer la pratique ainsi analysée ».

Cit. *« La démarche clinique part des informations recueillies sur le patient avant l'interaction et pendant l'interaction. L'observation, l'écoute conjuguée aux réflexes de questionnement entraînent l'infirmière dans un raisonnement clinique qui a pour objectif de clarifier les problèmes de santé présents et potentiels. La pertinence du raisonnement clinique est conditionnée par les connaissances cliniques acquises par l'infirmière pendant les formations mais également par l'expérience. [...] C'est l'utilisation d'une méthode de raisonnement qui conduit le professionnel de santé vers une méthode de recherche qui l'oblige à dépasser la simple observation de faits[44] ».*

Pour aller plus loin : REUCHLIN, M. *La méthode clinique*, chap. V IN Les méthodes en psychologie. Paris : PUF. 12e éd. 2012.

COACHING

n.m. Syn. Soutien, Mentorat. Accompagnement. Trad. Ang. Coaching. Domaine Sciences humaines.

Voir aussi : ACCOMPAGNEMENT, COLLABORATION, TUTORAT, MENTORAT

D'après les recommandations officielles[45], ce nom est « emprunté à l'anglo-américain, le terme *coach*, qui dérive lui-même de *coche*, d'abord utilisé dans le monde du sport pour désigner un entraîneur, s'est progressivement étendu, ainsi que ses dérivés *coaching* et *coacher*, au domaine des entreprises pour la formation et le perfectionnement du personnel. Il envahit désormais la sphère privée et s'applique à de multiples sortes de formation et de conseil proposés aux individus et touchant au développement personnel *(life coaching)*. Véritable phénomène de mode, le *coaching* est une profession en pleine évolution et en pleine expansion. Il donne lieu à un diplôme d'université et touche depuis peu à l'administration, dans le cadre de la formation continue... ». De façon générale, il s'agit d'une démarche personnalisée d'accompagnement au changement d'une personne

ou d'un groupe favorisant les techniques relationnelles interactives entre individus (par exemple l'écoute active, le questionnement de ses pratiques...). Le coach est un facilitateur et assure un esprit de cohérence individuelle ou d'adhésion pour le groupe.
Centrées sur la personne, les techniques utilisées permettent de résoudre momentanément un problème, gérer des conflits et de développer des compétences dans le but de réussir, progresser, atteindre ses objectifs. Selon *France Terme*[46], dans le domaine de la santé, il s'agit « d'une aide psychologique offerte aux malades et à leur entourage, en vue de faciliter leur adaptation à leur milieu ».

Pour aller plus loin : HANSEL, B. Le e-coaching, un nouvel outil de prévention. *Soins*. Vol. 64. N°832. Janvier 2019. pp. 29-30. Doi : 10.1016/j.soin.2018.12.006.

CŒUR DE MÉTIER

loc. Trad. Angl. Core, core activity. Domaine Sciences humaines-infirmières.

Voir aussi : ART INFIRMIER, INFIMIER-IÈRE, RÉFÉRENTIEL, SOINS

Si le cœur permet aux individus de vivre, de centrer leur action en fonction de ses battements, le cœur de métier lui, définit l'activité première d'une profession donnée, avec ses compétences propres. Pour le soin, ce cœur s'exerce aussi dans un cadre pluridisciplinaire pour mieux définir un projet de soins adapté à la situation, à l'expression corporelle et/ou verbale d'une personne soignée pour mieux l'accompagner à interagir dans son parcours thérapeutique, à s'adapter à un nouvel environnement, mais surtout à savoir « prendre soin ».

Cit. *« Parce que la vitesse de déplacement a rendu ce monde plus petit, et parce que je crois que le bien être de l'humanité dépend de la coopération plutôt que de la concurrence internationale, je suis portée à considérer les soins infirmiers ou les services de santé d'un point de vue mondial plutôt que national. Et puisque je pense qu'il est impossible de comprendre les soins infirmiers d'une époque donnée sans les envisager comme un aspect de la scène sociale, je dois me demander si l'on peut définir leur essence autrement qu'en fonction de la société qui les entoure. Je pense également qu'aucune catégorie de professionnels de santé ne devraient s'arroger d'une part des responsabilités - en disant qu'ils feront ceci et pas cela - sans tenir compte des prétentions des autres professionnels, ni des conséquences que pourrait avoir sur le bien-être de l'homme le fait que certaines tâches essentielles des soins de santé se trouvent rejetées, esquivées par tous*[47] *».*

Pour aller plus loin : PETRUS-KRUPSKY, M. Parcourir l'histoire professionnelle infirmière pour comprendre les enjeux actuels. *Perspective soignante*. N°63. 2018-12-01. pp. 86-121.

COGNITION

n.f. Trad. Angl. Cognition. Domaine Sciences de l'éducation.

Voir aussi : ANALYSE, MOTIVATION, PROCESSUS, RAISONNEMENT

D'une façon générale et d'après le *Dictionnaire actuel de l'éducation*[48], la cognition « est l'ensemble des activités et des processus internes inhérents à l'acquisition de connaissances, à l'information, à la mémoire, à la pensée, à la créativité, à la perception ainsi qu'à la compréhension et à la résolution de problèmes ». Pour G. Thines et A. Lempereur[49], c'est un « processus de mise en relation des données immédiates de la perception et des données abstraites, déduites ou inférées, à partir d'observations objectives ». Enfin, pour Michel Minder[50], « l'homme est fondamentalement un être de questionnement et cette quête s'effectue sur deux modes principaux : le mode imaginaire tourné vers le sujet et le mode cognitif tourné vers la réalité ». Ici, le moteur de l'apprentissage « est le même que celui de la dynamique comportementale : l'action se déclenche lorqu'elle est susceptible de répondre à un intérêt, lorsqu'elle est à même de combler un besoin, lorsque, en un mot, l'individu ressent une motivation ».

Pour aller plus loin : SKLARIK, N., NDIAYE, A. et al. Soutien organisationnel perçu, dissonance émotionnelle, épuisement professionnel : l'étude des équipes éducatives d'internat au sein de la protection de l'enfance. *Les cahiers de l'actif*. N°516-517. 2019/05-06. pp. 177-202.

➥ DISSONANCE COGNITIVE

Le *Dictionnaire général des sciences humaines*[51] précise que « c'est un état de tension apparaissant lorsqu'un individu détient simultanément deux cognitions (idées, opinions, croyances) qui sont psychologiquement inconsistantes. Cette tension étant désagréable, l'individu essaiera de la réduire en ajoutant des cognitions consistantes ou en changeant une des cognitions dissonantes. Par exemple : savoir que fumer peut entraîner le cancer et décider librement de continuer à fumer est une situation dissonante qui peut être réduite en se disant qu'il est préférable d'abréger sa vie de quelques années que de se passer d'un plaisir quotidien.

Pour aller plus loin : SKLARIK, N., NDIAYE, A. et al. Soutien organisationnel perçu, dissonance émotionnelle, épuisement professionnel : l'étude des équipes éducatives d'internat au sein de la protection de l'enfance. *Les cahiers de l'actif.* N°516-517. 2019/05-06. pp. 177-202

C

➥ MÉTACOGNITION

Voir aussi : ANALYSE, COMPÉTENCES, RAISONNEMENT, PRATIQUES AVANCÉES

Analyse individuelle quant à son fonctionnement interne pour apprendre en résolvant des problèmes, comprendre un processus donné et interagir avec ses ressources, ses connaissances. Il s'agit pour Michel Develay[52], de « la possibilité pour celui qui apprend de se mettre à distance de ce qu'il a fait, des situations dans lesquelles il est impliqué, afin de comprendre les ressorts, les tenants et les aboutissants, d'avoir ainsi conscience de sa conscience, de se montrer capable de penser sa pensée ». Pour Renald Legendre[53], la métacognition relève d'un processus « qu'on a de ses propres processus cognitifs, de leurs produits et de tout ce qui y touche, par exemple, les propriétés pertinentes pour l'apprentissage d'informations ou de données. En psychologie cognitive, c'est un processus mental dont l'objet est soit une activité cognitive, soit un ensemble d'activités cognitives que le sujet vient d'effectuer ou est en train d'effectuer, soit un produit mental de ces activités cognitives ».

Pour aller plus loin : RENOU, N. J. et LAMARGOT, L. Calculs de doses : intérêt de la métacognition dans l'accompagnement pédagogique en Ifsi - Activités ou compétences ? *Objectifs soins et management.* N°268. 2019/04-05. pp. 31-35.

COLÈRE

n.f. Trad. Angl. Anger. Domaine Sciences humaines.

Voir aussi : ÉMOTIONS, GESTION DES CONFLITS, RELATION D'AIDE, VIOLENCE

D'après le *Manuel de psychologie du soin*[54], c'est une « émotion importante, forte car elle relie la personne à son système de besoins et de valeurs : besoin de se sentir reconnue, de se sentir exister, l'importance de pouvoir s'affirmer. La colère s'exprime chez le patient sous la forme d'un comportement « écran » (agressivité, violence) pour ne pas entendre ce qui est touché en lui (l'idée qu'il se fait de lui-même, sa pudeur...). Ce comportement apparaît alors comme une façon de traduire son angoisse. Le soignant incriminé n'est souvent que le symbole de ce qui est intolérable au patient, le porteur de l'acte qui est cause de sa colère ». Loïc Depecker[55], dans son ouvrage *Les mots de la francophonie* mentionne la locution rwandaise « avoir la colère » pour traduire « être en colère ».

Pour aller plus loin : DJEDIAT, A., BATTISTELLI, A. et al. Dissonance émotionnelle et bien-être dans la profession infirmière : le rôle médiateur des stratégies de régulation émotionnelle. *Psychologie du Travail et des Organisations*. Vol. 26. N°2. Juin 2020. pp. 158-170. Doi : 10.1016/j.pto. 2020.01.003.

COLLABORATION

n.f. Trad. Angl. Collaborating. Domaine Sciences humaines.

Voir aussi : AIDANT NATUREL, COOPÉRATION, ÉQUIPE SOIGNANTE, PLURIDISCIPLINAIRE

De façon générale, nous évoquons les visions, les cultures, les stratégies réunies dans un réseau pour mettre en place des projets communs, dans le cadre d'un processus d'intégration impliquant l'existence de représentations et de valeurs partagées par différents acteurs. Pour Michel Maschesnay et Yves Morvan[56], « la pratique en collaboration interprofessionnelle est influencée par des éléments externes à l'organisation (environnement social-professionnel-économique), des éléments propres à l'organisation (Dispositifs, Projets, Moyens...) et des éléments propres aux relations interpersonnelles entre les membres de l'équipe (Acteurs, apprenants...). Ceci en fait un concept complexe. Ces déterminants peuvent être définis comme des éléments clés du développement et du renforcement de la collaboration au sein des équipes. Ils peuvent aussi expliquer, en partie, la difficulté à promouvoir la pratique en collaboration interprofessionnelle ».

Dans le domaine des sciences infirmières, Michel Nadot[57], rapporte qu'au 18e siècle, déjà, la personne soignante avait comme interlocuteurs une multitude d'acteurs de métiers différents, tous, partageant l'espace-temps institutionnel. « Soigner était déjà "être entre" et supposait d'établir des collaborations multiples. On peut voir par exemple que si, par une pratique de déplacement, l'espace-temps se modifie, les interlocuteurs se font plus nombreux. En 1828, par exemple, un infirmier (frater) pouvait quitter l'hôpital pour aller faire des visites *dans le lieu du domicile...* ».

On trouvait ainsi l'hospitalier(e), le secrétaire, un sautier (employé qui allait encaisser les revenus), des procureurs, officiers chefs des offices, tailleurs, boulangers, bouchers, cuisiniers, palefreniers, portiers, apprentis, vignerons, médecins, apothicaires, maîtres chirurgiens, domestiques, enterreurs...

Cit. « *La collaboration suppose le partage de valeurs et d'actions orientées vers le même but (D'Amour, 2001). Le centre d'intérêt de*

la discipline (infirmière) et les processus inhérents au Design du soin invitent l'infirmière, dans un esprit de partenariat, à faire preuve d'une collaboration avec les personnes, les familles, les communautés et les populations, de même qu'avec les équipes des soins infirmiers et les équipes interprofessionnelles[58] *».*

Pour aller plus loin : JENNY, O., DUBOSC, D. et al. Sensibilisation à l'addictologie et collaboration avec les personnels hospitaliers. L'expérience d'une équipe de liaison. *Annales médico-psychologiques.* Vol. 178. N°4. 2020/04. pp. 384-388.

➥ DÉMARCHE COLLABORATIVE

L'apprentissage collaboratif est un travail à deux ou à plusieurs, avec un outillage permettant une interaction entre les apprenant-e-s pour co-produire un même objet ou résultat. Les conditions d'une telle démarche font appel à deux sortes d'apprentissage :

- Avoir une démarche interactive et structurée qui permet un travail en équipe avec des individus de capacités différentes qui joignent leurs efforts pour atteindre un même but ;
- Utiliser ces compétences qui relèvent de l'habileté sociale.

Pour aller plus loin : CROYERE, N., MOUSSIER, C. et al. Le respect de la volonté des personnes en fin de vie : vers une évaluation par des critères qualité ? *Risques et qualité en milieu de soins.* Vol. 15. N°4. 2018/12. pp. 147-152.

➥ ÉQUIPE SOIGNANTE

Voir aussi : COMPÉTENCE, COMMUNICATION, COLLABORATION, EVIDENCE BASE NURSING

Mise en commun interdisciplinaire de travaux, d'actions professionnelles afin de réussir ensemble des objectifs communs (institutionnels, protocolaires...), centrés vers la personne soignée. L'équipe soignante est constituée généralement de médecins, d'aide-soignants, d'infirmiers et peut y intégrer le kinésithérapeute, l'orthophoniste, le psychologue, le diététicien... La notion d'équipe soignante peut être employée dans le cadre de la santé mentale ou évoquer les infirmiers en soins palliatifs, ou encore, pour évoquer les binômes infirmiers/aides-soignants... Cette collaboration peut aussi s'étendre à d'autres secteurs (pharmacie...). D'après l'article *Sectorisation et soins communautaires*[59], « la présence d'une équipe soignante dans la communauté, selon des modalités choisies et retenues par l'ensemble des soignants et des soignés, devait être aménagée de telle façon qu'une certaine opacité soit possible par rapport à des problèmes relevant uniquement du trouble des conduites. Les écarts à la norme ne sont pas nécessairement les conséquences de troubles mentaux réels ». Dans leur article *Le partenariat avec l'équipe mobile de soins palliatifs, une ressource*[60], les auteurs soulignent que « l'infirmière intervient dans un rôle de soutien, de conseil, de concertation auprès des soignants confrontés à des problématiques complexes liées à l'évolution de la maladie grave et à la fin de vie, ou à des difficultés dans l'accompagnement des soins et/ou des proches. L'équipe soignante du service où le patient est hospitalisé reste le premier interlocuteur du patient et de son entourage ». Dans le cadre du binôme aide-soignant et infirmier, cette collaboration est tout d'abord historique et réglementaire. Pour Pascal Macrez[61] « cette collaboration est réalisée sous la responsabilité de l'infirmière et ne concerne que les champs de son rôle propre[62]. Elle peut s'inscrire dans le cadre de protocoles infirmiers, sans la présence effective de l'infirmière ». Enfin, l'équipe soignante peut se concrétiser dans des travaux de recherche dans le domaine de la santé. Comme le précise Alan Pearson[63], « les infirmières, les chercheurs et les universitaires ont désormais la possibilité de s'impliquer dans la Cochrane[64] (aidés par le CNCF) ; promouvoir une utilisation des ressources de la Cochrane Library ; mobiliser les données probantes disponibles pour informer leurs processus décisionnels ; s'engager au niveau local et international avec d'autres infirmières et contribuer aux travaux de la Cochrane augmentant ainsi le volume de données probantes en soins infirmiers ».

Pour aller plus loin : MUCCHIELLI, R. *Le travail en équipe : Clés pour une meilleure efficacité collective.* Paris : ESF Éditeur. 13e éd. 2012.

COMMUNAUTÉ

n.f. Trad. Angl. Community. Domaine Sciences humaines.

Voir aussi : GROUPE, RENCONTRE, HABITUS, INTERACTION, L'HOMME ET SON LIEU

La communauté est le reflet de personnes qui possèdent des intérêts communs et ont le sentiment d'appartenir à un même groupe. En règle générale, au sein d'une communauté, les gens ont des valeurs et une histoire commune… On peut aussi dire des gens qui sont de la même confession ou qui ont les mêmes convictions (par exemple politiques) qu'ils constituent une communauté. On ne peut assimiler une communauté à un territoire car celle-ci est formée par des personnes et non par un espace physique ; pourtant, les membres d'une communauté seront en mesure de délimiter les frontières de leur territoire communautaire (OMS[65]). Pour Robert Nisbet[66], la notion de communauté dont la redécouverte est l'un des phénomènes les plus caractéristiques de la pensée sociale du 19e siècle constitue, « le plus fondamental des concepts élémentaires de la psychosociologie, celui dont la portée est la plus vaste » puisque recourant au-delà de la nécessité et de la contrainte, de l'intérêt matériel et des convenances personnelles. Pour *le dictionnaire de la sociologie*[67], « tous les types de relations caractérisés à la fois par des liens affectifs étroits, profonds et durables, par un engagement moral et par une adhésion ou une appartenance à une collectivité sont fondés non seulement sur le cœur et l'esprit mais aussi sur la semblable réciprocité entre le droit et le devoir ».

C

Pour aller plus loin : BOARINI, S. Dynamique du consensus. *Éthique & Santé*. Vol. 9. N°1. Mars 2012. pp. 3-10.

➥ COMMUNAUTÉ SOIGNANTE

La communauté possèdent des intérêts communs, en règle générale, au sein d'une communauté, les gens ont des valeurs et une histoire communes... On peut aussi dire des personnes qui sont de la même confession ou qui ont les mêmes convictions (par exemple politiques) qu'ils constituent une communauté. On ne peut assimiler une communauté à un territoire car celle-ci est formée par des personnes et non par un espace physique, pourtant, les membres d'une communauté seront en mesure de délimiter les frontières de leur territoire communautaire (OMS[68]).

Pour aller plus loin : Site de la communauté soignante, *infirmiers.com*. Ivry-sur-Seine : IZEOS. MàJ 2015. Disponible à l'adresse : http://www.infirmiers.com

➥ COMMUNAUTAIRE

Cet adjectif est répertorié dans le *Dictionnaire d'épidémiologie*[69] pour évoquer « les concepts de santé et de médecine communautaire, qui se sont développés au Québec comme traduction des termes *« community health »* ou *« community medecine »*, et qui ont connu un développement dans les pays de langue anglaise, le Royaume-Uni, en particulier. Ces termes ont des acceptations différentes, selon les pays, mais toujours proches de « santé publique », et parfois de « médecine sociale » ou de « médecine préventive ». Les auteurs qui utilisent le terme « communautaire », insistent sur l'aspect global de la santé (morbidité objective et ressentie), sur l'arbitraire d'une barrière entre le « préventif » et le « curatif », sur l'importance de l'adaptation aux besoins et de l'accessibilité du soin, et développent des propositions de planification basée sur l'identification des problèmes de santé dans la communauté ; le terme communautaire est alors emprunté dans un sens plus large, proche d'une « population générale ».

Pour aller plus loin : HALLEY DES FONTAINES, V. et KEROUEDAN, D. (Coord.). Santé des migrants. *Actualité et dossier en santé publique.* N°111. 2020/06. pp. 15-62.

COMMUNICATION

n.f. Trad. Angl. Communication. Domaine Sciences humaines.

Voir aussi : PAROLE, PROXÉMIQUE, SCIENCES DE L'INFORMATION ET DE LA COMMUNICATION

D'un point de vue technique, l'émetteur envoie un message au récepteur par un canal de transmission (mécanisme physique de la communication, par exemple téléphone, messagerie électronique...) (USA, 1948-1949). Le récepteur reçoit et décode le message, en s'assurant qu'il utilise le moyen adapté pour cela. Si le récepteur répond, il devient émetteur et c'est ce que l'on appelle le *feed back*. Toute communication présente deux aspects : le contenu et la relation. Tous les êtres humains usent de deux modes de communication : digital et analogique (Syn. transmission par modulation d'onde porteuse). Le langage digital possède une syntaxe logique très complexe et très commode mais manque d'une sémantique appropriée à la relation. Pour Harold Dwight Lasswell[70] (modèle linéaire : 1902-1978), le processus de la communication se dynamise en répondant aux questions générales suivantes, les cinq Q ou cinq W (Who say What to Whom in Which channel with What effect) : Qui/dit quoi/à qui/par quel canal/et avec quel effet ?

- **Qui ?** Analyse de régulation. Est à analyser ici, la motivation des organismes émetteurs à communiquer. Quelle est l'intention précise de cette communication ? Le but peut être défini par le contexte de la communication mais aussi par l'énoncé de l'objectif poursuivi...
- **Dit quoi ?** Analyse de contenu, elle se rapporte au contenu du message et à l'analyse de son contenu. La question *De quoi s'agit-il ?* interroge sur la nature de la communication. Quelles sont les caractéristiques du message ? Comment décrire le sujet et l'angle du contenu abordé par l'émetteur ?...
- **À qui ?** Analyse du public, elle vise l'auditoire, c'est-à-dire les publics ciblés par l'auteur du message. Quelles sont les attentes, leurs valeurs ?
- **Par quel canal ?** Analyse des médias, elle désigne l'ensemble des techniques utilisées pour diffuser l'information à un instant donné dans une société donnée...

- **Avec quel effet ?** Analyse des effets, elle veut mesurer et évaluer l'influence du message sur l'audience. Le message est émis avec un résultat escompté mais comment savoir si le but est atteint ?

Ces questions peuvent être remobilisées dans le champ interactif infirmier où l'individu est plus ou moins âgé, parfois dépendant, de culture différente, ayant une pathologie aiguë ou de longue durée, en situation de refus le soin, proche de la fin de sa vie, présente une déficience physique ou mentale... situations complexes permettent de développer de nouvelles techniques de communication relationnelles dont l'objectif sera d'agir sur le confort, le bien-être, le « prendre soin » et favorisera l'autonomie des individus.

Pour aller plus loin : LA TERRA, Y., BOUBALS, A. et al. Technologies innovantes et communication en réanimation. La revue de l'infirmière. Vol. 67. N°245. Novembre 2018. pp. 25-26. Doi : 10.1016/j. revinf. 2018.10.025.

➥ ALTÉRATION DE LA COMMUNICATION

Il s'agit d'une modification apportée à l'état d'une chose (Dict. Quillet[71]). D'une modification apportée à l'état d'une chose. D'une modification des traits sous l'influence des émotions. Inaptitude ou difficulté, de façon momentanée ou définitive à utiliser ou à comprendre le langage dans les réactions interpersonnelles. D'autres formes de communication peuvent alors palier aux échanges verbaux. Des formes complexes d'altération peuvent conduire les soignants à développer des stratégies de communication, par exemple avec les personnes atteintes *d'autisme* ou de démence ou encore avec des personnes dans le coma.

Cit. « *Dans la rencontre avec le patient dément, comment lui parler, que lui dire et sur quel ton, quels sont les moyens qui peuvent faciliter la relation ? Que perçoit-il de la parole de l'autre ?La communication avec le malade suppose, en préalable, de tenir compte de ses difficultés de langage et donc de l'incompréhension source de réactions de colère parfois, de catastrophe, de refus et d'évitement souvent, témoins de cette intense réactivité émotionnelle face aux difficultés*[72] ».

Pour aller plus loin : ATTWOOD, T., SCHOVANEC, J. (trad.) et al. *Le syndrome d'Asperger : guide complet*. Louvain-la-Neuve : De Boeck Supérieur. 2015.

➥ COMMUNICATION ÉCRITE

Voir aussi : ARTICLE SCIENTIFIQUE - ARTICLE PROFESSIONNEL, TRANSMISSIONS ÉCRITES

Dans le cadre de la formation initiale en soin infirmier, il s'agit du mémoire de fin d'études (thèse, mémoire, rapport de stage, projets de recherche...) selon une méthodologie propre à chaque établissement (ou selon la discipline) (par exemple, Introduction, situations d'appel, problématique, cadre conceptuel, enquête, analyse...) réalisé dans une université ou Institut (école) de l'Enseignement supérieur. Les opinions conceptualisées seront défendues à l'entretien oral. Dans la pratique infirmière, la communication relève des transmissions inscrites dans le dossier, favorisant la continuité des soins, mais aussi pour analyser ses pratiques, ou rentre dans un projet de recherche d'établissement, un article professionnel, une communication scientifique, visant l'amélioration des pratiques avancées.

Pour aller plus loin : NISHIMATA, A. *Savoir rédiger vos e-mails professionnels.* Issy-les-Moulineaux : Gualino : Lextenso. 2018.

➥ COMMUNICATION NON-VERBALE

Voir aussi : MÉDIATION, ESPACE TRANSITIONNEL, MASSO-KINÉSITHERAPIE

Pour Évelyne Terrat[73] « Le langage du corps traduit toutes les sensations et les sentiments que nous ressentons au travers d'attitudes corporelles et faciales. Cette communication peut renforcer le langage parlé, mais aussi le contredire. Il peut y avoir discordance entre ce que nous disons et ce que nous exprimons de façon non verbale, car ce mode de communication est plus instinctif. Par exemple, si quelqu'un nous marche sur les pieds, nous pouvons par politesse dire que nous n'avons pas mal. Cependant, il sera plus difficile de ne pas manifester notre douleur par une mimique ». D'après l'ouvrage *Communication soignant-soigné*[74], ce type de communication concerne le langage du corps et doit être sincère. Le geste se transforme en indice d'une bonne écoute. Ce type de langage se compose des éléments suivants : la distance physique encore appelée proxémique, l'expression faciale (froncement de sourcils, clignement des paupières...), le contact des yeux (fuyant, directif, menaçant...), le contact physique, la posture, les gestes (bras croisés, hochement de la tête...), ainsi que les odeurs. L'apparence compte également: vêtements reflétant une culture différente, port de la blouse blanche, odeurs corporelles assimilées à l'hygiène, parfums... ».

Pour aller plus loin : BARRIER, G. *La communication non verbale : comprendre les gestes : perception et signification.* Paris : ESF. 2019.

➥ COMMUNICATION NON-VIOLENTE

Voir aussi : ACCUEIL DES ÉMOTIONS, ASSERTIVITÉ, GESTION DE CONFLIT, HUMOUR, RELATION D'AIDE

D'une manière générale et selon Jacques Semelin[75], « la non-violence peut être définie comme une doctrine de l'action collective qui préconise de ne pas recourir à la violence pour résoudre les conflits. Souvent confondue avec le pacifisme ou la résistance passive, la non-violence repose en réalité sur un rapport de forces, à travers la mise en œuvre de moyens de pression de nature politique, économique ou culturelle. Le mot apparaît en français en 1920, en référence au combat de Mohandas Gandhi (1869-1948) pour la libération de l'Inde. Le nom même de Gandhi symbolise la non-violence au 20e siècle avec celui de Martin Luther King (1929-1968), leader du mouvement des droits civiques des noirs américains... La communication non violente est une technique de communication fondée sur l'approche centrée de la personne et facilite la gestion de conflit. Elle est utilisée pour la résolution de problème relationnel. Une méthode a été mise au point dans les années 1960 par le psychologue Marshall B. Rosenberg[76], celle-ci repose sur les besoins fondamentaux de tous les individus et en la capacité de chacun d'exercer de la bienveillance. D'après l'article *La communication non violente : une approche équilibrée et constructive des relations au service des soignants et des patients*[77], « Il s'agit d'une démarche fondée sur la prise de conscience de ce qui facilite ou entrave la communication. Elle met l'accent sur l'écoute de ce qui se passe en soi instant par instant avant de s'exprimer ou d'aller vers l'autre. Le deuxième apport de la communication non violente est de désamorcer l'agressivité, de décoder ce que l'autre veut vraiment dire derrière des propos ou attitudes perçues de prime abord comme agressifs ou déplaisants ». Développer une attitude empathique permet d'économiser beaucoup d'énergie et de rendre les relations plus constructives, plus enrichissantes.

Pour aller plus loin : SMIRDEC, M. et ATRMOUH, M. La communication non violente au bloc opératoire. *Oxymag*. Vol. 31. N°163. Novembre 2018. pp. 15-18. Doi : 10.1016/j. oxy. 2018.10.003.

➥ COMMUNICATION PARA-VERBALE

Syn. Kinésique.

Voir aussi : MÉDIATION THÉRAPEUTIQUE, MASSO-KINÉSITHÉRAPIE, ZOOTHÉRAPIE

Théorie qui étudie tous les signes comportementaux émis naturellement et culturellement. Dans leur ouvrage, J. Cosnier et A. Brossard[78] déclinent des concepts de base comme *l'interactivité* et la *multicanalité*. Ils évoquent deux approches, l'approche *gestémique* qui regarde le côté sémiotique du geste, et l'approche *gestétique* qui regarde le côté physiologique du geste. Pour ces auteurs « Il n'existe pas une langue des gestes qui serait parallèle à une langue verbale, il existe une composante gestuelle du langage ». Il décrit plusieurs gestes communicatifs, comme les gestes para-verbaux qui sont tous les gestes de battement, les mouvements rythmant les paroles... Les gestes extra-communicatifs sont des gestes de confort qui accompagnent le discours sans véhiculer de sens « officiel »... Ces gestes soulignent l'importance de la gestuelle dans la communication humaine.

Cit. *« Les trois piliers de communication sont le regard, la parole et le toucher[79] ».*

Pour aller plus loin : ROUSSEAU, P., MATTON, F. et al. Étude éthologique des premières interactions "enfants-parents" lors de la naissance. *Devenir.* Vol. 31. N°1. 2019/01. pp. 5-55.

COMMUNICATION SOCIALE

Voir aussi : COMPETENCES PSYCHO-SOCIALES, CONSTRUCTIVISME, GROUPE, RENCONTRE

Pour M.L. Rouquette[80], ce terme « désigne d'une part la spécificité éventuelle de la pensée quand celle-ci prend pour objet la réalité sociale sous tel ou tel de ses aspects. Elle réfère d'autre part à l'intervention des facteurs sociaux dans la réalisation commune de la pensée ». La communication sociale s'inscrit dans un processus d'échanges où les individus sont en liens directs avec les événements extérieurs produisant une modification interne. Ce type de communication implique une *interaction sociale* qui pour F, Raynal et A, Rieunier[81] est « une relation dynamique de communication et d'échanges d'informations entre deux individus ou entre plusieurs individus à l'intérieur d'un groupe ». Cette approche relevant de la psychologie sociale conduit à définir cette relation réciproque comme n'étant pas toujours contrôlée, « elle est parfois même involontaire et peut se situer à un niveau qui échappe à la conscience du sujet ».

Cit. *« La communication scientifique favorise le contact entre des hommes que tout oppose à l'origine[82] ».*

Pour aller plus loin : MAROTTE, C. Méditation et prévention des risques psychosociaux chez les personnels hospitaliers en santé mentale. *Annales médico-psychologiques.* Vol. 178. N°7. 2020/09. pp. 773-776.

COMMUNICATION SOIGNANT-SOIGNÉ.E

Voir aussi : RELATION SOIGNANT-SOIGNÉ, SOINS INVISIBLES, SOINS RELATIONNELS

Étymologiquement, le terme communication vient du latin *communicare* qui signifie *mettre en commun.* Pour Antoine Bioy[83], le lien relationnel est ici celui du soin, élément fondamental qui influence l'ensemble des échanges qui auront lieu dans la relation. Ce lien est différent d'un lien mère-fille, entre une infirmière et un cadre de santé ou entre deux infirmières. Il s'agit en effet d'un lien de nature professionnelle où chacun des protagonistes a une place bien précise. Cette relation implique deux sujets dont la position et les points de vue sont différents. Dans cette relation, les capacités de communication du soignant améliorent la satisfaction de la personne soignée, son acception au traitement et aux actes techniques, ainsi que la capacité du soignant à diagnostiquer (à raisonner) pour traiter les patients. Le terme de relation entre soignant et malade désigne l'ensemble des conditions psychologiques qui vont influencer le type de contact qui s'établira entre ces deux acteurs.

Cit. *« Tout échange de communication est symétrique ou complémentaire, selon qu'il se fonde sur l'égalité ou la différence*[84] *».*

Pour aller plus loin : FRENOT, Jean-Yves. *La process communication au service de la relation soignant-soigné.* Paris : Interéditions. 2014.

➥ RÉVÉLATION DE SOI

Technique de communication visant des échanges interpersonnels à partir de l'expérience du soignant. Pour Margot Phaneuf[85], « c'est une relation dite consommatoire, c'est-à-dire tournée vers la personne soignée. Il est question de révélation de soi de l'aidante à l'aidé. Cette habileté prend son origine dans des comportements d'assistance tout à fait courants dans nos rapports avec les autres, sans qu'il soit question de relation d'aide, lorsque nous désirons soutenir quelqu'un qui vit une grande difficulté, il est courant de lui faire part de notre propre expérience. C'est un peu la même chose en relation d'aide. L'influence d'une expérience vécue par l'infirmière dans une situation semblable peut être bénéfique au client *(personne soignée)*. Elle le fait, non pas pour le plaisir de parler d'elle-même, mais plutôt dans l'espérance que cette révélation montre qu'il n'est pas seul à vivre cela et que l'infirmière qui a déjà vécu la même chose est plus en mesure de le comprendre. Cette compréhension mutuelle vient renforcer le lien de confiance qui les unit et favorise ainsi la poursuite de la relation ».

Pour aller plus loin : CHAMBENOIS, L. La bientraitance - se considérer l'un l'autre. *Perspective soignante.* N°61. 3018-04-01. pp. 25-31.

➥ TECHNIQUES DE COMMUNICATION

Selon Jacques Chalifour[86], dans un entretien, les modes de contacts (les sens et les habiletés à percevoir ceux-ci pour établir un échange durable, de qualité) permettent à l'intervenant de manifester sa présence et son intérêt envers le client *(personne soignée)*, de capter les messages conceptuels et affectifs que le client lui transmet et ainsi, de déclencher en lui des réactions cognitives et affectives. Il s'agit aussi d'informer le client de ce qu'il comprend du message reçu et de son effet sur lui. Ces modes de contact relèvent de techniques liées à la communication verbale et non verbale.

Communication verbale

Le reflet, par exemple, consiste pour l'intervenant, à reproduire à l'intention du client *(personne soignée)*, ce qu'il a compris du message communiqué, à partir de sa propre expérience pour l'inviter à porter un regard attentif sur ce qui lui est reflété et par conséquent, sur lui-même.

Trois types de reflet sont dégagés :

- **Le reflet simple (la réitération) :** le reflet du sentiment (reformulation) et l'élucidation ;
- **La synthèse :** technique aidante pour le client (personne soignée) qui peut être bousculé dans ses pensées, ses émotions.
- **Les questions :** afin de recueillir des informations précises, les questions permettent aussi d'explorer davantage, de soulever d'autres informations, d'encourager la personne à continuer. Les questions peuvent être ouvertes (Comment allez-vous ?), fermées (Faites-vous du sport ?), directes (quand cela s'est-il passé ?), indirectes (Je me demande ce que vous ressentez à ce sujet).

D'autres outils sont à distinguer :

- **Les feed back** (*Sciences de l'information et de la communication) ;
- **La révélation de soi :** (*Expérience de soi-même). L'authenticité de la relation semble s'étioler si l'intervenant exprime un certain décalage entre ce qu'il éprouve intimement et ce que son visage indique, malgré lui. Par exemple, si un infirmier n'a pas dormi de la nuit et qu'il n'explique pas ses bâillements, la relation s'en trouvera modifiée. Manifeste-t-il son profond désintéressement ?
- **La réciprocité** conduit alors l'intervenant à informer quelles sont ses difficultés, par exemple, signaler qu'il bâille à cause d'une mauvaise nuit passée auprès de son enfant malade, qu'il se sent fatigué...
- **L'avis et l'information :** la personne soignée fait souvent appel à la connaissance experte du soignant et ne réalise pas toujours la compétence relationnelle de celui-ci. Néanmoins, cette distinction sera consciente chez l'intervenant qui pourra reconnaître l'aspect sollicité, clarifier le but de son questionnement pour apporter des réponses adaptées.

Communication non-verbale

- **Le toucher :** pour recevoir et transmettre l'information, le toucher peut être instrumental (comme donner des soins), thérapeutique (pour aider, guérir) ou affectif (vécu comme un signe de reconnaissance, d'intérêt).
- **La distance :** → Distance professionnelle.
- **Les positions :** celles-ci sont variables selon la nature des soins, selon les personnes soignées. L'attitude du soignant influence la qualité de la relation. Par exemple, l'intervenant doit-il être debout ou assis face à un patient couché, assis ?
- **Le regard :** le premier regard détermine la poursuite des échanges. Sans rester dans l'observation, le regard confirme la marque d'intérêt que l'on accorde à l'autre.
- **L'odorat :** peut s'avérer utile pour stimuler les personnes soignées (les clients) et les maintenir dans la réalité, par exemple, lors des soins d'hygiène d'une personne présentant un problème confusionnel.
- **L'écoute** → Écoute active.
- **Le silence :** il aura une signification, pourvu que l'on ait connaissance de cette signification pour éclairer le dialogue soignant-soigné. Si, par exemple, après l'échange social, le silence s'installe, l'intervenant peut favoriser la poursuite de l'échange en choisissant une reformulation.
- **L'invitation à poursuivre :** un dialogue relève d'une prise de contact et du maintien de celui-ci par des manifestations verbales ou non verbales (le silence, le regard...) pour conduire un entretien constructif, interactif.

Pour aller plus loin : AMADO, G. et GUITTET, A. *Dynamique des communications dans les groupes*. Paris : Armand Colin. 2012.

COMPASSION

n.f. Trad. Angl. Compassion. Domaine Sciences humaines.

Voir aussi : BIENVEILLANCE, EMPATHIE, DOULEUR, SOULAGEMENT

Du latin cum *patior* signifiant *je souffre avec*, la compassion est une démonstration responsable, profonde et désintéressée envers un ou plusieurs individus éprouvés par la douleur.
La compassion ne conduit pas toujours à une aide concrète. Pour N. Maillard[87], elle possède toutefois « un intérêt en elle-même, dans la présence attentionnée à la personne souffrante et le partage de sa peine. L'attitude compassionnelle soulage et donne à la vie diminuée une valeur comme telle ».

Cit. *« Expérience très subjective où l'on sent, souffre avec autrui et non à sa place en se projetant sur lui[88] ».*

Pour aller plus loin : BÉGÉ, P. et ZARIC, Z. Agir avec compassion, penser un soin (en) commun. *Soins*. Vol. 62. N°814. pp. 56-59. Avril 2017. Doi : 10.1016/j. soin. 2017.02.015.

COMPÉTENCES

n.f. Trad. Angl. Skill. Domaine Sciences éducation.

Voir aussi : ANALYSE DE SITUATION, OBJECTIF, ÉVALUATION, SAVOIRS

Pour Philippe Zarifian[89], la compétence est une « intelligence pratique des situations ou activités mentales mises en jeu dans l'action, qui s'appuie sur des connaissances ou savoirs formalisés ».
Philippe Perrenoud[90] distingue ce qui relève des capacités et des compétences.

Tout d'abord, lorsqu'on désigne des opérations qui ne se réfèrent pas à une famille identifiée de situations, on parlera de *capacités*, désignant alors des potentialités relativement indépendantes des contextes, sachant que leur mise en œuvre et leur efficacité peuvent dépendre de leur contextualisation et de leur orchestration avec d'autres ressources ; une capacité, dans cette acception, ne prétend pas gérer la globalité d'une situation, elle n'est qu'un ingrédient, une ressource parmi d'autres. Enfin, lorsqu'on désigne des actions prenant en compte la globalité d'une situation appartenant à une famille identifiée, ce qui amène le sujet à mobiliser de multiples ressources, dont des capacités, on parlera de *compétence*. Pour P. Perrenoud[91], développer une compétence correspond à l'aptitude à maîtriser une famille de situations et de processus complexes en agissant dans un but précis. Richard Wittorski[92] ajoute que « la compétence correspond à la mobilisation de certains savoirs combinés dans l'action et de façon spécifique ». Les compétences sont tout à la fois individuelles et collectives au sein d'un collectif. Les compétences collectives vont au-delà de la somme des compétences individuelles en situation professionnelle, elles visent la performance. Pour Guy Le Boterf[93], les individus sont les propres entrepreneurs de leurs compétences. Celles-ci sont déclinées en trois pôles :

- **Savoir agir :** fait appel aux connaissances, aux habiletés, aux ressources du professionnel.
- **Pouvoir agir :** relève du contexte organisationnel évolutif et déterminé, entre autres, par le type de management, les moyens disponibles, la circulation de l'information, les réseaux.

- **Vouloir agir :** témoigne du sens que prend l'action pour un professionnel, de l'image qu'il a de lui dans son activité, de la confiance en lui et du sentiment de reconnaissance qu'il éprouve.

Pour aller plus loin : GUTTON, C. Pour une meilleure prise en charge de la souffrance psychique des personnes exilées. *Soins*. Vol. 65. N°843-844. Mars 2020. pp. 45-46. Doi : 10.1016/S0038-0814(20)30055-4.

APPROCHE PAR COMPÉTENCES (EN SOIN INFIRMIER)

Approche pédagogique, caractérisée par des situations de soins définissant les processus d'apprentissages, en lien avec des objectifs pédagogiques universitaires. La compétence est au centre du dispositif de formation initiale. Les étudiants sont évalués en milieu professionnel. Dans cette approche, ce sont les compétences qui déterminent les objectifs à poursuivre.
Les contenus et l'analyse de l'activité favorisent la construction des savoirs combinés. L'identification des problèmes de la situation professionnelle permet de réajuster le comportement et l'acquisition de l'expérience.
Les jugements qui découleront de ces analyses réflexives permettront de viser une attitude plus adaptée, de s'approprier des ressources multidimensionnelles nécessaires à l'action soignante.

> ***Cit.*** *« La pédagogie de la compétence fonde la formation sur une articulation de la théorie et de la pratique... Elle exclut que la pratique puisse être formatrice par elle-même si elle ne fait pas l'objet d'une lecture à l'aide d'un référent théorique. Elle exclut aussi que l'on puisse accorder une valeur formatrice à une activité théoricienne qui vagabonderait trop loin des astreintes de la pratique[94] ».*

Pour aller plus loin : JONNIAUX, S. et MARGAT, A. La journée mondiale de l'accident vasculaire cérébral, une opportunité pour les professionnels de développer des compétences en éducation pour la santé. *Recherche en soins infirmiers*. N°141. 2020/06. pp. 49-59.

COMPÉTENCES INFORMATIONNELLES

Les auteurs du projet *Les compétences en culture informationnelle dans les Hautes écoles suisses*[95] proposent de formaliser un référentiel de compétences quant à la culture informationnelle servant de base commune et de recommandations en vue de l'intégration de ce type de compétences.
Six principes sont dégagés, en lien avec des objectifs :

- La personne qui possède les compétences informationnelles : est à même de reconnaître ses besoins en information, elle est capable de définir la nature et l'étendue des informations dont elle a besoin.

- La personne qui possède les compétences informationnelles : identifie avec efficacité et efficience l'information recherchée.
- La personne qui possède les compétences informationnelles : évalue de manière critique l'information obtenue ainsi que la méthodologie choisie.
- La personne qui possède les compétences informationnelles : gère et partage avec les autres l'information recueillie ou créée.
- La personne qui possède les compétences informationnelles : exploite l'information existante et nouvelle afin d'atteindre un résultat spécifique.
- La personne qui possède les compétences informationnelles : agit comme un membre responsable dans la société de l'information.

Pour aller plus loin : GOUIFRANE, R., MAZOURI, M. et al. Les pratiques de lecture professionnelle des enseignants en sciences infirmières. *Revue francophone internationale de recherche infirmière*. Vol. 4. N°2. Juin 2018. pp. 98-106. Doi : 10.1016/j. refiri. 2017.10.005.

COMPÉTENCES PSYCHOSOCIALES

Selon le *Glossaire en Éducation pour la santé*[96], « Les compétences psychosociales sont la capacité d'une personne à répondre avec efficacité aux exigences et aux épreuves de la vie quotidienne. C'est l'aptitude d'une personne à maintenir un état de bien-être mental, en adoptant un comportement approprié et positif à l'occasion des relations entretenues avec les autres, sa propre culture et son environnement. Les compétences psychosociales ont un rôle important à jouer dans la promotion de la santé au sens large en termes de bien-être physique, mental et social et plus particulièrement, quand les problèmes de santé sont liés à un comportement.
Quand le comportement est lié à une incapacité à répondre efficacement au stress et aux pressions de la vie, l'amélioration de la compétence psychosociale pourrait être un élément important dans la promotion de la santé et du bien-être, puisque les comportements sont de plus en plus impliqués dans l'origine des problèmes de santé ».
L'OMS[97] dégage par couple les dix compétences psychosociales :

- savoir résoudre les problèmes ;
- savoir prendre les décisions ;
- avoir une pensée créative ;
- avoir une pensée critique ;
- savoir communiquer efficacement ;
- être habile dans les relations interpersonnelles ;

- avoir conscience de soi ;
- avoir de l'empathie pour les autres ;
- savoir gérer son stress ;
- savoir gérer ses émotions.

Pour aller plus loin : BERJOT, S. et DELELIS, G. *27 grandes notions de la psychologie social*. Paris : Dunod. 2014.

➥ COMPÉTENCES DU PATIENT

Utilisation des ressources des personnes soignées, inscrites dans un processus d'auto guérison ou d'adaptation à un traitement de longue durée. Pour Michel Fontaine[98], « soigner c'est nécessairement accompagner ». Néanmoins, cette pensée s'inscrit dans un processus de réciprocité, il souligne en effet que « l'accompagnement infirmier met l'accent sur les ressources de la personne soignée qui mobilise autant l'expertise du soignant que celle du soigné. Il précise que la confrontation des deux (expertises) lorsqu'elles sont reconnues et positivement gérées, conduit à l'établissement d'un authentique dialogue soignant-soigné, sans oublier l'environnement familial... ». Pour A-M Mottaz[99] « l'accompagnement est une démarche relationnelle qui s'inscrit autour du projet de l'autre ». Elle précise que « l'accompagnant, dans une relation empathique, utilise les ressources et les compétences de l'autre. Il garde une juste distance et associe le lien (besoin d'affection) et la loi symbolique (besoin de repères) ».

Pour aller plus loin : MAYEN, S., CLIFFORD FAUGERE (de), G. et al. Caractéristiques des activités infirmières et infirmières puéricultrices dans le cadre des programmes d'éducation thérapeutique en diabétologie pédiatrique : une étude qualitative descriptive. *Éducation thérapeutique du patient*. Vol. 12. N°1. 2020/06. N° de l'article: 10202. 15 p.

COMPLEXE

Adj. n.m. syn. Trad. Angl. Domaine sciences infirmières, sciences humaines.

Voir aussi : PRATIQUES RÉFLEXIVES, REPRÉSENTATION

1. L'adjectif complexe implique un ensemble d'éléments qui entretiennent des rapports compliqués (par opposition ou avec des différences...). **2.** Quand il s'agit du nom ou verbe, le complexe est associé au sentiment d'infériorité qu'une personne (ou un groupe) éprouveselon les circonstances, l'éducation, l'histoire. Le complexe d'infériorité peut relever d'un « trauma » entraînant des valeurs affectives et conditionnent les idividus à suivre un certain comportement.

Pour aller plus loin : Courcy, F., Boudrias, J.-S. et al. Nouveaux regards sur les interrelations complexes entre le bien-être et les performances au travail. Psychologie du Travail et des *Organisations*. Vol. 24. N°1. Mars 2018. pp. 1-5. Doi : 10.1016/j.pto. 2017.07.002.

↳ COMPLEXE INFIRMIER

Voir aussi : INFIRMIER.IÈRE, SAVOIR

Dans son acceptation psychanalytique, le complexe est un « ensemble de représentations et de souvenirs à forte valeur affective, contradictoires, partiellement ou totalement inconscients, et qui conditionnent en partie le comportement d'un individu »[100]. Pour Michel Nadot, il y a d'abord des femmes laïques (le commun du peuple) qui travaillent à l'hôpital laïc public et qui ne s'appelaient pas encore infirmières (mais gardiennes, garde-malades, gouvernantes et servantes...)[101]. Puis, vers la fin du XVIIIe siècle, l'Église catholique, et ses pratiques de charité, est appelée par les autorités de l'Ancien-Régime à prendre possession des hôpitaux. Au Canada francophone, en France, en Suisse, les sœurs infirmières et hospitalières arrivent, encadrent et prennent le pouvoir sur les femmes laïques en place et apportent avec elles, un devoir d'obéissance absolu[102]. Il y a eu longtemps un fossé entre le médecin et l'infirmier.ière (la Sœur) en tant que femme soumise[103]. Du côté masculin, c'est l'homme à tout faire. Il est plutôt laïc[104]. Arrivé à l'hôpital[105] dans le sillage des congrégations religieuses catholiques, le corps médical dominait sur des soignants jugés comme simples auxiliaires[106, 107, 108]. Bien qu'il y ait aujourd'hui en France une discipline *sciences infirmières* et partout dans le monde des facultés ou des hautes écoles dédiées aux sciences infirmières, un complexe sur la nature du savoir infirmier semble perdurer malgré le fait que les infirmiers peuvent aussi être docteurs, mais dans une discipline évidemment différente que celle de la médecine.... Au regard de l'histoire, des représentations, certaines infirmières et infirmiers souffriraient-ils d'un complexe d'infériorité au point de vue du savoir ? Le terme de complexe paraît caricatural, mais à partir de l'histoire infirmière et de l'engagement infirmier, il existe une mémoire collective. L'infirmier était l'aide laïc non-qualifié de la sœur infirmière (qui parfois utilisait aussi des femmes comme aides non qualifiées)[109]. Si la femme est engagée comme soignante grâce à ses qualités « naturelles » féminines (femme, mère, maîtresse de maison) l'homme est associé à la force masculine et aux travaux des champs. « L'infirmier a toujours été le servant masculin des sœurs, celui qui maintien l'ordre ou qui fait les soins intimes que les femmes ne peuvent pas faire par chasteté, « l'homme à tout faire » des gouvernantes hospitalières ou le « maître des basses œuvres » comme on disait en 1733 à l'hôpital de Romont (Suisse)[110]. On trouve aussi un « jardinier-infirmier-narcotiseur » dans un hôpital du littoral neuchâtelois en 1970 ou des « gardiens-jardiniers[111] » et « jardiniers-infirmiers » dans les exploitations agricoles des hôpitaux psychiatriques. Ces infirmiers appartenaient quoi qu'il en soit à une classe jugée inférieure par les docteurs en médecine. Encore aujourd'hui, combien d'infirmiers revêtus d'une blouse blanche dans l'exercice de leurs fonctions n'ont-ils pas entendu de la part des patients un « bonjour docteur » ? Il y a un décalage dans les représentations des patients, du public, qui s'attend à une expertise en employant le mot docteur. Bien souvent, la déception ne laisse aucun doute sur la réalité qu'un infirmier n'est pas un médecin. L'identification est alors le modèle de pensée de quelqu'un sur une autre personne. Cette assimilation renvoie à l'histoire infirmière dominée. Associée à une condition de puissance, « l'identification est plus importante si le modèle a du prestige. Les inégalités d'accès au pouvoir dans les relations adultes et particulièrement dans celles du travail conduisent effectivement des individus à ne pas pouvoir imposer aux autres leurs différences, tandis que certains privilégiés, sur le plan des ressources stratégiques, ont les moyens concrets de faire reconnaître leurs idées et d'imposer leurs sens » [112].

Vu l'origine historique des statuts, les rôles et les connaissances professionnelles des soignantes, l'identification liée aux savoirs semble suivre les mêmes règles! Le savoir médical qui se trouve dans les sciences de la nature est souvent perçu comme ayant plus de prestige que la discipline infirmière qui elle, se trouve dans les sciences humaines. Alors qu'aux États-Unis les infirmières ont une vision du nursing beaucoup plus indépendante qu'en France. Huguette Bachelot, future directrice de l'École Internationale d'Enseignement Infirmier Supérieur de Lyon (EIEIS) constate en 1962, que les infirmières françaises ne sont « pas vraiment fières de n'être qu'infirmière » et de plus, « elles n'ont qu'un rêve, c'est de -gratter- quelque chose à la médecine »[113] pour constituer leur savoir. La situation semble perdurer au XXIe siècle, puisqu'un directeur d'un Institut Universitaire en Sciences Infirmières affirme, que « les infirmières praticiennes spécialisées pourront assumer des responsabilités médicales et seront ainsi à l'avenir une réponse à la pénurie de médecins qui s'annonce »[114]. En mettant leurs compétences au service de cette pénurie médicale, elles ne consacrent ainsi plus assez de temps à faire reconnaître leur propre discipline. « La pensée infirmière risque tout simplement d'être confisquée par la pensée médicale »[115]. Un complexe ? On a encore au XXIe siècle tout un discours sur des pratiques avancées alors que dans le même temps, le silence sur les pratiques ordinaires reste assourdissant. S'identifier à l'autre au point de vue du savoir, peut être aussi le résultat d'un constat de sa faiblesse dans les échanges que l'on peut avoir avec lui au niveau des connaissances, « parce qu'on n'a pas les moyens de soutenir sa différence dans le système social des échanges humains où l'on est placé »[116].

La science, en tant que système de production du savoir, fait partie de ce système social. Doit-on vraiment parler de complexe ou faut-il plutôt y voir un sentiment diffus de ne pas se sentir à la place qui convient ? C'est comme un rejet inconscient de valeurs traditionnelles et les « clichés » liés au genre et qui accompagnent les représentations sur les soignantes durant tout le processus de professionnalisation (femme, épouse, mère, ménagère, domestique, maîtresse de maison, gouvernante, auxiliaire, et qui accompagnent aussi l'infirmier dans des représentations populaires dépassées (gardien, garçon de ferme, aide, jardinier, aide de salle d'opération...) quand ce n'est pas une échappatoire commode pour les infirmiers, permettant le rejet des valeurs féminines traditionnelles et implicites.
En évoquant le complexe infirmier comme manifestation d'un désir de reconnaissance, les infirmiers et les infirmières doivent chercher comment se positionner face à un corps médical dominant au niveau des savoirs. Nous pouvons nous interroger sur sa légitimité. Cette reconnaissance semble être prisonnière de sa terminologie. Par exemple, l'utilisation du terme « paramédical », entraîne des effets secondaires. Les infirmières « situent encore leurs espaces de parole et de travail derrière cet affreux mot, paramédical, pourtant dénoncé par le psychanalyste Michel Renault dès 1991 »[117]. Ce terme renvoie à la réalité des classes qui fait des infirmiers des exécutants ou des auxiliaires du corps médical. Le syndrome du larbin apparaît alors comme conséquence d'un état d'infériorité ressenti au point de vue du savoir. Il est parfois évoqué pour dénoncer un habitus[118] porté péniblement par certaines infirmières. « Chez un individu, le syndrome du larbin est un comportement pathologique visant à prendre systématiquement la défense des classes les plus favorisées au détriment de celles dont il est issu. Ce syndrome diminue les capacités d'analyse du larbin et se traduit par un blocage psychologique l'incitant à agir préférentiellement contre ses propres intérêts au profit de ceux qui l'exploitent. Le larbin finit ainsi par s'identifier à ses maîtres en s'imaginant appartenir au corps social qui l'exploite »[119, 120]. À l'heure des pratiques avancées, des sciences dites infirmières, le complexe infirmier semble renforcer l'idée qu'il n'est pas seulement lié à son histoire ou à des savoirs jugés parallèles, mais à la volonté d'un corps déterminé à conserver la puissance de son expérience et du savoir.

Pour aller plus loin : NADOT, M. *La discipline infirmière, les trois temps du savoir.* Londres : ISTE éditions. 2020.

C

COMPLIANCE

n.f. Syn. Adhésion thérapeutique. Trad. Angl. Compliance. Domaine Sciences infirmières.

Voir aussi : ALLIANCE THÉRAPEUTIQUE, ÉDUCATION THÉRAPEUTIQUE, OBSERVANCE, SURVEILLANCE

Selon le *Dictionnaire infirmier de psychiatrie*[121], c'est « l'acceptation d'un patient à suivre un traitement qui lui est proposé et l'aptitude à le suivre régulièrement ». La personne soignée est en effet ici acteur de son parcours de soin. Observer un contrat résulte d'une adhésion positive à résoudre un problème de santé. Dans l'ouvrage *Communication soignant-soigné : repères et pratique*[122] ; l'adhésion correspond à un « ensemble des conditions (motivation, acceptation, information...) qui permettent l'observance en reposant sur la participation du patient. C'est sans doute le terme le plus satisfaisant puisqu'il implique activement la personne soignée dans la prise en charge thérapeutique et implique de sa part un choix volontaire ». Pour Chantal Neves[123], la compliance « renvoie à l'obéissance et au consentement passif d'un patient, au sein d'une relation où le professionnel est considéré comme celui qui sait et qui enseigne à un individu en manque de connaissances quant à sa maladie et son traitement. Depuis quelques années, ce terme est moins utilisé. On parle aujourd'hui davantage d'adhérence ou adhésion thérapeutique ; ce terme sous-entend une participation active du patient ».

Pour aller plus loin : SIKSOU, M., AMADO, I. et al. Schizophrénie et remédiation cognitive (Dossier). *Le journal des psychologues.* N°315. Mars 2014. pp. 14-40.

COMPORTEMENT

n.m. Trad. Angl. Behaviour. Domaine Sciences humaines.

Voir aussi : ATTITUDE, CONDUITE, HABILITÉ, TÂCHE

Il s'agit de l'ensemble des réactions observables chez un individu placé dans son milieu de vie et dans des circonstances données (CNRTL[124]). Cela peut être simplement la façon d'être ou d'agir d'une personne. Ce comportement peut présenter l'expression d'émotions apparentes, refléter des formes d'agressivité. Le comportement peut s'avérer constructif, destructeur, perturbé, affaibli. Adopter un comportement peut caractériser la capacité d'un individu à s'adapter à un changement de sa situation de vie ».

Pour aller plus loin : FOVET, T., LANCELEVEE, C. et al. Prisons confinées : quelles conséquences pour les soins psychiatriques et la santé mentale des personnes détenues en France ? *L'Encéphale.* 08/06/2020. Doi : 10.1016/j. encep. 2020.05.002.

COMPRÉHENSION

n.f. Trad. Angl. Comprehension. Domaine Sciences humaines.

Voir aussi : ACCUEIL, COMPASSION, ÉMOTIONS, POSTURE PROFESSIONNELLE, RAISONNEMENT

Effort de réflexion, de la faculté/de l'action de se saisir intellectuellement des causes et des conséquences qui se rattachent à telle chose, et qui l'expliquent. Il s'agit de la faculté de saisir spontanément la réalité de quelque chose... Qualité, attitude d'une personne compréhensive capable de saisir la nature profonde d'autrui dans une communion affective, spirituelle, allant parfois jusqu'à une très indulgente complicité (TLFi[125]).

Pour aller plus loin : SCHNAPPER, D. *La compréhension sociologique.* Paris : PUF. 2012.

CONCEPT

n.m. Trad. Angl. Concept, Construct. Domaine Sciences humaines.

Voir aussi : PARADIGME, PROCESSUS, RECHERCHE, THÉORIE

Le concept est « une idée générale et abstraite, attribuée à une catégorie d'objets ayant des caractéristiques communes et permettant d'organiser les connaissances. Notre environnement est constitué « d'objets » soit concrets (hommes, arbres, voitures, maison...), soit abstraits (liberté, résilience, souveraineté...). Pour appréhender ce monde, le présenter et donc pouvoir agir sur lui en pensée, l'homme créé des concepts. Cela lui permet des faire des hypothèses d'action, d'évaluer leurs conséquences, d'imaginer le possible au-delà du réel, de peser le pour et le contre, ce qui est généralement beaucoup moins onéreux que l'action réelle (Raynal, F. et Rieunier, A.[126]). Les concepts sont divisés en deux catégories, les concepts concrets et les concepts abstraits.

Le concept concret : est un concept dont les représentations peuvent être touchées, manipulées, montrées, exemple : un chien, une fleur, une chaussure...

Le concept abstrait : est un concept dit défini *(G, Gagné)* qui est une règle permettant de classer des objets ou des événements, exemple : un neveu est le fils du frère ou de la sœur... ».

Dans le soin infirmier, le concept sert à identifier des situations, à construire des connaissances utiles concernant ses propriétés et leurs comportements pour adapter ceux-ci en rapport avec le sujet et comprendre le monde qui l'entoure. D'après l'article *Les concepts organisateurs de la science. Leur application aux soins infirmiers*[127] « par son caractère abstrait le concept est le médiateur de la pensée ; il est porteur d'une intentionnalité qui l'inscrit dans un réel. Si nous prenons l'exemple du concept d'autonomie nous savons qu'en plus de la représentation que ce mot évoque, autonomie physique, autonomie comportementale de l'être humain, il met en jeu un certain nombre de déterminants : l'histoire, le processus, l'apprentissage, les fonctions, les relations, les propriétés... Ce sont ces éléments qui caractérisent le concept, lui donnent sa force et lui permettent de se concrétiser dans une réalité ».

Pour aller plus loin : CLAIR, I. *Sociologie du genre : sociologies contemporaines*. Paris : Armand Colin. 2012.

CONCEPT DE SOI

Voir aussi : DIGNITÉ, ESTIME DE SOI, IMAGE CORPORELLE

Pour R. L'écuyer[128], « dans son acceptation la plus simple, le concept de soi réfère à la façon dont la personne se perçoit, à un ensemble de caractéristiques (goûts, intérêts, qualités, défauts...), de traits personnels (incluant les caractéristiques corporelles) ; de rôles et de valeurs... que la personne s'attribue, évalue parfois positivement ou négativement et reconnaît comme faisant partie d'elle-même, à l'expérience intime d'être et de reconnaître en dépit des changements ». Carl Rogers affirme que la personne *est* un être libre, rationnel, doté d'une force interne positive qui le conduit à développer sa personnalité, sa structure par ce concept qui relève d'un ensemble de croyances que l'individu entretient sur sa nature, ses qualités personnelles et ses comportements. H. Bee et D. Boyd[129] précisent la pensée de C. Rogers en évoquant que « ce concept (de soi) se développe en réaction aux expériences de la vie, principalement durant l'enfance, et se stabilise au cours de l'adolescence ». Pour Rogers, l'individu qui cherche continuellement à s'adapter, restructure donc sans cesse son champ phénoménologique (l'ensemble des expériences-pensées, perceptions, sensations-qui peuvent occuper sa conscience). Selon cette approche, la perception subjective qu'une personne a du monde est plus importante que la réalité objective. D'après C. Rogers, « pour comprendre le comportement d'une personne, on doit essayer de percevoir le monde comme elle, à partir de ses connaissances, de ses expériences, de ses objectifs et de ses aspirations ».

CARTES CONCEPTUELLES

Syn. Heuristiques.

Selon Louise Boyer et Johanne Déry[130] « la carte conceptuelle permet l'illustration de réseaux sémantiques de la mémoire à long terme, l'organisation des connaissances (contextualisation) et l'amélioration continue de cette organisation avec l'apprentissage, elle comprend :

- des concepts encadrés dans une figure géométrique ;
- des liens clairement dénommés ;
- une organisation hiérarchique de l'ensemble des éléments ».

Pour aller plus loin : MARCHAND, C., GAGNAYRE, R. et al. Étude descriptive des besoins des patients atteints de mucoviscidose candidats à la transplantation : proposition d'une liste de compétences. *Éducation thérapeutique du patient*. Vol. 6. N°1. 2014/06. pp. 10104.

MODÈLES CONCEPTUELS

Voir aussi : PARADIGME, SOINS INFIRMIERS, SCIENCES INFIRMIÈRES

Si la théorie est faite de concepts et de propositions logiques reliées entre elles, comportant des hypothèses vérifiées pour expliquer des faits, le modèle conceptuel est, par définition, et, selon Madeleine Kattan-Farhat[131], « une approximation de ce qui est observé. Le modèle est la « *maquette* », la reproduction sous forme simplifiée des propriétés d'un objet de grande dimension. Un modèle se développe généralement dans le prolongement d'une théorie. Au sens de Platon, le modèle est *paradigme*, c'est-à-dire une forme idéale sur laquelle les existences sont réglées ».

Le soin infirmier rejoint ici la *signification platonicienne* du mot « modèle » où le modèle conceptuel est une conception de la profession infirmière.

Pour M. Kattan-Farhat, « une conception peut devenir un modèle quand celui-ci comprend :

- des postulats ou bases sur lesquels on s'appuie et qu'on ne démontre pas. Ils sont reconnus et acceptés par les usagers du modèle ;
- des valeurs et des croyances ;
- 6 éléments essentiels sont : 1. le but du professionnel, 2. ce qu'il cherche à atteindre, 3. le bénéficiaire (client ou malade), 4. le rôle de l'infirmier et la nature de ses activités, 5. la source de la difficulté telle qu'elle est éprouvée par le client, 6. les interventions de l'infirmière : nature des interventions et moyens d'interventions, les conséquences ou les résultats de l'activité professionnelle ». Des infirmières (20e siècle) ont élaboré

des cadres de références pour affirmer leur positionnement professionnel, construire des connaissances reconnues dans ce domaine. Florence Nightingale (1859) fut la première à élaborer une théorie de la pratique infirmière.

Six modèles conceptuels ont été ainsi distingués par Mme Kerouac[132]:

C

- 1. **École des besoins** 1955-1960. **Pose la question :** *Que font les infirmières ?* **Modèle conceptuel** à la dépendance, l'indépendance de la personne et dans la satisfaction de 14 besoins fondamentaux, à la capacité de la personne (V. Henderson) à effectuer ses auto soins (D. Orem).
- 2. **École de l'interaction** (Fin 1959 début 1960). **Pose la question :** *Comment les infirmières font ce qu'elles font ?* **Modèle conceptuel** correspondant au processus interpersonnel thérapeutique (Hildegarde Peplau), à la relation personnelle et au besoin d'aide (I. Orlando). Il est également relaté la signification des expériences (J. Travelbee), à la relation interpersonnelle significative (E. Wiedenbach), au processus d'interaction réciproque (I. King).
- 3. **École des effets souhaités** (1969-1975). **Pose la question :** *Pourquoi les infirmières font ce qu'elles font ?* **Modèle conceptuel** correspondant à l'équilibre dynamique du système comportemental (D. Johnson), Core, care, cure (L. Hall), à la conservation de l'énergie et de l'intégrité (M. Levine), à la réponse de la personne aux agents de stress, à la personne vue comme un système d'adaptation avec des mécanismes régulateurs et cognitifs (B. Neuman; C. Roy).
- 4. **École de la promotion de la santé** (1963). **Pose la question :** *À qui s'adressent les infirmières ?* **Modèle conceptuel** correspondant à la famille capable d'apprendre de ses expériences/ Promotion de la santé (M. Allen).
- 5. **École de l'être humain unitaire** (1970). **Pose la question :** *À qui s'adressent les soins infirmiers ?* **Modèle conceptuel** correspondant à la personne vue comme un champ d'énergie, qui se caractérise par des « patterns » (M. Rogers). Favoriser l'expansion de la conscience M. Newman), à la santé co-créée dans les interrelations entre l'être humain et l'environnement, et vécue selon la signification que l'être humain accorde aux situations (R. Rizzo-Parse).
- 6. **École du « caring »** (1980). **Pose la question :** *Comment les infirmières font-elles ce qu'elles font ?* **Modèle conceptuel** correspondant aux soins transculturels, caring et art humaniste (M. Leiniger), à l'art et à la science humaine du « caring », facteurs « caratifs » (J. Watson).

Pour aller plus loin : HOLMES, D., PERRON, A. et al. Pratique en milieu de psychiatrie légale : proposition d'un modèle interdisciplinaire. *Recherche en soins infirmiers*. N°134. 2018-09. pp. 33-43.

➥ PATTERN

Voir aussi : COMPORTEMENT, ÊTRE HUMAIN UNITAIRE

Nom masculin traduit de l'anglais signifiant « modèle », il correspond à un modèle représentant une structure, un phénomène plus complexe. Il est aussi synonyme de *schéma*, de *patron*. Dans le cadre des sciences humaines, il est défini comme un « modèle simplifié d'une structure de comportement individuel ou collectif (d'ordre psychologique, sociologique, linguistique), établi à partir des réponses à une série homogène d'épreuves et se présentant sous forme schématique (CNRTL[133]) ».

Cit. *« L'école des Patterns a été créée dans un contexte du paradigme de la transformation, les théoriciennes répondent à la question : Sur quoi l'attention des infirmières porte-t-elle ? Dès 1970, Martha Rogers (1914-1994) présentait une conception unitaire de la discipline infirmière...[134] ».*

Pour aller plus loin : OUBRAHIM, L., COMBALBERT, N. et al. Développement du jugement moral et comportements agressifs chez les enfants et les adolescents avec une déficience intellectuelle. *Neuropsychiatrie de l'enfance et de l'adolescence*. Vol. 67. N°1. 2019/01. pp. 34-42.

CONDUITE

n.f. Syn. Comportement. Trad. Angl. The conduct. Domaine Sciences humaines.

Voir aussi : ATTITUDE, COMPORTEMENT, ÉVALUATION, HABILITÉ, RÉAJUSTEMENT

La conduite caractérise les attitudes humaines. Celle-ci désigne l'ensemble des opérations (psychologiques, motrices, verbales ou mentales) qui vont permettre à une personne de réaliser ses possibilités et de le faire en limitant au maximum les tensions qui le poussent à agir. Une conduite est toujours fonction d'une situation donnée. Par exemple, lorsque je veux partir de chez moi (c'est ce que je veux réaliser), j'ai la crainte de rester enfermé dehors (tension interne). Je vais donc vérifier que j'ai mes clefs en poche (conduite qui réduit la tension). Pour Antoine Bioy et al[135], la conduite devient pathologique si j'ai besoin de vérifier dix fois que mes clefs sont bien dans la poche. Ce rituel de vérification appartient souvent au registre pathologique des troubles obsessionnels compulsifs.

Pour aller plus loin : LE BRETON, D. *Conduites à risques*. Paris : PUF. 2013.

➥ CONDUITE AGRESSIVE

Voir aussi : AGRESSIVITÉ, GESTION DES CONFLITS, VIOLENCE

Le terme d'agressivité apparaît tardivement dans la langue. Pendant 4 siècles (du 15e au 19e) le mot " agression " (du verbe aggredi " attaquer ") était seul en usage. À lui seul il suffisait à signifier clairement la situation où " un individu attaque un autre individu " et les rôles de chacun, l'attaquant était l'agresseur et l'autre l'agressé. L'entrée en usage du terme " agressivité ", où l'on désigne " une intention agressive sans acte agressif ", introduit une grande ambiguïté psychologique. Entre agression et agressivité il n'y a pas seulement toute la distance qui sépare un acte d'une intention. L'agressivité observée dans une conduite peut se prêter à une étude de sa causalité psychologique. Lorsque l'agressivité aboutit à une agression on pourra définir ainsi le(s) motif(s) psychologique(s) de l'acte agressif. En revanche, les éléments tirés de l'examen d'une agression ne permettent pas de cerner sa causalité psychologique. Antoine Bioy et Damien Fouques[136] définissent ce type de comportement comme étant des conduites conscientes ou inconscientes visant à nuire à autrui ou à soi-même... Au niveau pathologique, on trouve toutes sortes de violences, souvent consécutives à un déséquilibre important de la personnalité (troubles psychotiques...).

Pour aller plus loin : FISCHER, G-N. *Les concepts fondamentaux de la psychologie sociale*. Paris : Dunod. 5e éd. 2015.

CONFIANCE

loc. Trad. Angl. Confidence. Domaine Sciences humaines, Infirmières.

Voir aussi : SECRET PROFESSIONNEL

Conviction personnelle produite par une expérience relationnelle ou acquise naturellement en lien avec des valeurs partagées, spontanées ou réfléchies. Cette estime de l'autre (ou d'un groupe, ou d'une institution...) favorise la parole ou l'abandon de soi de façon ponctuelle, durable, fraternelle ou regrettée. Dans un contexte soignant, la confiance induit l'assurance de la qualité des échanges sauvegardés dans un espace protégé. L'individu qui donne sa confiance ne peut supposer la moindre trahison.

Pour aller plus loin : SUREAU, Patrick. De la confiance dans la relation de soin. *Soins*. Vol. 63. N°824. Avril 2018. pp. 44-46. Doi : 10.1016/j. soin. 2018.02.010.

➥ RELATION DE CONFIANCE

Dans la relation soignant-soigné, la confiance induit l'assurance de la qualité des échanges protégés dans un espace dédié (espace virtuel, psychologique, physique). Cette compétence relationnelle tient compte de l'histoire du patient pour établir, avec lui, une communication fiable, constructive. La relation de confiance est ici un système faillible et interpersonnel. Cette approche interactionnelle n'est pas anodine. Sans être thérapeutique, la relation de confiance est une dynamique créatrice de lien, de sens, pour anticiper, gérer, éviter une situation de crise, de confusion émotionnelle. Elle favorise l'adhésion d'un personne à un projet. La confiance favorise l'émergence de la parole, rassure, pose une sécurité, un climat.
Le climat de confiance intervient dans le champ infirmier dès l'accueil, ou encore en éducation thérapeutique, en santé mentale et d'autres secteurs où ces relations dépendent du positionnement du soignant face à une personne vulnérable. Certes, la confiance comporte des limites (compétences, temps, exerptise...) mais elle demeure incontournable pour collaborer avec l'équipe soignante, avec les personnes soignées.

Pour aller plus loin : PHANUEL D. La relation pour instaurer la confiance dans les soins. *Soins*. Vol. 58. N°779. Octobre 2013. pp. 30-31.

➥ CONFIANCE EN SOI

Voir aussi : AUTO-EMPATHIE, ESTIME DE SOI, MOTIVATION, VULNÉRABILITÉ

Pour D. M. Rousseau et al.[137], il s'agit d'un « état psychologique se caractérisant par l'intention d'accepter la vulnérabilité sur la base de croyances optimistes sur les intentions (ou le comportement) d'autrui ». Le psychologue Jean Garneau[138], « la confiance en soi ne va pas jusqu'à prédire les résultats : elle prédit avec réalisme, qu'on a les ressources nécessaires pour faire face à la situation ». Lynne Zucker, sociologue, détermine trois types de confiance[139] :

- la confiance intuitu personae, accordée à la famille, aux proches et aux amis, exogène à la relation et intuitive ;
- la confiance relationnelle qui repose sur des échanges entre collègues ou amis afin de tisser des liens, de s'engager ensemble dans une production commune et de respecter les règles de la collectivité ;
- la confiance institutionnelle rattachée à une structure formelle telle que la confiance dans l'hôpital dans lequel on est soigné.

Pour Florence Michon[140], « La confiance ne va pas de soi. Elle est polymorphe et relève souvent d'impressions, d'idées préconçues ou fondées. Elle est difficilement évaluable et n'est pas immuable. Il est d'ailleurs certainement plus aisé de la perdre que de la gagner. La confiance se construit dès l'enfance et à travers la volonté des individus, leurs intentions mais aussi à travers l'histoire de vie de chacun, des expériences personnelles et professionnelles et des aptitudes à communiquer et à écouter l'autre. Il ne peut y avoir de confiance sans loyauté, sans transparence et sans relation ». Selon le psychologue Alain Duluc[141], Il y aurait trois niveaux de leviers ceux-ci permettent de favoriser un climat de confiance pour améliorer la performance des individus dans les organisations.

C

Le niveau 1 concerne les leviers organisationnels :

- la reconnaissance en prenant le temps de communiquer et d'établir des relations de qualité, de reconnaître la qualité et la pertinence du travail réalisé ;
- la participation de l'ensemble des acteurs du service dans les projets, incitée pour développer le sentiment d'appartenance et ainsi responsabiliser les acteurs ;
- la responsabilisation en donnant aux personnes un pouvoir de décision ;
- l'humanisme ;
- la « récompense » pour le travail effectué ;
- la transparence en favorisant l'accès à l'information, en anticipant les informations à communiquer.

Le niveau 2 concerne les leviers relationnels :

- l'amabilité par l'estime portée à l'autre en tant qu'individu qui a des qualités, quels que soient son statut et sa fonction ;
- la coopération par la mise en commun des compétences pour arriver à l'objectif fixé ;
- la maturité qui permet aux individus d'adopter un comportement adapté et des habiletés relationnelles sans agressivité ;
- l'honnêteté qui rejoint ici l'idée de l'authenticité dans la relation mais aussi par le fait de s'ouvrir aux autres ;
- la valorisation qui permet aux individus de travailler ensemble et d'être motivés ;
- le dynamisme des individus afin d'avancer ensemble, de s'investir.

Le niveau 3 concerne, quant à lui, les leviers personnels :

- la sympathie, se savoir apprécié pour soi-même en tant qu'individu et non pour les compétences professionnelles que l'on possède ;
- la compétence professionnelle ;

- la présence, le fait d'occuper une place au sein de l'organisation, d'agir à travers les activités et les missions confiées ;
- la détermination personnelle qui permet à l'individu de prendre confiance et donc d'agir et d'être responsable ;
- l'importance, se sentir important et par conséquent être considéré ;
- la conscience de soi pour bien se connaître soi-même et développer la confiance en soi et ainsi savoir se situer vis-à-vis des autres.

Pour aller plus loin : PEPIN, C. *La confiance en soi : une philosophie.* Paris : Allary. 2018.

➥ CONFIDENCE

Voir aussi : SECRET PROFESSIONNEL, RELATION DE CONFIANCE, RESPONSABILITÉ

Selon le *Dictionnaire historique de la langue française*[142], ce nom féminin fut emprunté en 1370 au latin « *confidentia* » (par ailleurs adapté en « confiance »... Pris au sens moderne de « communication d'une chose sous le sceau du secret » vers 1647). Pour le dictionnaire de l'Académie française (9e édition), il s'agit de « communiquer à quelqu'un un secret, des pensées ou des sentiments intimes, le contenu d'une telle communication. *Faire une confidence, des confidences, ses confidences à quelqu'un* ». Dans le contexte de soin, faire confiance à une personne implique deux notions. D'une part une invitation implicite à partager un fardeau et d'autre part une disponibilité et une écoute active pour considérer le propos dans l'antre du cadre professionnel. Ce type de relation peut s'inscrire dans une approche psychocorporelle, qui, pour Aleth Lombard[143], « favorise une prise en compte du langage non verbal. Or celui-ci, souvent inconscient, n'est pas toujours pris en considération. Si le monde médical et soignant utilise un langage et des mots spécifiques, bien des patients n'utilisent pas ce mode de communication (relation verbale empêchée, barrière linguistique...). Les soignants doivent alors articuler l'approche psychocorporelle à un mode de relation plus traditionnel. La « porte d'entrée » à franchir pour établir une relation varie en fonction des situations et des individus. Différents langages peuvent en être la clé : celui des mots, des émotions, sur le mode sensoriel ou intuitif. L'approche psychocorporelle propose donc des outils variés pour apporter un réconfort dans les situations où le langage verbal a ses limites. La respiration, la relaxation, le toucher, la musique ou encore un parfum apportent une aide précieuse à la relation et aux soins ». Le climat de confiance n'est ici plus spontané mais conçu pour faire émerger les difficultés, afin de trouver ensemble des solutions. Pour les auteurs de l'article *Le secret partagé*[144], la confidence rentre dans une double logique liée au secret en distinguant « la notion de secret médical et de secret professionnel. Le secret médical ne recouvre qu'une partie des informations qui sont soumises à la confidentialité par le secret professionnel. Ce dernier s'applique à toute information concernant un individu, qu'elle soit lue, écrite, entendue, dite, comprise ou connue par une personne du fait de sa profession. Le secret partagé est une ambiguïté entre deux termes : interdire et l'inter-dire. À savoir, d'un côté se taire et, de l'autre, communiquer et partager les informations. Il faut savoir qui partage quoi, quand, et avec qui. La confidence implique beaucoup de subjectivité dont on a du mal à se détacher. C'est un rapport différent avec le patient, ce qui pose parfois un dilemme et un problème de conscience face à la mise en danger d'autrui. Cette confidence (ou secret) peut être lourde à porter et peut déstabiliser l'individu, voire l'équipe. Quel est le but caché de cette confidence ? Cela peut être vécu comme une responsabilité non souhaitée (être prisonnier d'un secret) ou être très flatteur pour la personne *"digne de confiance"* et qui possède désormais un secret (forme de pouvoir) ».

Cit. *« Il se peut que les confidences reçues à l'occasion des soins n'aient qu'une incidence lointaine avec l'action thérapeutique. Le patient a pu livrer un secret de famille ou faire état d'une situation personnelle délicate, qui n'interfère pas avec la relation de soin. Pour l'infirmière, l'obligation au secret est alors entière*[145] *».*

Pour aller plus loin : FECIH, M., FURSTOSS, M. et al. Au coeur d'Alzheimer : confidences d'aidants familiaux. Montel-de-Gelat : Digobar. 2019.

CONFIDENTIALITÉ → VOIR SECRET PROFESSIONNEL

CONFRONTATION DOUCE

loc. Trad. Angl. Mild confrontation. Domaine Sciences infirmières.

Voir aussi : ASSERTIVITÉ, EXPÉRIENCE, INTERACTION, RENCONTRE

Comme l'évoque Margot Phaneuf[146], c'est une « confrontation aidante qui demande beaucoup d'habilité, d'authenticité de la part des soignants. C'est une manière de faire dans la relation avec l'aidé qui, sans agressivité ni négativisme, l'amène à prendre conscience de ses agissements, de l'illogisme, de l'irréalisme de ses propos ou de ses actions, ou encore de la distance qui existe entre ses paroles et son agir, et entre ce qu'il fait et les objectifs de vie qu'il se fixe. La confrontation douce est une habileté structurante, car, en relevant les propos ou les comportements du client *(personne soignée)* de manière ouverte et chaleureuse pour les mettre en lumière, l'infirmière favorise sa croissance. Cette habileté doit être enracinée dans l'acceptation, le respect, l'empathie et la volonté d'aide… Il ne s'agit pas d'un affrontement mais d'une pratique de relation d'aide permettant au client *(personne soignée)* de découvrir ses forces et ses faiblesses, aider à modifier le comportement… ».

Pour aller plus loin : HODY, O. Accueillir les étudiants dans un service de psychiatrie intensive fermé : une confrontation avec une autre normalité. *Perspective soignante*. N°66. 2019-12-01. pp. 63-70.

CONGRUENCE → VOIR RELATION D'AIDE

CONNAISSANCES

n.f. Trad. Angl. Expertise, Knowledge. Domaine Sciences humaines.

Voir aussi : ARGUMENTATION, CONNAISSANCE, RHÉTORIQUE, SAVOIRS, RECHERCHE

D'après F. Danvers[147], « pour un esprit scientifique, toute connaissance est une réponse à une question. S'il n'y a pas eu de question, il ne peut y avoir de connaissance scientifique. Rien ne va de soi. Rien n'est donné. Tout est construit ». L'auteur relate un débat entre Noam Chomsky (Linguiste américain, théorie de la grammaire générative, innéiste : 1928-…) et Jean Piaget (1896-1980, psycho-pédagogie suisse, interactionniste) à propos des théories du langage au colloque de Royaumont (1979) qu'il résume ainsi : nulle connaissance n'est possible sans qu'une sorte d'organisation cognitive soit présente au départ (thèse innéiste). Nulle connaissance n'est possible sans que le sujet agisse, d'une façon ou d'une autre, sur son environnement (thèse empiriste). L'ensemble de ces deux positions conduit à une thèse interactionniste : « ce qui est apparu comme étant au centre du débat, ce sont les modalités, les origines, le degré d'universalité, les traits constitutifs de ces structures cognitives. Ce qu'il faut expliquer, c'est le mécanisme de formation des structures nouvelles et le caractère de nécessité logique qu'elles acquièrent en cours de route[148] ». Pour Gaston Mialaret[149], il y a plusieurs types de connaissances : « les connaissances de base indispensables à toute acquisition ultérieure. Les connaissances fonctionnelles qui permettent les transferts et les applications, les connaissances qui, à un moment donné de l'apprentissage, jouent un rôle indispensable et temporaire, jouent un peu le rôle de catalyseur. Pour les connaissances qui apportent au sujet le plaisir de connaître, et qui, souvent, débouchent sur une forme de culture, nous parlerions volontiers, dans ce cas, de connaissance gratuite, Les connaissances « stériles », c'est-à-dire celles qui se renferment sur elles-mêmes et qui ne servent à rien d'autre qu'à embarrasser la mémoire ».

Pour aller plus loin : BESNIER, J-M. *Les théories de la connaissance*. Paris : PUF. 2e éd. 2011.

C

↳ TRANSFERT DE CONNAISSANCES

Selon le *Dictionnaire encyclopédique de l'éducation et de la formation*[150] ce transfert consiste « à un premier niveau, à s'interroger sur les conditions qui permettent à un sujet de réutiliser des connaissances acquises dans une situation pédagogique, ailleurs et à sa propre initiative. Elle est donc liée à toute interrogation sur *l'effication* d'une situation d'apprentissage : celle-ci permet-elle seulement de réussir les épreuves d'évaluation finale (examen, validation interne) ou a-t-elle une portée à plus long terme qui permet au sujet un accès à l'autonomie ? ».

Pour aller plus loin : MEIRIEU, P. Histoire et actualité de la pédagogie [Site Internet]. Mise à jour 2015. Disponible à l'adresse : http://www.meirieu.com

CONSCIENCE

n.f. Trad. Angl. Awareness, Consciousness. Domaine Sciences humaines.

Voir aussi : CONGRUENCE, HOLISME, L'HOMME ET SON LIEU, PENSÉE, REPRÉSENTATION

Aptitude permettant de saisir les stimuli de l'environnement et de leur attribuer une signification. Pour Alain Rey[151], la notion de conscience est marquée par une ambivalence : elle correspond à la fois à la reconnaissance intime que le « moi » a de son propre état, de ses idées, de ses impressions, et à la faculté de discernement du bien et du mal, à l'appréciation de la valeur morale, des actes et des situations. Dans les deux cas, la conscience désigne un « lieu » intérieur (source ou foyer de l'identité personnelle, *le for intérieur*, le lieu (forum) où l'on décide et juge « en son âme et conscience ».

Cit. « *[...] l'égalité de l'accès aux soins n'est pas garantie et face à la crise, un Européen sur quatre pourrait renoncer à des soins. La crise a renforcé la prise de conscience des inégalités d'accès aux soins : 58% des européens ont conscience que leurs concitoyens ne sont pas égaux face à l'accessibilité aux soins (60% des Français)*[152] ».

Pour aller plus loin : ZWEIG, S. et HELLA, A. (trad.). *Conscience contre violence*. Paris : Le Livre de Poche. 2010.

AVOIR CONSCIENCE DE LA RÉALITÉ

Selon la *Classification québécoise*[153], c'est l'aptitude de l'individu à comprendre la signification de ses sensations ainsi que les réactions qu'elles suscitent en lui et à prendre connaissance de son existence avec tout ce qu'elle comporte.

Pour aller plus loin : WATZLAWICK, P. *La réalité de la réalité : Confusion, désinformation, communication.* Paris : Points. 2014.

CONSCIENTISATION

Terme indissociable à Paulo Freire (Pédagogie des opprimés, 1982), pédagogue brésilien, et de ses actions d'alphabétisation en Amérique latine. Il met l'accent sur le contenu politique d'une alphabétisation, réalisée pour une libéralisation de l'homme. Pour lui, « la prise de conscience de sa propre condition est un prélude à la recherche de maîtrise de son milieu, de sa transformation et de son développement ».

Cit. *« La conscience critique est la perception des choses et des faits, tels qu'ils existent concrètement dans leurs relations logiques et circonstancielles*[154] *».*

Pour aller plus loin : COLIGNON, M. et MERCUEL, A. *Exclusion, précarité et médiation créatrice : Sortir du cagibi de la solitude.* Toulouse : Erès. 2020

INCONSCIENCE

Selon Marguerite Potier[155], c'est « l'absence de conscience de sa propre réalité ainsi que de celle de son entourage, pendant un évanouissement ou un coma, par exemple. Zone psychique qui échappe à la réflexion, lieu des souvenirs et des pulsions, des refoulements et des mécanismes de défense. En psychanalyse, il s'agit d'un ensemble des éléments psychiques incontrôlés, ce qui échappe à la conscience, ce qui exclut d'exercer un contrôle réfléchi. Pour Freud, l'inconscient est un processus dynamique essentiel qui n'est régi que par le principe de plaisir, en décalage avec les exigences morales et le monde extérieur ».

Pour aller plus loin : GODET, M. et CHEVILLOTTE, J. Urgences : L'infirmière face à un patient inconscient. *Revue de l'infirmière.* N°264. 2020/10. pp. 53-54.

INCONSCIENCE COLLECTIVE

Voir aussi : GROUPE, MANIPULATION, SECTE

D'après le *Dictionnaire encyclopédique des soins infirmiers :*

Dictionnaire à l'usage des étudiants et professionnels infirmiers[156], il s'agit de « l'ensemble de souvenirs, de croyances, de rites, d'informations, réels ou imaginaires, transmis par un groupe à ses membres ; acquis communs à un groupe ou à une société, qui conditionnent les réactions des personnes du groupe et le groupe lui-même ».

C

CONSENTEMENT DU PATIENT

loc. Trad. Angl. Consent. Domaine Sciences humaines.

Voir aussi : ÉTHIQUE, LÉGISLATION, RESPECT ET DROIT DU PATIENT

Acte moral, intellectuel et librement éclairé d'un individu qui s'engage concrètement et prend une décision en connaissance des conséquences. La démocratie sanitaire s'est développée en considérant la personne soignée comme membre actif de sa santé. Les droits des malades sont désormais reconnus et attendus. La Charte de la personne hospitalisée[157] est d'ailleurs un document visible dans les hôpitaux.

La loi n°2002-303 du 4 mars 2002[158] relative aux droits des malades et à la qualité du système de santé (dite loi Kouchner) insiste sur le fait que le patient :

- est avant tout une personne ;
- a le droit d'être respectée ;
- a la possibilité d'accéder aux soins les plus appropriés ;
- a la garantie d'une meilleure sécurité sanitaire possible dans les limites des connaissances médicales avérées.

Le patient est capable, après avoir reçu les informations nécessaires à sa prise de décision, de gérer sa maladie et de participer à sa thérapie, atout majeur de réussite. Il peut donc également refuser les thérapies ou les soins proposés.

> ***Cit.*** *« On pourrait ajouter que souvent les médecins prennent d'importantes décisions éthiques avec le consentement du patient et de la famille, comme dans le cas de greffes, d'opérations chirurgicales lourdes ou du traitement[159] [...] ».*

> **Pour aller plus loin :** HARENDARCZYK, S. *Les droits du patient: Information et Consentement éclairé.* Sarrebruck : Éditions universitaires européennes. 2012.

CONSTRUCTIVISME

n.m. Trad. Angl. Constructivism. Domaine Sciences de l'éducation.

Voir aussi : APPRENTISSAGE, COLLABORATION, EXPRESSION DU SOIN, RÉAJUSTEMENT

D'après l'ouvrage *500 mots clefs de l'éducation et la formation tout au long de la vie*[160], il s'agit d'une« conception selon laquelle les structures intellectuelles d'un sujet ne sont ni reçues du milieu par un organisme passif, ni données à la naissance, de telle façon qu'elles émergeraient nécessairement un jour sous formes de conduites, mais sont progressivement construites par le sujet au cours de ses activités en interaction avec l'environnement ».

Pour aller plus loin : JONNAERT, P. *Compétences et socioconstructivisme : un cadre théorique*. Bruxelles : De Boeck. 2009.

CONTENTION - USAGE DE LA FORCE

Substantif fém. Syn. Attention, maintien, effort, contrainte, assujettissement. Trad. Angl. Holding still.

Voir aussi : BIENTRAITANCE, MALTRAITANCE

D'une manière générale, la contention est une forte tension nerveuse, une contraction et implique un effort. Emprunté au latin « contentio », elle était attestée en 1180[161] comme une « lutte, rivalité, conflit ». D'après le Dictionnaire de l'Académie française (9e ed)[162], la contention est aussi une « tension forte et prolongée des facultés intellectuelles appliquées à un objet. Il s'applique à cet ouvrage avec une grande contention d'esprit ».
Par extension et dans l'usage chirurgical, il s'agit d'un « maintien en place des fragments d'un os fracturé ou d'une articulation luxée par des moyens internes (vis, broche...) ou externes (attelle, plâtre...) (CNRTL[163]) ». Dans le domaine psychologique, nous parlons de l'immobilisation d'un individu plutôt dangereux (avec soit la camisole physique ou la camisole chimique) ou d'une personne vulnérable qui nécessite un soin (personnes âgées, enfants, personnes hospitalisées en unité psychiatrique...). Ceci implique un impact chez le sujet ayant été contraint. Pour le Dictionnaire infirmier de psychiatrie[164], la contention désigne « l'utilisation de liens pour attacher les poignets et les chevilles du patient à son lit. Au même titre qu'un traitement, la contention nécessite une prescription médicale. Les liens doivent répondre à des critères de solidité (ils ne doivent pas provoquer de lésions cutanées) et avoir un système de fermeture non accessible par le patient ». Dans le champ psychiatrique, la loi sur la modernisation du système de santé[165] du Code de la Santé publique stipule que c'est une pratique de dernier recours et intervient « pour prévenir un dommage immédiat ou imminent pour le patient ou autrui, sur décision d'un psychiatre, prise pour une durée limitée. Leur mise en œuvre doit faire l'objet d'une surveillance stricte confiée par l'établissement à des professionnels de santé désignés à cette fin ». Selon la Haute Autorité de Santé[166], la

contention physique est dite passive quand elle relève de « l'utilisation de tous moyens, matériel, méthode ou vêtements empêchant ou limitant les capacités de mobilisation volontaire de tout ou une partie du corps, dans le seul but d'obtenir de la sécurité pour une personne qui présente un comportement estimé dangereux ou mal adapté ». Ces mesures, même si elles peuvent être exceptionnelles, théorisées et légiférées, interrogent l'éthique des pratiques soignantes. En effet, selon le code de déontologie des infirmiers[167], le consentement est nécessaire, libre et éclairé pour tous les soins, dans tous les secteurs (gériatrie, psychiatrie, urgences, pédiatrie...).

C

Pour aller plus loin : GRILLOT, A., BORELLA, M.-Ch. et al. La contention : droit, limites et perspectives. *Actualités sociales hebdomadaires.* N°3077. Cah. 2. 2018/09/28. 96 p.

➥ CÉCITÉ EMPATHIQUE TRANSITOIRE

D'après Bénédicte Lombard[168], il y a une restriction des mouvements en amont ou au cours du soin. Celle-ci s'effectue le plus souvent manuellement. Ce sont les mains des professionnels qui retiennent les mouvements. Elle peut s'appliquer à l'aide de matériel spécifique ou non. Ce type de mouvement est appelé contention et n'est actuellement pas encadré juridiquement contrairement à la contention passive qui doit faire l'objet d'une prescription médicale. On a recours à la restriction physique lors des soins en pédiatrie en particulier lorsque l'enfant s'agite et s'oppose physiquement à la réalisation du soin. La contrainte de l'enfant que l'on nomme aussi « contention » a été définie comme « l'application de la force avec l'intention de maîtriser l'enfant »[169].
La contention physique questionne la déontologie et l'éthique professionnelle dès lors qu'il y a recours à la force en raison de l'agitation et de l'opposition de l'enfant. Cette pratique semble être relativement fréquente bien qu'elle soit peu mesurée[170] et relativement banalisée. En effet la résistance de l'enfant appelle la contrainte, entraînant elle-même un surcroît d'agitation qui renforce la contention. Ce cercle vicieux est peu questionné. Les professionnels, au cœur de l'action, envisagent rarement les alternatives à la contention forte[171]. Toute l'attention soignante se focalise sur le soin à réaliser. Les professionnels sont comme « contraints de contraindre » l'enfant afin de produire le geste technique. Il est contraint de suspendre sa capacité à voir la détresse de l'enfant. Au paroxysme de la contrainte physique dans le but de réaliser le soin, l'enfant semble disparaître du « radar émotionnel » du soignant. La contention est telle une zone aveugle, où le contact visuel est perdu avec celui qui traverse cette zone. La contention s'apparente alors métaphoriquement au triangle

des Bermudes des soins. Le soignant, aveuglé par la nécessité de réaliser le geste technique, semble sacrifier sa subjectivité le temps de la contention en mettant entre parenthèse son empathie. Une forme d'aveuglement volontaire de l'empathie apparaît lors de la contention forte de l'enfant. Un constat qui nous fait avancer le concept de cécité empathique transitoire pour caractériser le phénomène de la contention forte[172] Ce concept ne semble pas correspondre à un phénomène individuel, mais plutôt être la conséquence d'une construction de l'identité professionnelle préétablie et contraignante. Les échanges et discussions des professionnels à propos du recours à la contention forte permettent d'éviter la banalisation de cette pratique et d'envisager les alternatives.

La chronologie des événements, démontre qu'il est difficile d'agir une fois que l'enfant est débordé par ses émotions. Les principales alternatives se situent donc en amont de la survenue de l'agitation. En premier lieu l'analgésie médicamenteuse doit être systématique et adaptée afin d'optimiser le déroulement des soins et limiter l'agitation. La qualité de la relation qui s'établie avec l'enfant joue un rôle primordial. Les parents sont des alliés précieux pour connaître les préférences de l'enfant et favoriser son approche. Il s'agit d'aller à la rencontre de l'enfant en rejoignant son univers. Une fois cette rencontre initiée, il devient possible d'accéder à l'enfant.

De manière générale, il faut éviter d'allonger l'enfant. Le choix de l'installation est guidé par la nature du geste. Afin d'aider l'enfant à s'installer spontanément dans la position requise pour le geste, il faut le distraire stratégiquement. La distraction agit en saturant la sensorialité de l'enfant. Les différents registres sensoriels (la vue, l'ouïe, le toucher, le goût et l'odorat) sont sollicités pour faire concurrence aux sensations douloureuses. Il s'agit de capter l'attention de l'enfant grâce à différents objets ludiques : marionnettes, bulles de savon, caresses et comptines. Ces initiatives réduisent considérablement le stress. Lorsque l'enfant grandit, vers trois ou quatre ans, on peut utiliser son imaginaire pour balayer les cinq sens et l'aider à se dissocier de la réalité du soin.

L'entrée en contact des mains du soignant avec l'enfant est un aspect à explorer en complément des autres éléments de distraction. On peut imaginer un « toucher distraction » (toucher du bout des doigts la peau de l'enfant au décours d'une comptine par exemple) pour préparer le « Toucher soin » et prévenir une réaction de surprise et donc de retrait. Certains gestes nécessitent l'immobilité d'une partie du corps de l'enfant. Or plus on l'immobilise plus l'enfant s'agite. Il est conseillé de favoriser le mouvement de la partie du corps opposée à celle qui doit rester immobile. Faire agiter, par exemple, un objet placé dans la main opposée à celle qui doit rester immobile.

Si l'enfant s'agite malgré tout il est préférable de suspendre le soin en laissant quelques instants à l'enfant pour qu'il récupère. S'enquérir de ce qui a pu déclencher sa détresse.

Pour aller plus loin : LOMBARD, B. Infirmière philosophe - Cécité empathique transitoire. Le Monde [en ligne] 6 juil. 2015. Disponible : https://www.lemonde.fr/sciences/article/2015/07/06/benedicte-lombart-infirmiere-philosophe_4672885_1650684.html

C

CONSULTATION

n.f. Trad. Angl. Consultation. Domaine Sciences médicales-infirmières.

Voir aussi : ENTRETIEN, EXAMEN, OBSERVATION, RECUEIL DE DONNÉES, RELATION D'AIDE

Période donnée, en milieu hospitalier ou extra-hospitalier, où un individu, en situation d'altération de santé, nécessite un avis médical ou infirmier, à partir de faits observables, de recueil de données, pour envisager un parcours de soin adapté.

Pour aller plus loin : D'ORGEVAL, P. Handicap : un support adapté pour l'échange patient-professionnel pendant la consultation *La santé en action.* N°440. 2017/06. pp. 22-23. Disponible en ligne : www.santepubliquefrance.fr/docs/handicap-un-support-adapte-pour-l-echange-patient-professionnel-pendant-la-consultation

↳ CONSULTATION INFIRMIÈRE

Selon l'Institut de Soins Infirmiers Supérieurs[173] « La consultation infirmière se fonde sur la réglementation de l'exercice infirmier telle qu'elle figure dans le Code de la Santé Publique. L'infirmière reçoit en consultation des personnes (individus, famille, groupe) qui lui sont adressés ou qui requièrent spontanément son intervention, dans un but précis relevant de sa spécificité professionnelle et/ou de son domaine d'expertise (soins de plaies, stomathérapie, information, éducation, aide et soutien psychologique). À partir des étapes du raisonnement clinique infirmier appliqué à ses champs de compétence (rôle autonome, interdépendant et dépendant), la consultation permet l'élaboration contractuelle d'un programme thérapeutique selon un processus de co-construction ». D'aprés l'article de Christophe Debout[174] : « des infirmières voient des malades, adressés par un médecin, en "consultation", dans un but précis, défini par l'objet de la consultation (soins de plaies, stomathérapie, éducation, relation d'aide...). Après une observation, elles formalisent les besoins du malade dans une perspective de soins infirmiers, prodiguent des soins, éduquent et fournissent des informations et des conseils dans le cadre de leur champ de compétence » (ISIS[175]).

Pour aller plus loin : MALAQUIN-PAVAN, E et LECOINTRE, B. *La consultation infirmière*. France : Lamarre. 2014.

CONTINUITÉ DES SOINS

loc. Trad. Angl. Continuum of care. Domaine Sciences infirmières.

Voir aussi : ORGANISATION DES SOINS, PROTOCOLE, REFUS DE SOIN, SOINS À DOMICILE

Relation établie avec une personne soignée devant suivre un traitement pour une durée donnée, selon le cas. Cette relation implique la transmission des données historiques de ce patient, qui relève encore du contexte médical (rejet, rechute, incidents liés au traitement...) pour aller vers une autre structure (domicile, centre...). Ce transfert des soins demande une surveillance constante et relève d'une organisation planifiée. Pour Yves Boschetti et al.[176] « la continuité des soins est devenue un critère de qualité », elle est définie dans le dictionnaire des soins infirmiers[177] Recherche comme « le caractère de la prise en charge des soins dont la permanence et la cohérence reposent sur l'action concertée des différentes personnes qui participent au projet de soin ». Dans le manuel d'accréditation de l'ANAES[178], il est précisé que « la qualité et la sécurité des prestations délivrées tout au long du parcours du patient sont abordées. En particulier, la continuité des soins doit être assurée depuis l'accueil jusqu'au retour au domicile ou au transfert vers une autre structure de soins [...], ainsi que la coordination des professionnels pour une prise en charge efficace [...] Des règles de responsabilités, de présence et de concertation sont mises en œuvre pour assurer la continuité des soins [...] La coordination et la continuité des soins s'appuient notamment sur les transmissions orales et écrites entre les diverses équipes ».

Pour aller plus loin : ROUILLARD, S. Le planning, outil révélateur de la qualité du contrat social. *Soins Cadres*. N°82 (Supplément), mai 2012. pp. S10-S1.

CONTRAT → VOIR ALLIANCE THÉRAPEUTIQUE, COMPLIANCE, ÉDUCATION THÉRAPEUTIQUE

COOPÉRATION

n.f. Trad. Angl. Cooperation. Domaine Sciences humaines.

Voir aussi : COLLABORATION, HÔPITAL, PLURIDISCIPLINARITÉ, RÉSEAU DE SOINS

Il s'agit de participation de plusieurs individus vers un
C'est « l'action d'apporter une aide ponctuelle ou
réalisation d'une opération, d'une activité. Gér
coopération est limitée dans le temps, et le but po
« coopérants » est d'arriver à ce que les groupes ou les
soutenues puissent, à plus ou moins long terme, se débrouiller et s'en sortir de façon autonome ». Pour R. Muchielli[179], il s'agit de participation intentionnelle et coordonnée des membres d'un groupe (ou de deux ou plusieurs personnes) dans une action commune. Les obstacles habituels à la coopération sont la compétition, l'égocentrisme, la non considération d'autrui (manque de confiance) et les obstacles ordinaires à la communication[180].

Pour aller plus loin : JOUET, E., LAS VERGNAS, O. et al. *Nouvelles coopérations réflexives en santé.* France : Éditions des archives contemporaines. 2014.

COOPÉRATION ENTRE APPRENANTS

Production personnelle incluant la concaténation (enchaînement logique ayant un rapport de cause à effet) de travail avec celui des autres apprenant.e.s engagés dans la même démarche de production.

Pour aller plus loin : HARRY, I et GAGNAYRE, R. Temporalité et usage des forums asynchrones dans le diabète de type 1. Contribution à l'Éducation thérapeutique du patient. *Santé Publique.* Vol. 25. N°4. 2013/07-08. pp. 399-409.

COOPÉRATION ENTRE PROFESSIONNEL.LE.S DE LA SANTÉ

Il s'agit de l'engagement interdisciplinaire ayant pour objet de mutualiser, entre eux, des pratiques professionnelles pour réorganiser des actions de soins envers les personnes soignées. Cette organisation fait souvent l'objet de projets rationnels formalisés par des protocoles (CSP[181]).

Pour aller plus loin : Association Mieux Prescrire. Maison de santé Decazeville-Aubin : une dynamique de prévention et de promotion de la santé. *Prescrire.* Vol. 40. N°444. 2020/10. pp. 779-782.

COORDINATION DES SOINS

loc. Trad. Angl. Coordination, Integration, Management. Domaine Sciences infirmières.

Voir aussi : ORGANISATION DES SOINS, SERVICE SANITAIRE, SOINS PRÉVENTIFS ET ÉDUCATIFS

Agencer de façon logique une organisation, un service, des ressources humaines, en vue de réaliser des objectifs. Dans la logique des parcours de soins, la coordination s'inscrit dans une volonté d'éviter des actes infirmiers isolés et de formaliser des actions collaboratives entre l'hôpital, la ville, les professionnels en santé autour des trajectoires des personnes soignées.

Pour aller plus loin : BRUN, N. et al. Logique de parcours et coordination des soins. Soins. N°806. Juin 2016. pp. 50-52.

COPING

néo. Trad. Angl. To cope signifiant faire face. Domaine Sciences humaines.

Voir aussi : HUMOUR, INTERACTION, PERSONNE RESSOURCE, RELATION D'AIDE, STRESS

La totalité des efforts cognitifs et comportementaux faits par la personne pour gérer les demandes précises, externes ou internes, qui sont évaluées comme épuisant ou excédant ses ressources ». Ce stress psychologique serait comme une résultante de l'interaction entre un individu et la demande de l'environnement (Lazarus et Folkman[182]). Pour Lazarus, l'état de stress psychologique est assimilable à une émotion, parfois, à des sentiments de menace parfois associés à des sentiments de malaise, et une impression de défi découlant essentiellement de l'évaluation (Appraisal) d'une situation comme potentiellement dommageable. Il est important d'insister sur l'importance de l'évaluation cognitive.

Pour aller plus loin : CHABROL, H. et CALLAHAN, S. *Mécanismes de défense et coping.* Paris : Dunod. 3e éd. 2018.

CORPS

n.m. Trad. Angl. Body. Domaine Sciences médicales-infirmières.

Voir aussi : DIGNITÉ, IMAGE CORPORELLE, OBSERVATION, POSTURE PROFESSIONNELLE, PUDEUR

Selon le *Dictionnaire culturel en langue française*[183], le corps est « issu du latin « *corpus* », ce terme est aussi employé pour nommer des objets matériels et désigne des ensembles de personnes ou de choses. Élément anatomique étudiable isolément (en médecine), il est un organisme humain en tant que réalité observable (anthropologie, somatologie...)... ». L'équipe soignante intervient dans le cadre d'une relation privilégiée avec le corps malade d'une personne. La représentation des soignants influence la qualité du soin pour conduire au changement des habitudes de vie des patients.

Cit. *« Plus le corps est faible, plus il commande, plus il est fort, plus il obéit*[184] *».*

Pour aller plus loin : MEHL, V. et BODIOU, L. *Dictionnaire du corps dans l'Antiquité*. Presses universitaires de Rennes (PUR). 2019.

C

CRISE

n.f. Trad. Angl. Crisis. Domaine Sciences humaines-infirmières.

Voir aussi : AGRESSIVITÉ, ANGOISSE, ÉMOTIONS, GESTION DES CONFITS, STRESS

Selon le *Dictionnaire historique de la Suisse*[185], « le terme de crise, du grec *krisis* (choix, lutte, décision, dans un contexte médical, théologique ou juridique), utilisé en français dès le 17e s. et en allemand dès le 18e pour caractériser une situation, d'abord militaire, puis aussi politique, qui exige de prendre une décision ou des mesures concrètes. Dès lors, diagnostiquer une crise sert aussi à justifier une intervention, tandis que des groupes d'intérêt suscitent par leurs discours des crises réelles ou feintes pour imposer leurs vues. À l'âge des révolutions, le terme exprime d'une part, en philosophie de l'histoire, "l'arrivée des temps nouveaux" ; il constitue "le facteur et l'indice d'un changement d'époque" sans précédent et de portée historique fondamentale (Reinhart Koselleck). D'autre part, il s'introduit dans la langue scientifique et dans l'usage commun pour désigner toutes sortes de situations délicates impossibles à résoudre par les procédés habituels. Ces situations peuvent être uniques ou se répéter, voire devenir chroniques... ». Pour la médecine, la crise peut relever d'événements pathologiques, se manifestant pour un temps donné avec une évolution soit positive, soit négative (par exemple, crise cardiaque, crise d'appendicite...).
En lien avec la psychologie, la crise survient dans le développement de l'enfant, de l'adolescent (bouleversements divers...). Pour Jacques Chalifour[186] « la crise n'est pas la situation traumatisante en elle-même (par exemple être agressé) mais plutôt la perception d'une situation donnée et la réponse d'une personne à cette situation. Un état de crise se produit quand une personne fait face à un obstacle à un but important de sa vie qui, pour un certain temps, semble insurmontable par l'utilisation des méthodes habituelles de solution de problème. Une période de désorganisation s'ensuit, période d'inconfort durant lesquelles différentes tentatives de solution sont utilisées en vain. Éventuellement, une certaine forme d'adaptation se produit, qui peut ne pas être dans le meilleur intérêt de la personne et de ses proches. »

Pour aller plus loin : COMBALBERT, L. et DELBECQUE, E. *La gestion de crise*. Paris : PUF. 2012.

CROYANCES

n. f. Trad. Angl. Belief. Domaine Sciences humaines.

Voir aussi : IDENTITÉ, INTUITION, NORMES, SPIRITUALITÉ, VALEURS

Fait de tenir pour vrai un énoncé qui n'est pas ou ne peut être vérifié ou démontré. Selon G. Thines et A. Lempereur[187], « la croyance se fonde sur le témoignage ou l'intuition personnelle ». Pour Virginia Henderson[188], une personne agit par rapport à ce qu'elle croit sur le moment et cette croyance est une certitude pour elle. Pour collaborer à une méthodologie de recherche et d'investigation en soin infirmier, V. Henderson propose plusieurs processus liés aux croyances des individus, classés dans l'ordre suivant :

- « **l'intuition** (Lueur de - vérité - dans un effort inconscient) ;
- **l'autorité, tradition, coutumes ; hasard** (expérience personnelle accidentelle) ;
- **le tâtonnement** (expérience personnelle intentionnelle) ;
- **la généralisation**, à partir d'expériences ;
- **la logique, la déduction, le raisonnement syllogistique**, ou argumentation structurée avec hypothèses principales et secondaires, et conclusion ;
- **le raisonnement inductif** conduisant à une conclusion reposant sur des faits présentant des liens entre eux, en particulier de nombreuses observations ; la recherche, l'enquête scientifique structurée et systématique dans le but de répondre à une question, d'éclairer une théorie ou de résoudre un problème ».

Pour aller plus loin : ATLAN, H. *Croyances.* France : Autrement. 2014.

CULTURE

n.f. Trad. Angl. Culture. Domaine Sciences humaines.

Voir aussi : ANTHROPOLOGIE, RELATIONS INTERCULTURELLES, SOINS TRANSCULTURELS

La culture est un ensemble de connaissances permettant de développer le sens critique, la communication entre les individus. Selon l'UNESCO[189], la culture est un « ensemble des traits disctincts, spirituels et matériels et affectifs, qui caractérisent une société ou un groupe social. Pour Alain Rey[190], la culture « englobe, outre les arts et les lettres, les modes de vie, les droits fondamentaux de l'être humain, les systèmes de valeurs, les traditions et les croyances ».

Pour aller plus loin : DJADAOUDJEE, L. La barrière culturelle dans le soin. *La revue de l'infirmière.* Vol. 62. N°195. Novembre 2013. pp. 37-39. Doi : 10.1016/j. revinf. 2013.08.012.

➥ MINORITÉ CULTURELLE

Syn. Différence culturelle.

Voir aussi : DROITS DE L'HOMME

Catégorie sociologique identifiée dans un pays donné. Groupe différencié des normes culturelles de la majorité sociale, il peut faire l'objet de discrimination. Les droits des minorités, comme s'appliquant à des minorités ethniques, religieuses ou linguistiques et des peuples autochtones, font partie intégrante du droit international des droits de l'homme. Groupes vulnérables (par exemple, les gens du voyage, les personnes immigrées, minorités religieuses, personnes handicapées...). Ils sont souvent soumis à un traitement différent dans les pays qu'ils traversent ou dans lesquelles ils tentent d'asseoir une stabilité sociale.

> **Cit.** « *Les gens du voyage suisses ou étrangers vivant en Suisse sont victimes de discriminations. (...) la situation s'est même détériorée ces dernières années, notamment en ce qui concerne le logement. Ainsi commence le communiqué de presse de la fondation Assurer l'avenir des gens du voyage suisses et de la Commission fédérale contre le racisme (CFR), qui apprécie que le gouvernement reconnaisse clairement la situation*[191] ».

> **Pour aller plus loin :** BERT, C., BOTSON, A.-L. et al. *Interculturalité et soins de santé : un questionnement éthique*. Namur : Presses universitaires de Namur. 2013.

C

Bibliographie C

1 Centre National de Ressources Textuelles et Lexicales, CNRTL [en ligne]. 2012. Disponible : http://www.cnrtl.fr

2 SCHUHL, C. Métiers de la petite enfance. Juillet-août 2007. N°131. pp 6-7.

3 KOUZNETSOV, L. La tendresse des soignants, passager clandestin en néonatalogie ? *Annales médico-psychologiques.* Doi : 10.1016/j. amp. 2017.04.001.

4 CICCONE, A. Contenance, enveloppe psychique et parentalité interne soignante J Psychanal Enfant 2012 ; 2 : 397-433. *Cit.* par L. Kouznetsov.]

5 WINNICOTT, D.W. *La préoccupation maternelle primaire. De la pédiatrie à la psychanalyse.* Paris : Payot. 1975. *Cit.* par L. Kouznetsov.

6 FEDOR MC, GROUSSET, S. LEYSSENE-OUVRARD, C. MALAQUIN-PAVAN, E. Le toucher au cœur des soins, Guide pour la pratique, la formation et l'évaluation en soins infirmiers. 2007. Disponible : http://www.sfap.org/system/files/toucher-coeur-des-soins-version-courte.pdf

7 Les articles : Care/caring- Les théories politiques du care- Care/caring et autonomies- Care/Caring et soins infirmiers sont rédigé par Eliane Rothier-Bautzer (2018) pour le Dictionnaire des concepts en sciences infirmières.

8 TRONTO, J. *Un monde vulnérable, pour une politique du care.* Paris : La découverte. 2009.

9 PAPERMAN, P. et LAUGIER, S. (dir.). *Le souci des autres. Éthique et politique du care, nouvelle édition augmentée.* Paris : EHESS, coll. « Raisons pratiques ». 2011.

10 MOLINIER, P., LAUGIER, S. et PAPERMAN, P. (dir.). *« Qu'est-ce que le care ? Souci des autres, sensibilité, responsabilité ».* Petite bibliothèque Payot. 2009.

11 HUGHES E. C. *Le Regard Sociologique.* Paris : EHESS. 1996

12 ROTHIER BAUTZER, E. *Le Care négligé, Les professions de santé face au malade chronique.* Bruxelles : De Boeck. 2013.

13 ROTHIER BAUTZER, E. *Entre Cure et Care. Enjeux de la professionnalisation infirmière.* Éditions Lamarre, Wolters Kluwer. 2012.

14 EHRENBERG, A. « L'autonomie n'est pas un problème d'environnement, ou pourquoi il ne faut pas confondre interlocution et institution », Comment penser l'autonomie ? Entre compétences et dépendances, Jouan Marlène, Laugier Sandra (dir.). pp. 203-219. PUF. 2009.

15 ROTHIER BAUTZER, E. 2016. « Une approche sociologique du soin comme travail relationnel », in Journal International de Bioéthique (JIB) dossier « innovations pédagogiques et éthique en santé ». Vol. 27, n°1. pp. 41-57.

16 Article rédigé par Eliane ROTHIER BAUTZER.

17 ROTHIER BAUTZER, E. (2013). *Le Care négligé ; Les professions de santé face au malade chronique.* Bruxelles : Éditions De Boeck. 152 p.

18 ENGEL, G. L. 1977, The Need for a New Medical Model : A Challenge for Biomedicine, Science, New Series. Vol. 196, n°4286 (Apr. 8). pp. 129-136.

19 JECKER N. Self D. 1991, "Separating Care and Cure: An analysis of historical and contemporary images of nursing and medicine", Journal of Medicine and Philosophy, 16 (3), pp. 285-306. Rothier Bautzer, E., 2012, Entre Cure et Care. Enjeux de la professionnalisation infirmière, Éditions Lamarre, Wolters Kluwer.

20 KEROUAC, S., PEPIN, J. et al. *La pensée infirmière.* 3e éd. 2010. Canada : Chenelière Éducation.

21 Traduit librement par moi-même, à partir : Source : HOOD, Lucy, J. Leddy & Pepper's : Conceptual bases of Professional Nursing. USA : Wolters Kluwer- Limmincott Willians & Wilkins. 7e ed. 617 p. (The point). Page citée 135-137.

22 Roy & Andrews, 1999. p. 36, cité par *Ibid.*

23 Dictionnaire de l'Académie française. 9e éd. Préfacée par DRUON, Maurice [en ligne]. Disponible : http://atilf.atilf.fr/academie9.htm

24 LECLERC, A., PAPOZ, L. et al. *Dictionnaire d'épidémiologie*. Paris : Frison-Roche. 1990.

25 *Ibid.*

26 BORGÈS DA SILVA, R. Taxonomie et typologie : comment rapprocher les cadres conceptuels des différentes écoles de pensée ? [en ligne]. *Santé Publique*. Vol. 26, 1/2014. pp. 87-88. Disponible à l'adresse : www.cairn.info/revue-sante-publique-2014-1-page-87.htm

27 American Nurses Association [en ligne]. 2015. Disponible à l'adresse : http://www.nursingworld.org/

28 CELIS–GERADIN, M. TH. Les classifications de la pratique des soins infirmiers [Pdf]. 2008. Disponible à l'adresse : http://www.afedi.com/documentations/fichiers/13/1.pdf

29 NANDA International [en ligne]. 2014. Disponible à l'adresse : http://www.nanda.org/

30 Conseil International des Infirmières [en ligne]. 2014. Disponible à l'adresse : http://www.icn.ch/fr/about-icn/about-icn/

31 OMAHA system [en ligne]. 2014. Disponible à l'adresse : http://www.omahasystem.org/problemclassificationscheme.html

32 Organisation Mondiale de la Santé : International Classification of Functioning, Disability and Health [en ligne]. 2015. Disponible à l'adresse : http://www.who.int/en/

33 PHANEUF, M. Relation d'aide et utilisation thérapeutique de soi, des outils pour les soins infirmiers [en ligne]. Prendre soin. Décembre 2011. MàJ 2015. Disponible : http://www.prendresoin.org/

34 *Trésor de la langue française, Dictionnaire de la langue du XIXe et du XXe siècle. Opus Cit.*

35 Conseil Canadien des infirmières et infirmiers en soin cardiovasculaires [en ligne]. 2015. Disponible : http://www.cccn.ca/

36 DABRION, M. *Raisonnement et démarche clinique infirmière : Enseignement et apprentissage*. Paris : De Boeck. 2011.

37 BOUDIER, C., ARDIC-PULAS, T. et al. *Raisonnement et démarche clinique infirmière : Projet de soins infirmiers : U.E. 3.1 ; 3.2*. Issy-les-Moulineaux : Elsevier-Masson. 2011.

38 PSIUK, T. Raisonnement clinique et personnalisation des soins. *Savoirs et soins infirmiers*. [Pdf]. *EMC*. [60-285-U-10] Doi : 10.1016/S0000-0000(09)54078-8

39 BOULA, J-G. Comment renforcer le processus de professionnalisation dans la pratique soignante ? *Savoirs et soins infirmiers*. [Pdf]. *EMC*. 2010:1-8. [Article 60-040-P-60].

40 PHANOEUF, M. Le jugement clinique, cet outil professionnel d'importance [en ligne]. Prendre soin. 2008. MàJ 2015. Disponible : http://www.prendresoin.org/

41 KEROUAC, S., PEPIN, J. et al. *La pensée infirmière. Opus Cit.*

42 Cité In ANZIEU, D. et al. *Dictionnaire de psychologie*. PUF. 2007.

43 CIFALI, M. Faculté de Psychologie et des Sciences de l'Éducation. Cité In DABRION, M. *Raisonnement et démarche clinique infirmière : Enseignement et apprentissage*. Paris : De Boeck. 2011.

44 PSIUK, T. Évolution de la singularité vers l'interdisciplinarité. *Recherche en soins infirmiers*. N°84. 2006. pp. 16-26.

45 *Journal officiel* du 22 juillet 2005. Commission générale de terminologie et de néologie.

C

46 Délégation générale à la langue française et aux langues de France (Ministère de la culture et de la communication) [en ligne]. 2015. Disponible : http://franceterme.culture.fr/FranceTerme/

47 HENDERSON, V. *La nature des soins infirmiers*. Présentation des textes par COLLIERE, M.F. Paris : Interéditions. 1994.

48 LEGENDRE, R. *Dictionnaire actuel de l'éducation*. Guérin : Canada. 3e éd. 2006.

49 THINES, G. et LEMPEREUR, A. *Dictionnaire général des sciences humaines*. Louvain-La-Neuve : CIACO. 1984.

50 MINDER, M. *Champs d'action pédagogique. Une encyclopédie de l'éducation*. Bruxelles : de Boeck Université. 1997.

51 THINES, G. et LEMPEREUR, A. *Opus. Cit.*

52 DEVELAY, M. cité par GRANGEAT, M. *La métacognition, une aide au travail des élèves*. Paris : Édition ESF. 1997.

53 LEGENDRE, R. *Dictionnaire actuel de l'éducation*. Guérin : Canada. 3e éd. 2006.

54 BIOY, A. et FOUQUES, D. *Manuel de psychologie du soin*. France : Bréal. 2002.

55 DEPECKER, L. *Les mots de la francophonie*. Paris : Belin. 1988.

56 MASCHESNAY, M. et MORVAN, Y. Définition des niveaux systémiques : Notions de niveaux d'organisation de fonction et de triangulation systémique : macro, méso. [Pdf]. *Revue d'économie industrielle*. N°8. 1979. pp. 99-103. Disponible : http://www.persee.fr/web/revues/home/prescript/article/rei_0154-3229_1979_num_8_1_1931

57 NADOT, M. Au commencement était le prendre soin. *Soins*. N°700, novembre 2005. pp. 37-40.

58 KEROUAC, S., PEPIN, J. et al. *La pensée infirmière*. Opus Cit.

59 VEROT, J-P. Sectorisation et soins communautaires. *Soins Psychiatrie*. Vol. 27. N°244. Juin 2006. pp. 38-41.

60 TOCHEPORT, P. et FOUASSIER, P. Le partenariat avec l'équipe mobile de soins palliatifs, une ressource. *L'aide-soignante*. Vol. 8. N°125. Mars 2011. pp. 17-21.

61 MACREZ, P. La collaboration infirmière/aide-soignante au service du projet de soins. *L'aide-soignante*. Vol. 24. N°115. Mars 2010. pp. 24-25.

62 BENLAHOUÈS, D. La responsabilité de l'aide-soignante. *L'aide-soignante*. 2009. 112 : 10-9.

63 PEARSON, A. Intégrer les acteurs des soins infirmiers dans la collaboration Cochrane. *Soins*. Vol. 57. N°771. Décembre 2012. pp. 18-21.

64 La collaboration Cochrane est une organisation internationale indépendante et non commerciale dont la finalité réside dans la mise à disposition, à l'échelle mondiale, d'informations actualisées relatives à l'impact des soins de santé. Elle favorise la production de données probantes grâce à la réalisation d'essais cliniques randomisés ou de tout autre type d'étude ayant pour objet une intervention de soins.

65 Organisation Mondiale de la Santé. *Manuel d'éducation pour la santé dans l'optique des soins de santé primaire*. Genève : OMS. 1990.

66 NISBET, A. Robert. *La tradition sociologique*. France : PUF. 2012.

67 FERREOL, G., GAUCHE, P. et al. *Dictionnaire de sociologie*. Paris : Armand Colin. 4e éd. 2011.

68 Organisation Mondiale de la Santé. *Manuel d'éducation pour la santé dans l'optique des soins de santé primaire*. Genève : OMS. 1990.

69 LECLERC, A., PAPOZ, L. et al. *Opus Cit.*

70 BLANQUET, M-F. Harold Dwight Lasswell (1902-1978) [en ligne]. 04/07/2011. Disponible : http://www.cndp.fr/savoirscdi/

71 QUILLET. *Dictionnaire Quillet de la langue française. l'art d'écrire et de bien rédiger.* (Vol. 1 : A-D). France : Librairie Aristide Quillet. 1948.

72 DEMOURES, G. Paroles de déments, parole aux déments. *Gérontologie et société.* [Pdf]. N°106. 3/2003. pp. 111-128.

73 TERRAT, É. La communication fonctionnelle. *L'aide-soignante.* Vol. 27, n°150, octobre 2013. pp. 12-14.

74 BIOY, A., BOURGEOIS, F. et al. *Communication soignant-soigné : repères et pratiques.* Paris : Bréal. 2003.

75 SEMELIN, J. *Non-violence.* Encyclopædia Universalis [en ligne]. 2015. Disponible à cette adresse : http://www.universalis.fr/encyclopedie/non-violence/

76 ROSENBERG, M-B et ROJZMAN, C. *Les mots sont des fenêtres, ou bien ils sont des murs : introduction à la communication non violente.* Paris : La Découverte. 2e éd. 2005.

77 MOLHO, P. et MOUGEOT, C. La communication non violente : une approche équilibrée et constructive des relations au service des soignants et des patients. *La Revue francophone de gériatrie et de gérontologie.* Vol. 15, n°148, 09/2008. pp. 412-417.

78 COSNIER, J., BROSSARD, A. et al. *La communication non verbale.* Paris : Delachaux Et, Niestlé. 1993.

79 DANVERS, F. *700 mots-clefs pour l'éducation.* France : Presses universitaires de Lille. 1992.

80 ROUQUETTE, M-L. *La communication sociale.* Paris : Dunod. 1998.

81 RAYNAL, F. et RIEUNIER, A. *Pédagogie, dictionnaire des concepts : apprentissages, formation, psychologie cognitive.* Issy-les-Moulineaux : ESF. 1997.

82 Citation de P.-G. de Gennes cité par *Centre National de Ressources Textuelles et Lexicales,* CNRTL. Portail lexical [en ligne]. 2015. Disponible à cette adresse : http://www.cnrtl.fr

83 BIOY, A., BOURGEOIS, F. et al. *Communication soignant-soigné : repères et pratiques.* Paris : Bréal. 2003.

84 WATZLAWICK, P. (dir.), 1967, trad. fr. 1972, rééd. France : Seuil, coll. 1979.

85 PHANEUF, M. *Opus. Cit.*

86 CHALIFOUR, J. *L'intervention thérapeutique : les fondements existentiels- humanistes de la relation d'aide.* Vol. 1. Montréal : Gaëtan Morin. 1999.

87 MAILLARD, N. Emmanuel Lévinas et l'éthique médicale. De la relation à l'Autre au rapport de soin. *Éthique & Santé.* Vol. 1. N°2. Mai 2004. pp. 100-106.

88 BASSET, Lytta (Sous a dir.). *S'ouvrir à la compassion.* Paris : Albin Michel. 2009.

89 ZARIFIAN, P. *Le modèle de la compétence. Trajectoire historique, enjeux actuels et propositions.* Paris : Liaisons. 2001.

90 PERRENOUD, P. Compétences, langage et communication, in COSTANTINO, Maeder et al. *Didactique des langues romanes. Le développement de compétences chez l'apprenant.* Bruxelles : De Boeck Supérieur. 2001.

91 PERRENOUD, P. Mobiliser les savoirs. *Les Cahiers pédagogiques,* n°408, novembre, pp. 39-40. 2002. p. 39.

92 WITTORSKI, R. *Analyse du travail et production de compétences collectives.* Paris : L'Harmattan. 1997.

93 LE BOTERF, G. *De la compétence à la navigation professionnelle.* Paris : Les Éditions d'Organisations. 1997.

94 FERRY, G. (1997). *Le trajet de la formation*, Paris : Dunod, Cit. par AKROUR, K. *Formation des infirmiers par « l'approche par compétence » : nouveauté pédagogique ou continuité ?* [Pdf]. Mémoire de master. Université de Rouen. 2009. Disponible : http://www.univ-rouen.fr/civiic/memoires_masterICF/textes/T_AKROUR.pdf

95 STALDER, P. (Dr.), BÖLLER, N. et al. Projet « *Les compétences en culture informationnelle dans les Hautes écoles suisses ». Normes suisses sur les compétences en culture informationnelle.* [Pdf]. 2011. Disponible : http://www.informationskompetenz.ch/doc/e-lib/1_f_normes%20suisses%20sur%20les%20comptences.pdf

96 BERRY, A., CATAJAR, N. et al. (Membres du groupe de travail). *Glossaire utilitaire en Éducation Pour la Santé.* [Pdf]. Direction Régionale des Affaires Sanitaires et Sociales de Bourgogne. (DRASS). 2002. 67 pages. Édité par le Groupement Régional de Santé Publique (GRSP). MàJ 2015. Disponible sur le site portail de santé publique en Bourgogne, Épisanté. Disponible : https://episante-bfc.org/

97 Définition des compétences psychosociales, selon l'Organisation Mondiale de la santé. 1993. Disponible sur le site académique : www.crdp-pupitre.ac-clermont.fr

98 FONTAINE, M. L'accompagnement, un lieu nécessaire des soins infirmiers... », *Pensée plurielle* 3/2009. N°22. pp. 53-63. Disponible à l'adresse : www.cairn.info/revue-pensee-plurielle-2009-3-page-53.htm.

99 MOTTAZ, A.M. *Les concepts en sciences infirmières.* Lyon : Édition Mallet Conseil. 2009.

100 CNRTL. Disponible: https://www.cnrtl.fr.

101 NADOT, M. *Le mythe infirmier ou le pavé dans la mare !* Paris : L'Harmattan. 2012. pp. 27, 63, 70-71, 87, 176.

102 NADOT, M. 140-141, 166.

103 NADOT, M. Ibid., pp. 166-168.

104 NADOT, M. Ibid., pp. 74-75, 152-154 ; et Nadot, M. La discipline infirmière, les trois temps du savoir. Londres : ISTE éditions, 2020, pp. 53, 63-64.

105 Aux XVIIe siècle et jusqu'au milieu du XVIIIe siècle, les médecins ne sont pas à demeure dans l'hôpital et « n'interviennent que ponctuellement dans celui-ci. Les interventions sont variables d'un hôpital à un autre ».

106 NADOT, 2020, p. 75. Comme le relève Michel Foucault, « l'hôpital général n'est pas un établissement médical (...) Dans son fonctionnement, ou dans son propos, l'Hôpital général ne s'apparente à aucune idée médicale ».

107 FOUCAULT, M. Histoire de la folie à l'âge classique. Paris : Gallimard. 1972. pp. 60-61.

108 « Collaboratrice intelligente mais disciplinée du corps médical » circulaire du 28 octobre 1902 d'Émile Combes, Ministre de l'intérieur et des cultes. Cf. NADOT, la discipline infirmière. 2020. p. 198.

109 « L'infirmier ne travaille qu'en collaboration avec un médecin patenté et sous sa direction », Ibid. p. 74.

110 « L'infirmière doit seconder le médecin, mais ne doit jamais se substituer à lui, et le meilleur moyen de l'en empêcher est de limiter son instruction aux choses de son état. Simple exécutante, toute initiative lui demeure interdite » (Knibielher, Y. Histoire des infirmières en France au XXe siècle. Paris : Hachette, 2008, p. 69).

111 Exemple de la servante de la gouvernante qui devient « sous infirmière » à l'arrivée des sœurs en 1771 à l'hôpital de Fribourg (Nadot, 2020, p. 50). Notons encore les aides-infirmières et les aides-hospitalières qui font partie en 1854 de ces « pauvres vulgaires dévouements que l'on ne célèbre point » selon Valérie de Gasparin.

112 NADOT, Ibid., p. 52-53.

113 Garder, veut dire « prendre soin de ce qui est confié » (Nadot, 2020, p. 39). À la fin du XVIII e , siècle, la « gardienne de l'hôpital » devient la « garde-malade ». Après avoir été gardienne des lieux (avec ce qu'il y a dedans) la soignante devient la gardienne des malades (avec ce qu'il y a autour). Les représentations s'inversent ! (Nadot, Ibid., p. 74).

114 SAINSAULIEU, R. *L'identité au travail.* Paris : Presses de la Fondation nationale des sciences politiques. 1985. p. 306 et 331.

115 POISSON, M. « Infirmières, enseignantes et pionnières ». *Recherche en soins infirmiers.* 109. Juin 2012. pp. 69-92.

116 NADOT, M. *La discipline infirmière, les trois temps du savoir.* Londres : ISTE éditions, 2020. p. 215.

117 DELMAS cité par NADOT, Ibid, p. 216.

118 SAINSAULIEU, Ibid., pp. 308-309.

119 NADOT, M. *Le mythe infirmier ou le pavé dans la mare !* Paris : L'Harmattan. 2012. p. 211.

120 L'habitus linguistique est le produit des conditions sociales du discours. « C'est ce que l'on a acquis, mais qui s'est incarné d'une façon durable dans le corps sous forme de dispositions permanentes qui fait que nous reproduisons les conditions sociales de notre propre production, mais d'une façon relativement imprévisible » Bourdieu, P. Questions de sociologie. Paris : Éditions de Minuit, 1984. p. 134.

121 IVANOV-MAZZUCCONI, S., DIGONNET, E. et al. Dictionnaire infirmier de psychiatrie. Paris : Masson. 2005.

122 BIOY, A., BOURGEOIS, F. et al. *Opus. Cit.*

123 NEVES, C. Comprendre les mécanismes de l'observance pour la favoriser. La revue de l'infirmière. Vol. 63. N°202. Juin 2014. pp. 29-31.

124 CNRTL [en ligne]. 2012. Disponible : http://www.cnrtl.fr

125 IMBS, P. (sous la dir.) Trésor de la Langue Française T5. Dictionnaire de la langue du XIXe et du XXe siècle (1789-1960). Paris : éditions du Centre National de la recherche Scientifique. 1981.

126 RAYNAL, F. et RIEUNIER, A. Pédagogie, dictionnaire des concepts : apprentissages, formation, psychologie cognitive. Issy-les-Moulineaux : ESF. 1997.

127 FORMARIER, M., POIRIER, C. et al. Les concepts organisateurs de la science. Leur application aux soins infirmiers. *Recherche en soins infirmier.* N°43, décembre, 1995. pp. 68-80.

128 L'ÉCUYER, R. *Le développement du concept de soi. De l'enfance à la vieillesse.* Montréal : Presses de l'Université de Montréal. 1994.

129 BEE, H. et BOYD, D. Adaptation française par GOSSELIN, François. *Les âges de la vie : Psychologie du développement humain.* Canada : Pearson éducation. 3e éd. 2008.

130 Cité dans DABRION, M. Raisonnement et démarche clinique infirmière : Enseignement et apprentissage. Paris : De Boeck. 2011.

131 ABLONDI, R., ALLUARD, E. et al. Univers de la profession infirmière : Ouvertures. Paris : Presses de Lutèce. 1992. Vol. 3. 376 p. Page citée : 74. Auteur : KATTAN-FARHAT, Madeleine.

132 KEROUAC, S., PEPIN, J. et al. La pensée infirmière. *Opus Cit.*

133 CNRTL. Portail lexical [en ligne]. 2015. Disponible : http://www.cnrtl.fr

134 KEROUAC, S. et al. La pensée infirmière. *Opus. Cit.*

135 BIOY, A. et FOUQUES, D. Manuel de psychologie du soin. *Opus. Cit.*

136 *Ibid*

137 ROUSSEAU, D.M. et al. Not So DifferentAfter All : A Cross-Discipline View of Trust. Academy of Management Review. Vol. 23. N°3. 1998. pp. 393-404. Cité par L'Analyse Économique de la Confiance, Bruxelles : De Boeck Université. 2008.

138 GARNEAU, J. La confiance en soi [en ligne]. Site Ressources en développement, InfoPsy. 2005. Disponible : http://www.redpsy.com/infopsy/confiance.html

139 ZUCKER L. Production of trust : institutional sources of economic structure : 1840-1920 Research in Organization Behaviour 1986 ; 8 : 53-111. Cité par MICHON, Florence. La confiance, un levier de la qualité des soins. *Soins*. Vol. 58. N°779, octobre 2013. pp. 36-38.

140 MICHON, F. La confiance, un levier de la qualité des soins. *Soins*. Vol. 58. N°779. Octobre 2013. pp. 36-38.

141 DULUC, A. Leadership et confiance, développer le capital humain pour des organisations performantes. Paris : Dunod. 2008. Cité par MICHON, Florence. Opus. Cit.

142 REY, A. (sous la dir.) *Dictionnaire historique de la langue française*. Paris : Le Robert. T1. 2006.

143 LOMBARD, A. L'approche psychocorporelle dans la relation d'aide. *Soins*. Vol. 58. N°773. Mars 2013. pp. 44-45.

144 ZYLBERGBERG, D., LACOSTE, D. et al. Le secret partagé. *Soins Psychiatrie*. Vol. 27, n°247. Décembre 2006. pp. 37-39.

145 DEVERS, G. Principes universels de déontologie infirmière. *Droit, déontologie et soin*. Vol. 5, n°1, 03/2005. pp. 4-64.

146 PHANEUF, M. *La relation soignant-soigné : Rencontre et accompagnement*. Montréal : Chenelière éducation. 2011.

147 DANVERS, F. *700 mots-clefs pour l'éducation*. France : Presses universitaires de Lille. 1992.

148 *Ibid.*

149 MIALARET, G. *La psychopédagogie*. France : PUF. 1987.

150 CHAMPY, P., ÉTÉVÉ, C. (Sous la dir.) et al. *Dictionnaire encyclopédique de l'éducation et de la formation*. Paris : Retz. 3e éd. 2005.

151 REY, A. (Sous la Dir. De). *Dictionnaire culturel en langue française*. Paris : Le Robert. 2005. Vol. IV. 2083 p.

152 APM (Agence Presse médicale), 2012.

153 FOUGEYROLLAS, P., CLOUTIER, R. et al. Classification québécoise. Processus de production du handicap, Québec. Réseau international sur le Processus de production du handicap. 1998.

154 MIALARET, G. *Vocabulaire de l'éducation : Éducation et sciences de l'éducation*. Paris : PUF. 1979.

155 POTIER, M. *Dictionnaire encyclopédique des soins infirmiers : Dictionnaire à l'usage des étudiants et professionnels infirmiers*. Reuil-Malmaison : Lamarre. 2002.

156 *Ibid.*

157 Charte du patient hospitalisé. Ministère de la santé. 17 mai 2013. Disponible : http://solidarites-sante.gouv.fr/IMG/pdf/charte_a4_couleur.pdf

158 Loi n°2002-303 du 4 mars 2002 [en ligne]. Légifrance. Disponible à cette adresse : http://www.legifrance.gouv.fr

159 REVEL, M. (rapporteur). Le Conseil génétique (Comité International de bioéthique). Rapport ; Janvier 1995. [Pdf]. United Nations Educational Scientific and Cultural Organization (Unesco) : MàJ 2015. Disponible : http://unesdoc. unesco.org/images/0013/001323/132341f.pdf

160 DANVERS, F. *700 mots-clefs de l'éducation et la formation tout au long de la vie*. 2e éd. France : Presses Universitaires du Septentrion. 2003.

161 REY, A. *Dictionnaire historique de la langue française*. Paris : Robert. 2016.

162 Dictionnaire de l'Académie française. 9 éd. Disponible : http://www.cnrtl.fr/definition/academie9

163 Centre National de Ressources textuelles et lexicales : http://www.cnrtl.fr

164 STEFKA, IVANOV-MAZZUCCONI, DIGONNET, E. et al. *Dictionnaire infirmier de psychiatrie*. Elsevier-Masson. 2005.

165 26 janvier 2016, en son article 72, modifie l'article L. 3222-5-1.

166 Haute Autorité en Santé : https://www.has-sante.fr//portail/upload/docs/application/pdf/contention.pdf)

167 Ordre infirmiers français. Code de déontologie, disponible sur le site de l'ordre infirmier : https://www.ordre- infirmiers.fr/assets/files/000/codedeonto_web.pdf

168 Article rédigé par Bénédicte LOMBARD, pour le Dictionnaire des sciences infirmières.

169 HULL, K. et CLARKE, D. Restraining children for clinical procedures: a review of the issues. Br J Nurs. 2010;19(6):346–350.

170 CRELLIN, D. BABL, FE. SULLIVAN, TP. CHENG, J. O'SULLIVAN, R. HUTCHINSON, A. Procedural restraint use in preverbal and early-verbal children. Pediatr Emerg Care. 2011;27(7):622–627.

171 LOMBART, B. ANNEQUIN, D. CIMERMAN, P. MARTRET, P. CHARY-TARDY, A-C, TOURNIAIRE, B. et al. Peut-on mesurer l'utilisation de la contention lors des soins douloureux en pédiatrie? Arch Pediatr. 2013;20(5 Supplement 1):H202–H203.

172 BENEDICTE, L. *Les soins en pédiatrie - Faire face au refus de l'enfant*. Seli Arslan ; 2016. 256 p.

173 Arrêté du 1er septembre 2020 relatif à l'autorisation du protocole de coopération « Consultation infirmière de suivi des patients atteints de dystrophie myotonique de Steinert (DM1) entre deux consultations multidisciplinaires » .NOR : SSAH2022464A .JORF n°0217 du 5 septembre 2020. Texte n° 16. Disponible sur le site Légifrance: https://www.legifrance.gouv.fr/

174 JOVIC, L. La consultation infirmière : une réalité dans le secteur hospitalier, mémoire de l'école nationale de santé publique, 2000 IN DEBOUT, C. Consultation infirmière, un nouveau rôle à investir dans le champ clinique infirmier. Soins. Vol. 51, n°707, aoUt 2006. pp. 35-39.

175 ISIS (Institut de Soins Infirmiers Supérieurs) [en ligne]. 2015. Disponible : http:// www.webisis.com

176 BOSCHETTI, Y., LECLERCQ, C. et al. Vous avez dit continuité des soins ? *Médecine palliative*. Vol. 5, n°2, avril 2006. pp. 78-81.

177 MAGNON, R., DéCHANOZ, G. et al. Dictionnaire des soins infirmiers. éditions AMIEC. 2002.178 Manuel d'Accréditation des établissements de Santé. Chapitre 3 sur la prise en charge du patient [en ligne]. 2e Procédure d'Accréditation. ANAES. Septembre 2004. Disponible : http://www.optimiz-sih-circ-med.fr/Documents/HAS_manuel_ accreditation_v2_09-2004.pdf.

179 MUCHIELLLI, R. *Le travail en équipe*. Cité par BELLENGER, L. et PIGALLET, P. *Ibid.*

180 LIMBOS, E. La participation. Conseils et méthodes pour développer la qualité et l'animation de la « vie associative ». Cité par BELLENGER, L. et PIGALLET, P. (sous la dir.). Dictionnaire de la formation et du développement personnel. Paris : ESF éditeur.

181 FICATIER, T. Système d'information de la coordination des soins: levier de performance. [Pdf]. *La Revue Hospitalière de France*. N°521, 2008. Page 32.

182 LAZARUS, R.S. et FOLKMAN, S. (1984). *Stress, Appraisal, and Coping*, New- York, Springer. cité par CHALIFOUR, Jacques. *L'intervention thérapeutique : les fondements existentiels-humanistes de la relation d'aide (Vol. 1)*. Montréal : Gaëtan Morin. 1999.

183 REY, A. (Sous la Dir.). *Dictionnaire culturel en langue française*. Paris : Robert. 2005. Vol. I.

184 ROUSSEAU, É. I, cité par *Dictionnaire culturel de la langue française*. REY, A. (Sous la dir.). *Dictionnaire culturel de la langue française*. Paris : Le Robert. 2005. Vol. I.

185 MARCO JORIO, Dr. phil. (Rédacteur en chef). *Dictionnaire historique de la Suisse* [en ligne]. Berne. (MàJ 2015). Disponible : http://www.hls-dhs-dss.ch/index.php

186 CHALIFOUR, J. *L'intervention thérapeutique. Vol. 2*. 2000. Canada : Gaétan Morin.

187 THINES, G. et LEMPEREUR, A. *Dictionnaire général des sciences humaines*. Opus. Cit.

188 HENDERSON, V. *La nature des soins infirmiers*. Présentation des textes par COLLIERE, M.F. Paris : Interéditions. 1994.

189 Déclaration universelle de l'UNESCO sur la diversité culturelle. 2 novembre 2001. MàJ 2018. Disponible : http://portal.unesco.org/fr/ev.php-URL_ID=13179&URL_DO=DO_TOPIC&URL_SECTION=201.html

190 REY, A. (sous la dir. de). *Dictionnaire culturel en langue française*. Paris : Le Robert. 2005. Vol. I.

191 Plateforme d'information *Humanrights* [en ligne]. Genève : 2012. Disponible : http://www.humanrights.ch/fr/Suisse/interieure/Groupes/Culturel/idart_4606-content.html?zur=510

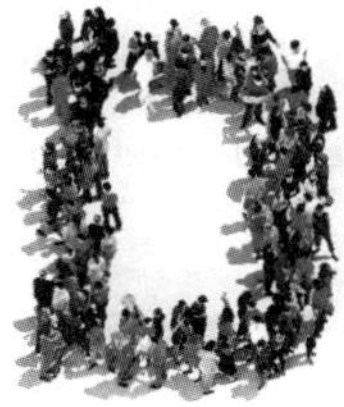

DÉNI

n.m. Trad. Angl. Denial, Disavowal. Domaine Sciences humaines.

Voir aussi : CARING, DOULEUR, EXCLUSION, PERSONNALITÉ, REFUS DE SOINS

Mode de défense qui consiste pour un sujet à refuser de reconnaître la réalité d'une perception traumatisante, se trouve dans l'incapacité de reconnaître à quel point elle l'affecte émotivement. Nier ou refuser de s'approprier d'une vérité dérangeante, contraignante, faisant souffrir.

> ***Cit.*** *« En décembre 2005, une étude publiée dans la revue AIDS[1] annonce que sur une cohorte sénégalaise de 453 hommes ayant des rapports sexuels avec des hommes: (HSH[2]), 21,5% sont infectés par le VIH, pour une prévalence nationale de 1,5%. Il aura fallu 25 ans de sida pour obtenir cette donnée épidémiologique dramatique sur la vulnérabilité des HSH au VIH/sida dans un pays d'Afrique subsaharienne ! Cette absence de statistiques reflète avant tout le rejet complet dont les HSH sont victimes. « Les relations sexuelles entre hommes font l'objet d'un déni considérable en Afrique noire, où ces pratiques sont légalement interdites dans 29 États[3]... ».*

> **Pour aller plus loin :** CHARRON, C., DUMET, N. et al. *Les 500 mots de la psychologie*. Malakoff : Dunod. 2020.

DÉONTOLOGIE

n.f. Trad. Angl. Conduct. Domaine Sciences humaines-infrimières-juridiques.

Voir aussi : DIGNITÉ, EXERCICE INFIRMIER, FIN DE VIE, ÉTHIQUE, NORMES

D'après le *Dictionnaire culturel en langue française*[4], ce nom est emprunté de l'anglais *deontology*, terme créé par J. Bentham. Pour le *Dictionnaire encyclopédique de l'éducation et de la formation*[5], c'est un « ensemble de règles qui régissent la conduite des membres d'une profession. L'expression est couramment employée pour les professions organisées en ordre. Celui-ci établit un code de déontologie, vérifie qu'il est respecté et sanctionne les manquements ». Selon le *Lexis* (Larousse 2009), dans le domaine de la santé, ces « règles régissent la conduite du médecin, à l'égard de ses malades, de ses confrères, de la société ».

Pour aller plus loin : DEVERS, G. *Droit et pratique du soin infirmier.* France : Lamarre. 2013.

↳ DÉONTOLOGIE INFIRMIÈRE

Le Conseil International des Infirmières[6] (CII) caractérise la déontologie avec quatre responsabilités essentielles : promouvoir la santé, prévenir la maladie, restaurer la santé et soulager la souffrance. Les besoins en soins infirmiers sont universels. Le respect des droits de l'homme - en particulier le droit à la vie, à la dignité et à un traitement humain, ainsi que les droits culturels - font partie intégrante des soins infirmiers. Ces derniers ne sont influencés par aucune considération d'âge, de couleur, de croyance, de culture, d'invalidité ou de maladie, de sexe et d'orientation sexuelle, de nationalité, de politique, de race ni de statut social, autant de particularités qu'ils respectent au contraire. Les infirmières fournissent des services de santé à l'individu, à la famille et à la collectivité et coordonnent cette activité avec celles d'autres groupes qui travaillent dans des domaines connexes. Le code déontologique du Conseil International des infirmières (CII) pour la profession infirmière comprend quatre grands volets dans lesquels sont présentées les normes de conduite déontologique à respecter. Nous relatons les titres en invitant le lecteur à consulter l'intégralité du document sur le site Internet du CII : l'infirmière et l'individu, l'infirmière et la pratique, l'infirmière et la profession, l'infirmière et ses collègues ». Pour les auteurs C. Dubois-Fresney et G. Perrin[7], « La vie et la santé font partie des biens les plus précieux de l'homme, il donne un objectif élevé à l'infirmière qui collabore à la protection de la vie, au soulagement de la souffrance et à la promotion de la santé ». Florence Nightingale[8] (1820, 1910) rédigea son serment d'infirmière au regard de ces responsabilités humanistes, en voici un extrait : « *Je ferai tout pour élever le niveau de ma profession et je garderai, avec une totale discrétion, les choses privées qui me seront confiées et tous les secrets de famille que la pratique de mon service me ferait éventuellement connaître. J'aiderai de mon mieux le médecin dans son travail, et je me dévouerai au bien-être de ceux qui sont laissés à ma garde...* ».

Pour aller plus loin : Ordre National des infirmiers (ONI) Code de déontologie des infirmiers [en ligne]. Décret n°2016-1605 du 25 novembre 2016. Disponible : https://www.ordre-infirmiers.fr/assets/files/000/codedeonto_web.pdf.

DÉMARCHE CLINIQUE → VOIR CLINIQUE
DÉMARCHE DE SOINS → VOIR SOIN.S
DÉMARCHE INFIRMIÈRE → VOIR INFIRMIER.IÈRE
DÉMARCHE QUALITÉ → VOIR QUALITÉ
DÉNUTRITION → VOIR ALIMENTATION (NUTRITION)

D

DÉPENDANCE

n.f. Trad. Angl. Care-dependency. Domaine Sciences humaines-infirmières.

Voir aussi : AUTONOMIE, CHRONIQUE, HABITUDE DE VIE, INCAPACITÉ, VULNÉRABILITÉ

Pour Virginia Henderson[9], l'indépendance est « la satisfaction d'un ou plusieurs besoins par des actions appropriées accomplies par l'individu lui-même ou que d'autres font pour lui en regard de sa phase de croissance de développement et selon les normes sociales. L'indépendance est en relation avec les normes et les critères de santé ». Pour A. Memmi[10], « la dépendance est une relation contraignante, plus ou moins acceptée, avec un être, un objet, un groupe ou une institution, réels ou irréels, et qui relève de la satisfaction d'un besoin ». Sylvie Pandelé[11] relève une définition plus récente légiférée stipulant que la dépendance est « l'état de la personne qui a besoin d'être aidée pour l'accomplissement des actes essentiels de la vie ». Dans son ouvrage, elle distingue la dépendance de la perte d'autonomie. Elle souligne « qu'un grand nombre de personnes dites dépendantes, et même lourdement dépendantes, demeurent autonomes, capables, selon la définition kantienne qui fait référence de *« se donner à soi-même les lois de son action »*. Ainsi, l'autonomie n'est pas l'opposé de la dépendance, c'est l'indépendance qui en est son antonyme[12] ». Pour le sociologue Emile Durkheim[13] (1895), la dépendance est un de ces mots « qu'on emploie couramment et avec assurance, comme s'il correspondait à des choses bien connues et définies, alors qu'il ne réveille en nous que des notions confuses, mélanges indistincts d'impressions vagues, de préjugés et de passions ».

Pour aller plus loin : MAILLARD, B., VINAY, A. et al. Dépendance affective et autonomie relationnelle chez l'adolescent infecté par le VIH. *Neuropsychiatrie de l'enfance et de l'adolescence.* Vol. 67. N°2. 2019/03. pp. 70-74.

➥ PHARMACO DÉPENDANCE

Voir aussi : ÉDUCATION DU PATIENT, SURVEILLANCE, SOINS ÉDUCATIFS ET PRÉVENTIFS

L'OMS[14] définit la dépendance sur le plan pharmacologique comme un « état psychique, quelquefois physique, résultant de l'interaction d'un organisme vivant et d'une substance, se caractérisant par des modifications du comportement et par d'autres réactions qui comprennent toujours une compulsion à prendre le produit de façon continue ou périodique afin d'en retrouver les effets et d'éviter les malaises de privation. Cet état peut s'accompagner ou non de tolérance. Un même individu peut être dépendant à plusieurs produits ».

Pour aller plus loin : VENISSE, J-L. *Prévenir et traiter les addictions sans drogue : un défi sociétal.* Issy-les-Moulineaux : Elsevier Masson. 2012.

DÉSESPOIR → VOIR ESPOIR

DESIGN INFIRMIER

loc. Trad. Angl. Principles and practice of nursing care. Domaine Sciences infirmières.

Voir aussi : ART INFIRMIER, CARING, DÉMARCHE DE SOINS, RÔLE PROPRE, RECHERCHE CLINIQUE

Actes de soin unissant les questions fondatrices du soin infirmier, « *quoi, comment, qui* » et l'interaction de l'infirmière avec la personne soignée, la famille, l'environnement, dans une démarche réflexive et dans l'objectif d'accroitre son niveau d'expertise. Les auteurs de *La pensée infirmière*[15] définissent le *Design* comme une « création d'un soin faisant appel à divers processus, dont la pratique réflexive (intégration de valeurs et de connaissances, intuition, analyse critique et jugement clinique), la collaboration (avec les personnes, les familles, les communautés et les populations visées, avec l'équipe de soins intra et interprofessionnelle, avec les partenaires de divers secteurs) et les diverses expressions de soin (individuelles, familiales/Systémiques, communautaires, *populationnelles*, écologiques) ».

Pour aller plus loin : NAGELS, M. Le jugement clinique est un schème. Propositions conceptuelles et perspectives en formation. *Recherche en soins infirmiers.* N°129. 2017/06. pp.6-17.

DÉTRESSE

n.f. Trad. Angl. Distress. Domaine Sciences humaines-infirmières.

Voir aussi : COLÈRE, DOULEUR, IMPUISSANCE, SENTIMENT, SOUFFRANCE, SOINS RELATIONNELS

De nature morale et réactive, la détresse psychologique revêt de sentiments négatifs pouvant être éphémères, contradictoires, déséquilibrants. Selon, J. Saint-Arnaud[16], « la détresse est un état affectif vécu quand une personne pose des jugements moraux sur une situation dans laquelle elle est impliquée, mais qu'elle n'agit pas en fonction de ses jugements ». Ce type de détresse relève d'un processus interne bouleversé par un ou plusieurs événements et conduit à des troubles cognitifs (concentration atténuée...), émotifs (colère...), physiques (douleurs...) et sociaux (isolement...).

Pour aller plus loin : TREMBLAY, N. et PARENT, N. Détection de la détresse chez les personnes atteintes de cancer. Une pratique infirmière essentielle. *Perspective Infirmière*. Vol. 15. N°4. 2018/09-10. pp. 45-50.

DÉTRESSE SPIRITUELLE → VOIR SPIRITUALITÉ

DEUIL

n.m. Trad. Angl. Bereavement. Domaine Sciences humaines.

Voir aussi : ACCOMPAGNEMENT, ÉTHIQUE, FIN DE VIE, FINITUDE, TEMPS, SOINS PALLIATIFS

Douleur visible ou invisible liée à la perte d'être aimé, d'un proche estimé. Selon l'Association *vivre son deuil*[17], la douleur touche à la fois le corps et le cœur. C'est une sensation corporelle diffuse qui peut parfois se localiser mais, c'est tout autant une disposition affective mal définie. Elle est donc globale même si son intensité est variable selon les personnes et selon les moments ». Le deuil est un lent processus de quête de sens, de reprise de fonctions socio-professionnelles et comporte des étapes qui, selon M. Ruszniewski[18], peuvent se traduire dans différentes manifestations psychologiques :

- **La sidération.** Dès l'annonce d'un pronostic grave, le temps semble s'arrêter sous le choc de la mauvaise nouvelle. Les projets de vie sont figés et remis en cause. Plusieurs vies sont désorganisées, non seulement celle du patient, mais aussi celles de ses proches. Mme L., une patiente très angoissée à l'idée de la mort, s'exprimait ainsi : « Je veux qu'elle arrive tout de suite », « Combien de temps cela prend-il de mourir ? », « Comment fait-on pour mourir ? », « Combien de temps me reste-t-il à vivre ? ».

D

- **Le déni.** Le patient se projette souvent dans le temps et parle de ses projets comme si de rien n'était. Cet espoir lui permet psychologiquement de gagner du temps et de vivre positivement les heures à venir. M.D. atteint d'un cancer pulmonaire au stade terminal et souffrant d'essoufflements à la moindre mobilisation, affirmait : « Je vais aller dans le Sud chez un ami et je dois continuer à repeindre ma maison ! ». Parfois, le patient adopte un comportement différent devant ses proches pour les rassurer et leur montrer que « tout va bien ». Au contraire, avec les soignants, il exprime ses craintes et ses doutes sur l'avenir. Également, par son repli sur soi, il témoigne de sa baisse de moral et de sa compréhension de la situation.
- **La colère.** Les heures qui passent soulèvent des angoisses qui s'expriment par des mots, tout au long du parcours de la maladie. Il est difficile de penser que le temps est compté, devenant un « compte à rebours ». Le patient doit apprendre à faire deux deuils successifs, celui de sa « bonne santé » et celui du temps qui lui reste à vivre. Quand les symptômes de fin de vie apparaissent, le patient s'exprime souvent sur le ton de la colère : « Je sens que je n'en ai plus pour longtemps », « Je n'ai plus de temps, ma vie est derrière moi ! ».
- **Le marchandage.** Le temps de la séparation physique est souvent le moment le plus difficile à supporter. Se dire « au revoir » et penser que l'on ne reverra plus la personne aimée, sont souvent des moments insupportables, que ce soit pour les proches ou pour celui qui part. La personne malade, quand elle le peut et/ou la famille, demandent alors de gagner un peu de temps. Celui-ci peut être obtenu par le biais d'une reprise de perfusion et de l'alimentation. D'autres patients tentent de contrôler le temps qui passe en lui assignant une durée précise : « Je serai morte à Noël ! ».
- **L'acceptation.** Cette étape permet de transformer le présent et de lui donner tout son sens, en vivant « consciemment » les moments qui passent : « Le temps de l'horloge que vous voyez, n'est pas le même pour moi », « Vous avez des projets, les miens sont derrière moi », « Je ne cours plus après le temps, je le vis, car il m'est compté ».

Pour aller plus loin : BACQUE, M.-F. et HANUS, M. *Le deuil*. Paris : PUF : Humensis. 2020. (Que sais-je ?).

➥ ACCOMPAGNER LE DEUIL

Dans la situation de mort violente (suicide...) et pour Christophe Fauré[19], il y a un risque inhérent au processus traumatique, celui du syndrome de stress post-traumatique (SSPT ou PTSD : post-traumatique stress disorder) dont les critères diagnostiques doivent être systématiquement recherchés dans le cas de deuil après mort violente. Le SSPT se caractérise par :

- la réactivation (très chargée émotionnellement) de l'événement traumatique sous forme de « flashs », d'images intrusives, de cauchemars à répétition (images récurrentes de l'adolescent pendu dans sa chambre) ;
- des conduites d'évitement de toutes les circonstances qui, de près ou de loin, sont en lien avec l'événement traumatique (exemple : évitement du métro, car l'enfant s'est jeté sur les rails). De même, évitement et/ou retrait social du fait d'un ressenti intérieur qu'il est difficile d'exprimer ou de partager avec autrui. Cette difficulté d'expression expose la personne traumatisée au risque de ne pas pouvoir « métaboliser » psychiquement ses affects. Le risque de décompensation dépressive n'est pas négligeable ;
- l'hypervigilance. Les personnes se retrouvent dans un état de stress chronique où est, notamment, redoutée la récurrence de l'événement traumatique initial. Elles décrivent un état constant de tension intérieure qui les rend vulnérables et facilement irritables, parallèlement à de grandes difficultés de concentration ou de mémorisation (exemple : sentiment de panique lorsqu'elles entendent la sirène des pompiers, en écho à leur intervention le jour du suicide). Il peut en résulter des troubles anxieux, des troubles du sommeil. Le recours excessif aux médicaments ou à l'alcool à visée anxiolytique et/ou antidépressive est fréquent.

En soin infirmier, le deuil est lié aussi aux soins palliatifs, aux situations de fin de vie (oncologie...) à la douleur, à la souffrance des autres, à la sienne. La famille, l'entourage et les proches sont les personnes qui communiqueront leur souffrance aux soignants. Cette proximité est prise en compte de l'annonce du diagnostic à la toilette mortuaire. Il s'agit pour le soignant de cheminer dans une épreuve commune et d'employer des moyens techniques de relation d'aide, comme l'empathie, pour accueillir l'anxiété, le changement (rien ne sera plus comme avant), le parcours thérapeutique de la personne soignée (chimiothérapie...), les incertitudes (économiques, pathologiques...) en apprivoisant les représentations des uns et des autres (celle du soignant, celle de la famille, du patient) pour favoriser la lente progression d'une nouvelle organisation de vie. Les problèmes de communication peuvent conduire à une forme d'épuisement, de défaillance émotionnelle, psychologique et ou professionnelle.

Pour aller plus loin : HENNEZEL (de), M. *L'adieu interdit*. Paris : Plon. 2020.

➥ DEUIL BLANC

Les questions de deuil et de chagrin comptent parmi les plus difficiles à traiter quand on s'occupe d'une personne atteinte d'Alzheimer ou d'une maladie apparentée. Ces maladies sont fatales, progressives et dégénératives ; elles détruisent les cellules cérébrales. Que la personne soit votre conjoint, un parent ou un ami, vous ressentirez le deuil et le chagrin de diverses manières à chaque étape de votre accompagnement de la personne [...] Le deuil blanc diffère du deuil qui suit le décès, car sa résolution complète est impossible tandis que la personne est encore en vie (Guide Le deuil blanc[20]). D'après E. Malaquin-Pavan et M. Pierrot[21] il s'agit « de la perte progressive d'une relation affective d'un proche atteint de la maladie d'Alzheimer ou démente, en perte de capacités cognitives. C'est un deuil de la relation par l'absence d'échanges intellectuels, sociologiques. Cinq phases ont été repérées comme faisant partie intégrante du travail d'accompagnement prévenant le risque de ce type de deuil : l'annonce du diagnostic de démence type Alzheimer (DTA) ; le maintien à domicile, l'entrée en institution, la vie en institution et l'après décès ».

Pour aller plus loin : PIERRON ROBINET, G., BONNET, M. et al. L'attachement "blanc" dans la relation d'aide. *Dialogue : Familles & Couples*. N°212. 2016/06. pp. 117-127.

➥ DEUIL PARENTAL

Deuil caractérisé par la perte de sa descendance directe, entraînant des sentiments douloureux de culpabilité, bien que celle-ci ne soit pas vraiment justifiée. Ce départ de l'être aimé plus jeune est cruel et rend le parent délaissé inconsolable. Comme le souligna Léon Schwartzenberg[22], « un parent n'est pas orphelin lorsqu'il perd un enfant, il ne devient pas non plus veuf, aucun mot n'exprime la douleur de la perte de son enfant, tellement cela n'est pas naturel ». La souffrance est néanmoins obsédante, indescriptible, abyssale. Le maintien de la vie peut se révéler insurmontable sans le soutien de la famille, de proches, de professionnels. Les soignants et ou autres professionnels écoutent et favorisent le processus déroutant des émotions et accompagnent aux étapes d'un deuil[23], en prenant en compte d'une dimension « anormale », c'est-à-dire de perdre un plus jeune que soi, celui en qui nous portions tous les espoirs. L'accompagnement permet de mettre en œuvre un espace de parole et contribue à faire émerger les questions, le chagrin d'un adulte désorienté. Des étapes plus au moins complexes sont nécessaires pour traverser le temps du deuil : ces étapes sont compliquées. Pour Roland Narfin[24], le « *deuil compliqué* est caractérisé par une perturbation du travail de deuil qui ne s'engage pas ou qui ne parvient pas à son terme.

La perte est connue mais la réaction de la personne à cette perte ne se soumet pas au modèle des étapes et de la symptomatologie du deuil "normal". Les manifestations en sont excessives, atypiques, non résolutives ou bien le deuil paraît absent et la personne ne semble pas en souffrir. Il peut être :

- différé : est un refus de la réalité de la perte qui persiste dans le temps et diffère l'installation de la dépression (les actions quotidiennes du défunt sont entretenues, ses objets conservés). La mécanique du rituel entretient le déni de la mort ;
- inhibé : l'endeuillé ne réfute pas la réalité de la perte mais refuse les affects qui y sont associés. La symptomatologie somatique est souvent très conséquente ;
- chronique : la tristesse et les symptômes dépressifs ne s'amenuisent pas ».

D

Pour aller plus loin[25] : LEVEQUE, I., ERNOULT-DELCOURT, et al. *Repères pour vous, parents en deuil.* Paris : Association SPARADRAP. 2012.

DEUIL PÉRINATAL

La question de la perte d'un enfant relève du statut juridique. Comme le souligne Marylin Bourbon[26] « La naissance d'un enfant en droit civil est étroitement liée à sa naissance physique, mais cette dernière est conditionnée pour qu'il y ait naissance juridique. Ainsi, un enfant juridiquement né est un enfant civilement déclaré ». La loi du 8 janvier 1993[27] distingue quatre catégories d'enfants décédés en période périnatale, en considération de leur vitalité à la naissance et de leur viabilité :

- les enfants décédés après la déclaration de leur naissance ;
- les enfants nés vivants et viables ou non, décédés avant leur déclaration ;
- les enfants nés « sans vie » ;
- les enfants dits morts-nés.

D'après le droit français, il existe deux situations d'enfants nés morts. Il y a les enfants « nés sans vie », c'est-à-dire, nés morts après une durée de gestation de 22 semaines d'aménorrhée ou pesant plus de 500 grammes et les enfants dits morts-nés qui sont ceux nés morts avec une durée de gestation inférieure à 22 semaines d'aménorrhée ou pesant moins de 500 grammes. Pour les enfants « nés sans vie », l'officier d'état civil établit un acte d'enfant sans vie qui est inscrit sur le registre des décès. En matière de droit de la famille, ces enfants ne peuvent être ni reconnus, ni légitimés. Demeure la question de savoir si cet acte est une reconnaissance du « statut d'enfant ».

Le processus de deuil intervient dans ce contexte juridique lié au statut. Pour Françoise Billot[28], « la période qui suit l'accouchement n'est pas simple à gérer pour les soignants qui s'interrogent, par exemple, sur la pertinence du choix concernant la chambre : faut-il laisser cette mère parmi les autres ? Certaines le revendiquent, vivant très mal d'être mises à l'écart, surtout au bout d'un couloir ; d'autres préfèrent se retrouver au calme et fuir les pleurs des bébés. De plus, souvent démunies et ne sachant que dire, il est difficile parfois pour les professionnels d'entrer dans ces chambres, accentuant ainsi le sentiment d'isolement de ces mères ».
Pour l'institut national de santé publique québécois[29], le deuil périnatal comporte des caractéristiques et diffère de celui « d'une personne ayant vécu et constitue une épreuve particulièrement difficile à vivre pour les parents pour les raisons suivantes :

- **L'imprévisibilité du décès :** aucun parent n'est préparé à perdre un enfant avant ou après sa naissance. Ce type de décès peut donc comporter une dimension traumatique ;
- **Le lien affectif avec le bébé :** la formation du lien affectif avec l'enfant à naître s'amorce à différents moments pour chaque parent. Pour la plupart des parents, ce lien s'établit bien avant la naissance du bébé, particulièrement à partir des premiers mouvements fœtaux et parfois même dès la planification de la grossesse. L'utilisation de l'échographie permet aux parents d'entendre le cœur du bébé ou de le voir sur une image, ce qui les amène souvent à intégrer rapidement le bébé dans la famille ;
- **Les pertes multiples :** Le décès d'un bébé occasionne des pertes simultanées qui peuvent toucher l'identité ou l'estime de soi du parent : par exemple, la perte du statut lié à la maternité ou au rôle parental, la perte des projets et d'un avenir (alors que dans le cas de la mort d'une personne ayant vécu, il s'agit de la perte du passé) ;
- **L'absence de souvenirs concrets :** peu de souvenirs tangibles sont rattachés au bébé. Cette perte peut alors sembler irréelle et être donc plus difficile à surmonter pour les parents ;
- **Le manque de reconnaissance sociale :** bien que la grossesse ait été réelle pour les parents (par exemple, ceux-ci ont visualisé le bébé, lui ont donné un prénom), ces derniers reçoivent peu de reconnaissance sociale après le décès du bébé. Il n'y a pas nécessairement de funérailles ni d'acte de naissance ou de décès pour souligner l'existence d'un bébé mort trop prématurément. Les parents peuvent ainsi avoir l'impression qu'il n'y a aucune trace de leur bébé. Enfin, puisque les gens de l'entourage n'ont pas connu le bébé, ils ignorent souvent la profondeur du lien

affectif du parent avec celui-ci, et beaucoup se sentent mal à l'aise de parler de cette perte avec les parents ».

Pour Marie-Françoise Sauze et Corinne Deparis[30], « chaque parent va réagir différemment face à une naissance prématurée en fonction de ses capacités à gérer des situations imprévues, faites de rêves, d'espoirs, de déceptions et de craintes. La multiplicité des nouveau-nés et des familles accueillis en milieu hospitalier demande de la part des soignants une adaptation concernant la communication, l'adéquation de l'information et des savoir-faire. La formalisation des pratiques actuelles dans le cadre d'un projet de service, comme les soins de développement, ainsi que la mise en place d'un accompagnement personnalisé des parents, semblent faciliter l'élaboration d'un lien de qualité entre le nouveau-né prématuré et ses parents ».

Cit. *« La mort d'un enfant est toujours un scandale. Les enfants n'ont pas le droit de mourir. Leur mort est trop injuste, trop illogique. Porteurs d'avenir, chargés des souhaits et des espérances des adultes, ils doivent impérativement, à toute force, vivre au-delà de notre propre existence*[31] ».

Pour aller plus loin : DOLLANDER, M. Deuil périnatal paternel et relation d'objet virtuelle. *Dialogues : Familles & Couples.* N°205, 2014/03. pp. 103-114.

DÉVELOPPEMENT DE L'ENFANT

loc. Trad. Angl. Childdevelopment. Domaine Sciences humaines.

Voir aussi : ACCOMPAGNEMENT, ADOLESCENCE, AIDANT NATUREL, ATTACHEMENT, FAMILLE

D'après le livre *Vocabulaire de psychopédagogie et de psychiatrie de l'enfant*[32] « la naissance est un traumatisme important pour l'enfant, « brutalement dépossédé du milieu utérin, expulsé à travers des voies génitales, séparé de la mère, ayant à s'adapter sans transition à notre milieu (aérien, sonore, à la température et à l'éclairement variable). Le premier cri serait la première expression de l'angoisse primitive liée à cette adaptation forcée... À la naissance, le domaine de l'Acquis (par opposition à l'Inné) commence, fait du jeu combiné de la maturation qui se poursuit et de l'expérience qui débute ». Selon l'article *De la conception à l'adolescence*[33], « les étapes de la croissance et du développement se basent sur l'ordre et l'enchaînement des paliers développementaux que l'enfant doit franchir pour passer au stade suivant :

Période prénatale : de la conception à la naissance ;

- Préembryonnaire : de la conception jusqu'à environ 2 semaines de grossesse.
- Embryonnaire : 2 à 8 semaines.

Foetale : 8 à 40 semaines (naissance)
La rapidité de la croissance et le caractère de totale dépendance en font l'une des périodes les plus importantes du processus de développement. Le lien de cause à effet entre la santé maternelle et certaines manifestations du nouveau-né souligne l'importance des soins prénataux pour la santé et le bien-être de l'enfant à naître.

Période du nourrisson : de la naissance à 12 ou 18 mois

- Nouveau-né : de la naissance à 28 jours.
- Nourrisson : de 1 à environ 12 mois.

À l'âge du nourrisson, l'enfant connaît un développement rapide aux plans moteur, cognitif et social. À travers sa relation de réciprocité avec son parent (ou la personne qui s'occupe de lui), le nourrisson apprend à nouer avec le monde qui l'entoure des liens de confiance sur lesquels il s'appuiera pour ses relations futures avec les autres. Le premier mois de la vie, bien qu'intégré à la période nourrisson, est crucial et, à ce titre, est souvent distingué des mois suivants compte tenu des adaptations physiques majeures à la vie extra-utérine et du travail d'adaptation psychologique qu'il demande au parent.

Petite enfance : de 1 à 6 ans

- Bébé debout : 1 à 3 ans.
- Âge préscolaire : 3 à 6 ans.

Cette période est l'âge de l'activité et des découvertes. Elle va de l'âge où l'enfant parvient à se déplacer debout jusqu'à son entrée à l'école. C'est une période de développement marqué du corps et de la personnalité. Le développement moteur progresse régulièrement. Les enfants de cet âge acquièrent le langage et élargissent leur sphère de relations sociales, apprennent les rôles types, améliorent leurs capacités de contrôle et de maîtrise de soi, se familiarisent avec le sentiment de dépendance et d'indépendance et commencent à développer la conscience d'eux-mêmes.

Enfance : de 6 à 11-12 ans
Souvent appelée l'âge scolaire, cette période de développement voit l'enfant s'éloigner du groupe familial pour s'intéresser à l'univers plus vaste des relations avec les enfants de son âge. Le développement des aptitudes physiques, mentales et sociales se poursuit régulièrement, en privilégiant le développement des compétences spécifiques... ».

Pour aller plus loin : VUILLEUMIER, L., MOULIS-WYNDELS,B. et al. *Le développement sensori-moteur de l'enfant. De la naissance à 3 ans.* Paris : De Boeck Supérieur. 2020.

DROIT DE L'ENFANT

Afin de répondre pleinement aux besoins spécifiques de l'enfance, la communauté internationale adopte, à l'unanimité, lors de l'Assemblée générale des Nations Unies du 20 novembre 1959, la Déclaration des droits de l'enfant[34]. Le texte commence par le rappel des grands thèmes qui ont présidé à la rédaction de la Charte des Nations Unies et de la Déclaration des droits de l'homme. Référence est faite ensuite à la Déclaration de Genève, le texte énonce dix principes. Le principe quatre indique que « l'enfant doit bénéficier de la sécurité sociale, il doit pouvoir grandir et se développer d'une façon saine. Une aide et une protection spéciales doivent lui être assurées ainsi qu'à sa mère, notamment des soins prénatals et postnatals adéquats. L'enfant a droit à une alimentation, à un logement, à des loisirs et à des soins médicaux adéquats ».

Pour aller plus loin : DEKEUWER-DEFOSSEZ, F. Les droits de l'enfant. Paris : PUF. 2018.

DÉVELOPPEMENT DE LA PERSONNE

Loc. Trad. Angl. Principal aspects of humandevelopment, on becoming a person. Domaine Sciences humaines-infirmières.

Voir aussi : APPRENTISSAGE, DÉMARCHE ÉDUCATIVE, PERCEPTION DE SOI, RÉAJUSTEMENT

Étude des phénomènes humains liés au changement physique et psychologique, à la continuité des stades d'évolution et des différents critères d'influences sur ces phénomènes (environnementaux, économiques, sociologiques, médicaux...). Locution développée par Carl Rogers dans les années 1960 dans son ouvrage *Le développement de la personne*[35]. Il influence encore aujourd'hui un grand nombre de thérapeutes, de soignants, de pédagogues ou toutes personnes désirant construire avec les autres des relations basées sur le respect, l'écoute active. Selon les auteurs Helen Bee et Denise Boyd[36], le développement de la personne se décline selon quatre domaines principaux : physique, cognitif, social et de la personnalité.

- **Domaine Physique :** « ce domaine englobe les aspects liés à la santé, à la croissance du corps humain (taille, forme...) et à sa maturation. Par exemple, les spécialistes s'intéressent à la façon dont les changements sensorimoteurs, comme le fait d'apprendre à marcher, influent sur la façon dont l'individu appréhende le monde. Le domaine physique couvre aussi des aspects comme l'étude des processus physiologiques associés à la puberté et au vieillissement.

- **Domaine cognitif :** ce domaine englobe les aspects liés à la pensée, à la mémoire, au langage, à l'apprentissage, à la résolution de problèmes et aux autres habiletés intellectuelles. Ainsi, les spécialistes étudient autant la manière dont l'enfant raisonne ou apprend à lire que les causes de la détérioration de certaines fonctions mémorielles à un âge avancé.
- **Domaine social :** ce domaine englobe les aspects liés aux rapports de l'individu avec autrui et avec la société. Les recherches sur les habiletés sociales relèvent de ce domaine. On s'intéresse, par exemple, à la façon dont l'enfant interagit avec ses parents ou avec ses camarades de classe.
- **Domaine de la personnalité :** ce domaine englobe les aspects liés au concept de soi, aux émotions, à l'affectivité et aux réactions particulières de l'individu face aux autres personnes et aux objets de son environnement ».

Cit. *« La personnalité peut se définir comme un ensemble de conduites relativement stables, permettant de distinguer les individus les uns des autres[37] ».*

Pour aller plus loin : OLANO, M. Carl Rogers et le courant humaniste. *Sciences Humaines*. N°301. 2018/03. pp. 52-57.

DIAGNOSTIC

n.m. Trad. Angl. Diagnosis. Domaine Sciences médicales-infirmières.

Voir aussi : CLASSIFICATION, CLINIQUE, ÉTIOLOGIE, OBSERVATION, RAISONNEMENT, SYMPTÔME

En médecine, le diagnostic est la démarche par laquelle le médecin, généraliste ou spécialiste, la sage-femme ou le chirurgien-dentiste, va déterminer l'affection dont souffre le patient, et qui va permettre de proposer un traitement. Il repose sur la recherche des causes (étiologie) et des effets (symptômes), de l'affection ; on parle aussi de tableau clinique (lexique AVC[38]).

Pour aller plus loin : GERIN, A. Un outil de diagnostic pour manager par les compétences clés au bloc opératoire. *Inter Bloc*. Vol. 38. N°4. 2019/10. pp. 218-219.

↳ CLASSIFICATION DES DIAGNOSTICS INFIRMIERS

Voir aussi : TAXONOMIE

La classification est une organisation systématique, en groupe ou en catégorie à partir de critères établis, c'est l'organisation de groupes de phénomènes selon leur lien. Commencée en 1973, la classification des diagnostics infirmiers a permis d'obtenir une liste alphabétique des diagnostics. Selon MC Closky et Bulechek[39] la classification intègre des activités de soins directs (exemple : toilette corporelle, bain, douche) qui nécessitent la présence du patient. Celles-ci incluent à la fois les actions infirmières. La classification repose sur l'harmonisation de la terminologie de soins infirmiers. D'une manière générale, un diagnostic infirmier est composé de quatre éléments suivants :

- un intitulé ou titre ;
- une définition ;
- des facteurs favorisants ;
- des caractéristiques déterminantes.

Marjory Gordon[40] décrit un autre système de classification baptisé *les modes fonctionnels de santé*. Il s'agit de onze modèles sur lesquels l'infirmier peut baser sa collecte de données qui est l'évaluation continue de l'état de santé d'une personne, d'une famille ou d'une collectivité.

Les modes fonctionnels sont : la perception et gestion de la santé ; la nutrition et le métabolisme ; l'élimination ; l'activité ; le sommeil et le repos ; la cognition et la perception : la perception de soi et le concept de soi ; la relation et le rôle ; la sexualité et la reproduction ; l'adaptation et la tolérance au stress ; les valeurs et les croyances. Un autre système de classification provient de L. Grondin et de M. Phanoeuf[41] qui décline les diagnostics infirmiers sur la base de quatorze besoins fondamentaux. Dans ce système, chaque diagnostic infirmier comprend une définition du besoin et un ensemble de problèmes accompagnés de leurs causes ou facteurs reliés, ainsi que la définition de leurs caractéristiques. Pour M. Dabrion[42], « l'ensemble de la communauté infirmière s'accorde sur le diagnostic infirmier qui se traduit par l'énoncé concis du (ou des) problème (s) de santé réel (s) ou potentiel(s) de la personne soignée que l'infirmière, en raison de sa formation et de son expérience, a l'autorisation et la responsabilité de traiter. Il comporte trois parties :

- le problème (ou problème de dépendance) ;
- la ou les étiologie (s), certaines ou probables (ou source de difficulté) ;
- les signes (ou manifestations de dépendance) ».

Pour aller plus loin : MARTIN, L. *Le raisonnement clinique infirmier. Guide méthodologique.* Issy-les-Moulineaux : Elsevier Masson. 2019.

➥ DIAGNOSTIC INFIRMIER

Voir aussi : DÉMARCHE DE SOINS, RAISONNEMENT CLINIQUE

Le Diagnostic Infirmier[43] est l'énoncé d'un jugement clinique sur les réactions aux problèmes de santé actuels ou potentiels, aux processus de vie d'une personne, d'une famille ou d'une collectivité. Les diagnostics infirmiers servent de base pour choisir les interventions de soins visant à atteindre des résultats dont l'infirmière est responsable.
Dans l'ouvrage *Diagnostic infirmier du concept à la pratique clinique*[44], il est précisé que « le diagnostic est l'analyse attentive et critique d'une chose afin d'en déterminer la nature ». Pour le *dictionnaire des soins infirmiers*[45] « le diagnostic se réalise au terme d'une analyse conduite avec logique et rigueur. Le diagnostic infirmier se définit comme indentification d'un problème de santé réel ou potentiel, présenté par une personne ou un groupe et qui est de la compétence de l'infirmier en fonction de sa formation et de son expérience ». Les diagnostics infirmiers sont les fondements pour choisir des interventions de soins infirmiers visant l'atteinte des résultats pour lesquels l'infirmier est responsable. V. Henderson (1955), et F. Abdellah (1960) ont proposé d'organiser le programme de formation de soins infirmiers en fonction des problèmes de soins infirmiers ou des besoins des personnes soignées plutôt qu'en fonction des diagnostics médicaux. Il faut noter ici que le diagnostic médical décrit un ensemble de signes et symptômes que représente l'état d'une maladie pour laquelle le médecin prescrit une thérapie, tandis que le diagnostic infirmier contient des mots essentiels, incitant l'infirmier à reconnaître une réaction humaine à un problème de santé, à développer ses compétences, à être responsable des soins ». Selon C. Roy (États-Unis 1982) : « le diagnostic infirmier est une phrase ou énoncé concis d'indicateurs empiriques représentant des modèles de la personne unitaire globale ».
Selon L Riopelle-Grondin, et M. Phaneuf (Canada 1976) « le diagnostic infirmier est un énoncé concis actuel ou probable des manifestations de dépendance de la personne, regroupées ou non reliées à une source de difficulté. Le diagnostic constitue le rôle autonome de l'infirmier ». D'après Linda Juall Carpenito (États-Unis 1987), l'expression diagnostic infirmier a été utilisée pour la première fois en 1953 par Virginia Fry, qui proposa une nouvelle approche de l'exercice infirmier, fondé sur la formulation d'un diagnostic infirmier et l'élaboration d'un plan des soins personnalisé. Pour L. J. Carpenito, « le diagnostic infirmier décrit la réponse humaine (état de santé ou mode d'interaction réel ou potentiel altéré) d'un individu ou d'un groupe, que les infirmiers peuvent légalement identifier et pour laquelle ils peuvent prescrire des interventions curatives visant à maintenir l'état de santé ou à en réduire, à en éliminer ou à en prévenir les altérations ». M. Gordon[46] propose la définition suivante : « Problème de santé réel ou potentiel que les infirmiers par leur formation et leur expérience ont la capacité et le droit de traiter ». En juin 1990, la proposition d'une définition des diagnostics infirmiers de la 9e conférence de l'ANADI

(Association Nord-Américaine du Diagnostic Infirmier)[47] fut adoptée. Leur définition est très riche dans le contenu. En effet, il ressort que « le diagnostic infirmier est l'énoncé d'un jugement clinique sur les réactions aux problèmes de santé présents ou potentiels ou aux processus de la vie d'une personne, d'une famille ou d'une collectivité ».

Le diagnostic est utile pour :
Circonscrire le champ d'application de l'infirmier ; Établir le plan de soins infirmiers ; Définir les soins infirmiers dans leur état actuel ; Classifier le domaine des soins infirmiers ; Différencier les soins infirmiers de la médecine ; Identifier les connaissances en soins infirmiers.

D

Les types des diagnostics infirmiers :
Le diagnostic actuel ; Le diagnostic potentiel ; Le diagnostic possible ; Le diagnostic de recherche de mieux être ; Le diagnostic d'un syndrome.

Les classifications infirmières comme celles de NANDA-International, la CISI (Classification des Interventions de Soins Infirmiers)/NIC (Nursing interventions classification) et la CRSI (Classification des Résultats de soins infirmiers *(CRSI) ou NOC* (Nursing Outcomes Classification). NOC permettent de nommer et d'enregistrer la contribution propre des soins infirmiers mais aussi de la quantifier. C'est pourquoi l'AFEDI[48] traduit et promeut ces classifications.

Pour aller plus loin : CERATO-BLANC, C. L'infirmière et l'annonce : L'annonce d'un diagnostic d'hémophilie s'organise en équipe. *Revue de l'infirmière.* N°263. 2020/08-09. pp. 51-52.

➥ DIAGNOSTIC PÉDAGOGIQUE

Pour Margot Phaneuf[49], « la démarche clinique et l'enseignement *(relation éducative de l'infirmière avec la personne soignée)* ont un autre point commun, le processus pédagogique qui, comme la planification des soins, repose sur une analyse de données recueillies auprès la personne soignée sur son problème de santé et ses difficultés, c'est ce qu'on appelle le diagnostic pédagogique ».

Pour aller plus loin : PASCAL, H., BESSON, G. et al. Le développement social aujourd'hui : pour qui ? pour quoi ? *La revue française de service social.* N°260. 2016. pp. 7-112.

DIDACTIQUE

adj. Trad. Angl. Didactic. Domaine sciences de l'éducation.

Voir aussi : APPRENTISSAGE, INTERACTION, REPRÉSENTATION, SCIENCES DE L'ÉDUCATION

Concerne la méthodologie de l'enseignement, la gestion de l'information, la structuration du savoir par l'enseignant et de leur appropriation par l'apprenant. Dans le *Guide d'observation des 14 besoins de l'être humain*[50] « les démarches de la didactique peuvent s'étendre aux situations où la relation des partenaires n'est plus celle du cadre scolaire, mais au cours desquelles il y a cependant des apprentissages, des aides : préparation professionnelle, loisirs, culturels, médias et même activités familiales. À condition de prendre en compte, au départ, les spécificités sociales de ces situations, il s'y pose bien en effet des problèmes liés à la spécificité des contenus. Comme de nombreuses disciplines de recherche, la didactique présente deux faces : recherche pour la connaissance/ recherche pour la décision.

Dans le premier cas, il s'agit d'une étude de processus, en particulier les conduites des élèves et des enseignants (attitudes, conceptions, stratégie, évaluation des savoirs et savoir-faire).

Dans le second cas, il s'agit de mieux cerner les conditions, les contraintes, les conséquences de décisions portant sur le curriculum (programmes, types d'activités, modes d'évaluation…) ».

Pour aller plus loin : BOURIRE, M. *Musicothérapie didactique et soins infirmiers : enrichissement du soin et projet d'intervention*. Parempuyre : Éd. du Non Verbal : A.M.Bx. 2015.

➥ DIDACTICIEL

Syn. Logiciel éducatif.

Voir aussi : APPRENANCE, FOAD, INTEROPÉRABILITÉ, LOGICIEL

Mot valise qui provient de « didactique » et de « logiciel ». Il s'agit d'un « logiciel spécialisé dans l'enseignement d'une discipline, d'une méthode, de certaines connaissances et utilisé en enseignement assisté par ordinateur (Larousse[51]). De nature interactive, ce type de logiciel comprend généralement des auto-évaluations permettant à l'apprenant d'approfondir ses acquis.

➥ TUTORIEL

Document pédagogique réalisé par des enseignants, à partir de logiciels, favorisant les apprentissages individuels et/ou collectifs par l'assistance d'ordinateur, pouvant être adressé par courriel, publié sur Internet, ou être imprimé.

Pour aller plus loin : BAISSET, C., ZUNDEL, I. et al. Rester en santé lorsqu'on est proche aidant à domicile : tutoriels des aînés ! *Revue de gériatrie*. Vol. 44. N°6. 2019/06. pp. 367-368.

DIÉTÉTIQUE-NUTRITION → VOIR ALIMENTATION (NUTRITION)

DIGNITÉ

n.f. Trad. Angl. Dignity. Domaine Sciences humaines.

Voir aussi : DÉONTOLOGIE, ÉTHIQUE, FIN DE VIE, PUDEUR, RESPECT ET DROIT DU PATIENT

D

Pour le *Dictionnaire culturel en langue française*[52], ce terme est « emprunté (1155) au latin classique *Dignitas* signifiant *mérite,* il prend le sens d'estime, de considération et d'honorabilité, de beauté, majestueuse. Il signifie le respect que mérite une catégorie d'êtres, de personnes... ». C'est un principe selon lequel un être humain ne doit jamais être traité comme un moyen, une fin en soi. Sentiment de la valeur intrinsèque d'une personne ou d'une chose, et qui commande le respect d'autrui. C'est une prérogative ou un prestige inaliénable dont jouit une personne en raison de son comportement, ou qui sont attachés à une chose, et qui leur valent considération et respect ou y donnent droit (CNRTL[53]). C'est une attitude de respect de soi même. Pour Dominique Blet[54], « la dignité désigne ce qui différencie radicalement l'homme de la chose [...] Alors que la reconnaissance de la dignité du patient se révèle aussi dans l'attitude des soignants, ces derniers ne bénéficient pas nécessairement de cette reconnaissance pour eux-mêmes. Ils peuvent être soumis à des obligations contradictoires qui laissent peu de place à la rencontre avec le patient. Ces contradictions qui entachent la relation de soin figurent parmi d'autres, non moins contradictoires, qui colorent les déclinaisons du concept de dignité ».

> **Pour aller plus loin :** FIAT, E. *Petit traité de dignité.* Paris : Larousse. 2012.

DIMENSION

n.f. Trad. Angl. Dimension. Domaine sciences humaines.

Voir aussi : BESOINS, MALADIE, RÉSILIENCE, SANTÉ

D'une façon générale, la dimension fait référence aux besoins humains. Il y a la dimension biologique, physiologique, psychologique, sociale et culturelle. La dimension biologique se réfère à l'héritage génétique, au sexe, à l'âge. La dimension physiologique est relative au fonctionnement des organes. La dimension culturelle fait échos à la nationalité, à l'éducation, aux lois spécifiques d'une société (Bizier, N.[55]). La dimension psychologique réfère au tempérament, aux émotions, aux sentiments, à l'humeur. La dimension sociale réfère aux interactions sociales et aux phénomènes sociaux (famille, groupements quelconques...).

Pour aller plus loin : WORMS, F. *Revivre. Éprouver nos blessures et nos ressources.* Paris : Flammarion. 2015.

DISCIPLINE

n.f. Trad. Angl. Discipline. Domaine Sciences humaines.

Voir aussi : CONCEPTS, RAISONNEMENT, SCIENCES INFIRMIÈRES, RECHERCHE, THÉORIES

La discipline est l'ensemble des règles et des influences au moyen desquelles on peut gouverner les esprits et former les caractères.
Dans l'article de Ferdinand Buisson[56], ce mot, comme *disciple,* vient du latin *discere,* apprendre. Étymologiquement il a donc un sens étendu, il désigne à la fois le fait d'apprendre et la manière d'apprendre, comme *doctrine* (de *docere,* enseigner). Il désigne à la fois l'acte d'instruire et la façon d'instruire ; puis, par une extension naturelle, *discipline* s'est dit parfois des choses mêmes qu'on apprend, comme *doctrine* des choses mêmes qu'on enseigne.
Une discipline « est définie par la possession d'un capital collectif de méthodes et de concepts spécialisés dont la maîtrise constitue le droit d'entrée tacite ou implicite dans le champ[57] ». Comme d'autres, la discipline du prendre soin possède ses théories de soins et modèles conceptuels à large spectre ou à spectre modéré issues de recherches fondamentales ou appliquées. Elle a aussi ses publications et ses revues spécialisées. Présenter une vision de la science au sein d'une discipline oblige à participer au jeu du développement des connaissances au sein de la science elle-même.

Pour aller plus loin : LECORDIER, D., CARTRON, E. et al. Profession et discipline : un destin commun pour les infirmiers. *Recherche en soins infirmiers.* N°141. 2020/06. pp. 5-6.

➥ DISCIPLINE INFIRMIÈRE

Aujourd'hui, il existe plusieurs façons d'aborder la notion de discipline. La place des traditions de langage dans la constitution d'une discipline est de première importance pour en assurer la pérennité. C'est avec l'accès des infirmières à l'université que le terme « discipline » suscite le débat. Aujourd'hui, « la science infirmière » montre des points d'ancrage pour l'ensemble des connaissances scientifiques appartenant à la discipline et en définit l'objet selon quatre concepts :- Environnement, personne, soins et santé »[58]. Mais on sait aussi « qu'il est impossible de traiter de la question disciplinaire aujourd'hui sans l'associer à la dimension politique de l'activité scientifique. La discipline est une opération de domination avant d'être une structure de production de savoir »[59]. Dans le monde de la science, les disciplines sont souvent en compétition quand ce ne sont pas les chercheurs entre-eux. Tout ce vocabulaire spécial qui nomme les choses, toutes ces formulations mentales des expériences professionnelles ou scientifiques que font les infirmières, toutes ces représentations abstraites de la réalité issues de l'expérience professionnelle, tous ces investissements pour produire de la connaissance, sont souvent décrits dans la littérature professionnelle et scientifique comme principalement orientés par la relation qu'ont les infirmières avec les personnes malades et leur entourage pour maintenir ou promouvoir la santé dans un environnement donné à partir d'interventions qualifiées d'infirmières[60]. Ce n'est pas le soin qui est l'objet de la discipline et qui détermine le rôle infirmier. Pour Debray[61], « ce qui caractérise une science en général, c'est le point de vue et non l'objet ». Pourtant, l'objet de la discipline est composé de cette exigence[62] institutionnelle réclamée par les pratiques exercées au cœur des sciences humaines et des sciences de la santé. L'infirmière aidée par ses auxiliaires, s'appuie sur sa discipline pour offrir des prestations de service institutionnelles en vue d'aider l'humain à vivre, objet d'attention et de soins particuliers pour qu'il puisse mener sa vie en dépit des conditions adverses qui l'affectent. Il a fallu environ 300 ans pour faire émerger des traditions disciplinaires le « prendre soin » comme discipline reconnue à part entière. Trois siècles pour exister. On ne peut réduire la discipline à quelques tâches dépendantes d'ordres ou de mandats médicaux et visant à s'occuper exclusivement des malades ou de la santé comme le préconisent le sens commun et le territoire théorique actuel. Cette discipline de santé est trop ancienne et trop précieuse pour pouvoir se satisfaire de ce réductionnisme! L'objet de la discipline dite infirmière, n'est pas le soin, mais l'homme vivant comme objet de soins institutionnels dans un espace-temps déterminé. On prend soin de l'ensemble, de l'environnement de vie et de la collectivité en interaction avec l'individu, pas seulement l'une des parties... Ce n'est pas sur la maladie et les traitements (Cure) que commence la standardisation de nos savoirs, mais sur l'accueil et le prendre soin de l'humain en difficulté (Care). En se centrant exclusivement sur « le soin », la profession laisse de côté les compétences requises pour que l'homme objet de soins, puisse recevoir correctement ces derniers[63]. Mais attention, la discipline, pas plus que les soins, n'est infirmière. « L'identité d'une discipline se mesure à la clarté de ses propos et à ses sources de connaissances qui font autorité en la matière ». Compte-tenu de l'origine linguistique du terme « infirmier » qui accompagne le mythe principal francophone[64], on ne peut pas logiquement parler d'une pensée « infirmière », d'une science « infirmière » ou d'une science des soins « infirmiers », et nous ne voyons pas sur quel radical univoque peut s'insérer un suffixe de -logie qui représente souvent le nomos (loi, coutume) du discours savant que tient toute discipline. « Scientifiquement, la discipline ne peut continuer de se référer à l'enfer et aux démons (« enfermière »), ni le nursing, continuer de donner le sein (allaiter). « Donner le sein » (allaiter) en anglais en terme de savoir ce n'est pas vraiment se confronter à « l'enfer » dans la version française. Dans notre milieu de pensée, « le -logue » est quasiment absent. En tout état de cause, nous ne faisons ni de « l'infirmiérologie » ni de la « soignotique ». Sans -logie, sans - ique, la longue standardisation de nos pratiques et de nos savoirs est toujours orpheline sur le plan identitaire. D'où notre proposition de nommer « médiologie de la santé et médiologue de santé » notre discipline propre et celui ou celle qui s'en sert. Conceptualisé à partir d'un espace-temps spécifique (médium), de médiations de santé et d'une posture d'intermédiaire culturelle[65], ce synonyme à la science infirmière est « au singulier puisque le territoire théorique examiné est celui dans lequel se trouve seulement le savoir propre, soit celui élaboré de l'intérieur de la discipline[66] ». Mais cette révolution sémantique provoquera sûrement une résistance des milieux conservateurs[67].

Pour aller plus loin : PÉPIN, J., LARUE, C. et al. *La discipline infirmière, une contribution décisive aux enjeux de santé.* Montréal : Centre d'innovation en formation infirmière, Faculté des sciences infirmières, Université de Montréal. 2015.

➥ INTERDISCIPLINARITÉ

D'après Louis d'Hainaut[68], « Notre siècle a vu apparaître des domaines nouveaux qui ne s'inscrivent pas dans les disciplines traditionnelles mais les concernent et contribuent à les faire éclater... De nombreux problèmes de la science moderne se situent aux frontières et chevauchent plusieurs disciplines : c'est le cas de la biochimie et déjà, à la fin du 19e siècle, on s'était vu forcé de parler de physico-chimie [...]. Un autre mode d'interdisciplinarité s'est également développé spontanément ces dernières années. Il s'agit de l'utilisation des méthodes propres à une discipline dans une autre discipline.
Pour Michel Nadot[69], Il est généralement admis que la sauvegarde de l'identité des disciplines conditionne l'authenticité de l'interdisciplinarité[70] ». Le discours sur l'interdisciplinarité est très présent dans les milieux de travail. Mais « le travail interdisciplinaire est tout sauf le rejet du travail disciplinaire[71] ». Les modèles en sciences infirmières ont leur place dans l'interdisciplinarité. Mot très à la mode, qui au sein des équipes hospitalières, masque l'identité scientifique

de la discipline convoquée ! Mais, l'interdisciplinarité n'étant pas non plus un affichage de façade ou la simple juxtaposition de points de vue, de quoi parle-t-on alors dans les unités de soins ? De quoi est-il question quand on dit « je vais au colloque interdisciplinaire » ; « ce malade mérite une approche interdisciplinaire » ou « nous sommes une équipe interdisciplinaire » ? Comme le fait remarquer Vinck, l'interdisciplinarité s'inscrit dans des trajectoires particulières. Elle ne peut donc pas s'imposer par décret. « L'interdisciplinarité ne prend pas racine en n'importe quel lieu et elle n'existe que s'il y a des disciplines, c'est-à-dire des dynamiques d'approfondissements et d'accumulation des connaissances le long d'axes féconds et consolidés[72] ». En ce qui concerne la discipline dite « infirmière », ces axes commencent seulement leur consolidation[73].

Pour aller plus loin : LUTHI, F. et SAVOY, J. Interdisciplinarité et réadaptation de patients avec douleurs persistantes : un mariage de raison peut-être. Mais un mariage heureux ! *Douleur et Analgésie*. Vol. 33. N°1. 2020/03. pp. 3-11.

DISTANCE

n.f. loc. Trad. Angl. Proxemics, Distance. Domaine Sciences humaines et infirmières.

Voir aussi : PROXEMIE, LIMITES DE LA RELATION SOIGNANT-SOIGNÉ

La distance est utilisée depuis le XIIIe siècle, au sens d'écart, d'intervalle dans l'espace[74]. Emprunté du latin *distantia* signifiant *distance, éloignement*. Il est accepté dans son premier sens comme l'intervalle mesurable qui sépare deux points de l'espace, un objet d'un autre, une personne d'une autre ou d'un objet ; espace que l'on parcourt d'un lieu à un autre. Mais aussi au sens figuré comme une « différence entre des réalités ; séparation, éloignement d'ordre social, moral, intellectuel. Une distance importante entre deux situations sociales, deux opinions.

Pour Silvana Monello Houssin[75], il existe deux manières de s'approcher ou de prendre du recul : dans l'espace, avec son corps et à l'intérieur de soi. C'est-à-dire se décoller d'une situation qui absorbe, sans bouger physiquement ou peu, en se repositionnant en soi. La proximité physique peut exister alors que nous sommes psychiquement loin, tout comme nous pouvons être physiquement distants et psychiquement proches.

Pour aller plus loin : NASIELSKI, S. Gestion de la relation thérapeutique : entre alliance et distance. *Analyse transactionnelle*. N°144, 2012/4. p. 78.

➥ DISTANCE THÉRAPEUTIQUE

Voir aussi : ACTIVITÉS THÉRAPEUTIQUES, BLOUSE BLANCHE, RELATION THÉRAPEUTIQUE

Si la distance est un espace abstrait qui sépare plusieurs personnes, dans le cadre d'une relation thérapeutique, il s'agit d'une distance professionnelle, interpersonnelle visant à réajuster un équilibre relationnel visant l'accompagnement d'une personne soignée vers un projet donné. Dans son article, Roland Narfin[76] propose des conseils pour maintenir la distance thérapeutique :

- « Éviter toute familiarité avec le patient. Toute dérive d'ordre amical pourrait être préjudiciable dans la relation et pour la prise en charge du patient. Le soignant doit donc trouver ses propres limites à ne pas dépasser avec le patient...
- Vouvoyer le patient reste la règle première de tout respect à l'égard du patient. Cela permet de mettre une distance, et d'éviter toute autre confusion, de quelque nature qu'elle soit. Certains patients demandent à être appelés par leur prénom. Dans ce cas, si l'équipe l'accepte, il faut s'y tenir, mais il est nécessaire de continuer à vouvoyer le patient...
- Malgré ce qui peut parfois ressortir du discours institutionnel, la blouse ne crée pas la distance thérapeutique. Certains soignants pensent que la blouse les "protège" voire leur permet de mieux les différencier : c'est un leurre. En réalité, c'est l'attitude du soignant face au patient qui crée la distance. Dans certains services en psychiatrie, notamment en hôpital de jour, le port de la blouse n'est pas obligatoire. La blouse est remplacée par la tenue civile. La distance thérapeutique est pourtant présente. La blouse fonctionne simplement comme un rappel que le soignant appartient à une institution.
- Se rappeler à tout moment qu'un patient est un être singulier avec une histoire qui explique sa présence dans le service où le soignant le rencontre, dans un contexte singulier. Assimiler ces données permet d'éviter les risques d'identification au patient, c'est-à-dire les moments où le soignant "s'identifie" au patient lui-même ou fait un parallèle entre le patient et quelqu'un de son entourage, proche ou lointain.
- Au nom de l'institution, le soignant est garant d'un cadre. Par sa posture, en lien avec son éthique, ajouté aux règles explicites et implicites du service, il rassure ».

Pour aller plus loin : MIAZZA, M. et PANCHAUD, R. Concepts psychanalytiques à l'usage des soins. *EMC - Savoirs et soins infirmiers* 2013 ; 8 (2) : 1-6 [Article 60-729-A-10].

➥ JUSTE DISTANCE

Voir aussi : COMMUNICATION, ENVIRONNEMENT, PROXEMIQUE, TOUCHER

Pour Pascal Prayez[77], « la juste distance est la capacité à être au contact d'autrui en pleine conscience de la différence des places ». L'auteur souligne qu'il ne faut jamais perdre de vue que « l'identification à l'autre est un mouvement imaginaire. Et même si le fait de se mettre en pensée à la place de l'autre peut nourrir une certaine empathie, fondamentalement, je ne suis jamais à la place de l'autre. Ce qui ne signifie pas : *incommunication* ou rencontre impossible ». Pour Florence Michon[78], être dans la juste distance est avant tout une question de dosage, ni trop ni trop peu. En effet, le risque serait de basculer dans une distance hyperdéfensive : « une certaine froideur relationnelle domine l'interaction » pouvant, dans les milieux soignants, être aisément comparé à une « asepsie relationnelle[79] ». Dans ce cas, le professionnel se situe dans la banalisation de la maladie et de la souffrance au risque d'en oublier l'attitude humaniste nécessaire dans son métier. Ces comportements et réactions se retrouvent dans des situations d'épuisement professionnel : le soignant a trop donné, sans limites, sans se protéger et sans avoir pris et mis cette distance si précieuse dans les soins.

Pour aller plus loin : PRAYEZ, P. *Julie ou l'aventure de la juste distance. Récit d'une soignante en formation.* Puteaux : Lamarre. 2016.

DOSSIER DU PATIENT INFORMATISÉ (DMP)

loc. Trad. Angl. Computer-based patient record (CPR). Domaine Sciences et techniques-infirmières.

Voir aussi : CONFIDENCE, INFORMATION, LOGICIEL, RESPONSABILITÉ

Une définition générale du dossier de soins infirmiers est proposée dans le *Guide*[80] *du service infirmier.* C'est un « document unique et individualisé regroupant l'ensemble des informations concernant la personne soignée. Il prend en compte l'aspect préventif, curatif, éducatif et relationnel du soin. Il comporte le projet de soins qui devra être établi avec la personne soignée. Il contient des informations spécifiques à la pratique infirmière... ». Les notes infirmières doivent faire partie du dossier du patient et constituer à ce titre un document légal pouvant servir de preuve devant les tribunaux. Les documents du dossier de soins ont une valeur probante : il s'agit de savoir qui est responsable d'un incident, d'une éventuelle faute et de le prouver ». La réalisation du dossier de soins relève du rôle propre de l'infirmier. Il permet de recueillir les informations nécessaires des personnes soignées pour mettre en œuvre les soins appropriés, donner des soins adaptés aux besoins du patient et assurer la continuité des soins, travailler dans un cadre pluridisciplinaire. Il permet aussi d'évaluer la qualité de soins, de reconstituer la chronologie des soins et de la prise en charge du patient. Le dossier de soins est rédigé par toutes les personnes appartenant à l'équipe chargée de prodiguer des soins au patient. Il comporte les documents suivants :

- fiche d'identification du patient : elle permet de mieux situer le patient dans son environnement familial et social ;
- fiche de connaissances du patient sur le plan médical, relationnel et physique : elle permet d'établir un bilan infirmier complet ;
- fiche processus de soins : elle décrit les actions des infirmiers relevant du rôle propre de l'infirmier. Elle permet aussi d'évaluer l'efficacité du traitement ;
- fiche d'ordonnances médicales : cette fiche fait partie intégrante du dossier médical, mais elle est incluse dans le dossier de soins du patient durant son hospitalisation afin de permettre à l'infirmier d'assurer l'exécution des soins ;
- fiche d'observations de l'équipe soignante : elle retrace l'ensemble des informations relatives aux soins donnés durant l'hospitalisation du patient.

L'infirmier après chaque intervention

- Note, date et signe les résultats des soins infirmiers prodigués à la personne soignée.
- Note, date et signe ses observations sur l'évolution de l'état de la personne soignée et toutes informations recueillies pouvant être utiles pour sa prise en charge globale... ».

Pour aller plus loin : ROZETTE, A. Quand le cadre de santé allie stratégie et accompagnement : l'exemple du déploiement du Dossier Patient Informatisé. *Objectifs Soins & Management.* N°274. 2020/04-05. pp. 62-65.

DOUCE VIOLENCE → VOIR VIOLENCE

DOUCEUR

n.f. Syn. gentillesse, calme, tendresse, délicat. Angl. gentleness, softness, carefully, smoothness

Voir aussi : BIENVEILLANCE, CARESSE, GENTILLESSE, COMMUNICATION NON-VIOLENTE, ASSERTIVITÉ

Du bas latin *dulcor*[81], d'après doux. La douceur est un substantif féminin et signifie une qualité, annonce ce qui est doux, calme, modéré, nuancé, tempéré, comme parler à voix basse, poser délicatement un objet. Littré[82] souligne que la douceur peut s'employer elliptiquement pour avertir quelqu'un de trop vif, « *Doucement, monsieur, vous ne songez pas que vous êtes malade (Molière)* ». Chez Furetière[83], se dit proverbialement « *Tant par douceur & rien par la force. pour dire, qu'on fait plus d'affaires à l'amiable, que par la violence. Se dit de ce qui cause un sentiment de bien-être, de contentement*[84] ». La douceur éveille nos cinq sens, quand c'est agréable à regarder (la vue), à entendre (l'ouïe), par un geste lent (le toucher), pour qualifier une odeur (olfaction), avec une friandise (le goût). Au sens figuré, elle relève du bien-être, comme la douceur de vivre **Cit.** « *Ah, comme il est doux de vieillir et de rester assis quand tout s'agite autour de vous* ». La douceur est dépourvue de rigueur, de sévérité.

C'est aussi la qualité morale d'une personne, la manifestation physique d'un trait de caractère[85] de nature conciliante, patiente. « *Cette infirmière, c'est la douceur incarnée !* ». La douceur peut faciliter des échanges verbaux « *Une parole douce calme la fureur, mais une parole dure excite la colère*[86] ». Mais la douceur peut aussi se révéler flatteuse quand il s'agit d'obtenir avec ruse « *Il m'a bien trompé avec ses douces paroles mielleuses ?* ». Qu'elle soit graduelle, réfléchie ou insinuée, la douceur s'exprime tranquillement. Toutefois, « *la douceur pourrait être perçue comme une forme de mollesse dénuée de tout intérêt*[87] ». Jugée parfois excessive ou faible, la douceur est aussi une façon d'habiller un ordre sans la rudesse de ton, « *une main de fer dans un gant de velours* ». « Le goût de l'esthétique dans les rapports humains, l'élégance relationnelle ainsi que la délicatesse, la bienveillance, la simplicité, la sensibilité et la douceur s'expriment par tant de "petites choses" que ces dernières ne peuvent être ignorées, négligées ou banalisées dans des relations soucieuses des personnes en présence W. Hesbeen, 2006[88] ». La douceur est paisible mais néanmoins active pour agir avec précaution « *Elle déposa doucement ses affaires avant de se retirer sans bruit* ». La douceur (*praos*) selon les Anciens est une juste mesure entre la mollesse et l'emportement (J. Lagrée, 2015[89] ; elle est donc liée au courage. Cette vertu est à la fois propre au malade et à celui qui le soigne ; en ce dernier sens, elle est le versant positif de ce que les Anglo-saxons appellent le principe de non-malfaisance. Mais il y a beaucoup plus dans la douceur que le fait de ne pas nuire (André Comte Sponville la définit comme « *un courage sans violence, une force sans dureté, un amour sans colère*[90] ». Cette vertu recouvre le respect dû au malade, la qualité de l'accueil et de l'écoute, et la sollicitude. La douceur, en son sens global, désigne ainsi le don de la paix, la solidarité active et généreuse, indépendante des conditions et des circonstances, qui s'applique au malheureux comme tel et non pas seulement au membre du groupe auquel nous lient des relations d'appartenance et d'intérêt. (J. Lagrée, 2015[91]). Dans le cadre de la réalisation d'un soin, d'une toilette dite intime avec des personnes vulnérable (Y. Gineste, et al, 2009[92]) « il peut être plus agréable pour une personne, lorsqu'il existe une relation privilégiée avec un soignant ou un proche, que la toilette commence par ses mains et son visage - ce qui permet alors de concrétiser dès le début du soin la qualité, la douceur et l'intimité de la relation. Enfin, il est nécessaire de préciser au sujet du regard que le professionnel soit aussi vigilant à ce que la personne le voit bien, puisse bien remarquer, lire, ce qu'il exprime sur son visage - sourires, calme... Il ne faut donc pas hésiter à amplifier les sourires comme la chaleur ou la douceur du ton de la voix : Le geste comme le mouvement sont naturels. Chacun les réalise sans y penser ». Dans le domaine de la petite enfance, gestes et postures ont une importance, dans la mesure où le bébé s'en empare pour créer ses propres repères. Chaque geste concourt à la construction de son schéma corporel par l'observation puis par l'imitation. Plus encore la douceur du mouvement contribue à la sécurité affective du tout-petit et à son estime de soi (V. Lequien[93]). Le soignant « participe au soulagement de la douleur en favorisant une installation confortable. Il privilégie la douceur et le rythme de la personne. Il sait décaler un soin pour favoriser le repos de la personne (C. Thomas, 2014[94]) ». La douceur et le geste qu'elle suppose est un acte volontaire, « même si la douceur ne se résume pas à l'intention qui la convoque ou l'espère, amenant le geste ou la voix ou la pensée à s'imprégner d'elle, elle ne peut se déployer sans l'ineffable vers lequel elle fait signe. L'apaisement, le délice, le tact, la délicatesse, la vertu spirituelle et physique qu'elle délivre sont contenus dans l'intention de celui qui s'expose à la douceur comme à celui qui la destine à autrui. (A. Dufourmantelle , 2012[95]) ».

> ***Cit.*** *« La douceur se reconnaît vulnérable mais au-delà de toute vulnérabilité, comme si elle avait été elle-même blessée et puis victorieuse. Elle a surmonté toute défaillance et l'a transformée en force. Elle est déjà de l'autre côté de ce qui fait peur, elle a couru le plus grand risque et a survécu. C'est pourquoi elle se rend si attentive à la capacité de l'autre d'être fort, car elle sait que cette force n'est encore rien, tant qu'elle ne s'est pas fracassée contre ce qui, en elle, demande à être dépassé. Ce que rencontre l'autre quand il est accueilli par la douceur, est donc à la fois sa force et une absence de résistance qui signifie que ce qui devait être brisé l'a été. Ce qui doit être brisé n'est pas hors de lui, mais en lui. D'où son double étonnement, d'avoir été reconnu, accueilli - et d'entendre craquer en lui ce qui le séparait de lui-même[96] ».*

Pour aller plus loin : TOUNKARA, M. Les mécanismes d'interpellation, de rétention et d'expulsion des migrants en situation irrégulière. La parole aux expulsés Maliens de France. *L'Autre*. 2/2015. Vol. 16. pp. 191-201.

DOUDOU → VOIR ESPACE TRANSITIONNEL

D

DOULEUR

n.f. Syn. Sensibilité. Trad. Angl. Pain. Domaine Sciences humaines-médicales.

Voir aussi : EXPRESSION DU SOIN, SIGNES, SOINS, SOUFFRANCE, SOULAGEMENT, SYMPTÔMES

La douleur est associée à la souffrance, relavant du domaine neurophysiologique. La douleur peut être aussi de nature morale. Mais elle n'est pas toujours éprouvée de la même façon selon les individus, les périodes, les cultures. Elle se caractérise néanmoins par des sensations plus ou moins aiguës, plus ou moins évaluables, plus ou moins explicables. Selon le Dictionnaire culturel en langue française[97], La pensée médicale grecque (exprimée par Hypocrate) a construit une autre conception de la douleur, en l'attribuant à un dérèglement de l'harmonie du corps ; elle relève des émotions et on peut lui trouver des remèdes. Ce n'est qu'à partir de la Renaissance que la douleur est analysée comme une sensation liée au système nerveux et non plus seulement au - cœur, siège des sentiments - [...].
La douleur est au cœur de l'exercice infirmier, relevant même de ses devoirs, de son code de déontologie. Son traitement (en fonction de son type, de sa nature, de son mécanisme d'action) incombe au personnel soignant qui évalue cet « appel à l'aide » et le conçoit comme une expérience. Pour l'ANAES[98] la douleur est « une expérience sensorielle et émotionnelle désagréable, liée à une lésion tissulaire existante ou potentielle [...] Quel que soit son mécanisme initiateur, somatique, neurologique ou psychologique, la douleur proprement dite est un phénomène complexe dont la perception fait intervenir quatre composantes interactives : sensori-discriminative, affective et émotionnelle, cognitive et enfin comportementale. L'ensemble de ces dimensions est lui-même sous l'influence de facteurs environnementaux, professionnels, familiaux, sociaux et culturels, passés ou présents (modèle conceptuel biopsychosocial de la douleur) ». R. Aubry et M-C. Daydé[99] classent les douleurs suivant leur mécanisme d'action afin de mieux les évaluer :

- les douleurs par excès de stimulation des fibres nociceptives correspondent à des lésions tissulaires sans lésion nerveuse (plaies, traumatismes, tumeurs, infections inflammations...) et répondent aux traitements antalgiques selon le schéma de l'OMS[100] ;

- les douleurs neuropathiques, consécutives à un dysfonctionnement ou à une lésion du système nerveux périphérique ou central. Elles présentent un fond douloureux permanent associé à des douleurs fulgurantes et répondent le plus souvent aux antidépresseurs...

La douleur dite psychogène, ressentie physiquement et exprimée par la personne sans qu'aucune atteinte organique ne soit retrouvée, ce qui, le plus souvent, insécurise la personne souffrante. Il peut s'agir de douleur sans raison apparente *(sine materia)* comme les douleurs annonciatrices d'une récidive cancéreuse par exemple, qui nécessitent un traitement étiologique. Il peut s'agir aussi de douleurs fonctionnelles et/ou douleurs symptomatiques (colopathie fonctionnelle...) associées aux traitements médicamenteux et d'un réel soutien psychologique. Enfin, il peut s'agir de l'expression d'une souffrance qualifiée de douleurs psychogènes qui sont difficiles à diagnostiquer et peuvent être retrouvées dans les dépressions masquées mais surtout dans le cadre de troubles névrotiques.
Il est précisé dans l'ouvrage *Soins palliatifs et fin de vie*[101] que « ces différentes douleurs peuvent être associées, notamment dans le champ des soins palliatifs ».

Pour aller plus loin : MOISSET, X., BOUHASSIRA, D. et al. Traitements pharmacologiques et non pharmacologiques de la douleur neuropathique : une synthèse des recommandations françaises. *Douleur et Analgésie*. Vol. 33. N°2. 2020/06. pp. 101-112.

DOULEUR AIGUË

Sensation vive, plus ou moins profonde en raison de son caractère évolutif qui nécessite une prise en charge immédiate. Cette douleur est soumise au regard des autres et renforce la sensibilité émotionnelle, affective. La douleur s'exprime plus ou moins verbalement, suivant sa perception culturelle et induit son seuil de tolérance.

Pour aller plus loin : ATTAL, N., AUBRUN, F. et al. La douleur en questions : quand les professionnels de santé vous expliquent la douleur et les traitements. Société Française d'Étude et de Traitement de la Douleur. (SFETD) et Centre national de ressources de lutte contre la douleur. Hôpital Armand Trousseau. Paris : Éditions MED-LINE. 2018. 117 p. Disponible : www.cnrd.fr/IMG/pdf/livret-la_douleur-final-2018.pdf

DOULEUR CHRONIQUE

Syn. Syndrome douloureux chronique.

La douleur chronique agit directement sur celui qui en souffre (d'emblée et/ou secondairement), mais aussi sur son entourage familial et social, y compris de travail (environnement et conditions) : tous ces éléments doivent être pris en compte au moment de la prise en charge (HAS[102]). Pour le médecin Mohamed Boukhatem[103] (Oran), cette douleur prolongée persiste parfois après la guérison de la lésion tissulaire initiale. Elle résulte d'une maladie chronique comme l'arthrite rhumatoïde, d'une amputation (douleurs fantômes). Elle peur entraîner une détresse physique prolongée, qui se manifeste par de la fatigue, des insomnies... elle peut aussi être responsable d'une détresse psychologique importante qui résulte notamment de l'inquiétude, de la dépression. Elle se manifeste alors par de l'irritabilité et de la dépression.

Pour aller plus loin : BERQUIN, A. et GRISART, J. *Les défis de la douleur.* Bruxelles : Mardaga. 2016.

DOULEUR INDUITE

Pour A. Coutaux et E. Collin[104], « en dépit d'une prise de conscience récente, les douleurs liées aux soins sont très fréquentes et sous-évaluées, en particulier dans les populations fragiles (âges extrêmes ...). Il est difficile, à partir des études publiées, de définir des facteurs de risques « universels » pour ces douleurs. La mémoire d'un geste est corrélée au pic d'intensité douloureuse ressentie au cours du geste. La mise en place de protocoles antalgiques et leur évaluation restent insuffisantes, y compris chez l'enfant...

Les douleurs liées aux soins sont de deux types :

- les douleurs aiguës ou subaiguës immédiates, provoquées par des soins paramédicaux (prises de sang, pansements, soins cutanés [escarres, ulcères...], des gestes médicaux à visée diagnostique ou thérapeutique (gaz du sang, ponctions de cavité, d'organe, biopsies, actes radiologiques, cathétérisme...)... ;
- les douleurs chroniques a` distance de certains traitements comme la chirurgie, certains médicaments, la radiothérapie ».

DOULEUR DU NOUVEAU-NÉ

La définition de la douleur du nouveau-né n'est pas encore clairement établie, car la définition générale exclut les jeunes enfants. Anand et Craig[105] ont proposé en 1996 une définition alternative qui suggère que la « douleur chez les enfants est une qualité inhérente à la vie qui apparaît très tôt dans l'ontogenèse et qui sert comme un système d'alarme de lésion tissulaire ». Elle ne nécessite donc pas d'expérience préalable. Il n'existe aucune mesure objective formelle de la douleur. Cette mesure peut comporter des biais qui peuvent altérer les mesures signalées.

Pour aller plus loin : VALLORANI, S. La douleur induite par les soins en EHPAD : le point de vue de l'infirmière. *Revue de gériatrie*. Vol. 45. N°3. 2020/03. pp. 153-160.

➥ ÉVALUATION DE LA DOULEUR

D'après R. Aubry et M-C. Daydé[106], « Le principe de l'évaluation repose sur un travail d'équipe et l'utilisation d'outils validés leur sont communs et adaptés à chaque patient. Ils vont permettre de réduire l'intersubjectivité des soignants et tenter d'objectiver le vécu douloureux du patient. L'objectif de l'évaluation va fixer en partie son contenu. Lorsque l'objectif est ciblé sur l'évaluation de l'efficacité d'un traitement, la mesure régulière de l'intensité de la douleur sera primordiale ; en étant assortie du repérage des effets secondaires. S'il s'agit par exemple de comprendre une douleur qui s'installe ou perdure, malgré un traitement, il conviendra d'explorer les autres aspects du symptôme à l'aide d'un entretien et d'un examen clinique ».

Les outils validés de l'évaluation de la douleur (échelles et questionnaires)

L'ouvrage *Soins palliatifs et fin de vie*[107] évoquent « des outils d'évaluation, donnant des résultats reproductibles, sensibles, fiables et spécifiques. Leur utilisation dépend de l'âge des patients (nourrissons, enfants, adultes, personnes âgées…), leur préférence (notamment chez l'enfant) que de leur capacité ou non à utiliser l'outil proposé (état cognitif, mode d'expression possible). Les échelles d'auto-évaluation seront privilégiées, car la parole du patient sur sa douleur est essentielle ». Le CHU (Centre Hospitalier Universitaire) de Toulouse met à disposition des échelles d'évaluation de la douleur unidimensionnelles, multidimensionnelles, comportementales, classées par type de patient.

Pour aller plus loin : MEHMETAJ, B., SAVOIE, M. et al. L'évaluation de la douleur en EMS : un impératif infirmier. Soins infirmiers : Krankenpflege. N°10. 2019-10-01. pp. 78-79.

DROIT → VOIR LÉGISLATION

DROIT DE LA PERSONNE ÂGÉE → VOIR PERSONNE

DROIT DE LA PERSONNE SOIGNÉE → VOIR PERSONNE

Bibliographie D

1 WADE, A.-S. et KANE, C.-T. et al. HIV infection and sexuallytransmitted infections among men havingsexwith men in Senegal. *AIDS*. 2005 Dec 2;19 (18):2133-40.

2 Le terme de HSH est utilisé en Occident pour désigner des personnes ayant des pratiques homosexuelles, mais ne revendiquant pas une identité homosexuelle. On l'utilise dans cet article, bien qu'il ne rende pas compte de la complexité de la sexualité des personnes concernées. Beaucoup des HSH ont en effet aussi bien des relations sexuelles avec des hommes qu'avec des femmes. Cette bisexualité est contrainte pour certains - ces relations sexuelles permettent d'afficher une apparente « normalité sexuelle » - mais elle peut aussi être choisie.

3 DARMON, L. Les pratiques homosexuelles en Afrique : le scandale du déni. [Pdf]. *Interdépendances*. N°63. 2006/10, pp. 36-38. Disponible à cette adresse : http://www.interdependances.org/article/730/Les_pratiques_homosexuelles_en_Afrique_Le_scandale_du_deni

4 REY, A. (Sous la Dir.). *Dictionnaire culturel en langue française*. Paris : Le Robert. 2005. Vol. IV.

5 CHAMPY, P., ÉTÉVÉ, C. (sous la dir.) et al. *Dictionnaire encyclopédique de l'éducation et de la formation*. Paris : Retz. 3e éd. 2005.

6 Code de déontologie du CII pour la profession infirmière. [Pdf]. Suisse : Conseil International des infirmières. 2006. Disponible : http://www.icn.ch/images/stories/documents/about/icncode_french.pdf

7 DUBOIS-FRESNEY, C. et PERRIN, G. *Le métier d'infirmière en France*. Paris : PUF. 2009.

8 EGGERS, J. Déontologie en soin infirmier. *Droit déontologie et soin*. Vol. 2. N°3. 09/2002. pp. 329-432.

9 *In* DABRION, M. *Raisonnement et démarche clinique infirmière*. Paris : Estem. 2011.

10 MEMMI, A. *La dépendance*. Paris : Gallimard. 1979. 216 p. Page citée : 32.

11 PANDELÉ, S. *La grande vulnérabilité. Fin de vie, Personnes âgées, Handicap : Esquisse d'une éthique de l'accompagnement*. Paris : Seli Arslan. 2008.

12 KANT, E. *Fondement de la métaphysique des mœurs*. Vevey, Delagrave. 1971.

13 DURKHEIM, E. *Les règles de la méthode sociologique*. Paris : PUF. Collection Quadrige, avril 1987.

14 Organisation mondiale de la santé (OMS), cité par le *Dictionnaire de l'Académie de médecine* [en ligne]. 2015. Disponible : http://dictionnaire.academie-medecine.fr

15 KEROUAC, S., PEPIN, J. et al. *La pensée infirmière. Opus Cit.*

16 SAINT-ARNAUD, J. *La détresse morale*. [Html]. Faculté des sciences infirmières, Montréal. 2009. Disponible : http://www.sidiief.org/~/media/Files/12_0_CongresMondial/Presentations/Dimanche/SP17%201_Jocelyne_Saint_Arnaud.ashx

17 Association vivre son deuil Île-de-France et al. *Comment surmonter son deuil*. Paris : Éditions. J. Lyon. 2006.

18 RUSZNIEWSKI, M. *Face à la maladie grave, patients, familles, soignants*. Paris : Éditions Dunod (1999). Cité par TOCHEPORT, Pascale. La perception du temps en unité de soins palliatifs. *Soins*. Vol. 57. N°769. Octobre 2012. pp. 48-50.

19 FAURÉ, Christophe. Accompagner un parent en deuil après le suicide d'un enfant. *Médecine palliative*. Vol. 6. N°1. Février 2007. pp. 69-75.

20 Livre blanc de la Société Alzheimer. *Le deuil blanc Ressource pour les personnes atteintes de l'Alzheimer ou d'une maladie apparentée et leurs proches*. Canada : Société Alzheimer. Sept 2013. Disponible à cette adresse : http://www.alzheimer.ca/outaouaisqc/~/media/Files/national/Core-lit-brochures/ambiguous_loss_family_f.pdf

21 MALAQUIN-PAVAN, E. et PIERROT, M. *Les concepts en sciences infirmières*. ARSI. Éd. Mallet Conseil. 2009.

22 SCHWARTZENBERG, L. *Changer la mort*. Paris : Albin Michel. 1977.

23 Le deuil : Un temps à traverser [en ligne]. Site d'Elisabeth Kübler-Ross. MàJ 2014. Disponible à cette adresse : http://ekr.france.free.fr/

24 NARFIN, R. Les deuils. *La revue de l'infirmière*. Vol. 60. N°173. Août-septembre 2011. pp. 49-50.

25 Bibliographie complète du centre national de ressources en soins palliatifs : http://vigipallia.soin-palliatif.org/Documents/Docportail/BibliodeuildesparentsSPP2013.pdf

26 BOURBON, M. Le « droit du mourir » à l'hôpital pour l'enfant. *Droit, déontologie et soin*. Vol. 5. N°1. Mars 2005. pp. 65-7827. Loi n°93-23 du 8 janvier 1993 relative à la législation dans le domaine funéraire. JO du 9 janvier 1993.

27 Circulaire 2001/573 du 30 novembre 2001 relative à l'enregistrement à l'état civil et à la prise en charge des enfants décédés avant la déclaration de naissance in *La mort en milieu hospitalier*. DUTRIEUX, D. MB Éditions, août 2002, p. 50.

28 BILLOT, F. La formation des soignants à l'accompagnement du deuil périnatal. *Cahiers de la puéricultrice*. Vol. 50. N°263. Janvier 2013. pp. 31-32.

29 Portail d'information périnatal [en ligne]. Quebec : Institut national de santé publique. MàJ 2014. Disponible à l'adresse : http://www.inspq.qc.ca/infoprenatale/deces-et-deuil-perinatal

30 SAUZE, M-F. et DEPARIS, C. Le processus de deuil en réanimation néonatale. *Cahiers de la puéricultrice*. Vol. 50. N°263. Janvier 2013. pp. 13-15.

31 DIPMAN, S.D. Le scandale le plus grand *in La mort à vivre*. Paris : Autrement. 1987.

32 LAFON, R. (sous la dir.). *Vocabulaire de psychopédagogie et de psychiatrie de l'enfant*. Paris : PUF. 2010.

33 De la conception à l'adolescence. [Html]. *Savoirs et soins infirmiers*. 2009:1-27 [Article 60-350-B-10]. D'après l'article original publié dans Potter and Perry, *Fundamentals of nursing*, 7th ed. Mosby, on affiliation of Elsevier, 2009.

34 Déclaration des droits de l'enfant [en ligne]. (1959), Portail des droits de l'homme (Association Humanium) : Suisse. 2008. Disponible : http://www.droitsenfant.org/convention/

35 ROGERS, C-R. *Le développement de la personne*. Titre original : *On Becoming a Pearson*. USA : Houghton Mifflin Company. France : Dunod-InterÉditions. 2005.

36 BEE, H. et BOYD, D. Adaptation française par GOSSELIN, François. *Les âges de la vie : Psychologie du développement humain*. Canada : Pearson Éducation. 3e éd. 2008.

37 HUTEAU, M. *Psychologie différentielle*. Paris : Dunod. 2006.

38 Fédération nationale AVC (Accident Vasculaire Cérébral) [en ligne]. Bourg-en-Bresse. MàJ 2015. Disponible : http://www.franceavc.com/?rep=lexique&ido=60&diagnostic_medical

39 MCCLOSKEY et BULECHEK. *Nursing, Intervention, classification*. Saint-Louis : MOSBY. 2e éd. 1996.

40 GORDON, M. *Diagnostic infirmier, méthode et application*. New York MC GRAW-WILL. 1991.

41 GRONDIN, L et PHANEUF, M. *Utilisation des diagnostics infirmiers*. Paris : MALONNE. 2e éd. 2004.

D

42 DABRION, M. *Raisonnement et démarche clinique infirmière : Enseignement et apprentissage.* Paris : De Boeck. 2011.

43 Réseau ASTERIA (Améliorer la Santé Tous Ensemble Réseau Information Action) [en ligne]. Toulouse. MàJ 2014. Disponible : http://reseau-asteria.fr/intervenants/infirmier-e-s

44 CARPENITO, L.J. *Diagnostic infirmier du concept à la pratique clinique.* Paris : Arnette. 2e éd. 1993.

45 MAGNON, R. et DECHANOZ, G. *Le dictionnaire des soins infirmiers.* Paris : AMIEC. 1995.

46 GORDON, Marjory. *Diagnostic infirmier, méthode et application.* New-York : MC GRAW-WILL. 1991.

47 ANADI. *Diagnostics infirmiers, définitions et classifications.* Paris : AFEDI, Masson/InterÉditions. 1994.

48 Association Francophone Européenne des Diagnostics Interventions résultats Infirmiers [en ligne]. Belgique. 2015. Disponible : http://www.afedi.com/

49 PHANEUF, M. *La relation soignant-soigné : Rencontre et accompagnement.* Montréal : Chenelière éducation. 2011.

50 DELCHAMBRE, N., LEFEVRE, M.R. et al. *Guide d'observation des 14 besoins de l'être humain.* Paris : De Boeck. 3e éd. 2008.

51 Dictionnaire Larousse [en ligne]. 2015. Disponible : http://www.larousse.fr/dictionnaires

52 REY, A. (sous la Dir). *Dictionnaire culturel en langue française.* Paris : Robert. 2005. Vol. II.

53 Centre National de Ressources Textuelles et Lexicales, CNRTL [en ligne]. 2015 : http://www.cnrtl.fr

54 BLET, D. Dignité et relation de soin. *Médecine palliative.* Vol. 2. N°3. Juin 2003. pp. 175-178.

55 Cité par DELCHAMBRE N., LEFEVRE M-R. et al. *Guide d'observation des 14 besoins de l'être humain.* Bruxelles : De Boeck. 3e éd.

56 BUISSON, F. *Nouveau dictionnaire de pédagogie* (1911). Lyon : Institut français de l'Éducation [en ligne]. 2015. Disponible : http://www.inrp.fr/edition-electronique/lodel/dictionnaire-ferdinand-buisson/

57 BOURDIEU, P. Science de la science et réflexivité. Paris : Raisons d'agir éditions. 2001. p. 129 cité par Nadot, M. (Coord.) et Busset, F. et Gross, J. L'activité infirmière. Paris : De Boeck/Estem 2013. p. 17.

58 DALLAIRE, C., AUBIN, K. « Les soins infirmiers, les sciences infirmières ou la science infirmière », IN C.DALLAIRE, Le savoir infirmier, au coeur de la discipline et de la profession, Gaëtan Morin, Montréal, 2008.

59 FABIANI, J.-L. « Vers la fin du modèle disciplinaire ? », dans Hermès 67, la revue, Interdisciplinarité : entre disciplines et indiscipline. CNRS éditions. Paris, 2013.

60 Article rédigé par Michel Nadot

61 DEBRAY, R. *Introduction à la médiologie.* Paris : PUF. 2000. p. 1.

62 L'exigence est ce qui est commandé par les circonstances et qui en général, demande beaucoup.

63 NADOT, M. Construction disciplinaire et épistémologique des sciences dites "infirmières". EMC (Elsevier Masson SAS, Paris). *Savoirs et soins infirmiers.* Mai 2010. p. 4.

64 NADOT, M. 2010. pp. 1-5.

65 NADOT, M. 2013. p. 129.

66 DALLAIRE, C. et AUBIN K. Les soins infirmiers, les sciences infirmières ou la science infirmière. Dans C. Dallaire. *Le savoir infirmier, au cœur de la discipline et de la profession* (pp. 3-26). Montréal : Gaëtan Morin. 2008. p. 13.

67 NADOT, M. 2010. p. 4.

68 D'HAINAUT, L. L'interdisciplinarité dans l'enseignement. Colloque international sur l'interdisciplinarité dans l'enseignement général, organisé à la Maison de l'Unesco au 1er au 5 juillet 1985 [en ligne]. MàJ 2015. Disponible : http://www.unesco.org/education/pdf/31_14_f.pdf

69 NADOT, M. (Coord.), BUSSET, F. et GROSS, J. *L'activité infirmière.* Paris : De Boeck/Estem. 2013.

70 FOUREZ, G. Des représentations aux concepts disciplinaires et à l'interdisciplinarité. *Recherche en soins infirmiers.* Septembre 2001. pp. 16-22.

71 VINCK, D. *Pratiques de l'interdisciplinarité.* Grenoble : Presses universitaires. 2000. p. 59.

73 NADOT, M. 2013. p. 19.

74 *Dictionnaire de l'Académie française.* 9e éd. Préfacée par DRUON, Maurice [en ligne]. Disponible : http://atilf.atilf.fr/academie9.htm

75 MONELLO HOUSSIN, S. Distance et proximité dans la relation professionnel/enfant. *Métiers de la petite enfance.* Vol. 17. N°172. Avril 2011. pp. 14-16.

76 NARFIN, R. Trouver la juste distance thérapeutique. *L'aide-soignante.* Vol. 26. N°134. Février 2012. pp. 9-10.

77 PRAYEZ, P. *Julie ou l'aventure de la juste distance. Une soignante en formation.* Paris : Éditions Lamarre. 2006.

78 MICHON, F. Les relations interpersonnelles avec la personne soignée et la notion de juste distance. *Soins.* Mars 2013. Vol. 58. N°773. pp. 32-34.

79 PRAYEZ, P. *Opus. Cit.*

80 Les guides du service infirmier ont pour objet premier d'apporter une aide à la gestion et la pratique des soins infirmiers. Les travaux entrepris par les nombreux groupes de travail infirmiers ont permis d'objectiver, de formaliser des pratiques, de fixer la terminologie, de repréciser les valeurs fondamentales auxquelles le groupe est attaché. Au bout du compte se dessine une image consensuelle de l'infirmière et de sa fonction [...]. Elle a contribué à valoriser et consolider le groupe des cadres infirmiers, à reconnaître une fonction d'expertise. Néanmoins les travaux présentés ne permettent pas de lever les contradictions, les ambiguïtés attachées à la notion de rôle propre, en fait à la spécificité et à l'autonomie de la fonction infirmière.

81 CNRTL ; Réfection, d'apr. le fém. de doux*, du b. lat. dulcor saveur « douce » dér. du rad. de dulcis « doux » ; suff. -or

82 BLUM, C. (sous la Dir.). *Le Nouveau Littré.* Paris : Garnier. 2007.

83 FURETIÈRE, A. Dictionnaire Universel contenant généralement tous les mots français tant vieux que modernes et les termes de toutes les sciences et des Arts. Slatkine Reprints; Genève 1970: Dictionnaire de langue française publ. en 3 vol. (1690) à Amsterdam après la mort de son auteur. - La 2e éd. Revue a été corrigée et augmentée en 1702 par Henri Basnage de Bauval.

84 DUBOIS, J. (sous la dir.) *Lexis, dictionnaire érudit de la langue française.* Paris : Larousse.2009.

85 CNRTL.

86 Proverbe biblique (15). Segond. 1910. Disponible : https://www.info-bible.org/lsg/INDEX.html

87 LE CORRE, F. La douceur. *Études*, 11/2012 (Tome 417). pp. 521-530.

88 HESBEEN, W. Système de soins et saveur soignante, un travail d'humanitude. *Soins*. Vol. 51. N°711. Décembre 2006. pp. 92-95.

89 Aristote Éthique à Nicomaque, 1125b. IN J. Lagrée La force des fragiles La revue de médecine interne. Vol. 36, n°2, février 2015. P. 117-123.

90 A. Comte Sponville, *Petit traité des grandes vertus*. Paris : PUF. 1995. p. 245.

91 LAGRÉE, J. La force des fragiles La revue de médecine interne. 2015.

92 GINESTE, Y., MARESCOTTI, R. et PELLISSIER, J. Approche de la personne atteinte de démence dans les soins d'hygiène comme la toilette. EMC - Savoirs et soins infirmiers 2009:1-12 [Article 60-565-P-10].

93 LEQUIEN, V. Gestuelle et postures professionnelles. *Métiers de la petite enfance*. Vol. 2007. N°0133. Octobre 2007. pp. 15-26.

94 THOMAS, C. Le rôle de l'aide-soignant en service de soins palliatifs. Soins Aides-Soignantes. Vol. 11. N°59. Juillet 2014. pp. 31-32.

95 DUFOURMANTELLE, A. (Philosophe et psychanalyste. Auteur notamment d'Intelligence du rêve, Payot, 2012) : L'énigme de la douceur: : La douceur. Études, 11/2012 (Tome 417). pp. 521-530.

96 Douceur et violence, une étrange parenté. La douceur. Études, 11/2012 (Tome 417). pp. 521-530.

97 REY, A. (sous la Dir.). *Dictionnaire culturel en langue française*. Paris : Robert. 2005. Vol. II.

98 Agence nationale d'accréditation et d'évaluation en santé. Évaluation et suivi de la douleur chronique chez l'adulte en médecine ambulatoire. *Recommandations pour la pratique clinique*. Paris : ANAES. 1999.

99 AUBRY, R., DAYDÉ, M-C. *Soins palliatifs et fin de vie*. Reuil-Malmaison : Lamarre. 2010.

100 L'Organisation Mondiale de la Santé, les trois paliers antalgiques : 1. Antalgiques périphériques non opioïdes : permettent de soulager les douleurs d'intensité faible ou modéré (paracétamol, anti- inflammatoire…). 2. Antalgiques centraux opioïdes indiqués dans les douleurs d'intensité modérée à forte (codéine, tramadol…). 3. Antalgiques centraux opioïdes forts (morphiniques et non morphiniques), leur indication concerne les douleurs de forte intensité, ils ne sont pas réservés en fin de vie).

101 AUBRY, R. et DAYDÉ, M-C. *Soins palliatifs et fin de vie*. Op. Cit.

102 Haute Autorité de Santé. Recommandations professionnelles. *Douleur chronique : reconnaître le syndrome douloureux chronique, l'évaluer et orienter le patient*. [Pdf]. 2015. Disponible : http://www.has-sante.fr/portail/upload/docs/application/pdf/2009-01/douleur_chronique_argumentaire.pdf

103 Rédigé par BOUKHATEM, M. (Médecin, Oran).

104 COUTAUX, A. et COLLIN, E. Douleurs induites par les soins : épidémiologie, retentissements, facteurs prédictifs. Dossier : Douleur et iatrogénie. *Douleur et Analgésie*. (2008) 21: 126-138.

105 ANAND, K.J. CRAIG, K.D. New perspectives on the definition of pain. *Pain*, 1996. 67(1) : pp. 3-6 ; discussion 209-11. Cité par RICARDO, Carbajal. Évaluation de la douleur chez le jeune enfant. [Pdf]. Paris : Centre National de Ressources de lutte contre la Douleur (CNRD). 2015. Disponible : http://www.cnrd.fr/Evaluation-de-la-douleur-chez-le,678.html

106 AUBRY, R. et DAYDÉ, M-C. *Opus. Cit.*

107 *Ibid.* p. 64.

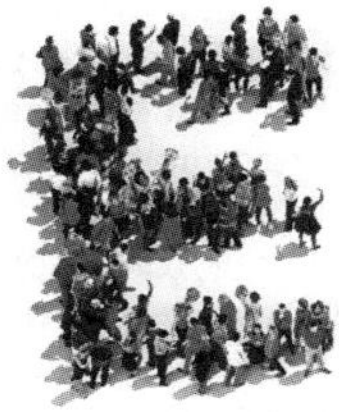

ÉCOUTE ACTIVE → VOIR RELATION D'AIDE

ÉCRITURE

n.f. Trad. Angl. Writing. Domaine Sciences humaines.

Voir aussi : ARTICLE, COMMUNICATION ÉCRITE, TRANSMISSIONS ÉCRITES

Utilisation de signes graphiques pour ordonner une intention littéraire, professionnelle et/ou scientifique raisonnée, par l'usage d'un outil adapté (stylo, clavier de l'ordinateur...). La rédaction de caractères, puis de phrases constituant des paragraphes, est réglementée par les usages typographiques propres à chaque pays.

D'après Ferdinand Buisson[1], « *On apprend à écrire pour faire connaître sa pensée à autrui lorsque la parole ne peut être entendue de lui, ou pour fixer d'une manière durable, permanente, ce que la parole, fugitive et sans trace, ne peut conserver. Pour être lu, il faut écrire avec netteté, comme pour être entendu, il faut parler avec clarté...* ». Pour R. Barthes[2], l'écriture est une fonction : « elle est le rapport entre la création et la société, elle est le langage littéraire transformé par sa destination sociale, elle est la forme saisie dans son intention humaine et liée ainsi aux grandes crises de l'Histoire ».

> ***Cit.** « Écrire, c'est exprimer en caractères graphiques les mots que la parole exprime par des sons articulés[3] ».*

> **Pour aller plus loin :** BLED, E., BLED, O. et al. *Le Bled : Orthographe-Grammaire-Conjugaison.* Paris : Hachette. 2014.

ÉDUCATION

n.f. Trad. Angl. Education. Domaine Sciences humaines.

Voir aussi : ACCOMPAGNEMENT, DÉVELOPPEMENT DE LA PERSONNE, PÉDAGOGIE

Le mot *éduquer* signifie « former par l'éducation » et *l'éducation* comme « la mise en œuvre des moyens propres à assurer la formation et le développement d'un être humain ; ces moyens eux-mêmes » ; « aucune éducation ne transforme un être, elle l'éveille ». Éduquer comporte la notion d'élévation… (Robert, 2006). Le verbe *élever* signifie « mettre, porter plus haut, faire monter à un niveau supérieur, construire, soulever, susciter, ennoblir, grandir, entretenir, nourrir, soigner, former ». Les contraires du mot élever sont « abaisser, détruire et diminuer ». Du mot élever vient le mot *élève*. L'élève « est une personne (un étudiant) qui reçoit ou suit l'enseignement d'un maître dans un art ou dans une science ».

Pour aller plus loin : WALLON, H. *L'évolution psychologique de l'enfant*. Paris : Dunod. 2020.

➥ DÉMARCHE ÉDUCATIVE (EN SOIN INFIRMIER)

Voir aussi : JUGEMENT CLINIQUE

Selon M.T. Bal-Craquin[8], l'exercice infirmier est défini comme requérant l'intégration de sciences et d'un art : celui de soigner. Le fait *d'étudier* est décrit comme : « chercher à acquérir la connaissance de, apprendre par cœur, chercher à comprendre par un examen approfondi, observer attentivement son comportement, examiner afin de décider et d'agir, considérer, écouter, observer, surveiller, rechercher et traiter d'un sujet…. Comme la démarche de soins dont elle fait partie, la démarche éducative suppose d'avoir acquis des connaissances tant sur les contenus de ce que l'on veut enseigner que sur la façon de le faire passer, ce qu'on appelle les processus.
Le choix de développer auprès d'une personne soignée, de sa famille ou d'un groupe à la « recherche d'un meilleur niveau de santé » est le résultat d'une démarche de soins où l'on a discerné que la source de difficultés venant du patient, de sa famille ou du groupe était le manque d'informations ou de connaissances.
Éduquer est donc une action qui correspond à certains objectifs pour le patient, sa famille ou le groupe, comme :

- s'informer concernant la santé et la prévention des maladies ;
- développer de nouvelles aptitudes face aux étapes de croissance dans la vie : naissance, départ des enfants, divorce, mise à la retraite… ;
- retrouver des capacités pour faire face à des changements de rôles liés à la vie ou à la survenue d'une altération de la santé physique, émotionnelle, intellectuelle, sociale, spirituelle… ».

Pour aller plus loin : SIMON, D., BOURDILLON, F. et al. *Éducation thérapeutique : prévention et maladies chroniques*. Issy-les-Moulineaux : Elsevier Masson. 2020.

➥ ÉDUCATION À LA SANTÉ

Selon l'Inpes[9], « L'éducation pour la santé est une approche qui vise une amélioration globale de la santé. Elle s'intéresse aux attitudes et aux comportements de santé, aux modes de vie actuels ou potentiels des individus. Elle rassemble des approches qui ont pour but d'aider, de motiver et d'informer la population à maintenir et à améliorer sa santé. Elle concerne tous ceux qui, par leur profession ou leur mandat, influencent la santé de la population, à travers les décisions qu'ils prennent ou les conduites qu'ils adoptent. Cette approche globale peut être abordée sous la forme d'interventions thématiques particulières, pour des catégories spécifiques de population et dans des lieux de vie variés ». Les auteurs du document *La santé totalitaire, essai sur la médicalisation de l'existence*[10] décrivent l'éducation pour la santé comme « une rencontre intersubjective qui ouvre le sujet au souci de soi et l'engage à prendre soin, à travers soi et l'autre, de l'humain ». Pour Hildegarde Peplau[11], les soins infirmiers expriment une réflexion éducative forte car « ils peuvent amener individus et collectivités à introduire des changements de comportements bénéfiques dans leur vie... En considérant le processus de soins comme un agent de maturation et d'éducation, les infirmières contribuent à la promotion d'apprentissages constructifs ». Enfin, dans le *Plan national d'éducation pour la santé*[12], « l'éducation pour la santé est définie comme un processus ayant pour but que chaque citoyen acquière tout au long de sa vie, les compétences et les moyens lui permettant de promouvoir sa santé et sa qualité de vie ainsi que celle de la collectivité ».
Des textes législitaifs renforcent le rôle infirmier dans l'éducation à la santé : Décret N°2002-194 du 11 février 2002.

- Article 1 : « L'exercice de la profession comporte l'analyse, l'organisation, la réalisation de soins infirmiers et leur évaluation, la contribution au recueil de données cliniques et épidémiologiques et la participation à des actes de prévention, de dépistage, de formation et d'éducation à la santé. »
- Article 2 : « Les soins infirmiers préventifs, curatifs ou palliatifs intègrent qualité technique et qualité dans les relations avec les malades (...) dans le respect des droits de la personne, dans le soucis de son éducation à la santé et en tenant compte de la personnalité de celle-ci dans ses composantes physiologiques, psychologiques, économiques, sociales et culturelles. »
- Article 14 : « Selon le secteur où il exerce, y compris dans le cadre des réseaux de soins et en fonction des besoins de santé, il propose des actions, les organise ou y participe dans les domaines suivants : dépistage, prévention et éducation en matière d'hygiène, de santé

individuelle et collective, éducation à la sexualité, participation aux actions de santé publique, recherche dans le domaine des soins infirmiers. Ce programme a pour objectif de faire émerger des professionnels polyvalents aptes à dispenser des soins préventifs, éducatifs et curatifs. »

Pour aller plus loin : ALBANO, M.-G., GAGNAYRE, R. et al. L'éducation précédant la sortie de l'hôpital : nouvelle forme d'éducation thérapeutique. Critères de qualité et perspectives d'application à notre contexte. *Recherche en soins infirmiers*. N°141. 2020/06. pp. 70-77.

➥ ÉDUCATION THÉRAPEUTIQUE DU PATIENT (ETP)

Voir aussi : AIDANTS FAMILIAUX, COMPÉTENCES DU PATIENT, OBSERVANCE, MALADIES CHRONIQUES

L'éducation thérapeutique du patient vise à aider les patients à acquérir ou maintenir les compétences dont ils ont besoin pour gérer au mieux leur vie avec une maladie chronique. Elle fait partie intégrante et de façon permanente de la prise en charge du patient. Elle comprend des activités organisées, y compris un soutien psychosocial, conçues pour rendre les patients conscients et informés de leur maladie, des soins, de l'organisation et des procédures hospitalières, et des comportements liés à la santé et à la maladie. Ceci a pour but de les aider (ainsi que leurs familles) à comprendre leur maladie et leur traitement, à collaborer ensemble et à assumer leurs responsabilités dans leur propre prise en charge, dans le but de les aider à maintenir et améliorer leur qualité de vie (OMS[13]). Pour Anne Lacroix[14], C'est dans cette perspective qu'une éducation thérapeutique des patients s'est peu à peu développée avec l'aide des soignants. L'éducation thérapeutique s'inscrit dans une relation triangulaire, comptant les aidants familiaux. Pour la Haute Autorité de Santé[15], « les proches (parents d'enfants ayant une maladie chronique, conjoint ou compagnon, fratrie, enfants de parents malades, personne de confiance... peuvent être associés à la démarche d'ETP, s'ils le souhaitent ».

Cit. *« L'éducation thérapeutique du patient (ETP) vise à former ce dernier pour qu'il puisse trouver un équilibre entre sa vie quotidienne et le contrôle optimal de sa maladie. Elle s'adresse essentiellement aux personnes atteintes de maladie chronique, comme le diabète, l'asthme, l'insuffisance rénale chronique... Le diagnostic éducatif est le premier maillon indispensable pour définir un programme d'ETP personnalisé[16] ».*

Pour aller plus loin : ALLAF, B., ARLET, J.-B. et al. *La drépanocytose de l'enfant et de l'adolescent*. Issy-les-Moulineaux : Elsevier Masson. 2020.

ÉMOTION

n.f.Trad. Angl. Emotion, Sensibility. Domaine Sciences humaines.

Voir aussi : ACCUEIL, ASSERTIVITÉ, ÉCOUTE ACTIVE, RÉAJUSTEMENT

Expression verbale ou physique réactive, involontaire ou non, de personne affectée par la joie, la douleur, la colère, le chagrin, la perte... Selon le Selon Michel Minder[17], d'une façon générale, l'émotion « est un état psychophysiologique ayant un caractère de choc, se manifestant brusquement, comportant une phase de tension et une phase de détente. Les réactions de joie et de colère, d'angoisse et de peur, par exemple, peuvent être considérées comme des illustrations de l'émotion ». Pour F. Lelord et C. André[18], « l'émotion est une réaction soudaine de tout notre organisme, avec des composantes physiologiques (notre corps), cognitives (notre esprit) et comportementale (nos actions) ».

Pour G. Thines et A. Lempereur[19], l'émotion est parfois considérée comme synonyme « *d'affect* », de « *sentiment* », ou encore comme un type de motivation, déclenchant de l'extérieur un ensemble de réactions organiques observables chez l'homme.

Pour aller plus loin : ANDRÉ, C., SHANKLAND, R. et al. Le bonheur est dans le lien (Dossier). Cerveau & Psy ANDRÉ, Christophe et SHANKLAND, Rébecca et al. Le bonheur est dans le lien (Dossier). *Cerveau & Psycho.* N°125. 2020/10. pp. 33-59 cho. N°125. 2020/10. pp. 33-59.

↳ ACCUEIL DES ÉMOTIONS

Voir aussi : COMMUNICATION NON VIOLENTE, RELATION D'AIDE

Recevoir et reformuler des sentiments pour aider la personne à les exprimer de façon constructive. Pour Paulette-Cécile Kossanyi[20] « Les psychologues et les psychothérapeutes s'intéressent tous aux effets des émotions sur le comportement. Certains les considèrent comme facteurs de compréhension et de maîtrise de l'environnement, moyens de communication, leviers de motivation, d'autres comme causes de perturbations potentielles, de désordres et de dérèglements. Ainsi, le rôle de l'émotion est très important dans l'acquisition des connaissances et dans la gestion des ressources humaines». Pour Florence Michon[21] « le soignant, pour prendre soin de l'autre, doit accepter que ces émotions fassent partie intégrante de sa personnalité et doit les légitimer. Il fait preuve alors « d'intelligence émotionnelle » en connaissant lui-même ses propres émotions et en les maîtrisant ».

Pour aller plus loin : TISON, B. *L'entretien clinique.* Lyon : Chronique Sociale. 2019.

E

➥ REFORMULATION DES ÉMOTIONS

Cette reformulation consiste à verbaliser les émotions qu'une autre personne éprouve, exprime (verbalement ou non), afin de mieux discerner ses besoins. Cela suppose que le soignant se concentre non seulement sur ce que la personne dit mais aussi sur la façon dont elle le dit.

Les six émotions de base sont :

- la peur (personne inquiète, méfiante...) ;
- la colère (personne frustrée, agressive...) ;
- la tristesse (personne abattue, peinée...) ;
- le dégoût (personne déçue, écœurée...) ;
- la surprise (personne étonnée...) ;
- la joie (personne satisfaite, contente...).

Il existe beaucoup plus de termes pour évoquer les émotions liées aux sentiments, par exemple : le désarroi, la peur, l'injustice, l'inquiétude, l'effroi, l'impuissance, la dévalorisation, l'exaspération, la perte, la solitude, la vulnérabilité, la honte, le désespoir, la panique, l'insuffisance, le découragement...

Cit. *« L'homme éprouve et exprime des émotions comme tout être vivant (la peur, la douleur, le bien-être...), cela participe de son homéostasie (évitement des situations comportant un risque de destruction ; préservation et gain d'énergie dans les états de bien-être). Mais lui seul semble capable de les analyser, de les interpréter, d'avoir des sentiments. C'est peut-être de cette capacité, consubstantielle à l'homme, que naît la souffrance ; celle-ci serait un sentiment issu de l'analyse en négatif d'émotions[22] ».*

Pour aller plus loin : DUARTE, A-P. Post-situation de crise. L'apport de l'intelligence émotionnelle. *Gestions Hospitalières.* N°546. 2015/05. pp. 275-278.

EMPATHIE → VOIR RELATION D'AIDE

ENFANCE

n.f. Trad. Angl. Childhood. Domaine Sciences humaines.

Voir aussi : BISOU, DÉVELOPPEMENT DE L'ENFANT, DOUDOU, RESPECT, VULNERABILITÉ

Pour Eric Berne[23], il s'agit d'une phase locomotrice « où l'enfant se déplace d'un point à un autre pour découvrir tout ce qu'il y à voir. Il n'a jusque là qu'une vague idée - un protocole - de la façon dont il va assembler son matériel de scénario ; c'est un plan de vie reposant sur une décision faite dans l'enfance, renforcé par les parents, justifié par des événements ultérieurs, et culminant dans une alternative choisie, pour faire de lui-même une personne avec un but dans l'existence ». Le développement d'un enfant relève d'un processus plus ou moins continu qui passe par plusieurs stades :

- 1 à 28 jours, le nouveau-né ;
- 28 jours à 2 ans, le nourrisson ;
- 2 à 6 ans, la petite enfance ;
- 6 à 13 ans, de l''enfance proprement dite à la préadolescence.

Les différences culturelles sont variées, suivant les pays, les continents, tout comme les importants changements physiques et émotionnels par lesquels l'enfant va passer pour devenir un adulte. Ces variantes ont mis en lumière la nécessité de trouver une définition consensuelle, une référence globale valable et acceptable par tous qui permettrait à chaque enfant où qu'il se trouve dans le monde d'être considéré de la même manière. Les Nations Unies ont donc élaboré une définition de l'enfant pour que tous les pays ayant ratifié la *Convention internationale des Droits de l'enfant*[24] partagent la même référence, c'est l'article N°1 de la Convention : *« Un enfant s'entend de tout être humain âgé de moins de dix-huit ans, sauf si la majorité est atteinte plus tôt en vertu de la législation qui lui est applicable »*.

Pour aller plus loin : BEE, H., BOYD, D. et al. *Les âges de la vie : Psychologie du développement humain.* Canada : Pearson éducation. 5e éd. 2017.

ENTRETIEN INFIRMIER

Syn. Entrevue. Loc. Trad. Angl. To consult a nurse. Domaine Sciences infirmières.

Voir aussi : CONSULTATION, EXAMEN, OBSERVATION, RELATION D'AIDE

Situation interactive entre deux ou plusieurs personnes en difficulté, nécessitant une aide psychologique momentanée avec un professionnel (IDE, soignants...). Le personnel soignant saura mettre en œuvre des outils de relation d'aide pour favoriser les échanges de façon constructive. Pour R. Mucchielli[25], l'entretien s'opère en face à face et celui-ci est caractérisé par « une relation professionnelle dans laquelle une personne doit être assistée pour opérer son ajustement personnel à une situation à laquelle elle ne s'adapterait pas normalement. Ceci suppose que l'aidant est capable de deux actions spécifiques : Comprendre le problème dans les termes où il se pose pour tel individu singulier dans son existence singulière, puis aider le client *(la personne soignée)* à évoluer personnellement dans le sens de sa meilleure adaptation sociale... L'entretien de face à face devient le moyen de réaliser les deux opérations requises par la relation d'aide ».

Pour aller plus loin : FRIARD, D. Oser la relation ! *Revue Santé mentale.* N°234. Janvier 2019. pp. 20-21.

ENTRETIEN INFORMEL

Pour le Dictionnaire de l'Académie française[26] informel signifie « qui n'observe pas les formes habituelles ou requises ». Pour Jean-Paul Lanquetin[27], « l'informel dans les soins se déploie préférentiellement au quotidien. Il participe de la construction d'un socle tant vis-à-vis du patient que du travail de l'équipe pluriprofessionnelle. L'informel s'étaye alors sur des lignes de pensées institutionnelles, médicales, d'encadrement et soignantes. L'entretien informel n'est pas formalisé dans la démarche de soins (recueil de données, entretien infirmier...) mais s'inscrit dans un processus de soin relationnel basé sur une confiance réciproque. Pour Jacques Chalifour[28] « l'entretien informel s'inscrit comme un entretien fréquent et de courte durée ». Pour Françoise Bourgeois[29] « cette relation est conditionnée par la vie quotidienne, elle ne se confond pas avec une simple conversation. Elle est le plus souvent centrée sur des échanges sociaux ordinaires et repose sur les bases indispensables de la sympathie et de la spontanéité. Par l'attitude positive du soignant, une progression peut s'établir dans la rencontre avec la personne soignée et l'aider à investir cette relation ». Ce type d'entretien peut s'effectuer, selon les situations, dans la chambre du patient, ou à l'heure des repas. Le moment idéal sera celui du soignant qui saura observer la disponibilité de la personne pour aborder des échanges et contribuer ainsi à ce que la personne soignée s'adapte.

Pour aller plus loin : GAUDRY MULLER, A. Le care dans les soins et dans la pratique d'apprentissage infirmier informel. *Recherche en soins infirmiers.* N°122. 2015/09. pp. 44-51.

ENTRETIEN INITIAL

Pour Jacques Chalifour[30], ce type d'entretien « est une rencontre formelle au cours de laquelle un aidant et un aidé entrent en contact pour la première fois dans le but de se connaître, de clarifier une demande d'aide, de déterminer les services les plus adéquats pour y répondre et, le cas échéant, de permettre à l'intervenant d'offrir l'aide ou de diriger le client *(personne soignée)* vers la ressource la plus appropriée ». L'auteur précise sa pensée sur l'importance de ce premier entretien. « La qualité du premier contact et du déroulement de cet entretien aura une incidence sur la décision du client *(personne soignée)* et du thérapeute (soignant) de poursuivre, ou non, les rencontres et, le cas échéant, sur la façon dont celles-ci se dérouleront ».

Pour aller plus loin : FRIARD, D., CHATRY-GARCIA, R. et al. Quelle place pour l'entretien infirmier. (Dossier). *Santé mentale.* N°218. 2017-05-01. pp. 21-71.

ENTRETIEN MOTIVATIONNEL

L'ouvrage *La relation soignant-soigné : Rencontre et accompagnement*[31] le définit comme « une intervention applicable dans tous les domaines (toxicomanie...), une modification de comportement est alors souhaitable. Cet entretien centré sur la personne est de nature non directive quant à sa forme, mais il est orienté vers des buts précis. Il vise à susciter une motivation intrinsèque qui conduit la personne à agir vers le changement, d'aider les personnes à résoudre leur ambivalence et à retrouver leur estime de soi et retrouver la maîtrise de leur vie ».

Pour aller plus loin : ROLLNICK, S., MILLER, W.-R. et al. *Pratique de l'entretien motivationnel : communiquer avec le patient en consultation.* Malakoff : Dunod. 2018.

ENTRETIEN NON-DIRECTIF

Médiation de confiance où la personne écoutée communiquera sa souffrance dans un cadre technique relationnel adapté. Pour Margot Phaneuf[32], « Le caractère de souplesse et de naturel de cette forme d'entretien en fait un instrument privilégié pour le soutien psychologique et la relation d'aide ou pour le travail de modification du comportement. L'important est de parvenir à atteindre la personne et de réussir à réaliser ses objectifs de départ ».

Pour aller plus loin : TEYSSIER J. et DENOUX P. « Interculturation narrative du soi : récits socio-culturels et récits du soi des enfants du numérique et des générations antérieures ». *Bulletin de psychologie.* 2019/6. N°564. pp. 417-431. DOI : 10.3917/bupsy. 564.0417.

ENTRETIEN SEMI-DIRECTIF

L'infirmière pose des questions et permet ainsi l'émergence de réponses qu'il accueillera sans jugement et cheminera avec la personne soignée pour la conduire à écouter ses propres réponses.

Cit. *« Cette forme d'entretien permet de concilier le meilleur des deux mondes, c'est-à-dire de répondre aux impératifs d'efficacité des soins et à ceux d'un contact plus intime avec la personne soignée[33] ».*

Pour aller plus loin : BRAVERMAN, L. Interroger la sexualité d'hommes atteints d'un cancer de la prostate. Retours sur une enquête par entretiens semi-directifs. *Bulletin de Méthodologie Sociologique (Sage Journals).* Vol. 147-148. Issue 1-2. 020. pp. 76-95. DOI 10.1177/0759106320939888.

ENVIRONNEMENT

n.m. Trad. Angl. Array. Domaine Sciences humaines-infirmières-médicales.

Voir aussi : BESOINS, FAMILLE, SANITAIRE ET SOCIAL, SANTÉ PUBLIQUE

L'environnement est un ensemble de facteurs physiques, chimiques et biologiques dont dépendent la vie et la postérité d'une population animale, végétale ou humaine (Lexis[34]). Pour les auteurs de *La pensée infirmière*[35], « la promotion de l'environnement sain, comme l'élaboration de la politique de santé et la gestion des systèmes de santé (impliquant les patients, l'éducation) relève du rôle propre des soins infirmiers ». D'après Mme Jacinthe Pépin[36], le modèle humain unitaire, est ce qui « décrit la personne et son environnement comme des champs d'énergie « pandimensionnels » (non linéaires) en constante interaction ». Chacun (personne et environnement), considéré comme un tout indivisible, est caractérisé par le changement continuel et mutuel, qu'elle nomme « configuration » énergétique.

L'infirmière accompagne la personne dans la participation délibérée de celle-ci au processus de changement. Bien que Rogers ne se référait pas directement à la spiritualité, ses écrits comportaient des liens évidents avec ce concept, entre autres en ce qui concerne l'interaction entre la personne et son environnement.

> ***Cit.*** *« Il faut combiner le travail avec la poésie car on habite le monde poétiquement et prosaïquement. C'est-à-dire qu'on a la joie de vivre et de voir la nature. Le cœur s'épanouit devant la complexité de la réalité, mais en même temps, il faut gagner sa vie. Les deux dimensions font partie intégrante de l'existence. Ces moments poétiques d'admiration, de contemplation et de gratuité sont importants. Or, ils manquent dans notre culture occidentale, trop fonctionnelle, où prédomine la raison utilitariste et non pas la raison de la réciprocité et de l'inclusion[37]... ».*

> **Pour aller plus loin :** Réflexions sur la gestion de la crise sanitaire Covid-19. Point de vue des hôpitaux allemands. WEGNER (Saskia Maria). *Revue hospitalière de France.* N°596. 2020/09-10. pp. 36-38.

↳ FACTEURS ENVIRONNEMENTAUX

Un facteur environnemental est une dimension sociale ou physique qui détermine l'organisation et le contexte d'une société. Une interaction entre l'individu et son environnement implique des réponses de l'organisme (Classification québécoise[38]). Les auteurs de l'ouvrage *Les théoriciens de soins infirmiers et leur travail*[39] déclinent des types de réponses organiques répondant aux facteurs environnementaux. Selon eux, la réponse organique peut être intégrée en plusieurs niveaux distincts : lutte et fuite ; réponse inflammatoire ; et conscience perceptive. Le traitement est axé sur la gestion de ces réponses liées à la maladie (Levine,1969[40]).

- **Lutte et fuite (Fight and flight) :** réponse dite la plus primitive, c'est la lutte ou le syndrome de fuite. L'individu perçoit qu'il est menacé, si oui ou non une menace existe réellement. Les expériences d'hospitalisation, de la maladie, et la découverte d'une nouvelle maladie conduisent vers des éléments de réponses. L'individu recherche des réponses, de façon dynamique, pour trouver plus d'informations et assurer sa sécurité et le bien-être.
- **La réponse inflammatoire (Inflammatory response) :** mécanisme de défense qui permet de se protéger contre un environnement hostile. C'est une façon de penser la guérison. Ce type de réponse utilise l'énergie disponible pour supprimer ou conserver des agents pathogènes... Ce mécanisme est limité dans le temps, car la réponse draine les réserves énergétiques de l'individu.
- **La conscience perceptive (Perceptual awareness) :** cette réponse se produit uniquement chez l'individu qui utilise ce résultat pour rechercher et maintenir sa sécurité. Il est en recherche d'information.

Pour aller plus loin : KELLY-IRVING, M., DELPIERRE, C. et al. Comment les facteurs socio-environnementaux durant l'enfance influencent-ils la santé au cours de la vie ? *La santé en action*. N°437. 2016/09. pp. 10-12.

➥ ENVIRONNEMENT ET SANTÉ

La santé de l'homme dépend de la capacité de la société à gérer l'interaction entre les activités humaines et l'environnement physique et biologique, de manière à préserver et promouvoir la santé sans menacer l'intégralité des systèmes naturels qui conditionnent cet environnement... L'environnement physique exerce une influence considérable sur la santé de l'homme, non seulement par la température, les précipitations, la composition de l'air et de l'eau, mais également par ses interactions avec le type et la distribution de la flore et de la faune.

L'environnement biologique exerce une influence importante sur les disponibilités alimentaires ainsi que sur les réservoirs et les mécanismes de transmission de nombreuses maladies. Les facteurs environnementaux nuisibles :

- les agents pathogènes, leurs vecteurs, leurs réservoirs ;

- les agents physiques et chimiques présents dans l'environnement indépendamment des activités humaines et qui peuvent nuire à la santé (par exemple les radionucléides associés au rayonnement naturel et les rayons ultraviolets) ou d'une obscure relative (comme l'iode, le sélénium) ;
- les agents physiques et chimiques nocifs ajoutés à l'environnement par les activités humaines (comme les hydrocarbures aromatiques polycycliques, les résidus gazeux, déchets radioactifs...) (OMS[41]).

Quelques recommandations de l'OMS : « Pour apprécier de manière plus précise les conditions de santé et d'environnement, et pour avoir une action plus efficace, il faudrait apporter des modifications aux mécanismes existants au sein des organismes internationaux, et à tous les échelons du gouvernement. Les modifications devraient permettre de faire en sorte que l'importance accordée à la qualité de la santé et de l'environnement soit celle que les populations lui assignent. Qu'une priorité plus élevée soit donnée à la prévention ou à la limitation des risques environnementaux pour la santé dans tous les secteurs et à tous les niveaux. Qu'il convient, enfin, de vérifier davantage à progresser dans la compréhension des comportements et des motivations individuels et collectifs en relation avec l'environnement urbain et la violence... ».

Pour aller plus loin : CHEVALIER, Mélanie. Conseils pratiques en santé "environnementale" pour protéger la femme enceinte et le nouveau-né. Dossiers de l'obstétrique. Vol. 44. N°473. 2017/10. pp. 12-14.

ÉPIDÉMIOLOGIE

n.f. Trad. Angl. Epidemiology. Domaine Sciences médicales et infirmières.

Voir aussi : PRÉVALENCE, SANTÉ PUBLIQUE, SOCIOLOGIE, TAXONOMIE

Selon le *dictionnaire de l'Académie de médecine*[42], c'est « l'étude de la fréquence, de la répartition géographique et du mode de transmission ou d'apparition des maladies. Selon *l'Index international et dictionnaire de la réadaptation et de l'intégration sociale*[43], c'est une discipline scientifique qui étudie la fréquence, la répartition et les déterminants des états de santé des groupes ou des populations. Par exemple, l'étude sur l'extension, dans l'Union Européenne, des mouvements de populations à grande échelle, les catastrophes naturelles, les produits alimentaires augmentant le risque potentiel de dissémination de maladies transmissibles... ».

Pour aller plus loin : Bulletin épidémiologique hebdomadaire (BEH). Revue à comité de lecture éditée par Santé publique France, qui publie des articles proposés par l'ensemble des acteurs de santé publique.

Disponible : https://www.santepubliquefrance.fr/revues/beh/bulletin-epidemiologique-hebdomadaire

ÉPISTÉMOLOGIE

n.f. Trad. Angl. Epistomology. Domaine scientifique.

Voir aussi : HYPOTHÈSE, PROBLÉMATIQUE, PROCESSUS, RAISONNEMENT, SCIENCES

E

L'épistémologie est, étymologiquement, la théorie de la science. Elle se penche sur l'histoire des sciences dans une perspective chronologique. Elle observe ce que les sciences apportent à la connaissance et la manière dont elles y parviennent. Lalande[44] définit l'épistémologie comme « la philosophie des sciences mais avec un sens plus précis, ce n'est pas proprement l'étude des méthodes scientifiques... C'est essentiellement l'étude critique des principes, des hypothèses et des résultats des diverses sciences destinées à déterminer leur origine logique, leur valeur et leur portée objective ». L'épistémologie propose des critères permettant une connaissance scientifique plus précise, plus exacte et plus certaine que la connaissance populaire, sans toutefois prétendre être absolument précise, exacte et certaine.

> **Cit.** *« L'épistémologie contemporaine pose au sujet de la science un certain nombre de questions fondamentales faisant l'objet de débats philosophiques incessants... Se trouvent ainsi posées la délicate question du critère de démarcation (entre science et non-science) et aussi celle de la classification des diverses formes de savoir[45] ».*

> **Pour aller plus loin :** CARTRON, E., LECORDIER, D. et al. Les sciences infirmières : savoir, enseignement et soin. *Recherche en soins infirmiers.* N°140. 2020/03. pp. 77-96.

ERGOTHÉRAPIE

n.f. Trad. Angl. Work therapy, Ocupational therapy, Ergotherapy. Domaine paramédical.

Voir aussi : HANDICAP, TOUCHER

Ergothérapie vient du grec *ergon* qui signifie travail. Pour le *dictionnaire de l'Académie de médecine*[46], il s'agit de « rééducation des malades mentaux ou des handicapés physiques, par différentes techniques de travail manuel, d'activités artisanales ou de travaux adaptés à leurs capacités fonctionnelles ». D'après Élodie Driessen[47], « l'ergothérapeute intervient tout au long du processus de rééducation, de réadaptation et de réinsertion de la personne en situation de handicap. L'ergothérapie vise à maintenir ou récupérer le plus d'autonomie et d'indépendance possible dans les activités de la vie quotidienne, et s'adresse aux personnes présentant un handicap physique, psychique, sensoriel ou mental. L'ergothérapeute intervient ainsi aussi bien auprès des enfants, que des adultes et des personnes âgées. L'ergothérapeute s'intéresse à la personne dans sa globalité et non uniquement à l'organe ou au membre atteint ». Dans le cadre d'une prise en charge de pathologies articulaire et pour Servane Marivain[48], son rôle est interdisciplinaire, « il axe son intervention sur la rééducation, l'appareillage et la réadaptation/réinsertion. Il permet de soulager les douleurs, donc d'améliorer les gestes de la vie quotidienne, et de maintenir une qualité de vie. Il contribue au réaménagement du lieu de vie. Enfin, Il facilite la réinsertion professionnelle afin que les patients conservent des liens sociaux ».

Pour aller plus loin : COURTOIS, M. L'ergothérapie sociale au chevet des demandeurs d'asile. *Actualités sociales hebdomadaires.* N°3148. 2020/02/21. pp. 18-19.

ESPACE TRANSITIONNEL

loc. Trad. Angl. Transitional space. Domaine Sciences humaines-infirmières.

Voir aussi : ACCUEIL, ENFANT, ANXIÉTÉ, HÔPITAL

Pour Denise Künki[49], le terme de transitionnel « a été utilisé par Winnicott pour décrire tout ce qui permet à l'enfant de quitter son milieu pour aller dans le monde, sans se sentir trop insécurisé (le « doudou » par exemple). « L'espace transitionnel » dans l'hôpital serait ce moment où le patient pourrait s'adapter en douceur aux réalités et aux exigences du monde hospitalier, tout en étant accompagné dans ce cheminement ».

Pour aller plus loin : WINNICOTT, D.W., MONOD, Claude (trad.) et PONTALIS, J.-B.(préf.). *Jeu et réalité : l'espace'' potentiel.* Paris : Gallimard. 2018.

↳ DOUDOU

D'après l'article de Delphine Tauzin[50], « L'observation du bébé montre qu'après avoir joué quelques mois avec son propre corps (ses mains, ses pieds...), puis avec des objets extérieurs (hochets, peluches...), celui-ci peut s'attacher à un objet particulier : l'objet transitionnel. Ce dernier est le résultat de ce que Donald Winnicott[51] appelait « une coproduction de la relation mère-enfant ». Cet objet, présenté parmi d'autres dans l'environnement de l'enfant par la mère, est finalement choisi par celui-ci. Le doudou en tant qu'objet est donc une manifestation possible des phénomènes transitionnels. Cet objet constitue un intermédiaire entre le monde interne de l'enfant et le monde externe. Il appartient à la réalité, mais est également investi de significations subjectives. Comme le note la psychologue Isabelle Chavepeyer[52], le doudou n'est pas toujours un objet. Il peut également désigner une activité buccale de type gazouillis que l'enfant reproduit régulièrement ou un geste autocentré comme une caresse : il s'agit alors de phénomènes transitionnels. Qu'il s'agisse d'un objet ou d'un phénomène transitionnel, ce qui importe n'est pas tant la forme que prend le doudou mais bien la fonction qui est en jeu : la « fonction transitionnelle ». Cet objet constitue une partie presque inséparable de l'enfant et en même temps représente la première possession « non moi ». Cet intérêt, ciblé sur un objet ou un phénomène particulier, débute souvent vers l'âge de 6 mois (entre 4 et 12 mois généralement). Le doudou a une fonction de lien entre le présent et l'absent. Il permet à l'enfant d'accepter l'absence du parent. Il lui sert de support pour se représenter ce dont il est séparé et anticiper un retour possible. L'objet ou le phénomène transitionnel lui permet de prolonger en lui l'image de son parent. Il accompagne l'enfant dans ses nouvelles expériences, qu'elles soient affectives ou motrices, et lui permet de préserver son équilibre intérieur, de faire face à des situations inconnues. Il est le lieu d'expression des émotions, des sentiments... ».

Pour aller plus loin : DARCQ, A. Le rôle du "doudou" au bloc opératoire. *Cahiers de la puéricultrice*. Vol. 51. N°279. 2014. pp. 23-24.

ESPOIR

n.m. Trad. Anglais. To hopeful. Domaine Sciences humaines-infirmières.

Voir aussi : BONHEUR, GUÉRISON, RÉTABLISSEMENT, SANTÉ

Provenant du verbe espérer issu du latin *sperare*, signifiant *avoir bon espoir, attendre*. L'espoir fait vivre, dit le dicton, il donne le ressort nécessaire à tout individu de poursuivre un but avec l'assurance d'un accomplissement provisoire ou durable. Il s'agit d'avoir le désir, le souhait d'obtenir des résultats positifs dans tous les domaines et souvent pour une longue durée. Attendre avec confiance un avenir meilleur, plus favorable, permet de réaliser des projets, de viser une amélioration dans un domaine. Par exemple, *les Clowns de l'Espoir*[53] interviennent dans de nombreux hôpitaux (CH de Douai, Valenciennes et Maubeuge...) afin de distraire les enfants hospitalisés et les accompagner à poursuivre des objectifs de vie.

Cit. *« Un monde sans espoir est irrespirable*[54] *».*

Pour aller plus loin : HAMELIN-BRABANT, L., PATENAUDE, H. et al. L'expérience de l'humour en soins infirmiers pédiatriques. *Soins Pédiatrie et Puériculture*. N°263, novembre-décembre 2011. pp. 41-44.

➥ COMMUNICATION DE L'ESPOIR

L'espoir est un habilité. Pour Jacques Chalifour[56], « il s'agit d'une attitude essentielle chez le professionnel qui doit, par différents moyens concrets, manifester son espoir et même l'insuffler à la personne soignée qui l'a perdu. L'être humain a besoin d'espoir pour vivre. C'est dans cette flamme intérieure que la personne trouve l'énergie pour surmonter les difficultés de l'existence».

Pour aller plus loin : BERNET, M., KLANKE, C. et al. Un désir d'enfant non réalisé : les compétences infirmières face à l'attente et l'espoir. *Soins infirmiers : Krankenpflege.* N°10. 2020-10-01. pp. 56-59.

➥ DÉSESPOIR

État psychologique aggravé d'un individu éprouvant une forte douleur face à une situation qui semble être sans issue. Personne qui ne trouve aucun chemin pour continuer de vivre. Affliction profonde ressentie par une personne qui devient alors vulnérable, à un moment donné de sa vie. Impossibilité matérielle, humaine d'une personne à faire face aux difficultés passagères ou de longues durées. Le désespoir peut être violent, décourageant.

Pour aller plus loin : LANGLET, M et DARMON, L. Quand la grossesse révèle la séropositivité : futures mères, entre désespoir et espoir. *Journal du SIDA.* N°206. 2008/06. pp. 15-18.

➥ PERTE DE L'ESPOIR

Quand les fonctions corporelles sont atteintes, lorsqu'une personne est hospitalisée en soins palliatifs ou encore lorsque une personne âgée cumule des pathologies, les objectifs de vie sont irrémédiablement modifiés et conduisent au renoncement. L'estime de soi est menacée et cela peut produire des altérations à la communication, à l'isolement social. Malgré un accompagnement professionnel parfois de qualité, l'illusion de la guérison ou de la vie semble prendre le dessus de façon définitive.

Pour aller plus loin : BERNET, M., KLANKE, C. et al. Un désir d'enfant non réalisé : les compétences infirmières face à l'attente et l'espoir. *Soins infirmiers : Krankenpflege.* N°10. 2020-10-01. pp. 56-59.

ESTHÉTIQUE

n.m. Trad. Angl. Aesthetic. Domaine Sciences humaines.

Voir aussi : ART INFIRMIER, BIEN-ÊTRE, DESIGN, DIGNITÉ, IMAGE DE SOI

Il s'agit de la partie de la philosophie qui propose l'étude de la sensibilité artistique et la définition de la notion de beau (CNRTL[57]). Pour le soin infirmier, il est important de favoriser le bien-être de la personne soignée en valorisant une bonne image de soi. Pour Jacques Chalifour, cet esthétisme peut aussi se traduire chez l'intervenant dans sa façon de se vêtir, de se coiffer en tenant compte de son contexte de travail. Il se traduit aussi dans ses gestes quotidiens, dans l'application des techniques (ex. pansements).

Pour aller plus loin : HONORÉ, B. *Le soin dans l'existence. Soin de soi, de l'autre et du monde*. Paris: Seli Arslan. 2017.

E

↪ SOCIO-ESTHÉTIQUE

Cette approche apporte une aide en complément des soins traditionnels aux personnes atteintes de maladies graves. « C'est aussi le maintien d'un lien symbolique avec l'extérieur. L'écoute et le toucher ont une part essentielle dans cette prise en charge, mais aussi avec les soins esthétiques. Cette considération s'adresse à toute personne hospitalisée dans le but de prodiguer des soins de beauté, de détente, de relaxation, de confort, de réconfort et de réparation. Elle permet au patient de restaurer une image de soi et de retrouver parfois sa dignité, de mettre la maladie entre parenthèses en vivant un moment différent. La maladie, les interventions chirurgicales parfois mutilantes, les effets secondaires de certains traitements médicaux, et le stress engendré par la douleur sont autant de facteurs de dégradation corporelle. Ceci menant à la fatigue et à une certaine forme de renoncement, nous pouvons comprendre la gravité du préjudice physique et moral vécu par les personnes atteintes d'une maladie grave. La peau est aussi le reflet de la lassitude, des angoisses et de la souffrance. C'est donc très profondément que la personne malade est atteinte dans son image et dans la perception qu'elle a d'elle-même. Sur le plan physique, ces soins contribuent à l'amélioration de l'aspect de la peau par des techniques esthétiques et des produits adaptés. Sur le plan psychologique, ils influencent positivement les relations sociales et familiales » (Alloncle J.[58]).

Pour aller plus loin : MASSIEU, S. et NASCIMENTO, M. Socio-esthétique. Un outil précieux dans l'accompagnement des résidents. *Actualités sociales hebdomadaires*. N°3169. 2020/07/17. pp. 30-33.

ESTIME DE SOI

loc. Trad. Angl. Self esteem. Domaine Sciences humaines.

Voir aussi : ALTÉRATION DE L'IMAGE CORPORELLE, CONCEPT DE SOI

Les auteurs de l'article *Trois approches psychosociales du vieillissement : Identité, catégorisations et représentations sociales*[59],

définissent l'estime de soi comme traduisant « la valeur qu'une personne s'accorde à elle-même par rapport à ses capacités personnelles et à l'opinion que les autres lui renvoient sur elle. Selon L. J. Carpenito[60] (1995), c'est « un sentiment résultant de la comparaison entre ce que l'on est, ce que l'on croit être (concept de soi) et ce que l'on aimerait ou pourrait être (idéal du moi). Une bonne estime de soi est profondément enracinée dans l'absolue certitude que l'on est foncièrement important et estimable, malgré les erreurs et les échecs. L'estime de soi perturbée relève d'une situation où une personne éprouve ou risque d'éprouver des sentiments négatifs envers elle-même ou envers ses capacités ».
Pour Christophe André[61], « l'estime de soi est l'une des dimensions les plus évidentes, et les plus « bruyantes » du rapport à soi : elle est la composante évaluative de ce rapport. Elle est ce qui répond en nous à toute une série de questions : Qu'est-ce que je pense de moi ? Comment je me juge ? Comment je me vois ? Comment les autres me voient et me jugent ? La définition précise du mot « estime » dans la langue française renvoie au « sentiment favorable né de la bonne opinion que l'on a du mérite ou de la valeur de quelqu'un ».

Pour aller plus loin : RINALDI, R., OLANO, M. et al. L'estime de soi, un besoin fondamental. *Sciences humaines*. N°330. 2020/11. pp. 28-47.

AFFIRMATION DE SOI

Pour Margot Phaneuf[62], c'est une « attitude intérieure qui consiste à croire que nous avons suffisamment de valeur personnelle pour nous permettre d'exprimer nos ressentis, nos convictions, nos idées, nos projets, nos besoins et, selon le cas, de faire connaître nos différences. Ce sentiment nous confère le pouvoir de prendre des décisions et d'agir en fonction de nos propres besoins ou selon les circonstances ».

Pour aller plus loin : PRAYEZ, P. *Julie ou le chemin de l'estime de soi*. Malakoff : Initiatives Santé : Lamarre. 2019.

IMAGE DE SOI

Voir aussi : IMAGE CORPORELLE

Pour C. Tourette-Turgis[63], l'image de soi « est constituée par l'ensemble des représentations que la personne se fait d'elle-même. La plupart de ces représentations sont construites. Elle a tel physique, se reconnaît telles qualités et telles capacités. Elle évolue dans telle position et dans un certain nombre de rôles (social, familial, conjugal...). Ainsi structurée, l'image de soi est un point de repère central qui permet à la personne de se situer par rapport aux autres, de contrôler ses états internes et les excitations extérieures. Dans la mesure où l'expérience de la maladie vient contredire la construction de cette image, notamment en s'attaquant à l'image du corps (amaigrissement, perte des capacités physiques, perte du rôle social...) et à l'image sociale, l'image de soi de la personne malade s'en trouve profondément ébranlée ».

Cit. *« La perte de votre place et de votre corps peut miner votre estime de soi*[64] *».*

Pour aller plus loin : ENECIER, P. et MAISONDIEU, J. (préf.). *Soins, alcool et personnes âgées : se positionner pour coconstruire.* Lyon : Chronique Sociale. 2019

E

ÉTHIQUE

n.f. Trad. Angl. Ethical. Domaine Sciences humaines.

Voir aussi : DÉONTOLOGIE, DIGNITÉ, NORMES, VALEURS

L'éthique est la science de la morale. Empruntée au latin impérial *éthica* et signifiant *morale*, lui-même issu du grec *ethikôn* désignant les *mœurs*. Le *Dictionnaire culturel en langue française*[65] précise que « l'éthique appliquée est l'étude des choix concrets de nature morale dans les domaines de l'action sociale, techno-scientifique, économique (exemple la bioéthique, la recherche en sciences infirmières, la génétique, l'euthanasie...) ».

Pour aller plus loin : BERGADAÀ, M. Halte au plagiat et à la fraude académiques. *La recherche.* N°563. 2020/11-12, 2021/01. pp. 122-129.

EUTHANASIE → VOIR FIN DE VIE

ÉVALUATION

n.f. Trad. Angl. Evaluation, Assessment. Domaine Sciences infirmière.

Du vieux français *Evaluacion*[66] signifiant action *d'évaluer.* Pour Marc Nagels, l'évaluation, étymologiquement est une attribution de valeur. Il s'agit ainsi d'un jugement porté sur l'écart entre un référent et un référé. Les difficultés rencontrées lors de l'évaluation tiennent précisément à ces trois éléments :

- un bilan objectif et méthodologiquement rigoureux comporte-t-il des écarts et à quelles conditions ? ;
- les référentiels sont souvent implicites. En tant que norme ou quasi norme, ils se constituent dans l'interaction. Émergents, ils ont une portée locale et non générale, temporaire et imitée au contexte social d'émergence ;

- le référé est un « construit » qui procède d'une observation de la relation entre déterminants personnels, comportements en situation et caractéristiques environnementales. Les filtres socioculturels de l'évaluateur mais aussi ses capacités cognitives et méta cognitives limitées introduisent des biais nombreux et rédhibitoires dans ses observations. Le référé, même construit rigoureusement ne peut prétendre décrire et analyser objectivement les comportements qu'il prétend saisir. Faute d'une approche méthodologique objective de l'évaluation, des évaluateurs avertis ne peuvent que partager leur subjectivité.

Pour aller plus loin : MIALARET, G. *Qu'est-ce qu'apprendre ?* Paris : PUF. 2010.

EVIDENCE-BASE-NURSING

loc. Trad. Angl. Evaluation, Assessment. Domaine Sciences infirmières.

Voir aussi : ARTICLE SCIENTIFIQUE, ÉQUIPE SOIGNANTE, SCIENCES INFIRMIÈRES

Pour G. Ingersoll[67], l'Evidence-Based-Nursing (EBN) est l'utilisation consciente, explicite et judicieuse des meilleures données actuelles de la recherche clinique dans la prise en charge personnalisée de chaque patient. Le centre Cochrane français[68] a rédigé une note explicative[69] sur l'Evidence-Base-Nursing (l'EBN), qui fait partie d'un modèle plus large, *l'Evidence-Based Practice* (EBP) traduite comme « la pratique de soins fondée sur des preuves ». Elle aide les professionnels de santé à fonder des pratiques de soins sur les meilleures données de la littérature scientifique, résultant d'études fiables. Il s'agit ensuite de les utiliser pour aboutir à une prise en charge adaptée à la problématique du patient et à l'organisation de la structure de soins. Le but final est de fournir la meilleure qualité de soins donnés et d'améliorer la santé de vos patients. L'objectif de l'EBN est d'aider l'infirmier à prendre une décision face à un problème clinique, en intégrant les meilleures « preuves » issues de la recherche scientifique. Pour D. L. Sackett[70] « Elle prend aussi en compte l'expérience de l'infirmier et les préférences du patient, afin de lui proposer une prise en charge personnalisée pour chaque personne soignée. Pour résoudre un problème clinique face à un patient donné, l'EBN procède en quatre étapes :

- formuler le problème en une question claire ;
- rechercher les études dans la littérature ;
- évaluer les résultats des études sélectionnées ;
- appliquer les résultats retenus au patient.

L'EBN est un outil d'aide à la décision clinique. Il intègre trois composantes : les meilleurs résultats de la recherche clinique, les préférences du patient et l'expérience du clinicien ».

Pour aller plus loin : MABIRE, C., HORSCH, A. et al. Les données probantes pour les meilleures pratiques cliniques. *Soins infirmiers : Krankenpflege.* N°12. 2018-12-01. pp. 80-81.

EXAMEN CLINIQUE INFIRMIER

loc. Trad. Angl. Nursing scanning. Domaine sciences infirmières.

Voir aussi : CONSULTATION, DIAGNOSTIC, OBSERVATION, PLAN DE SOINS, RAISONNEMENT

Le document *Raisonnement et démarche clinique infirmière : Projet de soins infirmiers*[71] définit cet examen comme permettant « de détecter les signes, symptômes et indices relatifs à l'état de la base de santé du patient. C'est sur cet examen que l'infirmière fondera son raisonnement clinique ». Les auteurs soulignent qu'il est important d'avoir une bonne communication, qui sera l'élément fondamental pour assurer ici une relation de confiance et efficiente avec la personne soignée. Trois types de communication sont déclinés : *la communication fonctionnelle* (verbale ou non verbale) avec un but utilitaire, *une communication thérapeutique* pour assurer l'accompagnement dans un contexte de relation d'aide et *une communication pédagogique* où l'aidant et l'aidé interagissent visant l'autonomie de la personne soignée ».

Pour aller plus loin : FAURE, K. et LEVEQUE, S. L'observation. *Soins pédiatrie et puériculture.* N°314. 2020/05. pp. 11-33.

EXCLUSION

n.f. Trad. Angl. Exclusion. Domaine Sciences humaines.

Voir aussi : PRÉCARITÉ, REFUS DE SOIN, REPRÉSENTATION, VULNÉRABILITÉ

Selon le *Dictionnaire des racismes, de l'exclusion et des discriminations*[72], « c'est un processus de fragilisation du lien social, de désaffiliation, par lequel un individu perd peu à peu les liens noués avec d'autres individus ou groupes d'individus. L'exclusion peut résulter d'une absence d'intégration économique (revenu, consommation) ou sociale (emploi, vie en collectivité). Il est inexact de lier directement l'exclusion subie à la pauvreté. On n'est pas forcément exclu lorsqu'on est pauvre, et dans les sociétés « pauvres », des liens de solidarité peuvent prémunir contre l'exclusion. Plus d'un processus qu'un état, l'exclusion se construit par des ruptures successives et cumulées. Elle est rarement totale. Les crises économiques, l'aggravation des inégalités sociales, les nouvelles pauvretés mènent à l'exclusion économique, à une vulnérabilité susceptible de provoquer une rupture du lien social, et en fin de parcours, à l'exclusion sociale proprement dite ». Pour les auteurs du livre Pour Loïc Cadiou[73], « l'exclusion est considérée comme un processus de fragilisation des liens sociaux [...]. Pour Jean Maisondieu, il y aurait un syndrome d'exclusion compris comme « un mélange de honte et de désespérance qui conduit l'exclu à la mise en panne de son affectivité et de ses facultés cognitives pour survivre, à défaut de vivre, ce qui induit trois symptômes :

- la honte, responsable d'une absence de communication avec autrui ;
- la désespérance, à différencier de la dépression, car elle est liée à la précarité et ce sentiment peut disparaître si le contexte s'améliore ;
- l'inhibition affectivo-cognitive qui est un mécanisme de défense protégeant contre la honte et la désespérance, c'est-à-dire que la personne fait tout pour devenir comme insensible aux émotions et aux sentiments générés par sa situation ».

Pour aller plus loin : DAMON, Julien. *L'exclusion*. France : PUF. 3e éd. 2011.

EXPÉRIENCE

n. f. Trad. Angl. Experience. Domaine Sciences humaines.

Voir aussi : AGENTIVITÉ, FACILITATEUR, OBSERVATION, RÉSILIENCE

L'expérience est un fait vécu de façon indépendante, collectif ou dans un acte isolé. Selon le *Trésor de la langue Française*[74], c'est le fait d'acquérir, volontairement ou non, ou de développer la connaissance des êtres et des choses par leur pratique et par une confrontation plus ou moins longue de soi avec le monde. Pour Carl Rogers, L'expérience est un processus expérientiel où le vécu, le senti et l'émotion tiennent une plus grande place. Cette approche pédagogique, thérapeutique, consiste à créer entre le soignant et le soigné un climat de confiance permettant de faciliter les changements, d'accepter de nouvelles situations.

Cit. *L'homme « tire avantage non seulement de sa propre expérience, mais encore de celle de ses prédécesseurs*[75] ».

Pour aller plus loin : ROGERS, C.R., LE BON, D. (trad.) et PERETTI (de), A. (préf.) et al. *Les groupes de rencontre : animation et conduite de groupes*. Malakoff : InterEditions : Dunod. 2018.

➥ EXPÉRIENCE DE SOI-MÊME

Voir aussi : TECHNIQUES DE COMMUNICATION

Il s'agit des fonctions mentales spécifiques de la prise de conscience de sa propre identité et de sa propre position dans la réalité de son environnement (OMS[76]).

> ***Cit.*** *« Tout ce qui se passe en moi à un moment quelconque et dont je peux avoir le sentiment, la conscience. Il ne s'agit donc pas seulement de ce que j'éprouve, de ce que je pense, mais de ce que je pourrais éprouver ou penser si je dirigeais mon attention, mon regard intérieur dans telle ou telle direction[77]... ».*

> **Pour aller plus loin :** DUTRIEVOZ-BOYER, M. L'expérience, un concept clé dans tous les domaines. *Métiers de la petite enfance*. Vol. 26. N° 279. pp. 14-17. Mars 2020. Doi : 10.1016/j. melaen. 2020.03.005.

E

➥ EXPÉRIENCE IMMÉDIATE

Pour Carl Rogers[78], cette expression signifie le « fait d'éprouver, sans qu'aucun cadre immédiat ne s'interpose - temporel, intellectuel, normatif... -, les données immédiates vécues de son expérience ».

> **Pour aller plus loin :** DUTREY, O. et CADART, M-L. (préf.). *Vivantes : des femmes migrantes racontent*. Paris : L'Harmattan. 2020.

➥ EXPÉRIENCE PROFESSIONNELLE

Voir aussi : COMPÉTENCES, SENTIMENT D'EFFICACITÉ PERSONNELLE

Compétences acquises par des processus cognitifs, par un ensemble de savoir-faire, tout au long de sa carrière professionnelle. Des procédures spécifiques (dispositifs légiférés) permettent de valider des acquis de l'expérience.

> **Pour aller plus loin :** HERVO, R., BONAL, C. et al. Expérience étudiante concernant la violence des patients. *Soins*. N°848. 2020/09. pp. 50-52.

Bibliographie E

1. BUISSON, F. Dictionnaire de pédagogie, 1911. Institut Français de l'Education. Màj 2016. Disponible à l'adresse : http://www.inrp.fr/edition-electronique/lodel/dictionnaire-ferdinand-buisson/

2. BARTHES, R. Degré zéro de l'écriture. Paris: Seuil. 2015

3 BUISSON, F. *Nouveau dictionnaire de pédagogie* (1911). Lyon : Institut français de l'Éducation [en ligne]. MàJ 2015. Disponible : http://www.inrp.fr/edition-electronique/lodel/dictionnaire-ferdinand-buisson/

4 Rapport publié le 14 juin 2000 : *La littératie à l'ère de l'information. OCDE* (Organisation de Coopération et de Développement Économiques). *La littératie à l'ère de l'information. Rapport final de l'enquête internationale sur la littératie des adultes.* 2000. [Pdf]. MàJ 2015. Disponile : http://www.oecd.org/dataoecd/24/62/39438013.pdf

5 RISPAIL, M. Littéracie : une notion entre didactique et sociolinguistique –Enjeux sociaux et scientifiques. [Pdf]. N°1/2011. Forumlecture (plate-forme internet sur la littératie, éditée par l'association Forum suisse sur la lecture). Disponible : http://www.leseforum.ch/myUploadData/files/2011_1_Rispail.pdf

6 Association canadienne de santé publique : Portail de la littéracie en santé [en ligne]. MàJ 2015. Disponible : http://www.cpha.ca/fr/portals/h-l.aspx

7 FORETWOODY HORTON, Jr. (États-Unis), expert en gestion de l'information, a contribué à la rédaction d'articles relatifs à l'alphabétisation de l'information et l'apprentissage continu HORTONF., Jr., communication personnelle, Décembre, 2004, cité dans le guide de l'Ifla *(International Federation of Library Associations)* LAU, J. *Guidelines on information literacy for life long learning.* [Pdf]. 2006. Disponible : http://www.ifla.org/files/information-literacy/publications/ifla-guidelines-en.pdf

8 BAL-CRAQUIN, M-T. (Directrice de l'Université Européenne libre en sciences infirmières). Paris. 2003. *Comment et pourquoi initier une démarche éducative ?* [Pdf]. MàJ 2015. Disponible à partir de la banque de recherche canadienne Infiressouces : http://www.infiressources.ca/fer/depotdocuments/La_demarche_educative.pdf

9 Référentiel de compétences en éducation pour la santé [en ligne]. Paris : Institut National de Prévention et d'Éducation pour la Santé (INPES). 2012. Disponible : http://www.inpes.sante.fr

10 GORI, R. et DEL VOLGO, M-J. *La santé totalitaire, essai sur la médicalisation de l'existence.* France : Denoël. 2005. P. 255. Cit par LECORPS, Philippe. La parole du sujet comme espace de l'éducation pour la santé. Dossier Les ancrages théoriques de l'éducation pour la santé. *La santé de l'homme.* N°377, mai-juin 2005.

11 PEPLAU, H. *Interpersonnal Relations in Nursing : A conceptual Fame Of Reference fot Psychodynamic Nursing.* USA : Macmillan Education Ltd. 1988). Trd. De l'anglais par Anne Pietrasik. *Relations interpersonnelles en soins infirmiers.* France : InterÉditions. 1995. 325 p.

12 Ministère de l'Emploi et de la Solidarité. Plan national d'éducation pour la santé [en ligne]. Paris. 2001. Disponible à l'adresse : http://www.reseau-asteria.fr/Documents/pneps2001.pdf

13 Rapport de l'Organisation Mondiale de la Santé. Europe, publiéen 1996, *Therapeutic Patient Education – Continuing Education Programmes for Health Care Providers in the field of Chronic Disease*, trad. En Fr. en 1998.

14 LACROIX, A. Maladies chroniques : la psychologie clinique, au cœur de la prise en charge. Dossier Les ancrages théoriques de l'éducation pour la santé. *La santé de l'homme.* N°377. Mai-juin 2005. pp. 31-32.

15 Haute Autorité de santé. *Structuration d'un programme d'éducation thérapeutique du patient dans le champ des maladies chroniques.* [Guide En ligne]. Juin 2007. Disponible à cette adresse : http://www.has-sante.fr/portail/upload/docs/application/pdf/etp_-_guide_version_finale_2_pdf.pdf

16 ABEILLÉ, D. Accompagnement : Vers une reconnaissance de l'acte d'éducation thérapeutique ? *Soins*. Vol. 55. N°743. 03/2010. pp. 17-20.

17 MINDER, M. *Champs d'action pédagogique. Une encyclopédie de l'éducation.* Bruxelles : De Boeck Université. 1997.

18 LELORD, F. et ANDRÉ, C. *La force des émotions.* Paris : Odile Jacob. 2003.

19 THINES, G. et LEMPEREUR. A. *Dictionnaire général des sciences humaines.* Louvain-La-Neuve : CIACO. 1984.

20 KOSSANYI, P.-C. Intelligence émotionnelle, formation et management. *Objectifs Soins.* N°95. 04/2001. pp. 25-28.

21 MICHON, F. Les relations interpersonnelles avec la personne soignée et la motivation de la juste distance. *Soins.* N°773. Mars 2013. p. 33.

22 DAMASIO, A.R. *Spinoza avait raison, joie et tristesse, le cerveau des émotions.* Paris : O. Jacob. 2003.

23 BERNE, E. Trad. De l'américain par VERGUIN, Paul. *Que dites-vous après avoir dit bonjour ?* France : Tchou. 2006.

24 United Nations International Children's Emergency Fund (Fonds des Nations Unies pour l'enfance) : http://www.unicef.org/french/crc/

25 MUCHIELLI (1975), cité par CHALIFOUR, Jacques. *L'intervention thérapeutique.* Vol. 2. Canada : Gaétan Morin. 2000.

26 *Dictionnaire de l'Académie française.* 9e éd. Préfacée par DRUON, Maurice [en ligne]. 2015. Disponible : http://atilf.atilf.fr/academie9.htm

27 LANQUETIN, J-P. L'invisible réalité des soins informels infirmiers. *Soins Psychiatrie.* Vol. 34. N°284. Janv. 2013. pp. 12-16.

28 CHALIFOUR, J. *La relation d'aide en soins infirmiers, une perspective holistique-humaniste.* Canada : Gaëtan Morin. 1989.

29 BOURGEOIS, F. L'entretien informel, une expertise clinique. *La revue de l'infirmière.* Vol. 59. N°157. Janvier-février 2010. pp. 42-43.

30 CHALIFOUR, J. *Opus. Cit.*

31 PHANEUF, M. *La relation soignant- soigné : Rencontre et accompagnement.* Montréal : Chenelière éducation. 2011.

32 PHANEUF, M. *Ibid.*

33 PHANEUF, M. *Ibid.*

34 *Lexis : Dictionnaire érudit de la langue française.* France : Éditions Larousse. 2009.

35 KEROUAC, S., PEPIN, J. et al. *La pensée infirmière.* 3e éd. Canada : Chenelière Éducation. 2010.

36 PEPIN, J. La réappropriation de la dimension spirituelle en sciences infirmières. *Théologiques*, Vol. 9. N°2. 2001. pp. 33-46. Cit. M ROGERS, *An Introduction to the Theoretical Basis of Nursing*, Philadelphia, J. A. Davis, 1970 ; IDEM, « Rogers' Science of Unitary Human Being », dans R.R. PARSE, dir., *Nursing Science. Major Paradigms, Theories, and Critiques*, Philadelphia, Saunders, 1987. Disponible : http://www.erudit.org/revue/theologi/2001/v9/n2/007294ar.pdf

37 BOFF, L. et WEHRLE, Beat Tuto et al. (Dialogue avec). *Info Cotmec.* Supplément, n° 305. Genève. 2009. MàJ 2015. Disponible sur le site de l'IRED (Innovations et réseaux pour le développement) : http://www.ired.org/modules/infodoc/cache/files/french/cotmec_-_dialogue_avec_leonardo_boff.pdf

38 FOUGEYROLLAS, P., CLOUTIER, R. et al. *Classification québécoise. Processus de production du handicap.* Québec, Réseau international sur le Processus de production du handicap, 1998, p. 35.

39 RAILE-ALLIGOOD, M. et MARRINER-TOMEY, A. *Nursing Theorists and theirWork*. USA : Mosby-Elsevier. 7e éd. 2010.

40 Levine 1969a. Cité par *Ibid.*

41 Organisation Mondiale de la Santé. Notre planète, notre santé. Rapport de la commission OMS Santé et Environnement. Genève : OMS. 1992. 299 p. Pages citées 7-8 et les recommandations page 275 et 284.

42 Dictionnaire de l'Académie de médecine [en ligne]. 2015. Disponible : http://dictionnaire.academie-medecine.fr

43 Index international et dictionnaire de la réadaptation et de l'intégration sociale (IIDRIS) [en ligne]. 2015. Disponible : http://www.irdpq.qc.ca/dictionnaire-international-de-la-readaptation

44 LALANDE, A. Vocabulaire technique etcritique de laphilosophie. Paris : PUF. 1972. *IN* FORMARIER, Quelques données simples sur l'épistémologie [en ligne]. Recherche en soins infirmiers. N°19. Décembre 1989. pp. 35-40. Disponible à l'adresse : http://fulltext.bdsp.ehesp.fr/Rsi/19/35.pdf

45 FOUREZ, G. et LAROCHELLE, M. *Apprivoiser l'épistémologie*. Bruxelles : De Boeck. 2004.

46 Dictionnaire de l'Académie de médecine [en ligne]. 2015. Disponible : http://dictionnaire.academie-medecine.fr

47 DRIESSEN, É. L'ergothérapeute en gériatrie. *Soins Gérontologie*. Vol. 14. N°76. Mars-avril 2009. pp. 41-42.

48 MARIVAIN, S. Le rôle des ergothérapeutes dans la prise en charge des pathologies articulaires. *Soins*. Vol. 54. N°738. Sept. 2009. pp. 44-45.

49 KÜNKI, D. *Accompagner la vie, accompagner la souffrance : une analyse en milieu hospitalier.* France : l'Harmattan. 2007.

50 TAUZIN, Delphine. Les « doudous », à la recherche d'un concept. *Cahiers de la puéricultrice*. Vol. 50. N°267. Mai 2013. pp. 27-29.

51 WINNICOTT, D. *Jeu et réalité*. Paris : Gallimard. 2002.

52 CHAVEPEYER, I. Respectons le doudou. *Spirale*. N°43. 2007/03. pp. 75-81.

53 Les clowns de l'espoir : Pour supporter l'hôpital. *Contact santé*. N°190, 02/2004. p. 10.

54 Citation de Malraux. *IN* le Centre National de Ressources Textuelles et Lexicales, CNRTL [en ligne]. 2015. Disponible : http://www.cnrtl.fr

55 CHALIFOUR, J. *L'intervention thérapeutique*, Vol. 1. Boucherville, Qc : Gaëtan Morin éditeur. 1999. 205 p. Cité par PHANEUF, Margot. *La relation soignant-soigné : Rencontre et accompagnement*. Montréal : Chenelière éducation. 2011. 306 p.

56 CHALIFOUR, J. *L'intervention thérapeutique*, V 1. Opus. Cit.

57 CNRTL [en ligne]. 2015. Disponible : http://www.cnrtl.fr

58 ALLONCLE, J. Une nouvelle approche en soins palliatifs: la socio-esthétique.*Revue internationale de soins palliatifs*. Vol. 17, 2/2002. pp. 59-60. Disponible : www.cairn.info/revue-infokara-2002-2-page-59.htm.

59 MOLINER, P., IVAN-REY, M. et al. Trois approches psychosociales du vieillissement. Identité, catégorisations et représentations sociales. *Psychologie &NeuroPsychiatrie du vieillissement*. 2008. Vol. 6. N°4. pp. 245-257.

60 CARPENITO-MOYET, L.J. *Manuel de diagnostics infirmiers*. Adapté en français par RAHAL, Lina. Canada : Elsevier-Masson. 2009. 12e éd.

61 ANDRÉ, C. et LELORD, F. *L'estime de soi - S'aimer pour mieux vivre avec les autres*. Paris : Odile Jacob. 2008.

62 PHANEUF, M. *La relation soignant-soigné.* Opus. Cit.

63 TOURETTE-TURGIS, C. *La rétinite à CMV - Guide de counseling.* Paris : Comment Dire. 1996.

64 Portail canadien en soins palliatifs [en ligne]. 2012. Disponible : http://virtualhospice.ca/fr_CA/Main+Site+Navigation/Home/Topics/Topics/Spiritual+Health/Spirituality+and+Life_Threatening+Illness.aspx

65 REY, A. (sous la Dir.). *Dictionnaire culturel en langue française.* Paris : Le Robert. 2005. Vol. II.

66 *Dictionnaire du Moyen Français*, version 2012 (DMF 2012). ATILF - CNRS & Université de Lorraine. Site internet : http://www.atilf.fr/dmf.

67 INGERSOLL, G. Evidence-Based Nursing : What it is and what it isn't. *Nursing Outlook*, 2000.48(4),151-152.

68 Le Centre Cochrane Français est l'un des quatorze Centres Cochrane dans le monde, responsable de coordonner les activités de la Collaboration Cochrane en France et dans les régions francophones. Il est situé à l'hôpital Hôtel-Dieu, au centre de Paris. Disponible : http://fr.cochrane.org/fr/introduction.

69 Centre Cochrane français, tutoriel En ligne. Disponible : http://tutoriel.fr.cochrane.org/fr/introduction-%C3%A0-levidence-based-nursing

70 SACKETT, DL. Evidence Based Medecine : what it is and what it isn't [editorial]. BMJ 1996 ; 312:71-2

71 BOUDIER, C., ARDIC-PULAS, T. et al. *Raisonnement et démarche clinique infirmière : Projet de soins infirmiers : U.E. 3.1 ; 3.2.* Issy-les-Moulineaux : Elsevier-Masson. 2011.

72 BENBASSA, E. (sous la dir.). *Dictionnaire des racismes, de l'exclusion et des discriminations.* Paris : Larousse. 2010.

73 CADIOU, L., ZOUAGHI, H. et al. *Le guide du secouriste face aux souffrances psychiques.* Noisy-le-grand : Setes Éditions. 2012.

74 *Trésor de la langue française, Dictionnaire de la langue du XIX*e *et du XX*e *siècle (1789-1960).* 16 vol. 1971-1994. Paris : Klincksieck, Vol. 1-10. Paris : Gallimard. Vol. 11-16. Directeurs : Imbs P. (Vol. 1-7), Quemada B. (Vol. 8-16) [en ligne]. 2015. Disponible : http://atilf.atilf.fr/

75 Citation de Pascal, cité par le CNRTL [en ligne]. 2015. Disponible : http://www.cnrtl.fr

76 Organisation mondiale de la Santé, Classification internationale du fonctionnement, du handicap et de la santé, Genève 2001.

77 MURY, G.. *Introduction à la non directivité.* Toulouse : Privat. 1973.

78 ROGERS, C-R. *Le développement de la personne.* Titre original : On Becoming a Pearson. USA : Houghton Mifflin Company. Paris : Dunod- InterÉditions. 2005.

E

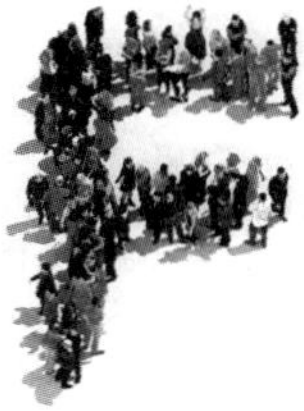

FACILITATEUR.TRICE

Syn. Médiateur. adj. Trad. Angl. Facilitation. Domaine Sciences de l'éducation.

Voir aussi : ACCOMPAGNEMENT, HANDICAP, SOINS RELATIONNELS, TUTORAT

Personne qui facilite les échanges pour construire un objectif commun. Dans le domaine de la pédagogie, et selon J. Houssaye[1], un formateur utilise comme modalité de communication pédagogique la théorie de la formation constructiviste, « en effet, le formateur souhaite être perçu comme une personne ressource, un facilitateur, un tuteur méthodologue et non comme un dispensateur de savoir ». Ici, l'apprenant est face au savoir et le formateur l'aide dans la construction de son projet social. Pour Carl Rogers[2], Le facilitateur est avant tout, une personne authentique qui cherche à développer en lui les attitudes justes, pour mieux aider l'autre à s'approprier les connaissances. Pour la *Classification québécoise. Processus de production du handicap*[3], « un facilitateur correspond à un facteur environnemental qui favorise la réalisation des habitudes de vie lorsqu'il entre en interaction avec les facteurs personnels (les déficiences, les incapacités et les autres caractéristiques d'une personne) ».

Pour aller plus loin : ROGERS, C. *Liberté pour apprendre.* Paris : Dunod. 4e éd. 2013.

FAMILLE

n.f. Trad. Angl. Family. Domaine Sciences humaines.

Voir aussi : AIDANT FAMILIAL, COMMUNAUTÉ, PERSONNALITÉ, GROUPE

Pour Alain Rey[4], la *Familia* romaine désignait à l'origine l'ensemble des esclaves d'une maison (vivant sous le même toit). Par extension, elle distinguait la maison toute entière vivant sous l'autorité du *Pater familias*, et de tout ce qui la compose : femme, enfants, biens. Le mot évolue pour ensuite s'appliquer à la stricte parenté et devint un équivalent de *gens*. La famille désigne aujourd'hui l'ensemble des personnes unies par le même sang, ou par alliance, et composant un groupe ou un clan familial, sous l'autorité d'un chef (famille patriarcale, quand elle est fondée sur la parenté des mâles et matriarcale quand elle est fondée sur la parenté des femmes). La famille peut être nombreuse (formée par de nombreux enfants), monoparentale (quand un seul des deux parents élève les enfants) ou enfin recomposée (quand l'un des parents est divorcé puis remarié. Ensemble, ils assureront l'éducation des enfants).

Cit. *« La famille sera toujours la base des sociétés[5] ».*

Pour aller plus loin : CAILLET, A., COSTE, Ch. et al. Impliquer les familles dans les soins en réanimation. *Soins*. N°847. 2020/07-08. pp. 16-21.

➥ PARENTALITÉ

Voir aussi : ENFANT, ADOLESCENT, DÉVELOPPEMENT DE LA PERSONNE

Pour Christine Schuhl[6]. La parentalité est un processus continu, non un état constant et achevé. Ici, « être parent est une fonction qui se dévoile au moment de la naissance ou de l'adoption. La parentalité est ce qui compose cette fonction parentale comme le respect, la dignité, l'amour, l'accompagnement de l'enfant. Elle se construit au fil du temps, en écho de la propre histoire du parent, de ses compétences à considérer et à accompagner l'enfant dans ses étapes de développement. Cette aventure est parfois compliquée, car l'on ne naît pas parent, mais on le devient et l'on apprend à s'adapter à mesure que l'enfant grandit. La parentalité implique la responsabilité du parent, qui bien qu'étant un devoir envers l'enfant peut s'avérer très fragile dans certaines situations ». Pour Jean-Claude Quentel[7] « le parent, apporte à l'enfant, ce dont il a besoin pour se construire dans sa personnalité, sans que celui-ci ait à lui apporter socialement une contrepartie. [...] si l'enfant a des droits, il n'a aucun devoir au sens strict. »

Pour aller plus loin : SADLIER, K., DURAND, E. et al. *Violences conjugales : un défi pour la parentalité*. Paris : Dunod. 2020.

FATIGUE

n. f. Trad. Angl. Fatigue. Domaine Sciences humaines-médicales.

Voir aussi : HYGIÈNE DE VIE, OBJECTIF, SYNDROME D'ÉPUISEMENT PROFESSIONNEL, SOUFFRANCE

Phénomène d'alarme physiologique, résultant d'un fonctionnement excessif de l'organisme (GTD[8]). C'est une « Diminution de l'efficience d'une fonction, résultant d'une tension élevée ou d'une longue dépense d'énergie. Elle peut être spécifique (sensorielle, musculaire, mentale) ou générale (relative à l'ensemble des activités). La fatigue limitée est un phénomène normal incitant l'individu au repos. Souvent répétée avant que l'organisme ait retrouvé son tonus normal, elle conduit au surmenage[10] ».

Cit. *« On se fatigue de la pitié quand la pitié est inutile[11] »*

Pour aller plus loin : PIERRON, J.-P., VINOT, D. et al. *Travail du soin, soin du travail. Préserver la valeur intangible de la relation au sein d'organisations en tension*. Paris: Seli Arslan. 2020.

F

↳ SYNDROME DE FATIGUE CHRONIQUE

Type de fatigue entraînant des difficultés dans les actes de la vie quotidienne, personnelle et professionnelle. Cette fatigue est généralement associée à une liste de symptômes variés (comme un mauvais sommeil, des douleurs...).

Cit. *« Il est difficile de rattacher ce syndrome à une cause repérable. Le diagnostic est plus que malcommode et les réponses thérapeutiques nombreuses restent hypothétiques quant à leur efficacité. La fatigue étant présente dans la dépression, il est tentant de la comprendre comme une manifestation particulière de cet état mettant l'accent sur la corporéité d'un mal-être indicible[12] ».*

Pour aller plus loin : SAUVEGRAIN, C. et MASSIN, C. *Soigner sans s'épuiser : le défi des infirmières et des soignants*. France : Lamarre. 2014.

FEMME

n. f. Trad. Angl. Lady, Woman. Domaine Sciences humaines.

Voir aussi : DÉVELOPPEMENT DE LA PERSONNE, HOLISME, PROJET DE NAISSANCE, REPRÉSENTATION, VIE

Individu adulte dont la nature anatomique est différente de l'homme. La femme est une fille avant la puberté. C'est à partir de la lutte contre les inégalités sociales que les femmes se sont libérées du joug patriarcal pour s'affirmer dans la société. Dans son ouvrage *La question de la femme* (1904), Paul Lafargue[13], affirmait déjà la lente histoire de leur émancipation dans un contexte politique et économique difficile. Aujourd'hui, en France, d'après l'Observatoire des inégalités[14], « les filles représentent 58% des étudiants à l'université en 2012-2013 contre 43% en 1960-1961. La situation s'est nettement améliorée ces cinquante dernières années. Mais les écarts persistent dans le choix des filières. Les filles représentent 70% des étudiants en lettres et sciences humaines, mais moins de 30% dans le domaine des sciences fondamentales. Déjà au lycée, les filles sont moins nombreuses en série scientifique. Les modes de vie, l'éducation ou le fonctionnement du système éducatif expliquent ces choix d'orientation différenciés ». Sylvie Warnet[15] précise qu'à l'origine des soins fut la femme. « La femme qui donne la vie et la préserve. Les femmes soignantes, matrones, sages-femmes ou guérisseuses, ont développé au fil des siècles tout un corpus de savoirs transmis par la seule tradition orale. Bien que qualifiés de "médecine de bonne femme", bon nombre de ces savoirs ont été intégrés, par la suite, aux manuels de pratiques soignantes publiés pendant longtemps par les seuls médecins ».

Cit. *« C'est le cœur de la femme qui approche de plus près le mortel aux prises avec la douleur ; c'est sa main qui le touche avec le plus de douceur[16]... ».*

Pour aller plus loin : ONU. Conférences mondiales sur les femmes [en ligne]. MàJ. 2020. Disponible : https://www.unwomen.org/fr/how-we-work/intergovernmental-support/world-conferences-on-women

➥ FÉMINISME

Le féminisme est un nom masculin qui évoque un mouvement social qui a pour objet l'émancipation de la femme, l'extension de ses droits en vue d'égaliser son statut avec celui de l'homme, en particulier dans le domaine juridique, politique, économique; doctrine, idéologie correspondante (CNRTL[17]). Dans le cadre de l'exercice du métier d'infirmière du 20e siècle, Yvonne Knibiehler[18], précise que « le problème fut de savoir quels types de profession il était possible de concéder aux femmes et dans quelles conditions. Ce métier fut accepté en raison de son caractère subalterne, domestique, il a eu quelque peine à s'imposer comme une véritable profession ».

Pour aller plus loin : BOURDIEU, P. *La domination masculine.* Paris : Seuil Édition. 2002.

FIN DE VIE

loc. Syn. Fin de cycle. Trad. Angl. End of life. Domaine Sciences humaines.

Voir aussi : CROYANCES, DOULEUR, ÉTHIQUE, DÉTRESSE SPIRITUELLE, DROIT DU PATIENT, SOINS PALLIATIFS

Nancy Roper[19] propose une définition des soins infirmiers utilisée pour les personnes en fin de vie : « Dans le contexte des soins de santé, et dans des proportions diverses, les soins infirmiers ont pour but d'aider une personne à progresser vers le pôle d'une indépendance maximum pour elle et dans chacune des activités de la vie quotidienne, de l'aider à y rester, de l'aider à faire face lors de tout mouvement vers le pôle de la dépendance. Dans certains cas, de l'aider ou de l'encourager à aller vers la dépendance et, finalement, parce que l'homme est un être mortel, de l'aider à mourir avec dignité ».

Pour aller plus loin : KUBLER-ROSS, E., JUBERT, C. (trad.) et al. *Les derniers instants de la vie*. Genève : Labor et Fides. 2016.

EUTHANASIE

D'après le Comité Consultatif National d'Éthique, l'euthanasie[20] est « l'acte d'un tiers qui met délibérément fin à la vie d'une personne dans l'intention de mettre un terme à une situation jugée insupportable ». Il est communément admis, en particulier dans les pays ayant adopté une législation favorable à l'euthanasie, que ce terme doit être réservé aux situations où il existe une demande formulée par la personne malade. Cela permet de distinguer l'euthanasie de l'homicide qui caractérise le fait de donner la mort à une personne qui ne l'a pas demandée. Certaines personnes peuvent exprimer à la fois le désir de mourir et leur refus, ou leur impossibilité psychologique de se donner elles-mêmes la mort- et ce en dehors de tout empêchement lié à la maladie-, ou encore leur préférence pour qu'un médecin mette fin, à leur demande à leur existence, plutôt que de le faire elles-mêmes. L'euthanasie n'est pas légale en France.

Pour aller plus loin : SICARD, D. *L'éthique médicale et la bioéthique*. Paris : Presses Universitaires de France. 2015. 4e éd.

FINITUDE

Voir aussi : DOULEUR, HANDICAP, HUMAIN, SOINS PALLIATIFS, SPIRITUALITÉ

Terme provenant de la philosophie[21], il est dérivé de *fini* (part. passé) substantivé de *finir* ; suff. *-itude* avec peut-être l'influence de l'anglais *finitude*. Pour J.-F. Malherbe[22] : « Devenir adulte, c'est devenir soi, c'est être créatif, c'est-à-dire vivre la solidarité en assumant sa solitude, vivre d'humilité en assumant sa finitude et vivre la liberté en assumant son incertitude ». Pour Henry Duméry[23], « dans la philosophie grecque, fini et infini forment couple ; ils rendent compte de deux aspects du réel. Le fini, c'est le degré de détermination d'une notion ou d'une chose, ce qui fait qu'elle a un caractère précis, achevé dans son ordre. L'infini, c'est le degré d'indétermination d'une notion ou d'une chose, ce qui fait qu'elle comporte une part d'inconnu, de mystère, par excès ou par défaut, après tous les efforts de l'analyse pour cerner sa signification ou son essence ». La notion de limite, dans le soin éprouve les soignants et les personnes soignées car l'instant du soin se situe entre le fini et l'infini, zone de doute, d'incertitude ou lieu de croyances ou de représentations. Cet écart de valeur est parfois accentué avec l'idée de l'homme moderne vivant plus longtemps, dans de meilleures conditions et sans douleur. Pour A. de Broca[24] « ces modifications des conditions de vie de l'homme sont possibles, grâce aux fantastiques progrès de la science et des biotechnologies. La mise en commun de toutes les sciences de l'informatique, de la biotechnologie, des nanotechnologies et sur la cognition appelée « convergence NBIC » donne l'illusion de pouvoir dépasser la finitude humaine et d'entrer doucement dans une ère *d'amortalité*. Dès les années 1960, E. Morin parle d'amortalité, notion qui exprime le sentiment de pouvoir vaincre la mort et la finitude de l'homme avec l'aide de la science qui saura trouver les techniques suffisantes pour contrecarrer les maladies et les gènes de la mort cellulaire. Notre propos est d'aider à comprendre ces perspectives menant à des modifications de l'humain et de souligner certaines questions éthiques qu'elles suscitent ». La finitude renvoie l'humain à un sentiment d'impuissance face à la mort, d'humilité et parfois à une forme de clairvoyance renforçant la transmission des valeurs intergénérationnelles.

Cit. *« À la fragilité de la vie, l'homme de la technique ajoute une fragilité supplémentaire qui est son œuvre. Mais alors que la vie comporte sa régulation propre, qui a longtemps fait de la nature l'enclos invulnérable de l'histoire humaine, l'agir humain, cessant d'être réglé par des fins naturelles, est le siège d'une démesure spécifique[25] ».*

Pour aller plus loin : DA ROCHA, G., ROOS, P. et al. Le sentiment de finitude de vie et les stratégies de coping face à l'annonce d'un cancer. *Revue Internationale de soins palliatifs*. Vol. 29. N°2. 2014/06. pp. 49-53.

SÉDATION EN FIN DE VIE

La sédation en fin de vie[26] s'inscrit dans un lent processus législatif. La première charte du patient hospitalisé (Weil, S. 1974) dégageait le principe de la parole des personnes soignées comme un droit fondamental. L'humanisation des soins s'inscrit dans un cadre légal mais aussi relationnel où la dignité est définie comme un sentiment de la valeur inconditionnelle d'une personne et qui implique naturellement son respect.

D'après un Consensus formalisé d'experts en fin de vie[27], *« la sédation est la recherche, par des moyens médicamenteux, d'une diminution de la vigilance pouvant aller jusqu'à la perte de conscience. Son but est de diminuer ou de faire disparaître la perception d'une situation vécue comme insupportable par le patient, alors que tous les moyens disponibles et adaptés à cette situation lui ont été proposés sans permettre d'obtenir le soulagement escompté ».*

La sédation est avant tout un acte médical. La sédation peut être intermittente ou continue. Elle peut être plus ou moins profonde. Les traitements sédatifs, utilisés à des fins de soulagement, diminuent la vigilance voire la conscience, selon la dose administrée. Ils altèrent à la fois les fonctions cognitives et la communication, ce qui peut être souhaité mais ce qui pose forcément question lorsque l'on sait les enjeux de cette communication avec les proches, en particulier au terme de la vie. Les effets possibles de la sédation administrée en phase terminale justifient que sa mise en œuvre fasse toujours l'objet d'une délibération collective[28] préalable.
La question de la sédation se pose en des termes très différents selon quatre types de situations cliniques.

F

1) La sédation en phase terminale d'une affection grave et incurable, concernant des personnes capables d'exprimer leur volonté.
Si la personne malade le demande ou l'accepte, la sédation peut être continue jusqu'au décès lorsque la personne se trouve dans une situation qui associe un pronostic létal à court terme et un risque vital immédiat (hémorragie cataclysmique, notamment extériorisée, de la sphère ORL, pulmonaire ou digestive, ou détresse respiratoire asphyxique).
Si la personne malade présente un symptôme réfractaire à une prise en charge médicale bien conduite, il apparaît légitime, qu'une sédation puisse être mise en œuvre à sa demande ou avec son accord : la sédation est alors vigile, permettant d'évaluer la persistance ou la disparition du symptôme ; elle est en général temporaire, donnant aux soignants le temps de trouver une réponse plus adaptée, spécifique.

2) Personnes en phase terminale incapables d'exprimer leur volonté
Le même raisonnement que celui développé ci-dessus s'impose.
Les directives anticipées écrites par la personne sont alors d'une importance capitale. Elles sont la dernière manifestation de la volonté que la personne ne peut plus exprimer. De même, l'avis de la personne de confiance ou, à défaut, de la famille ou des proches, sera évidemment à prendre en compte. Une délibération collective est bien entendu là encore requise.

3) Personnes atteintes d'une affection grave et incurable, qui ne sont pas en phase terminale et qui sont inconscientes ou incapables d'exprimer leur avis, et chez qui les traitements vitaux sont interrompus.
Il s'agit soit de personnes gravement malades dont la survie ne dépend que du maintien d'une réanimation, soit de personnes gravement et irrémédiablement cérébrolésées[29] (état végétatif ou pauci-relationnel grave, secondaire à un traumatisme crânien, à des lésions hémorragiques ou aux conséquences d'une anoxie cérébrale), dont la survie est totalement dépendante des soins de nursing et d'une nutrition et hydratation artificielles.

Il s'agit ici de savoir si les personnes font ou non l'objet d'une obstination déraisonnable et s'il faut poursuivre ou stopper les moyens permettant un maintien artificiel en vie. Lorsque la décision d'arrêt des thérapeutiques susceptibles de contribuer au maintien en vie est prise au terme d'une délibération collective, une sédation jusqu'au décès, au bénéfice du doute, pour une éventuelle souffrance ou des inconforts générés par les conséquences de l'arrêt de ces thérapeutiques s'impose à l'évidence. Sont ainsi concernés par exemple l'extubation, la décanulation, ou l'arrêt d'une nutrition-hydratation artificielles.

4) La question de la sédation continue jusqu'au décès, à la demande de certaines personnes atteintes d'une affection grave et incurable, mais qui ne sont pas en phase terminale.

Un symptôme réfractaire en phase palliative non terminale peut être une indication de sédation mais a priori intermittente ou transitoire. La reprise de la sédation voire une sédation continue ne se justifie que par l'incapacité à trouver une réponse à l'inconfort de la personne malade.

Si la personne malade demande une sédation en raison d'une souffrance à dominante existentielle (souffrance liée à une perception de sa vie dénuée de sens), persistante malgré des traitements médicamenteux et un accompagnement, une sédation là encore transitoire peut être réalisée si elle est demandée par la personne malade, après évaluations pluridisciplinaires répétées dont celles d'un psychologue ou d'un psychiatre. La reprise de la sédation voire une sédation continue ne se justifie que par l'incapacité à trouver une réponse à l'inconfort de la personne malade et après une délibération collective avec explicitation écrite des raisons d'une telle décision.

Dans le cas de personnes malades ou handicapées, atteintes d'une affection grave et incurable, qui ne sont pas en phase terminale, et qui demandent de façon réitérée et éclairée l'arrêt d'un traitement vital ou celui de la nutrition et de l'hydratation qui leur sont dispensées médicalement, la demande d'une sédation pour accompagner les conséquences de ces décisions peut être une indication de sédation. Il est évident que de telles décisions ne se conçoivent qu'au terme d'échanges répétés et de processus de délibération collective entre la personne malade et toutes les personnes intervenant dans le soin et les traitements.

La sédation profonde et continue à la demande de la personne malade jusqu'au décès est-elle une forme d'euthanasie ?

Dans le cadre d'une sédation, les doses utilisées sont titrées et adaptées à l'intention.

Si la sédation est continue, la mort survient effectivement, mais dans une temporalité qui ne peut pas vraiment être prévue.

Par contre, si le produit sédatif est utilisé pour mettre un terme à la vie d'une personne à sa demande, il s'agit d'une euthanasie. Le médicament sédatif est alors détourné de son indication médicale et employé à dose croissante pour provoquer le décès.
Toutefois, il est vrai que la distinction entre accepter l'arrêt des traitements contribuant au maintien des fonctions vitales associé à une sédation jusqu'au décès d'une part, et utilisation, à la demande de la personne, de médicaments à visée euthanasique d'autre part, peut faire débat. Arrêter un traitement (médicamenteux ou nutritionnel) ou une technique (par exemple un respirateur artificiel) qui contribue ou conditionne le maintien des fonctions vitales, c'est accélérer la survenue de la mort. On admet donc que, dans certaines circonstances, accélérer la survenue du décès de la personne à sa demande peut être licite et éthique. Cela est de fait légal en France et relève de bonnes pratiques médicales. Pourquoi, s'il peut être licite d'accélérer la survenue du décès à la demande de la personne malade, en arrêtant un traitement ou une technique, administrer un produit létal ne le serait-il pas ?
Certains accordent beaucoup d'importance à l'intention qui serait différente : ceux-ci estiment que laisser la mort advenir lorsque ce qui retient artificiellement la vie est arrêté n'est pas de même nature que d'administrer un produit qui provoque la mort.
D'autres mettent plutôt en avant la différence de temporalité entre l'arrêt des thérapeutiques jugées déraisonnables et l'euthanasie. Selon eux, cette temporalité a un sens. Le temps de survenue de la mort, lorsque cette mort n'est pas provoquée rapidement par un produit létal, est un temps qui peut permettre l'accompagnement ultime par les proches et contribuer à la prévention d'éventuelles difficultés à réaliser le « travail de deuil ».
D'autres enfin pensent que cette distinction n'est pas opérante en situation de phase avancée de la maladie.

« Les questions qui se posent à l'infirmière dans sa participation à une sédation sont de différents ordres. Elles sont d'ordre éthique dans l'élaboration de la prescription et requièrent particulièrement la participation de ces professionnels à la procédure collégiale. Les interrogations concernent également la mise en œuvre dans l'acte et l'impact émotionnel que cela peut produire. L'accompagnement du malade en amont de la mise en place d'une sédation et au moment de débuter un tel traitement engage les infirmières dans une relation complexe[30] où elles peuvent se retrouver en difficulté pour soutenir le regard de celui qu'ils soignent, trouver les mots et lui signifier qu'elles restent à ses côtés dans un contrat de non-abandon[31]. Ce contexte particulier mériterait à lui seul d'être développé tant il soulève d'interrogations ».

Pour aller plus loin : AUBRY, R., DAYDE, M-C. et LEONETTI, J. (préf.). *Soins palliatifs, éthique et fin de vie : une aide pour la réflexion et la pratique à l'usage des soignants.* Malakoff : Initiatives Santé : Lamarre. 2017. (Soigner et accompagner).

FONCTION DE L'INFIRMIER.IÈRE

loc. Trad. Angl. Nursing function. Domaine sciences Humaines.

Voir aussi : ACTIVITÉS, DÉONTOLOGIE, IDENTITÉ, MISSIONS, RÔLE PROPRE, SCIENCES INFIRMIÈRES

Pour Ida Orlando[32], « la fonction essentielle de l'infirmière est de rendre le malade capable d'utiliser les ressources de santé qui sont disponibles ou qui lui sont prescrites ». Virginia Henderson[33] s'inspira du texte de Bertha Harmer pour rédiger une définition de la fonction de l'infirmière (page 65 qu'elle publia en 1958) : « La fonction essentielle de l'infirmière est d'assister l'individu, malade ou bien portant, dans l'accomplissement des actes qui contribuent au maintien ou à la restauration de la santé (ou à une mort paisible) et qu'il accomplirait par lui-même s'il avait assez de force, de volonté ou de savoir. Et de donner cette assistance de manière à permettre à celui qui la reçoit d'agir sans concours extérieur aussi rapidement que possible ».

Pour aller plus loin : AGGOUNE, M., ARBOGAST, M.-Ch. et al. *Infirmier de pratique avancée et prévention et contrôle de l'infection.* Dijon : Société française d'hygiène hospitalière. 2019.

FORMATION

n.f. Trad. Angl. Coaching, Training. Domaine Sciences humaines.

Voir aussi : APPRENTISSAGE, CHANGEMENT, ÉVALUATION, EXPÉRIENCE, PÉDAGOGIE, RÉAJUSTEMENT

Selon le *Dictionnaire de pédagogie : 120 notions-clés, 320 entrées*[34], « la formation est la transformation de l'individu (acquisition de connaissances, adoption de nouveaux contenus de pensée, de nouveaux principes de jugement, de nouveaux modes d'action). La formation professionnelle est articulée sur deux mouvements : *l'individualisation* et *la construction collection* d'une profession. Pour Barbier[35] (1996) la formation est « comme un champ de pratiques spécialisées dans la production de nouvelles capacités ou de nouvelles dispositions transférables dans d'autres champs ; en tant qu'espace spécialisé, la formation permet une production beaucoup plus rapide de nouvelles capacités ».

Pour aller plus loin : ANTONINI, M., BASTIANI, B. et al. *Formation des professionnels de santé, partenariat patient : vers une perspective humaniste.* Paris : L'Harmattan. 2020.

↳ FORMATION OUVERTE ET À DISTANCE (FOAD) ET E-LEARNING

Voir aussi : COMMUNICATION, DIDACTIQUE, INTERNET, INTEROPÉRABILITÉ

La Foad est un dispositif organisé, finalisé, reconnu comme tel par les acteurs. Ce dispositif permet de scénariser des apprentissages en ligne. Il prend en compte la singularité des personnes dans leur dimension individuelle et collective et repose sur des situations d'apprentissage complémentaires et plurielles en termes de temps, de lieux, de médiations pédagogiques humaines et technologiques, et de ressources (Chasseneuil[36]). La Foad est un dispositif à part entière, le e-learning est l'une de ses modalités. Nous distinguons deux caractéristiques communes :

F

1. La granularisation de l'enseignement : L'objet pédagogique est ici un grain ou granule.

- Une petite unité pédagogique sera complétée par d'autres petites unités pour constituer un parcours individuel de formation, la séquence d'apprentissage. Les séquences d'apprentissage, qui sont constituées de courtes (quelques minutes) formations (diaporama sonorisé, vidéo, quiz...) ont pour finalité un objectif général, institutionnel. Ce parcours pédagogique est structuré par le cheminement cognitif de l'apprenant. Les granules de formation sont comme plusieurs scénarios formant une seule histoire et où l'objectif n'est pas de gagner mais d'acquérir de nouveaux savoirs.

2. Le tuteur devient médiateur : par l'intermédiaire d'une machine, il communique virtuellement, de manière synchrone (chat), asynchrone (courriel, forums...).

> ***Cit.*** *« L'émergence de nouvelles technologies bouleverse trois choses : objectivement les stocks du savoir, moins concentrées désormais que distribués ; subjectivement, les facultés humaines, puisque la mémoire, par exemple, descend dans les ordinateurs, comme jadis et naguère, elle descendit dans les tablettes ou les livres ; enfin, collectivement puisque apparaît ce que je nommerai la société pédagogique*[37] »
>
> **Pour aller plus loin :** PONCIN, M. *Du présentiel au E-Learning efficient : comment développer une formation professionnelle à distance.* Malakoff : Dunod. 2020.

↳ FORMATION TOUT AU LONG DE LA VIE

Voir aussi : APPRENTISSAGE, PROCESSUS, MOTIVATION, EXPÉRIENCE

Cette locution est définie par un apprentissage professionnel déclenché à tout moment de la carrière d'un individu dont l'objectif est d'améliorer ses connaissances, son savoir-faire, savoir-être, et viser des qualifications supplémentaires. Pour les infirmiers, nous proposons quelques définitions de Patricia Benner[38] pour évoquer divers stades d'une progression réflexive du métier de soignant. Ici, l'infirmière diplômée d'État (IDE) débutera sa carrière au stade novice. Pour acquérir des compétences complémentaires, elle pourra s'inscrire dans une dynamique professionnelle visant à observer des invariants et réajuster ses objectifs, ses performances au regard de l'objectif qui lui est propre, la qualité du soin. Elle visera alors le stade d'expert. L'auteure propose cinq niveaux de compétences mettant en perspective les processus et acquisitions de connaissances théoriques et pratiques (cliniques).

- **Stade 1 : Novice.** « Les novices n'ont pas encore d'expérience de situations auxquelles elles risquent d'être confrontées... ».
- **Stade 2 : Débutante.** Le tutorat semble ici être un moyen approprié pour l'acquisition de nouvelles compétences, favoriser des entretiens d'analyses de pratiques.
- **Stade 3 : Compétente.** L'infirmière devient compétente lorsqu'elle commence à percevoir ses actes en termes d'objectifs ou de plans à long terme dont elle est consciente...
- **Stade 4 : Performante.** L'infirmière performante apprend par l'expérience et se base sur sa capacité d'appréhender une situation dans son ensemble...
- **Stade Experte.** La capacité de reconnaissance de l'infirmière experte lui permet d'émettre des jugements cliniques, de gérer des situations complexes. « Elle ne s'appuie plus sur un principe analytique (règles, indications, maximes) pour passer du stade de compréhension de la situation à l'acte approprié... ».

Pour aller plus loin : SAINT-JEAN, M. et PAQUET, M. *Émotions et compétences émotionnelles dans l'activité professionnelle et la formation*. Paris : L'Harmattan. 2020.

➥ MOOC

Acronyme signifiant *Massive Open Online Course*. Un MOOC est un dispositif pédagogique de formation à distance. Il est dit ouvert, c'est-à-dire accessible à un grand nombre. Les séquences d'apprentissage proposées sont thématiques. Elles peuvent être gratuites (exemple de Fun MOOC) ou payantes quand elles sont proposées par des structures privées. Parfois, la formation est gratuite et l'attestation de suivi de formation est payante.

Pour aller plus loin : DONDELLI, L. et VETOIS, S. Vers l'hybridation de la formation initiale et continue.*Soins Cadres*. Vol. 29. N°117. Février 2020. pp. 37-39. Doi : 10.1016/j. scad. 2020.01.008.

➥ SPOC

Acronyme signifiant Small Private Online Course. Il s'agit d'un cours en ligne fermé (privé) en petit groupe. C'est une modalité pédagogique inspirée des MOOC pour favoriser les apprentissages académiques en ligne pour un plus petit nombre.

Pour aller plus loin : Lebzar, B., Bendaoud,R. et al. Les SPOC, une autre façon de développer la formation initiale et continue. *Revue Internationales de l'innovation pédagogique dans l'enseignement supérieur.* Actes des JIP'2016 (IEEE Education Society)Tunisie. 2016. pp. 217-221. Disponible : https://www.researchgate.net/profile/Khalid_Berrada/publication/314629117_Les_SPOC_une_autre_facon_de_developper_la_formation_initiale_et_continue/links/58c3dc7845851538eb839e0c/Les-SPOC-une-autre-facon-de-developper-la-formation-initiale-et-continue.pdf

F

FRANCOPHONIE

n.f. Trad. Angl. Francophonie. Domaine Sciences humaines et sociales.

Voir aussi : APPRENTISSAGE, BARRIÈRE LINGUISTIQUE, COMMUNAUTÉ

Pour le Secrétariat International des infirmières et infirmiers de l'espace francophone[39], la francophonie représente un espace culturel, d'ouverture, d'échange et de dialogue, réunissant tous les peuples ayant la langue française en partage, c'est-à-dire qui l'utilisent selon les cas comme langue maternelle, seconde langue de communication ou de culture. Le SIDIIEF, doté du statut consultatif auprès de l'OIF[40], précise que le français se situe au neuvième rang des langues les plus utilisées à travers le monde. On compte aujourd'hui un peu plus de 200 millions de francophones (selon les chiffres de l'OIF). Si l'Europe regroupe 44% de la population francophone, l'Afrique en compte 46,3%, l'Amérique 7,6%, l'Asie 1,8% et l'Océanie 0,3%. Le SIDIEEF précise qu'avant tout, la « Francophonie désigne une communauté, rassemblant cinquante-cinq États et Gouvernements membres et treize observateurs, sur la base d'un regroupement politique, orchestré par l'Organisation Internationale de la Francophonie (OIF), qui se réunit en Sommet tous les deux ans afin de définir les grandes orientations futures ». Les orientations politiques agissent en « faveur de la paix, de la démocratie et des droits de l'Homme et anime dans tous les domaines une concertation entre ses membres. L'OIF met en œuvre des actions de « coopération multilatérale, selon une programmation quadriennale conformément aux grandes missions tracées par le Sommet de la Francophonie[41] ».

Pour aller plus loin : LOSSIGNOL, D., KPADONOU, G.T. et al. Francophonie et douleur (Dossier). *Douleur et Analgésie*. Vol. 25. N°4. 2012/12. pp. 186-223.

FRATRIE → VOIR PARENTALITÉ, DÉVELOPPEMENT DE L'ENFANT, GRANDS-PARENTS

Bibliographie F

1 IN CARRE, P. et CASPAR, P. (sous la dir.). 1999. *Traité des sciences et des techniques de la formation.* Paris : Dunod. p. 492 ; ch. 22, la communication et la relation pédagogique.

2 Ouvrage de référence : HANNOUN, H. *L'Attitude non-directive de Carl Rogers.* Éd. ESF. 1972, 215 p., cité par PRIELS, J-M. et DEMARET, C. *L'Approche Centrée-sur-la-Personne : Esquisse d'une Bibliographie Francophone 1951-1998.* Décembre 1998. Disponible à cette adresse : http://carl-rogers.fr/bibliofran1.pdf

3 FOUGEYROLLAS, P., CLOUTIER, R. et al. *Classification québécoise. Processus de production du handicap,* Québec, Réseau international sur le Processus de production du handicap, 1998. 1 p.

4 REY, A. (sous la dir. de). *Dictionnaire culturel en langue française.* Paris : Le Robert. 2005. Vol. I.

5 Citation de BALZAC. *IN* le *Centre National de Ressources Textuelles et Lexicales,* CNRTL. Portail lexical [en ligne]. 2015. Disponible : http://www.cnrtl.fr

6 SCHUHL, C. Parentalité. *Métiers de la petite enfance.* Vol. 16. N°157. Janvier 2010.

7 QUENTEL, J.C. *Le parent. Responsabilité et culpabilité en question.* Paris : De Boeck. 2001.

8 Grand Dictionnaire Terminologique de l'Office Québécois de la langue française (GDT) [en ligne]. MàJ. 2015. Disponible : http://www.granddictionnaire.com

9 Auteur du GDT, Ibid. Cowan-Bergevin, Mary-Ann, 1976.

10 Auteur du GDT, Ibid. HOTYAT, F, 1973.

11 Citation de Camus cité par le *Centre National de Ressources Textuelles et Lexicales,* CNRTL. Portail lexical [en ligne]. 2015. Disponible : http://www.cnrtl.fr

12 MANOUKIAN, A. *Les soignants au travail : Les soignants face au burn-out.* Reuil-Malmaison : Lamarre. 2009.

13 LAFARGUE, P. *La question de la femme* [en ligne]. Paris : L'œuvre nouvelle. 1904. Disponible sur le site Gallica : http://gallica.bnf.fr/ark:/12148/bpt6k1025005b

14 Observatoire des inégalités. Les inégalités entre les femmes et les hommes en France [en ligne]. 2015. Disponible à cette adresse : http://www.inegalites.fr/spip.php?page=comprendre_outilspourcomprendre&id_rubrique=207&id_article=1400

15 WARNET, S. Les racines du prendre soin. *La revue de l'infirmière.* Vol. 56. N°134. 10/2007. pp. 16-20.

16 Article INFIRMIER : PRECY, LAURENT et al. (à propos des hôpitaux militaires) *Dictionnaire des sciences médicales.* T. 24. Paris : C.L.F. Panckoucke. 1818. pp. citées 495-511.

17 CNRTL [en ligne]. 2015. Disponible : http://www.cnrtl.fr

18 KNIBIEHLER, Y. (sous la Dir.). *Cornettes et blouses blanches : Les infirmières dans la société française 1880-1980.* France : Hachette. 1984.

19 Pour N. ROPER, la personne est un « Tout » indissociable, soumis à l'influence de nombreux facteurs (prévisibles ou non), qui évolue tout au long de sa vie (continuum dynamique) entre dépendance et indépendance selon l'âge, les circonstances et l'environnement et qui met en œuvre, seul ou avec une aide extérieure, les activités qui contribuent au processus de vie, cité par NEVES, C. et Malaquin-Pavan É. et al. Modèles conceptuels et théories de soins, caractéristiques et utilisation pratique. Savoirs et soins infirmiers. [Pdf]. 2009. Elsevier-Masson. 60-250-B-10, 2009.

20 Article rédigé par Régis AUBRY.

21 CNRTL. Portail lexical [en ligne]. 2015. Disponible : http://www.cnrtl.fr

22 MALHERBE, J.F. Médecine, anthropologie et éthique. *Med Homme.* 1985.

23 DUMÉRY, H. *Finitude*. ENCYCLOPÆDIA UNIVERSALIS [en ligne]. 2015. Disponible : http://www.universalis.fr/encyclopedie/finitude/

24 DE BROCA, A. Du vieil Homme au nouveau : trans-humanisme ? Défis pour penser l'Homme de demain. *Éthique & Santé*. Vol. 9. N°3. Sept. 2012. pp. 121-126.

25 RICOEUR, P. *Philosophie de la volonté : Tome 2 : Finitude et culpabilité*. Paris : Points. 2009.

26 Article rédigé par Régis AUBRY.

27 Consensus formalisé d'experts. La sédation pour détresse en phase terminale et dans des situations spécifiques et complexes. Blanchet V, Viallard ML, Aubry R. Sédation en médecine palliative : recommandations chez l'adulte et spécificités au domicile et en gériatrie. medpal. 2010 ; 9 :59-70.

28 En référence à la notion de processus de délibération collective explicité dans le cadre d'un travail du Comité de bioéthique (DH-BIO) du Conseil de l'Europe. Guide sur le processus décisionnel relatif aux traitements médicaux dans les situations de fin de vie ; Conseil de l'Europe, Strasbourg. Mai 2014.

29 L'état végétatif (et l'état pauci-relationnel grave) se définissent par l'absence (ou la grande pauvreté) de conscience de soi et de relation avec l'environnement, et des cycles veille-sommeil. La survie est totalement dépendante des soins dit de nursing et d'une nutrition et hydratation artificielles.

30 MOYNIEVANTIEGHEM, K. et BEAUVARD, M. Sédation palliative : aspects cliniques pratiques. *Rev Med Suisse*. 2008. 4:462–6.

31 SFAP. DAYDÉ, MC., LACROIX, L. et al. *Relation d'aide en soins infirmiers*. 3e éd. Issy-les-Moulineaux : Elsevier Masson. 2014.

32 ORLANDO, Ida. *The Dynamic Nurse-Patient Relationship* (1959), cité dans le livre page 64 : (HENDERSON, Virginia. *La nature des soins infirmiers*. Présentation des textes par COLLIERE, M.F. Paris : Interéditions. 1994.

33 HENDERSON, V. *Principles and Practice of Nursing*. USA : Macmillan & Co Ltd ; 4th revised édition. 1949.

34 MORANDI, F. et LA BORDERIE, R. *Dictionnaire de pédagogie : 120 notions-clés, 320 entrées*. Paris : Nathan. 2006.

35 *Ibid.*

36 COLLECTIF DE CHASSENEUIL. Conférence de consensus, Formations Ouvertes et à Distance : *L'accompagnement pédagogique et organisationnel*, mars 2000.

37 SERRES, M. cité par ERNST, Christian. *E-learning : Conception et mise en œuvre d'un enseignement En ligne : Guide pratique pour une e pédagogie*. Toulouse : Cépaduès éditions. 2008.

38 BENNER, P. *De novice à expert : excellence en soins infirmiers*. Issy-les-Moulineaux : Masson. 1995.

39 SIDIIEF [en ligne]. MàJ 2015. Disponible : http://www.sidiief.org/Accueil/10_0_Francophonie.aspx

40 Organisation Internationale de la Francophonie (OIF) [en ligne]. MàJ 2015. Disponible : http://www.francophonie.org/

41 *Ibid.*

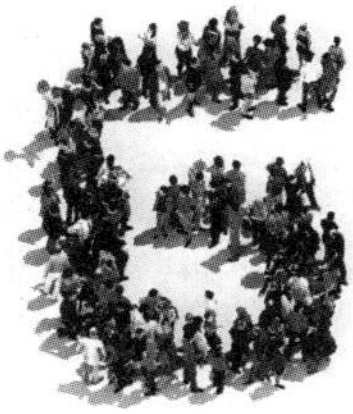

GENTILLESSE

n.f. Syn. Douceur, Amabilité, Bonté, Délicatesse, Humanité. Trad. Angl. Kindness, Carefully

Voir aussi : BIENVEILLANCE, DOUCEUR

Ce qui n'est pas brutal. Comportement charmant, prévenant, désintéressé. Qualité relationnelle, éthique humaniste qui suppose « l'attention qu'une personne porte à une autre dans une attitude de gentillesse, de courtoisie, de considération et de respect. Ces qualités deviennent donc les composantes de l'humanité : être humain signifie les posséder et en faire usage dans ses rapports avec autrui (Murove Munyaradzi F, 2011[1]) ». Se dire des gentillesses est aussi une façon ironique pour s'invectiver ou encore, quand il s'agit de prévenir d'un mauvais traitement « *je m'en vais lui dire des gentillesses à celui-là* ». La gentillesse peut susciter de la méfiance, quand il s'agit d'action volontaire pour rabaisser, elle est alors synonyme de simplicité, d'idiotie. Quand une personne est dite trop gentille, elle peut être vulnérable. Abuser de la gentillesse de quelqu'un signifie qu'une personne semble trop généreuse, voire naïve. « Qu'elle soit naïveté, mièvrerie ou crédulité, la gentillesse se présente au regard contemporain comme une forme de faiblesse dont il convient de se prémunir[2]». « Comment en sommes-nous arrivés à considérer l'avènement possible de l'humanisme comme suspect, la gentillesse comme un risque ?[3] ». Une personne gentille est une personne qui interagit sans vouloir du mal aux autres. Elle n'est pour autant autant pas dépourvue de complexité, elle interagit avec son univers intérieur. D'après Emmanuel Jaffelin[4], la gentillesse date de l'époque romaine où le gentil était le *gentilis*, c'est-à-dire un noble romain, un *patricien*. Homme issu des grandes familles qui fondèrent Rome, il appartient à un clan : la *gens*. Le gentil ne l'est donc pas en vertu en vertu de sa bienfaisance mais en raison de sa naissance. Le terme même de *gentilis* n'à aucune connotation morale ; il caractérise un être social, noble en l'occurrence. L'idée de gentillesse n'existe d'ailleurs ni en latin, ni dans la Rome antique qui ne connaît que la *gentilité* (*gentilitas*), cette communauté de tous ceux qui sont nobles parce qu'ils font partie de la gens. Peu à peu, *gentilis* perd son sens restrictif réservé à la noblesse. L'esclave est dit *gentil* non parce qu'il est obéissant mais parce qu'il appartient à une famille noble. Puis, par extension, *gentiles* désigne les peuples composant l'empire romain. Le terme *gentilis*, qui s'est galvaudé après avoir successivement désigné le noble, puis son esclave et son ennemi, arrive à point nommé pour désigner ceux qui n'embrassent pas la religion du Christ. Le gentil est donc bien l'impie, celui qui n'a pas la bonne foi et qui est donc animé par la mauvaise foi ; mais c'est aussi celui qui peut revenir vers la vraie foi. Le monde médiéval, qui est chrétien, redécouvre le sens romain et païen du mot gentil. Débarrassé des invasions barbares, le noble médiéval du XIe cherche sa légitimation dans la Rome antique. Il revient à la signification païenne de *gentil* car il aspire à redorer son blason en lui donnant le lustre de la République et de l'Empire romain. Emmanuel jaffelin souligne l'importance de la littérature qui atteste l'évolution et de la connotation du mot *gentil* au sens de noble et non d'impie (La vie de saint Alexis. 1015 et La chanson de Roland 1100). « le noble est par conséquent un homme gentil et bientôt un *gentil homme* ». Il faut attendre la renaissance et Guillaume Budé[5] pour que les deux mots n'en forment qu'un et que naisse littéralement ce *gentilhomme* qui existe socialement depuis cinq siècles. Quant à la gentillesse, elle apparaît probablement pour la première fois dans le célèbre Lancelot ou le chevalier de la charrette (1175) dans lequel Chrestien de troyes mentionne la "jantillesce" (jantillesse 1176 et gentillece en 1265[6]) pour nommer l'attitude de la noblesse et ses valeurs chevaleresques. C'est donc autour du XIIe s. qu'émerge la gentillesse en tant que vertu et expression de l'honneur, faisant ainsi passer la noblesse de la *gentilité* à la gentillesse, soit de la simple appartenance sociale à un clan (les gens) à une manière morale de se comporter (le geste chevaleresque) [.] La courtisanerie met fin à l'idéal médiéval de l'honneur au profit d'un réalisme cynique dont Machiavel est le théoricien et le représentant. De la renaissance à la Révolution française, la gentillesse tombe de Charybde en Scylla : autrefois signe de noblesse que le chevalier illustrait par son courage devant la mort, elle devient lâcheté que l'aristocrate travestit en courtoisie : d'un côté celle du chevalier qui repose sur l'honneur et la générosité, de l'autre, celle du courtisan qui n'accomplit rien sans arrière pensée. Au cours de ces trois siècles, le gentilhomme s'affaisse : de *chevalier*, droit sur son destrier, il devient *courtisan*, c'est-à-dire lèche-botte. La gentillesse en tant qu'expression s'éteint avec la Révolution française. La conceptualisation de la gentillesse doit permettre de comprendre qu'elle n'exprime plus une noblesse de sang, mais qu'elle manifeste

une noblesse d'élan ouvrant la voie d'un nouvel humanisme [.]. « Il convient de lever toute ambiguïté sur les diverses acceptions de la gentillesse. L'approche historique souligne deux aspects, celui du "clan" et celui de la noblesse. Aujourd'hui, la gentillesse revient à l'élan du cœur. Le terme "gentillet" est, quant à lui, plutôt perçu dans son acception négative ».
La gentillesse est parfois perçue comme un comportement hypocrite, intéressé. L'univers de sens français distingue gentillesse et intérêts ; dès lors que l'on est mû par un intérêt, la mise en avant de bons sentiments est perçue comme un habillage « hypocrite ». Dans le contexte africain, au contraire, gentillesse et intérêt vont de pair. Quelqu'un de gentil s'efforce de créer avec l'autre des situations d'intérêts mutuels et dès lors, « on s'entend bien (Yousfi Héla, 2005[7])».

G

La gentillesse s'observe depuis l'enfance. Dans l'article *Théories du développement*[8], la gentillesse peut relever de l'orientation du bon garçon ou de la gentille fille : « L'individu veut obtenir une approbation et répondre aux attentes du groupe immédiat. « Être bon » signifie qu'on a des motivations valables, qu'on s'inquiète pour les autres et qu'on entretient des relations réciproques au moyen de la confiance, de la loyauté, du respect et de la gratitude. On obtient l'approbation en « étant gentil ». À ce stade, par exemple, un élève reste après les cours et effectue des petits travaux pour obtenir l'approbation du professeur ».
Adam Phillips[9], un psychanalyste anglais, « distingue une gentillesse magique, réparatrice de tout (si je suis gentil avec maman, elle sera heureuse), d'une gentillesse ordinaire, banale (qui permet d'être en relation). On pourrait l'appeler une « gentillesse suffisamment bonne ». Elle se distingue de la gentillesse magique (Thompson, C, 2010) qui implique des attentes extraordinaires et impossibles induisant déception et ressentiment[10] ». Dans l'accompagnement à la fin de vie (Amar, S. 2012) « la disponibilité, la bienveillance, la gentillesse des soignants et des aidants en général sont en effet autant de qualités qui participent à ce souci de l'autre. Une telle préoccupation si présente en soins palliatifs n'est pas sans rappeler la théorisation du "stade de miroir" par Lacan (1949) qui confère au regard de l'autre un rôle primordial dans la conscience de soi et de la subjectivité. Le respect de la pudeur du patient, la prise en compte de sa souffrance et de sa douleur, la valeur accordée à sa parole contribuent à limiter les effractions narcissiques que provoquent la maladie, la dépendance et la confrontation à sa condition d'être mortel[11] ».
Pour le soignant (Roufiol, M-O, 2010), la gentillesse peut être « une véritable compétence relationnelle qui prend en compte les besoins et les désirs de l'autre [.]. Elle procède selon les individus par empathie, écoute, amabilité, douceur, bienveillance, complaisance, attention à l'autre. Elle est propice à la collaboration, à l'entraide et à la solidarité.

Il s'agit d'un acte gratuit dont le seul but est de faire plaisir aux autres[12] ». Néanmoins, comme il est précisé dans l'article *La relation de soin, concepts et finalités*, ces qualités humaines - que sont la gentillesse, la disponibilité, en soins infirmiers- « doivent être optimisées par un réel savoir professionnel en sciences humaines centré sur les soins et qui englobe les différents types de relations les plus souvent rencontrés dans la relation soignant - soigné[13] ».

Cit. *« Ne pas déroger de son rôle en lien avec ses compétences, ni dans le « pas assez », ni dans le « trop », qui dépasse nos limites et faire appel aux autres en cas de nécessité[14] ».*

Pour aller plus loin : TANNIER, C. La gentillesse, une vertu éthique essentielle du soignant ? *Revue hospitalière de France*. N°593. 2020/03-04. pp. 62-65.

GESTION DES CONFLITS

loc. Trad. Angl. Conflict management. Domaine Sciences humaines.

Voir aussi : ÉMOTIONS, RELATION D'AIDE, VIOLENCE, RELATIONS INTERPERSONNELLES

Forte opposition entre deux personnes ou en entre une et plusieurs personnes. Le conflit révèle des divergences profondes, entraîne un vif désaccord de nature sociale, religieuse, morale, culturelle, économique, politique.... Le conflit peut être durable ou ponctuel, gérer par une tierce personne qui favorisera des échanges pacifiques. Les émotions, comme la colère) les sentiments, comme la rancune peuvent altérer la reprise d'échanges constructifs. Dans le champs des sciences sociales et pour Alain Touraine[15], « un conflit est une relation antagonique entre deux ou plusieurs unités d'action dont l'une au moins tend à dominer le champ social de leurs rapports. L'existence d'un conflit suppose en effet deux conditions apparemment opposées : d'une part, des acteurs, ou plus généralement des unités d'action délimitées par des frontières, et qui ne peuvent donc être des « forces » purement abstraites ; de l'autre, une interdépendance de ces unités qui constituent les éléments d'un système ». Le soignant exercera des compétences professionnelles pour conduire les interactions vers une expérience interpersonnelle. Pour Florence Michon[16] « La compétence professionnelle est une combinaison de connaissances, savoir-faire, expériences et comportements s'exerçant dans un contexte précis. Elle se constate lors de sa mise en œuvre en situation professionnelle »[17]. Elle est composée de quatre grands domaines :

- le savoir théorique ou les connaissances en lien avec la démarche relationnelle (la communication, le langage, la proxémie, les émotions, la relation d'aide...) ;

- le savoir-faire : la façon dont le soignant mène l'entretien et gagne la confiance du patient. Les aptitudes personnelles, c'est-à-dire les qualités propres à chaque individu, permettent les échanges menés avec plus ou moins d'aisance et de réussite ;
- l'expérience du professionnel que ce dernier doit rendre réflexive pour qu'elle ait du sens et qu'elle soit réutilisable, et ainsi qu'elle constitue un savoir expérientiel. En effet, « l'expérience n'est pas un art brut. Pour être formatrice, elle mérite d'être construite et réfléchie [...] ce qui nécessite une prise de distance vis-à-vis des situations rencontrées, une rupture ». Le professionnel doit alors se remettre en question pour repérer ses forces et ses faiblesses et ainsi créer un espace potentiel de développement des compétences ;
- le comportement et les attitudes communément appelés le savoir être : la façon dont le soignant se comporte avec le patient, dont il s'adresse à lui avec courtoisie et politesse. Ce savoir être fait inéluctablement référence au système de valeurs et à l'éducation reçue ».

Cit. *« Si un conflit se dessine, la connaissance de certaines manières de faire est utile. Il importe d'abord d'éviter que la situation ne subisse une dichotomie (Opposition entre deux manières de voir), à savoir l'un qui a tort, l'autre qui a raison*[17] *».*

Pour aller plus loin : SALZER, J. et STIMEC, A. *La boîte à outils de la gestion des conflits.* Paris : Dunod. 2015.

GROUPE (RÔLE DU)

n.m. Trad. Angl. Cluster, Group. Domaine Sciences humaines.

Voir aussi : ANTHROPOLOGIE, COMMUNAUTÉ, ENVIRONNEMENT, RENCONTRE

Système social complexe reflétant une réalité individuelle et collective. Le groupe est pour Albion Woodbury Small[18] « une appellation sociologique utile pour désigner un certain nombre (grand ou petit) de gens, entre lesquels on découvre des relations telles qu'on doit les considérer ensemble ».
Les auteurs du *dictionnaire de sociologie*[19] font mention de deux catégories de critères du sociologue Robert Merton :

- les individus doivent être en interaction ou avoir des rapports sociaux qui obéissent à des règles préétablies (critère objectifs) ;
- ils doivent se définir eux-mêmes comme membres du groupe (critères subjectifs).

Ces auteurs précisent que ces deux critères permettent de distinguer le groupe social d'autres groupements de personnes qui n'en sont pas (comme une manifestation de personnes sur la voie publique).

Pour aller plus loin : JOUSSE, N. *Le grand livre des jeux de formation: 100 jeux et activités ludiques pour apprendre en groupe.* Paris : Eyrolles. 2018.

GROUPE DE DISCUSSION

Depuis les temps les plus reculés, les êtres humains se sont rassemblés spontanément pour apprendre les uns des autres et débattre de leurs opinions. Cette interaction entre individus aux points de vue différents permet à chacun d'avoir une vision plus large d'un problème. Une discussion permet aux individus de dire ce qui leur vient à l'esprit, évoquer leurs problèmes, ils peuvent demander aux autres une aide ou apporter des suggestions. L'appui du groupe aide à la décision. Le soignant peut utiliser cet espace de parole dans un but pédagogique, apporter des réponses, encourager aux débats pour faciliter l'encouragement et le changement (par exemple pour les personnes atteintes de maladie chronique, comme le diabète) (OMS[20]).

Pour aller plus loin : ABOAB, A. Un groupe d'échange et de parole pour les parents d'enfants atteints de cancer ou de leucémie. *Enfances & Psy.* N°79. 2018/12. pp. 95-104.

GROUPE FORMEL

Ce type de groupe est « caractérisé par son but, sa finalité, que chacun des membres connaît, approuve et essaie de concrétiser en travaillant avec les autres. Il a une composition bien définie, si bien que les membres savent qui en fait partie. Il a des responsables reconnus (des membres spécialement chargés de guider le groupe vers la réalisation de ces buts). Il a des activités organisées, telles que des réunions régulières et des projets. Il a des règles que ses membres acceptent de respecter. Il se soucie du bien-être de ses membres (OMS[21]). Un groupe formel répond à deux besoins :

- **Le besoin d'accomplir une tâche.** Les membres travaillent ensemble pour préparer des projets, résoudre des problèmes (par exemple, une association à vocation sociale peut préparer une soirée). Les gens choisissent de travailler en groupe parce que les tâches sont plus faciles à accomplir quand on s'y met ensemble.
- **Le besoin d'appartenance.** L'être humain a besoin de savoir que les autres l'acceptent, l'apprécient ; il a aussi besoin d'être respecté. Ce désir multiple est l'une des raisons qui expliquent que

les gens se rassemblent dans un groupe. C'est le comportement des divers membres du groupe qui fait qu'il réussit ou non, dans son action.

Les groupes de rencontre peuvent être catégorisés dans cette dynamique, formalisés par l'adhésion à une association mais aussi par l'inscription à des séminaires organisés pour échanger, partager ».

> **Cit.** *« Ce qui pousse les gens vers le groupe de rencontre : c'est une faim de relations profondes et vraies dans lesquelles sentiments et émotions peuvent s'exprimer spontanément sans être plus ou moins étouffés ou prudemment censurés[22] ».*

➥ GROUPE INFORMEL (RASSEMBLEMENT INFORMEL)

G

Les gens ici ont une certaine chose en commun mais il n'y a pas de buts précis qu'ils essaient d'atteindre ensemble (par exemple, des mamans et leurs enfants dans la salle d'attente du pédiatre. Elles ont en commun la maternité et le souci du bien-être de leurs enfants...). Un rassemblement informel se caractérise par le fait qu'il n'y ait pas de composition particulière et que cela n'engendre pas le sentiment d'appartenance. Les gens vont et viennent comme ils veulent. Même si des personnes influentes au niveau de la communauté s'y trouvent, il n'y a pas de dirigeant particulier. En effet, l'impulsion directrice peut être donnée par quelqu'un de l'extérieur, comme par exemple une infirmière venant prodiguer des soins dans un service. Généralement, aucune activité spéciale n'est prévue, tous se trouvent au même endroit « par hasard » (OMS[23]). Il n'y a pas de règles spéciales. Les gens se soucient généralement plus d'eux-mêmes que les autres personnes présentes.

GUÉRIR

v. 2e groupe. Trad. Angl. To heal, To cure, To recover. Domaine Sciences médicales-infirmières.

Voir aussi : AUTO SOIN, PERSONNE SOIGNÉE, RELATION SOIGNANT-SOIGNÉ, RÉTABLISSEMENT

Employé au sens figuré, il s'agit de se remettre de, cesser d'être tourmenté par... Déjà, en 1100 *guarir* (défendre, protéger) intrans. Signifiait *recouvrer la santé* (CNRTL[24]). Guérir quelqu'un, de quelque chose... C'est se *Débarrasser d'une maladie physique ou mentale en ramenant à la santé* ». Émile Littré précise « Délivrer de maladie, faire revenir en santé. », il s'agit de recouvrer la santé.
Pour l'OMS[25], La santé fait partie intégrante du développement et elle est donc fonction de facteurs sociaux-culturels et économiques tout autant que de facteurs biologiques ou environnementaux. Pour

améliorer la santé, il faut que tous, au niveau individuel, familial et communautaire, s'engagent plus fermement à agir dans leur propre intérêt en adoptant un comportement favorable à la santé et en contribuant à un environnement sain.

Pour aller plus loin : BUTTIN-LONGUEVILLE, V., SORDES-ADER, F. et al. Les processus psychiques en jeu dans la rémission complète du cancer pédiatrique. *Soins pédiatrie et Puériculture.* N°266. 05-06/2012. pp. 42-46.

➥ GUÉRISON

Voir aussi : CONCEPT DE SOI, PROCESSUS, SANTÉ, SOIN

Dans l'ouvrage *Manuel de psychologie du soin*[26], « la guérison, tout comme la santé, est une notion relative à la hauteur de la subjectivité du patient. Elle n'est pas un simple retour à un état antérieur mais correspond à une construction active vers quelque chose de différent, où la fracture qu'aura laissée une vulnérabilité passagère (ou non) laisse des traces. Le patient se sent maintenant fragile, susceptible de redevenir malade, il doit faire le deuil d'un certain idéal de soi qui, jusque-là excluait l'idée de maladie ».

Cit. *« Je plains ceux, innombrables, qui se soignent pour se soigner et qui refusent de guérir*[27] *».*

Pour aller plus loin : THIEL, M-J. *La santé augmentée : réaliste ou totalitaire ?* Paris : Bayard. 2014.

➥ GUÉRISON PSYCHIQUE

Le Dictionnaire de l'Académie de médecine[28] distingue la guérison psychique comme un « retour, exceptionnellement accession, d'un patient atteint d'une affection psychiatrique, à une bonne santé mentale. Il ne s'agit pas, comme en médecine, de la suppression d'une agression somatique avec *restitutio ad integrum* (avec un apaisement des symptômes), ni de la reprise d'un *statu quo ante* (comme cela était auparavant) organique satisfaisant, mais d'une nouvelle étape dans l'organisation psycho-affective du sujet ».

Pour aller plus loin : BROKATZKY, C. À propos de la guérison en psychiatrie. *Santé mentale.* N°191. 2014. pp. 27-88.

Bibliographie G

1 MUROVE MUNYARADZI, F. « L'Ubuntu », Diogène, 3/2011. N°235-236. p. 44-59.

2 Article rédigé par Emmanuel JAFFELIN, pour le Dictionnaire des concepts en sciences infirmières et d'après son ouvrage ; Éloge de la gentillesse. Paris: François BOURIN 2010. p. 22.

3 BRASSEUR M. « Le risque », Humanisme et Entreprise. 1/2011. N°301. pp. 1-4.

4 Article rédigé par JAFFELIN, E. À partir de son ouvrage : *Petit éloge de la gentillesse.* Paris : J'ai lu. 2015.

5 Pour aller plus loin : GUILLAUME BUDÉ - Encyclopædia Universalis [article en ligne]. Disponible http://www.universalis.fr/encyclopedie/guillaume-bude/

6 Attesté dans: REY, A. Dictionnaire historique de la langue française. Paris: Robert, 2016.

7 YOUSFI, H. « Sur le même chantier ». Revue Projet. 4/2005. N°287. pp. 55-61.

8 Théories du développement humain. D'après l'article original publié dans Potter and Perry, Fundamentals of Nursing, 7th edition. Mosby, on affiliation of Elsevier, 2009. Savoirs et soins infirmiers. [60-350-A-10] Doi : 10.1016/S0000-0000(09)54371-9

9 ADAM, P. Barbara Taylor, On Kindness, London, Hamish Hamilton. 2009.

10 THOMPSON, C. « Du moment qu'il est heureux. », Recherche bonheur désespérément., Paris : PUF « Hors collection ». 2010. pp. 103-114.

11 AMAR, S. *L'accompagnement en soins palliatifs: Approche psychanalytique.* Paris : Dunod. 2012.

12 RIOUFOL, M-O. L'aide-soignante et le maintien du lien social. *Soins aides-soignantes.* N°32. Février 2010. pp. 14-15.

13 FORMARIER, M. « La relation de soin, concepts et finalités », *Recherche en soins infirmiers,* 2/2007. N°89. pp. 33-42. Disponible : http://www.cairn.info/revue-recherche-en-soins-infirmiers-2007-2-page-33.htm

14 BOURDIEU, P. Ce que parler veut dire. Paris : Fayard 1982. pp. 126.

15 TOURAINE, A. CONFLITS SOCIAUX [en ligne, accès abonnement] Encyclopædia Universalis [en ligne], Consulté le 13/06/2018. Disponible : http://www.universalis.fr/encyclopedie/conflits-sociaux/

16 MICHON, F. Les relations interpersonnelles avec la personne soignée et la notion de juste distance. *Soins.* Vol. 58. N°773. Mars 2013. pp. 32-34.

17 Définition de la compétence du Conseil national du patronat français (CNPF) reprise par Damien Brochier, chercheur au Centre d'études et de recherche sur les qualifications (Cereq).

18 WOODBURY SMALL, A. *General sociology* : 1905. Chicago : University of Chicago (1905). Re. : General Books (15 août 2009).

19 ÉTIENNE, J., BLOESS, F. et al. *Dictionnaire de sociologie : Les notions, les mécanismes et les auteurs.* Paris : Hatier. 1997.

20 Organisation Mondiale de la Santé. *Manuel d'éducation pour la santé dans l'optique des soins de santé primaire.* Genève : OMS. 1990. 261 p.

21 *Ibid.*

22 ROGERS, C. 1970.

23 Organisation Mondiale de la Santé. *Manuel d'éducation pour la santé dans l'optique des soins de santé primaire.* Genève : OMS. 1990. 261 p. Pages citées : 109-110.

24 Centre National de Ressources Textuelles et Lexicales, CNRTL [en ligne]. 2015. Disponible : http://www.cnrtl.fr

G

25 Organisation Mondiale de la Santé. *Manuel d'éducation pour la santé dans l'optique des soins de santé primaire.* Genève : OMS. 1990.

26 FOUQUES, A. D. *Manuel de psychologie du soin.* France : Bréal. 2002.

27 COCTEAU, J. *Lettre aux américains.* Paris : Grasset. 1949.

28 Dictionnaire de l'Académie de médecine [en ligne]. Disponible : http://dictionnaire.academie-medecine.fr

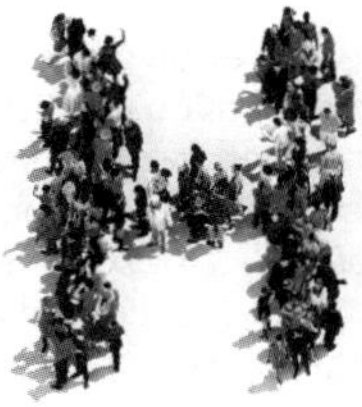

HABILITÉ, HABILETÉ

n.f. Syn. Aptitude. Trad. Angl. Skill. Domaine Sciences humaines.

Voir aussi : ACTIVITÉ, ATTITUDE, COMPÉTENCES, OBJECTIFS, MASSO-KINÉSITHÉRAPIE

Qualité (innée ou acquise) de finesse, d'adresse dans le choix des moyens pour arriver à une fin. Qualité d'adresse, d'intelligence, de compétence dans une activité demandant l'acquisition et l'application de techniques. Aptitude et/ou adresse particulière dans (tel domaine) ou pour (telle activité) (CNRTL[1]). L'habileté est la qualité d'une personne qui agit avec adresse et dextérité, et de tout ce qui est fait avec ingéniosité et intelligence. L'habilité revient au niveau de compétence attendu d'une personne, ou d'un groupe au regard des objectifs attendus vers un autre individu ou une autre tâche (exemple : rédiger une lettre sans faute d'orthographe) (TLFi[2]). L'habilité peut être une aptitude naturelle et/ou développée. La pratique et son analyse, l'expérience et les leçons tirées permettent à la personne d'améliorer ses habilités.

> **Cit.** *« [...], il existe dans la pratique infirmière des habilités cliniques et des tests qui peuvent être effectués au lit du patient afin d'évaluer son état neurologique et de proposer un plan de soins. Cette démarche commence avec l'inspection du patient, l'évaluation de son état mental, un examen physique ainsi que de ses capacités fonctionnelles et cognitives[3] ».*
>
> **Pour aller plus loin :** DELMAS, P et TAMBINI, M. L'infirmière et l'examen clinique du système nerveux. *La revue de l'infirmière.* Vol. 63. N°199. Mars 2014. pp. 31-33.

HABITUDES DE VIE

loc. Trad. Angl. Life style. Domaine Sciences humaines.

Voir aussi : ANTHROPOLOGIE, DÉVELOPPEMENT DE LA PERSONNE, RÉCIT DE VIE

Du latin *habitudo* signifiant *manière d'être* l'habitude. Pour Alain Rey, cette expression comporte des équivalents (en anglais, par exemple avec habit et custom, en italien avec *abitudine*...), et désigne à la fois certaines tendances particulières du comportement de l'individu et un phénomène général d'accoutumance lié à la répétition ou à la familiarité. Il peut référer à des caractéristiques individuelles (les dispositions) ou collectives (les coutumes). Il est question d'une manière d'être, de voir, d'agir, de se comporter que l'on a acquise par l'expérience : par exemple : se conformer aux habitudes d'un pays. Il s'agit aussi d'un « élément constitutif de la personnalité de l'individu, résultant de la répétition d'une situation dans laquelle il s'est établi un lien entre un stimulus et une réponse donnée à ce stimulus par l'individu (Lexis). C*'est* un ensemble d'habitudes qui assurent la survie et l'épanouissement d'une personne dans sa société tout au long de son existence[4].

➥ HABITUS

Du latin, signifiant *manière d'être*, mais encore mise ou tenue, ce nom masculin est défini comme un comportement acquis, caractéristique d'un groupe social, quelle que soit son étendue, et transmissible au point de sembler inné (Larousse[5]). Ce terme utilisé au 16e siècle provient d'un mot latin signifiant « manière d'être », dérivé de *habere*, au sens de « se tenir » (CNRTL[6]). Cela consiste en « manière d'être, aspect général (de quelqu'un, de quelque chose) ». La notion d' habitus a été popularisée en France par le sociologue Pierre Bourdieu[7] qui étudia les mécanismes d'inégalité sociale.

Pour aller plus loin : BESNARD, P. et BOUDON, R. *Dictionnaire de la sociologie*. Paris : Larousse. 2012.

HAINE

n.f. Trad. Angl. Hate. Domaine Sciences humaines.

Voir aussi : AMOUR, XÉNOPHOBIE

Sentiment de profonde antipathie, d'aversion, d'hostilité à l'égard d'une personne, d'un groupe, d'une institution, d'un pays, d'un système... conduisant parfois jusqu'à susciter de la violence, des actions malveillantes, ou la mort d'autrui. La haine peut être secrète, revendiquée, implacable, virulente, passionnée... La haine est attestée dans le dictionnaire de l'Académie française[8], (1694), elle est dérivée du verbe haïr. Pour Pascal Barreau[9], « ce qui fait menace, c'est la dynamique narcissique qui repose sur une idéalisation excessive de soi destinée à conjurer l'angoisse qui accompagne la prise de conscience d'un mal inhérent à nous-mêmes. Ce qui effraie, ce n'est pas la différence observée chez l'autre, c'est ce qui nous ressemble. C'est cette similitude que nous haïssons parce que nous en connaissons la nature profonde. La projection inconsciente de notre intime détestable sur l'autre nous précipite dans les pires exactions. On reconnaît sans peine ici le processus poussant à désigner des boucs émissaires responsables de toutes nos turpitudes. Raccourcis fréquents qui marginalisent des groupes minoritaires (Gens du voyage, prostituées, homosexuels, malades mentaux, « migrants »...). Ces mêmes raccourcis prennent des accents d'une extrême violence en milieu carcéral, par le biais d'une péjoration massive des infractions à caractère sexuel, au bénéfice d'ennoblissement d'infractions curieusement considérées comme des actes de courage, voire de bravoure. Les premières déshonoreraient, les secondes valoriseraient. Pourtant, les unes comme les autres sont traversées par une pulsion destructrice de négation de l'autre visant à éradiquer notre part obscure perçue en lui ».

H

Cit. *« Les véritables prototypes de la relation de haine ne proviennent pas de la vie sexuelle, mais de la lutte du moi pour sa conservation et son affirmation*[10] *».*

Pour aller plus loin : RANCIÈRE, J. *La haine de la démocratie*. Paris : La Fabrique. 2005.

HANDICAP

n.m. Trad. Angl. Handicap, Disability. Domaine Sciences médicales-humaines.

Voir aussi : DÉFICIENCE, CHRONICITÉ, INCAPACITÉ, NURSING, VULNERABILITÉ, WOOD

Pour Jacques Chalifour[11], c'est la perturbation, pour une personne, dans la réalisation d'habitudes de vie compte tenu de l'âge, du sexe, de l'identité socio-culturelle, résultant d'une part, de déficiences ou d'incapacités et d'autre part d'obstacles découlant de facteurs environnementaux. Après la Classification internationale des déficiences, incapacités et handicaps (CIDIH) en 1980, l'OMS a évolué vers un modèle interactif, avec la Classification internationale du fonctionnement, du handicap et de la santé (CIF) en 2001. Cette nouvelle classification analyse les situations de handicap par quatre composantes :

- l'organisme : les structures anatomiques et les fonctions physiologiques qui sont plus ou moins déficientes (personne n'a un corps parfait !) ;
- la participation : les activités accessibles ou inaccessibles, les actions qui peuvent être accomplies ou non) ;

- les facteurs environnementaux : ce que la société a prévu ou non pour faciliter l'intégration des personnes en situation de handicap ;
- les facteurs personnels : les situations individuelles.

A. M. Magnier[12] distingue l'autonomie du handicap par la classification qui lui est attribuée, la « notion de handicap a fait l'objet d'une classification établie par Wood. Cette classification internationale des handicaps permet de décrire les conséquences des maladies chroniques. Elle situe l'incapacité à travers trois concepts distincts :

- **la déficience :** est l'altération d'une structure ou d'une fonction anatomique, physiologique ou psychologique ;
- **l'incapacité :** est la réduction partielle ou totale de la capacité à accomplir une activité d'une façon et dans les limites considérées comme normales. Elle est la conséquence de la déficience ;
- **le désavantage :** est la résultante d'une déficience ou d'une incapacité qui limite ou interdit l'accomplissement d'un rôle normal... ».

Pour aller plus loin : TREMBLAY, R., BRUNOT, N. et al. *Guide d'éducation à la sexualité humaine à l'usage des professionnels : accompagnement à la vie affective et sexuelle, un droit tout au long de la vie : enfants, adolescents, adultes, séniors, personnes en situation de handicap.* Toulouse : Erès. 2020.

↳ HANDICAP INVISIBLE

Ce type de handicap est souvent englobé dans l'histoire du handicap de façon générale. Comme le souligne André Sylvestre[13] « historiquement, les institutions ont défini le handicap en termes d'anormalité, de manque, d'absence... De nos jours, grâce à l'évolution de nos représentations sur le handicap, elles se centrent sur les capacités de la personne et non plus sur ses incapacités. Ce concept, et plus largement le terme de "personne handicapée", a ainsi suivi l'évolution de nos sociétés, de nos représentations et de nos craintes de la déficience et de la différence [...] Le handicap est un phénomène social qui décrit une interaction entre les exigences du milieu et les caractéristiques de fonctionnement d'un individu. Il met l'accent sur l'environnement, questionne l'action sociale et l'éthique d'une société. Cette conception du handicap ne concerne donc pas uniquement les personnes déficientes, mais tout un chacun. La couleur de peau, la nationalité, le sexe, la religion, la catégorie socio-économique ou encore l'orientation sexuelle sont autant de critères pouvant aboutir, dans un contexte environnemental particulier, à une situation de handicap. De nature psychique ou lié à un traumatisme, le handicap invisible est constaté par les professionnels. Pour Hélène Samson[14], « chaque année en France, 150 000 personnes sont hospitalisées à la suite d'un traumatisme crânio-cérébral (TCC), et 8 500 d'entre elles gardent des séquelles durables et invalidantes au quotidien : des troubles moteurs, sensitifs, cognitifs et/ou psycho-comportementaux. Ces deux dernières catégories de troubles constituent un « handicap invisible ». Porter le terme de personne handicapée peut être vécu douloureusement. D'après l'article *Le handicap et son évaluation, une question identitaire et ambivalente*[15] « certaines personnes porteuses d'un handicap, surtout dans le cadre de maladie chronique, ne s'y trompent pas et refusent l'étiquette de "handicapé", faisant référence au manque induit par un handicap visible, mais aussi invisible ». Pour Roland Narfin[16], « si le handicap reste invisible pour autrui, il l'est aussi pour les personnes qui en sont atteintes. Dès lors, elles doivent non seulement vivre leur handicap dans leur propre représentation mais aussi à travers le prisme du regard de l'autre. Être frappé d'un handicap invisible équivaut à donner l'impression d'aller bien alors même que l'on va mal. C'est sans cesse s'astreindre à donner le change pour cacher ce mal qui ronge votre vie. C'est dissimuler sa différence pour la compenser et paraître plus crédible. Mais tout cela n'est possible qu'au prix d'efforts intenses et d'une énergie considérable. Au fil du temps, c'est dissoudre sa douleur et parfois sa révolte, source de son être et de son désordre intérieur. C'est éviter de se laisser définir par son handicap. La difficulté réside dans le fait de s'accepter comme sujet avec sa déficience, sans se laisser étiqueter ou stigmatiser par le regard de l'autre ».

Pour aller plus loin : BULAIN, V., DAURE, I. et al. Du visible à l'invisible, handicaps et accompagnements (Dossier). *Journal des psychologues*. N°348. 2017-06. pp. 14-45.

↳ HANDICAP MENTAL-DÉFICIENCE INTELLECTUELLE

D'après la classification quabécoise du handicap[17], la déficience correspond au degré d'atteinte anatomique, histologique ou physiologique d'un système organique. La déficience est un degré d'atteinte qui se situe soit au niveau de la structure, c'est-à-dire au niveau anatomique ou histologique, soit au niveau du fonctionnement d'une composante corporelle, c'est-à-dire au niveau physiologique. La personne handicapée, quelle que soit la nature de sa déficience, est d'abord une personne. Ordinaire parce qu'elle dispose des droits de tous et accomplit les obligations de chacun. Singulière parce qu'en plus de tous, elle en connaît d'autres, qui lui sont propres, qui résultent de son handicap et qui appellent d'être compensés. C'est à la solidarité collective qu'il appartient d'ailleurs de reconnaître et de garantir cette compensation (Unapei[18]). Pour Régis Devoldere[19], La personne handicapée mentale est porteuse de manière permanente d'une déficience intellectuelle dont l'origine peut être très diverse. Cette déficience provoque un handicap car elle touche à différentes fonctions : la compréhension, la mémoire, l'analyse des situations, la prise de décisions... ». Pour l'Unapei, « le handicap mental est d'abord la conséquence sociale d'une déficience intellectuelle. Bien que le handicap prenne souvent une place importante dans leur vie et dans celle de leurs proches, les personnes handicapées mentales sont avant tout des individus qui ont besoin d'être entourés, de travailler quand ils le peuvent, d'avoir des loisirs... Bref, de vivre le plus possible avec et parmi les autres ». L'expression « handicap mental » qualifie à la fois une déficience intellectuelle (approche scientifique) et les conséquences qu'elle entraîne au quotidien (approche sociale et sociétale). Pour l'Union Nationale des Amis et Familles de Malades psychiques[20], « la personne malade mentale est un individu qui souffre de troubles d'origines diverses qui entachent son mode de comportement d'une façon momentanée ou durable et inégalement grave ». Des exemples de maladies dites mentales sont répertoriés, comme l'autisme, le syndrome de Prader-Willi, la trisomie 21...

Cit. *« Une personne ayant une déficience intellectuelle a une capacité plus limitée d'apprentissage et un développement de l'intelligence qui diffère de la moyenne des gens[21] ».*

Pour aller plus loin : WEBER, N., DUVILLE, C. et al. Déficience intellectuelle, « comportements défis » et soins : une revue systématique de littérature. *Recherche en soins infirmiers.* N°138. 2019/09. pp. 18-28.

➥ HANDICAP PHYSIQUE - HANDICAP MOTEUR

C'est en 2005 qu'est apparue la notion de « handicap psychique » par une distinction législative[22] soit reconnue par la loi, au même titre que les handicaps moteurs, sensoriels (visuels et auditifs), mentaux et cognitifs. Selon la loi pour l'égalité des droits et des chances, la participation et la citoyenneté des personnes handicapées (11 février 2005) « constitue un handicap, toute limitation d'activité ou restriction de participation à la vie en société subie dans son environnement par une personne, en raison d'une altération substantielle, durable ou définitive d'une ou plusieurs fonctions physiques, sensorielles, mentales, cognitives ou psychiques, d'un polyhandicap ou d'un trouble de santé invalidant ». L'Organisation mondiale de la santé (OMS[23]) complète cette définition « Est appelé handicapé celui dont l'intégrité physique ou mentale est progressivement ou définitivement diminuée, soit congénitalement, soit sous l'effet de l'âge, d'une maladie ou d'un accident, en sorte que son autonomie, son aptitude à fréquenter l'école ou à occuper un emploi s'en trouve compromise ».

Pour aller plus loin : FRICOTTE, L. *Droit des personnes handicapées.* Paris : ASH. 2020.

MALADIES CHRONIQUES

Voir aussi : ACCOMPAGNEMENT, ÉDUCATION THÉRAPEUTIQUE, MALADIE

La chronicité implique la durée d'une chose. Ce qui dure longtemps, se développe lentement (Dixel[24]). Une maladie chronique se définit par la présence d'un "état pathologique" ou "substratum anatomique ou psychologique" d'une ancienneté d'au moins trois mois, qui implique une limitation fonctionnelle des activités, une dépendance à l'égard d'un traitement, ou des besoins de soins médicaux ou paramédicaux (HCSP[25]). Une définition émane de ce rapport en précisant quelles en sont les caractéristiques, comme « la présence d'un état pathologique de nature physique, psychologique ou cognitive, appelé à durer, une ancienneté minimale de trois mois, ou supposée telle, un retentissement sur la vie quotidienne comportant au moins l'un des trois éléments suivants :

- une limitation fonctionnelle des activités ou de la participation sociale ;
- une dépendance vis-à-vis d'un médicament, d'un régime, d'une technologie médicale, d'un appareillage ou d'une assistance personnelle ;
- la nécessité de soins médicaux ou paramédicaux, d'une aide psychologique, d'une adaptation, d'une surveillance ou d'une prévention particulière pouvant s'inscrire dans un parcours de soins médico-social ».

Cette recommandation s'appuie non seulement sur l'étiologie, qui implique des traitements spécifiques liés à la maladie, mais aussi sur les conséquences en termes de fonctionnement et de handicap, c'est-à-dire de répercussions sur la santé (par exemple les séquelles des accidents). Pour l'Organisation Mondiale de la Santé (OMS) « une maladie chronique est un problème de santé qui nécessite une prise en charge pendant plusieurs années. Cette définition regroupe les maladies non transmissibles (diabète, cancer, asthme...), les maladies transmissibles persistantes (VIH-sida), certaines maladies mentales (psychoses...) ou encore des atteintes anatomiques ou fonctionnelles (cécité, sclérose en plaques...). Une maladie chronique est une maladie de longue durée, évolutive, souvent associée à une invalidité et à la menace de complications graves ».

Pour aller plus loin : BAEZA, C. et JANNER-RAIMONDI, M. *Grandir avec la maladie. Esquisses biographiques de portraits d'adolescents malades chroniques.* Paris : Téraèdre. 2020.

➥ MALADIES INVALIDANTES

Pour les acteurs de *Handicap International*[26] il s'agit d'une « maladie qui peut, par ses effets sur l'organisme, générer un handicap. Dans de nombreux pays, faute d'être correctement prises en charge, des personnes atteintes du sida, de l'épilepsie, de la lèpre ou de la poliomyélite, risquent de développer un handicap. Une situation qui, ajoutée à la maladie, peut entraîner une exclusion sociale des personnes qui en sont atteintes ». Cela concerne toutes maladies respiratoires, digestives, parasitaires, infectieuses[27] (diabète, hémophilie, sida, cancer, hyperthyroïdie...) pouvant être momentanées, permanentes ou évolutives. La Sclérose en plaques[28] (SEP) est l'une des maladies neurologiques caractéristiques d'évolution invalidante.

Pour aller plus loin : EL FALEH KAYAL, Y., SUTER, M. et al. Les cannabinoïdes et leurs indications en antalgie chronique. *Revue Médicale Suisse.* Vol. 16. N°700. 2020/07. pp. 1363-1366.

➥ POLYHANDICAP

Le polyhandicap se caractérise par une déficience sévère et profonde à expressions multiples, associant généralement une déficience motrice et une déficience intellectuelle, entraînant une restriction extrême de l'autonomie et des possibilités de perception, d'expression et de relation.

Cit. *« Autour de la personne (poly) handicapée : les enjeux de la rencontre entre familles et professionnels. Autour d'une personne en situation de handicap, la rencontre entre les membres de sa famille et les professionnels est à la fois toujours semblable et toujours différente ; toujours semblable parce que marquée par des attentes, des craintes, des espoirs, des émotions extrêmement vives ; sous-tendue de représentations sociales, voire d'à priori qui n'évoluent guère ; toujours différente, parce qu'il s'agit d'une rencontre de personne à personne[29]... ».*

Pour aller plus loin : BLONDEL, F. et DELZESCAUX, S. *Aux confins de la grande dépendance : le "polyhandicap", entre reconnaissance et déni d'altérité.* Toulouse : Erès. 2018.

HARCÈLEMENT

n.m. Trad. Angl. Harassment.

Voir aussi : FATIGUE, SOUFFRANCE

Le dictionnaire de l'académie française[30] évoque le verbe harceler en reprenant des synonymes comme « *agacer, provoquer, exciter jusqu'à importuner, jusqu'à tourmenter* ». Le tourment est LE synonyme du harcèlement. Il y a aussi les verbes enquiquiner, empoisonner. Cela s'exprime verbalement, littéralement, physiquement, profondément, injustement... On dit, « *Harceler les ennemis à la guerre, pour dire, Les inquiéter, les fatiguer par de fréquentes attaques, par de fréquentes escarmouches* ». Le verbe harceler Chez Littré, la personne harcelée est « inquiétée par de petites, mais de fréquentes attaques ». L'origine de ce mot propose deux hypothèses : 1. le mot « *harce* » (diminutif de *hart*), attesté dans le dictionnaire du Moyen français signifie : corde pour pendre un condamné (ou pour le lier au supplice). 2. Littré voit un dérivé du verbe herser signifiant au figuré « *tourmenter comme la herse tourmente la terre ; et il cite à l'appui l'anglais to harrow, qui signifie herser et, figurément*, là encore, tourmenter. La herse malmène la terre, le verbe malmène l'autre. Dès le 17e siècle, harceler est attesté comme un comportement agressif. On constate aujourd'hui qu'il existe plusieurs niveaux de harcèlement. Il y a celui qui peut révéler le caractère pugnace d'un individu déterminé à mener à bien son objectif. Celui-là ne fait pas de mal. Il y a l'acceptable et l'inacceptable. Il y a le harcèlement associé à la violence ordinaire. Ce type de harcèlement s'installe sournoisement. Cela demande des efforts pour ne pas le banaliser. Il y a le harcèlement du prédateur, du manipulateur, qui aime dominer. Les harceleurs sont ceux qui génèrent abusivement du stress, ceux qui veulent asseoir une position sociale au détriment des autres, ceux qui veulent montrer leur virilité. Il y a le pervers narcissique, celui qui aime tout simplement persécuter. Le harcèlement devient pathologique et peut conduire à commettre un délit. C'est le harcèlement moral. Il entraîne la dégradation des conditions de travail. Il brise la confiance et l'estime de soi. Le harcèlement moral peut concrètement aboutir à :

- une atteinte à ses droits et à sa dignité ;
- une altération de sa santé physique ou mentale ;
- une menace pour son évolution professionnelle.

Le harcèlement est considéré comme une forme de discrimination portant atteinte au principe d'égalité de traitement en matière d'emploi et de travail[31]. Le harcèlement peut être ici individuel, institutionnel ou managérial, c'est-à-dire qu'il participe d'une stratégie de gestion de l'ensemble du personnel (*Min.*). Le harcèlement peut être vertical ou horizontal (avec ou sans rapports hiérarchiques). Ces déclinaisons conduisent à la souffrance au travail, à l'épuisement professionnel. Il existe des lois, des espaces de paroles, des personnels formés pour accompagner des personnes victimes de harcèlement moral.

Pour aller plus loin : LEYMANN, H. *Mobbing. La persécution au travail.* Paris : Seuil.

HOLISME - APPROCHE HOLISTIQUE

n.m. Trad. Angl. Wholeness, Holism. Domaine Sciences humaines-infirmières.

Voir aussi : APPROCHE CENTRÉE SUR LA PERSONNE, ENVIRONNEMENT, ÊTRE UNITAIRE

Holisme vient du grec ancien *holos* signifiant *la totalité*, l'entier tente d'expliquer les parties à partir du tout. L'approche globale de la santé concerne la création (ou la réparation) d'un son harmonieux organique, de façon progressive, réunissant les diverses fonctions de chaque partie, formant un tout. L'intégrité de l'individu est reconnue comme un système ouvert pour en comprendre le potentiel, les limites. L'ouvrage *Nursing theorists and theirwork*[32], les auteurs précisent que « l'intégrité signifie l'unité des individus, en soulignant qu'elles répondent d'une manière intégrée, façon singulière aux défis environnementaux ».

Pour aller plus loin : VERHAEGE, V. Approche holistique de l'implantation des pratiques avancées infirmières en France. *Objectifs soins et management.* N°270. 2019/08-09. pp. 49-51.

HOMME

n.m. Syn. Personne, Individu. Trad. Angl. Man. Domaine Sciences humaines.

Voir aussi : BÉNÉFICIAIRE, CONSCIENCE, DÉVELOPPEMENT DE LA PERSONNE, L'HOMME ET SON LIEU

Être humain, masculin ou féminin, dont les caractéristiques proviennent de ses qualités ou de ses faiblesses. Gestionnaire de son capital santé pouvant être altéré par des événements externes ou internes. L'homme a la faculté de s'adapter aux circonstances en s'appuyant sur un système de valeurs qui lui est propre. Pour Eric Fromm[33] : « L'homme est doué de raison ; il est vie consciente d'elle-même ; il a conscience de lui-même, de son semblable, de son passé, et des possibilités de son avenir. Cette conscience de lui-même comme entité séparée, la conscience de la brièveté de sa propre vie, du fait qu'il a été engendré sans sa volonté et qu'il meurt contre sa volonté, qu'il mourra avant ceux qu'il aime, ou eux avant lui, la conscience de sa solitude et de la séparation, de son impuissance devant les forces

de la nature et de la société, tout ceci fait de son existence séparée, désunie, une prison insupportable. Il sombrerait dans la folie s'il ne pouvait s'évader de cette prison et tendre vers l'avant sous une forme ou une autre avec les hommes, avec le monde extérieur ».
Selon A. Bandura[34], « l'être humain n'est pas simplement l'hôte et spectateur de mécanismes internes orchestrés par des événements du monde extérieur. Il est l'agent plutôt que le simple exécutant de l'expérience. Les systèmes sensoriels, moteurs et cérébraux constituent les outils auxquels les personnes ont recours pour réaliser les tâches et atteindre les buts qui donnent sens, direction et satisfaction à leur vie ».

Pour aller plus loin : ROLLAND, R. et al. *Au-dessus de la mêlée*. Paris : Payot. 2013.

H

DROIT DE L'HOMME

Le 10 décembre 1948, les cinquante-huit États Membres qui constituaient alors l'Assemblée générale ont adopté la Déclaration universelle des droits de l'homme[35] à Paris au Palais de Chaillot (résolution 217 A (III). Ce document fondateur continue d'être, pour chacun d'entre nous, une source d'inspiration. Il valorise l'exercice universel des droits de l'homme, comme, par exemple, l'article vingt-cinq stipulant que « toute personne a droit à un niveau de vie suffisant pour assurer sa santé, son bien-être et ceux de sa famille, notamment pour l'alimentation, l'habillement, le logement, les soins médicaux ainsi que pour les services sociaux nécessaires. Elle a droit à la sécurité en cas de chômage, de maladie, d'invalidité, de veuvage, de vieillesse ou dans les autres cas de perte de ses moyens de subsistance par suite de circonstances indépendantes de sa volonté. La maternité et l'enfance ont droit à une aide et à une assistance spéciale. Tous les enfants, qu'ils soient nés dans le mariage ou hors mariage, jouissent de la même protection sociale ».

Pour aller plus loin : TARHOUNY, N. et FERRE, N. (préf). *Les risques psychosociaux au travail : droit et prévention d'une problématique de santé publique*. Paris : L'Harmattan. 2020.

L'HOMME ET SON LIEU

Voir aussi : INFRASTRUCTURE, GROUPE, IMMIGRATION, INTIMITÉ

Pour le Paul Tournier[36], la notion de lieu, c'est tout ce que l'homme incorpore à sa personne. Dès l'enfance, le lieu est le foyer stable de la famille. L'assurance de se sentir bien dans son lieu permet plus tard à l'adulte de faire sien les lieux qu'il traverse (au travail, dans sa communauté...). Les lieux de l'enfance demeurent dans notre mémoire, ils symbolisent les nuances de nos diverses émotions, contribuent à l'acceptation et au partage de nos systèmes de valeurs. C'est par les lieux du passé que l'homme fonde, en partie les bases de son existence. Des lieux rassurent, d'autres font peur. La perte du lieu entraîne pour certains un déracinement, un sentiment d'infériorité. Le lieu, au sens figuré est aussi son pays, sa communauté qui partage les mêmes croyances où les souvenirs emmagasinés qui constituent un capital émotionnel favorisant l'ancrage de nos valeurs dans la réalité. Le lieu est comme le miroir d'un individu, le reflet de sa réussite ou de ses pertes. Pour M. Amouroux[37], il est essentiel de respecter l'homme et son territoire, « Respecter un malade, c'est d'abord **respecter son nouveau territoire**, en frappant par exemple avant d'entrer dans sa chambre d'hôpital (en lui laissant par ailleurs le temps de se préparer à cette intrusion). C'est ne pas voir deux soignants poursuivre leur conversation privée dans la chambre, comme si la personne hospitalisée n'était pas là. Respecter la personne malade, c'est bien respecter son intimité. L'une des spécificités de la relation soignant/soigné est précisément son caractère intimiste. La démarche soignante vise à réintroduire ou à conserver ce qui caractérise un malade et nous entraîne nécessairement dans une **relation d'intimité**. Vivre cette relation soignante intime, c'est être introduit dans le monde de la personne malade, être le témoin de sa nudité, assister aux manifestations de son désarroi, toucher et manipuler ce corps qui ne se livre habituellement qu'à des mains maternelles ou amoureuses. Pour Laetitia Carrère[38], s'interroger sur le lieu, pour un soin à domicile, permet de comprendre la fonction et le sens de cette entité pour la personne qui y habite avant d'envisager d'y pénétrer. Elle reprend des concepts explorés en sociologie, en psychologie et fait du lieu une dimension supra dimensionnelle. Elle cite par exemple Vincent Caradec[39] pour qui le domicile est comme « un lieu de familiarité où la personne se sent bien », puis évoque Monique Eleb[40], pour qui le domicile est « constitutif de la personne qui y construit son identité en posant les traces de ce qu'elle a été, de ce qu'elle est et de ce qu'elle voudrait être ». Le chez-soi exprime la stabilité, l'enracinement, si bien que l'on peut dire que « se sentir bien chez soi », c'est tout simplement se « sentir soi ». Ainsi, l'habitat assure le sentiment de sécurité intérieure de l'habitant, nécessaire à l'épanouissement[41] ».

Cit. *« Alors, qu'importe si je n'ai plus de "chez moi". Au moins, ici, je suis moi-même[42] »*

Pour aller plus loin : LETENNEUR, L. ; TABUE-TEGUO, M. et al. Les résidences autonomies : un lieu privilégié mais négligé pour la prévention secondaire dans le vieillissement. *Revue de gériatrie.* Vol. 44. N°6. 2019/06. pp. 327-333.

HOMOPHOBIE

n.f. Trad. Angl. Homophobia. Domaines des sciences humaines.

Voir aussi : BIENVEILLANCE, EXCLUSION, HAINE, XÉNOPHOBIE

Haine manifeste à l'encontre de l'homosexualité. Rejet exprimé des homosexuels. Dégoût, haine, crainte ou rejet de l'homosexualité ou des homosexuels. À partir d'une recherche lexicographique, l'auteur Daniel Borrillo[43] retrace le parcours de ce substantif. « Dans son *Vocabulaire de l'homosexualité masculine* (Payot, 1985), C. Courouve passe du terme « homophilie » à celui d' « homosexualité »[44]. En 1994, en revanche, le Dictionnaire Gay de L. Poivert consacre un long article à l'homophobie. L'auteur cite Weinberg[45], pour qui l'homophobie trouve ses origines dans :

« a) La peur d'être soi-même homosexuel. Réprimant certains désirs qui sont en lui, l'hétérosexuel, pour accomplir ce refoulement, établit la barrière du dégoût, de la pudeur et de la moralité contre ces désirs réprimés et les traduit en rejet de l'homosexuel.

b) La religion, et la morale judéo-chrétienne qui en découle, entraînent un préjugé défavorable à l'encontre de toutes les formes de plaisirs non liés à la reproduction (.).

c) L'envie réprimée : l'hétérosexuel déteste l'homosexuel, parce qu'à l'instar du juif ou du maghrébin, il lui attribue des choses que lui n'a pas : ici, en l'occurrence, la possibilité plus ou moins fantasmée d'avoir, avec une très grande facilité, accès à de nombreux partenaires. ».

L'invention du mot semble appartenir à K. T. Smith qui, dans un article publié en 1971, essaie d'analyser les traits de la personnalité homophobe. Un an plus tard, G. Weinberg définira l'homophobie comme « la crainte d'être avec un homosexuel dans un espace fermé et, concernant les homosexuels eux-mêmes, la haine de soi ...».

> ***Cit.*** *« Il y a comme une préférence, un penchant pour la haine comme posture intime positive, individuelle ou collective. À tel point que même quand la haine de l'autre camp est fabriquée, fausse à l'évidence, son expression reste jubilatoire, comme celle des supporters violents de foot : ils la jouent avec entrain dans des choix de conduites carnavalesques (masques, danses, conduites de bruit, outrances, déguisements), jusqu'au crime sadique parfois, commis dans les rires et les chants[46] ».*

Pour aller plus loin : VECHO, O., SCHNEIDER, B. et al. Homoparentalité et assistance médicale à la procréation : que sait-on du développement des enfants de mères lesbiennes ? *Neuropsychiatrie de l'enfance et de l'adolescence.* Vol. 66. N°6. 2018/10. pp. 382-395.

HONTE

n.f. Trad. Angl. Shame. Domaine Sciences humaines.

Voir aussi : CROYANCES, DÉTRESSE, DIGNITÉ,CONSCIENCE, RÉSILIENCE

La honte fut longtemps considérée comme une indignité infligeant un déshonneur humiliant (Lexis[47]). Elle est généralement définie comme un effet d'opprobre plus ou moins visible, émanant d'une action jugée avilissante. Relevant d'une norme éthique donnée, la honte intervient dans la transgression des règles sociales, éducatives. La vergogne, l'embarras, l'indignité, le malaise, la pudeur en sont ses principaux synonymes. La honte révèle le sentiment, d'une sensation vive ou douloureuse. L'angoisse est perceptible quand elle rencontre la culpabilité pour renforcer le soi niché dans ses entrailles, dans son âme, dans son for intérieur. Vincent de Gaulejac[48] distingue différentes formes de honte :

- la honte corporelle : être sale, mal habillé, sentir mauvais, avoir un handicap ;
- la honte sexuelle : elle est relative au dévoilement de l'intimité, à l'état d'impuissance et d'insatisfaction ;
- la honte psychique : elle concerne la perte de l'estime de soi. Elle marque une expérience d'effondrement intérieur, lorsque le moi n'est plus digne face aux exigences de son idéal ;
- la honte morale : celle-ci accompagne les situations où un sujet est pris en flagrant délit de mensonge, d'hypocrisie, de vantardise et renvoie à l'intériorisation des normes sociales ;
- la honte sociale : elle apparaît lorsqu'un sujet est stigmatisé à cause de son identité, de sa race, de sa religion, de sa situation sociale et culturelle ;
- la honte ontologique : cette dernière marque les situations dans lesquelles le sujet est confronté à l'inhumain comme spectateur, acteur ou victime.

La honte est associée à la souffrance, à la précarité, à l'exclusion. Jean Furtos et Christian Laval[49] définissent une clinique de la disparition du sujet, contraint de s'amputer d'une large part de lui-même. La situation de grande précarité sociale a ceci de particulier que l'individu est contraint de demander pour tout. Il est soumis à une obligation de transparence, de nudité hors intimité, constituant une situation elle-même hontogène. Ils distinguent quatre aspects de la honte :

- la vergogne renvoie aux usages sociaux. Elle est d'un usage courant, nécessaire à un bon fonctionnement du groupe social. La perte de la vergogne désigne les sujets qui ne se soucient pas du regard d'autrui. La honte est éprouvée par l'entourage (par exemple dans le cas d'un enfant qui a honte de son parent ivre).

La perte de la vergogne constitue, pour les auteurs, un aspect de la perversion ;

- la pudeur renvoie à l'intimité, elle est une sorte de gardien de l'intérieur, de ce qui doit rester voilé au regard d'autrui. Elle est constitutive de l'intégrité de la personne. La transparence obligée de l'exclu, contraint de demander pour le moindre de ses besoins, fait voler en éclat ce voile nécessaire ;
- la honte rouge, que les auteurs distinguent de l'érythrophobie, survient brutalement. Le rouge qui envahit le visage ou le cou signe un dévoilement de l'inconscient à l'insu du moi. La gêne éprouvée devant cette brutale émergence pulsionnelle peut être mise en lien par la parole ou par l'humour ;
- la honte blanche est assimilée à un meurtre qui fait disparaître la personne. Elle s'accompagne de plusieurs signes : la pâleur, l'impression d'une disparition du visage, un mutisme, une sensation de trou et de faiblesse globale.

H

Pour aller plus loin : SCHILTZ, L., CICCARELLO, A. et al. Grande précarité, psycho-traumatisme, souffrance narcissique : résultats d'une recherche-action à méthodologie quantitative et qualitative intégrée. *Annales médico-psychologiques.* Vol. 172. N°7. Septembre 2014. pp. 513-518.

HÔPITAL

n.m. Trad. Angl. Hospital. Domaine Sciences juridiques-humaines.

Voir aussi : INFRASTRUCTURE, RÉSEAU DE SOINS, SYSTÈME DE SOINS, L'HOMME ET SON LIEU

Structure médicale privée ou publique nécessitant du personnel qualifié et des moyens techniques, économiques adaptés pour accueillir, soigner, accompagner des individus en situations d'altération à la santé. L'humanisation de l'hôpital mobilise les pouvoirs publics pour améliorer les conditions matérielles des établissements (nombre de lits, organisation des services), la formation du personnel pour viser une qualité évaluative du soin mais aussi éthiques pour l'approche relationnelle avec les familles, l'environnement des personnes soignées.

Pour aller plus loin : MAS, Victoria. *Le bal des folles.* Paris : Albin Michel. 2019.

➥ HOSPITALISATION

Nom féminin signifiant une action, qui est, pour Marguerite Potier[50] d'une « admission ou séjour dans un établissement hospitalier.

Selon les besoins thérapeutiques, cette admission peut être à temps complet ou à temps partiel, de jour, de nuit ou de semaine. Elle peut être remplacée par des soins à domicile ».

Pour aller plus loin : ABDOUL CARIME, S. Un tiers des personnes âgées vivant en établissement sont dans un état psychologique dégradé. *Études et Résultast (Drees).* N°1141. 2020-01. 6 p. Disponible : drees.solidarites-sante.gouv.fr/IMG/pdf/er1141.pdf

↪ HOSPITALISATION À DOMICILE

Organisation qui permet de prendre en charge les soins d'une personne dans leur totalité, à domicile, quel que soit l'intervenant ou le matériel nécessaire. Cette organisation peut inclure le recours aux intervenants libéraux.

Pour aller plus loin : COLSON, S. L'hospitalisation à domicile en pédiatrie, un cadre de soins spécifique. *Cahiers de la puéricultrice.* Vol. 54. N°306. Avril 2017. pp. 12-14. 10.1016/j. cahpu. 2017.02.005.

HUMAIN

n.m. Trad. Angl. Human. Domaine Sciences humaines-infirmières.

Voir aussi : EMPATHIE, ÉTHIQUE, HOMME, LIBRE-ARBITRE, POSITIVISME, RESPECT ET DROIT DU PATIENT

L'humain se réfère à l'ensemble des propriétés qui font qu'un homme possède le libre-arbitre. Il est un être social, biologique, psychologique véhiculant les valeurs qui lui sont propres. Le *Dictionnaire critique* de Jean Féraud[51] définit l'adjectif et l'antonyme « inhumain » comme un fait cruel, ce qui est « *contraire à l'humanité* ». La déclaration universelle des droits de l'homme (1948), de la cour européenne[52] réaffirme les libertés fondamentales de ces droits en élaborant une Convention, par exemple l'article 2 reconnaît « le droit de toute personne à la vie est protégé par la loi. La mort ne peut être infligée à quiconque intentionnellement, sauf en exécution d'une sentence capitale prononcée par un tribunal au cas où le délit est puni de cette peine par la loi... ». Pour Emmanuel Levinas[53], « l'humain commence dans la sainteté avec comme première valeur ne pas laisser le prochain à sa solitude, à sa mort ».

Pour aller plus loin : COUCHAERE, M.-J. et BELLENGER, L. *L'écoute : suivre la voie de l'empathie pour apaiser les relations.* Paris : ESF sciences humaines. 2020.

ACTION HUMANITAIRE

Expression qui vise au bien de l'humanité, aux soins des individus (et groupes) victimes de catastrophes naturelles, de discrimination, et nécessitant une aide urgente, dans tous les domaines. Ce type d'action nécessite un engagement personnel alliant bénévolat et tâches professionnelles. Pour le Dictionnaire pratique de l'humanitaire[54] l'action humanitaire, c'est aussi préparer l'avenir et contribuer au développement des pays les plus pauvres. Pour les auteurs de l'article *Réfléchir à l'engagement humanitaire*[55], « les objectifs de l'action humanitaire d'urgence sont de sauver des vies, d'atténuer les souffrances et de préserver la dignité humaine pendant et après des crises. Il s'agit de proposer une réponse opérationnelle aux besoins de la population dans des délais très brefs : aide médicale, alimentaire, technique et logistique ». Pour Marie-Laure Le Coconnier et Bruno Pommier[56], « l'action humanitaire vise à sauver et préserver la vie et la dignité de personnes victimes d'un conflit ou d'une catastrophe. Elle envisage aussi des opérations de prévention. Face aux drames humains d'un monde globalisé, l'action humanitaire, spectaculaire ou discrète, occupe une place singulière, disputée et sans cesse à (re)définir. En effet, ses principes fondateurs, comme l'indépendance ou la neutralité, semblent parfois se diluer dans la profusion des initiatives et des discours ».

Pour aller plus loin : CLAVAGNIER, I. (coord.). La santé humanitaire en France. *Revue de l'infirmière*. N°200. 2014/04. pp. 15-28.

DROIT INTERNATIONAL HUMANITAIRE (DIH)

Les membres des services consultatifs en droit international humanitaire[57] définissent ce droit comme « un ensemble de règles qui, pour des raisons humanitaires, cherchent à limiter les effets des conflits armés. Il protège les personnes qui ne participent pas ou plus aux combats et restreint les moyens et méthodes de guerre. Pour Elvire Camus[58] souligne le droit international humanitaire est également appelé « droit de la guerre » ou « droit des conflits armés », Il comprend deux volets : le premier, relatif au secours des personnes ne prenant pas - ou plus - part aux hostilités (blessés, civils, prisonniers), le second, traitant des méthodes de guerre. Il est né le 22 août 1864, avec la ratification de la première convention de Genève, dont la préoccupation, à l'époque des champs de bataille et des affrontements entre armées impériales, était la seule protection des soldats blessés. Au même rythme que la guerre, le droit humanitaire s'est étoffé et complexifié, mais ses principes fondamentaux restent très simples :

- l'interdiction de tuer ou de blesser un soldat qui a déposé les armes ;
- la protection et l'accès aux malades et aux blessés par les services médicaux ;
- l'obligation de permettre les secours essentiels à la survie de la population si le caractère humanitaire et impartial est garanti ;
- la protection des combattants capturés contre des traitements inhumains ou dégradants ;
- l'interdiction de prendre pour cible des civils. De plus, les attaques qui risquent de causer des victimes civiles doivent être évitées. Les civils ne peuvent pas être déplacés par la force ;
- l'interdiction de détruire les moyens de survie des civils en s'attaquant aux cultures, aux réserves d'eau potable, aux installations médicales, aux habitations ou aux moyens de transport non militaires.

Pour l'auteure du *Dictionnaire pratique du droit humanitaire*[59], « le droit humanitaire ne s'en remet pas seulement à la justice et aux tribunaux pour veiller à son respect et punir ses violations. C'est un droit de l'action qui cherche à préserver la vie dans les situations urgentes. Il confie aux organisations humanitaires impartiales la responsabilité d'intervenir et d'imaginer des formes d'intervention qui permettent de secourir efficacement les victimes… ».

Pour aller plus loin : AMESTY INTERNATIONAL. Portail en ligne. MàJ 2020. Disponible à l'adresse : http://www.amnesty.org/fr

ÊTRE HUMAIN UNITAIRE

Les auteurs de *La pensée infirmière*[60] rappellent combien « Martha Rogers a puisé dans les connaissances de nombreuses disciplines (psychologie, sociologie, astronomie, philosophie, histoire, biologie, physique), pour proposer sa vision de l'être humain unitaire… Elle ne met pas l'accent sur les différentes dimensions reconnues de la personne (corps, âme, esprit, ou encore dimensions biologique, psychologique, sociale) mais parle plutôt de la personne comme d'un champ irréductible d'énergie qui se caractérise par des patterns uniques. Pour elle, la santé fait référence au bien-être, à l'optimisation et à la réalisation du potentiel des personnes par leur participation consciente au changement. Pour M. Rogers, la santé est une valeur qui varie selon les personnes et les cultures ».

Pour aller plus loin : OLLIVET, C. Le maintien à domicile peut-il être un objectif en soi ? Une approche "humaine" et éthique des spécificités du soutien à domicile des personnes souffrant d'une maladie neuroévolutive de type Alzheimer. *Revue de gériatrie*. Vol. 44. N°5. 2019/05. pp. 291-294.

➥ HUMANISME

Concept reposant sur les valeurs profondes portées par chaque homme doté d'une force rationnelle, positive, le poussant à développer sa personnalité dans un contexte donné. Ce nom masculin désigne l'ensemble de croyances que l'individu entretient avec sa nature primaire, ses qualités personnelles et ses comportements qui sera en adéquation avec ses expériences (pensées, perceptions, sensations). Le psychologue américain Carl Rogers (1902-1987) est à l'origine de la notion de congruence qui invite le professionnel de santé à mettre en adéquation ses pensées et son attitude pour répondre favorablement à une personne en souffrance, qu'elle soit exprimée ou non. La personnalité congruente, lorsqu'elle devient soignante, permet de se mettre en conformité avec la réalité de l'autre. Abraham Maslow (1908-1970) a lui développé la théorie des besoins, c'est-à-dire aux motivations profondes des individus. En hiérarchisant ces besoins (survie, réalisation de soi), il place le besoin d'accomplissement au sommet de la pyramide en satisfaisant l'estime de soi et le besoin d'amour.

Les besoins de survie sont les :

- besoins physiologiques (respirer, manger, boire, dormir, éliminer, besoins sexuels) ;
- besoins de sécurité (se sentir à l'abri, vivre sans peur dans un environnement stable et prévisible) ;
- besoins d'amour et d'appartenance (recevoir et donner de l'affection, nouer des relations interpersonnelles et sociales) ;
- besoin d'estime (Avoir confiance en soi, le respect de soi, être reconnu, respecté et apprécié) ;
- besoins de réalisation de soi ;
- besoins cognitifs et esthétiques (connaître et comprendre, s'entourer d'ordre et de beauté) ;
- besoin d'accomplissement de soi (concept de soi).

Pour aller plus loin : FRYNS, G. et PAQUET, G. *L'être humain dans les pratiques soignantes : Favoriser l'émergence du sujet*. Paris : Seli Arslan. 2012. 160 p.

➥ HUMANITÉ

Il s'agit d'un nom féminin pour décrire le caractère de ce qui est humain, spécifique à la nature humaine, du caractère d'une personne (ou de son comportement) qui manifeste pleinement son appartenance au genre humain... de la bonté, bienveillance de l'homme pour ses semblables... (TLFi[61]). L'ensemble des hommes du genre humain, parfois considéré comme constituant un tout, un être collectif ».

Cit. *« Nous tous devons devenir plus humains si le monde doit devenir meilleur[62] ».*

Pour aller plus loin : CLERMIDY, P. Peut-on humaniser la fin de vie ? *Laennec*. Vol. 68. N°3. 2020/07. pp. 29-30.

➥ HUMANITUDE

Freddy Klopfenstein[63], écrivain-journaliste suisse, a créé le mot humanitude en 1980. Ce néologisme a été repris par le professeur Albert Jacquard[64] qui le définit comme des « cadeaux que les hommes se sont faits les uns aux autres depuis qu'ils ont conscience d'être, et qu'ils peuvent se faire encore en un enrichissement sans limites... Ces cadeaux constituent l'ensemble des caractéristiques dont, à bon droit, nous sommes si fiers, marcher sur deux jambes ou parler, transformer le monde ou nous interroger sur notre avenir. L'humanitude, c'est ce trésor de compréhensions, d'émotions et surtout d'exigences, qui n'a d'existence que grâce à nous et sera perdu si nous disparaissons. Les hommes n'ont d'autre tâche que de profiter du trésor d'humanitude déjà accumulé et de continuer à l'enrichir ». Ce terme a été plus tard popularisé par Yves Gineste et Jérôme Pélissier[65] pour accompagner les personnes âgées en perte d'autonomie cognitive. Cet outil de communication pourrait s'appliquer dans les soins d'une manière générale. Pour Margot Phaneuf[66], l'humanitude revalorise « les soins quotidiens qui nous paraissent souvent plutôt banals et monotones ». Margot Phaneuf évoque les appels d'humanitude comme des comportements d'attention, de reconnaissance, de sollicitude, de communication, qui, manifestés entre les hommes, deviennent des incitations à évoluer, à devenir. Ils sont créateurs du développement humain. Les appels d'humanitude possèdent toujours ce pouvoir créateur d'adaptation, de motivation, de bien- être, de qualité de vie et de croissance personnelle ».

Cit. *« Nous qualifierons de posture soignante ce travail d' « humanitude » qui conduit à une atmosphère soignante, c'est-à-dire une atmosphère nourrie par les effets de l'attention que chacun consent à porter à soi, à l'autre, aux autres et au monde[67] ».*

Pour aller plus loin : GINESTE, Y. ; PELLISSIER, J. et LAROQUE, G.(préf.). *Humanitude : comprendre la vieillesse, prendre soin des hommes vieux.* Malakoff : Dunod. 2019.

HUMOUR

n.m. Trad. Angl. Humour, Mood. Domaine Sciences humaines.

Voir aussi : CHANGEMENT, CONSCIENCE, EXCLUSION, RÉTABLISSEMENT, SITUATION DE SOIN

Ce terme est emprunté à la langue anglaise, lui-même de l'ancien français *humeur*. Le sens du mot a évolué pour désigner, dans le courant du 18e siècle, la faculté de présenter la réalité de manière à en montrer les aspects plaisants, insolites, ou parfois absurdes, avec une attitude empreinte de détachement (Robert[68]). L'humour est perçu différemment selon la situation de soin, le contexte (santé mentale, gérontologie, pédiatrie...), selon le processus interne de l'individu lié à une pathologie ou à une étape de la vie plus ou moins bien vécue. Connaître les informations médicales, économiques, sociales et psychologiques d'un patient peut être le moyen thérapeutique de l'infirmier pour introduire l'humour afin de faciliter un soin, ce, dans le cadre d'une relation de confiance. Il s'inscrit dans la démarche de soins. Pour M. Phaneuf[69], « l'humour en relation d'aide, c'est l'aptitude du soignant à créer un climat de légèreté et de plaisir, de relativiser certaines situations afin d'aider la personne soignée à voir la vie de manière plus acceptable, et plus détendue ». Pour H.Guyard[70], « L'humour met "une distance" entre l'émotion véritablement éprouvée et la manière dont celle-ci s'exprime ».

Pour Catherine Mercadier[71] l'humour représente une « troisième voie, temporaire, d'épargne psychique[72] » entre la fuite ou l'affrontement du corps malade. L'humour est délicat à manier et peut parfois obtenir l'effet inverse de celui désiré. La règle semble exclure de son champ tout ce qui touche à la maladie [...] Parole, rire et humour sont utilisés dans l'interaction soignant-soigné mais également à distance de celle-ci et complètent tout un ensemble de ritualités qui visent à délimiter des univers soignants et soignés bien distincts, contribuant également à la gestion émotionnelle. Pour Didier Morisot[73], « le fou rire a ceci en commun avec l'humour, c'est qu'il est également une forme de mécanisme de défense, mais plutôt primaire. Je ferai donc la distinction entre le rire et l'humour ; n'y-a t-il pas des rires mauvais, sarcastiques, qui n'ont rien d'humoristiques ? L'humour est donc un mécanisme de défense, mais "secondaire", au même titre que la sublimation ou la répression, des mécanismes particulièrement élaborés. En cela, l'humour est bien "la politesse du désespoir", une façon décalée de voir les choses qui met à distance la charge émotionnelle douloureuse liée à un événement ou une situation problématique. Par ailleurs, la manifestation de l'humour est très variable selon les sociétés. Tout comme la perception de la mort, il est le reflet d'un mode de vie, d'une culture particulière et ne sera pas forcément compris par d'autres groupes humains ».

Cit. *« Il pourrait y avoir plusieurs types d'humour : l'humour noir, pratiqué dans les mines de charbon, l'humour au second degré, qui se rencontre dans les chambres froides, l'humour pince-sans-rire, spécialité des homards dépressifs...[74] ».*

Pour aller plus loin : LEGRAND, C. et LE MALEFAN, P. L'humour comme mécanisme de défense chez les patients en fin de vie. *Revue Internationale de soins palliatifs.* Vol. 32. N°1. 2017/03. pp. 15-18.

HYGIÈNE

n.f. Trad. Angl. Hygiene. Domaine Sciences humaines-infirmières.

Voir aussi : BESOINS, BIENVEILLANCE, CORPS, INTIMITÉ, PRÉVENTION, RISQUES, TOILETTE

D'après Marguerite Potier[75], il s'agit de « l'ensemble des principes et des pratiques qui visent à conserver ou améliorer la santé (hygiène de vie). Dans un cadre individuel, nous parlons d'hygiène individuelle, d'hygiène alimentaire, d'hygiène du sommeil et d'hygiène corporelle (propreté). Dans un cadre collectif, nous parlons d'hygiène de l'environnement, d'hygiène hospitalière ». Pour Ferdinand Buisson[76], « L'hygiène est une science aussi vaste qu'elle est importante. Son but est d'assurer le complet et régulier développement de l'individu et de l'espèce. Ses préceptes, aujourd'hui sont nets et bien définis, ne sauraient être mis en pratique, de façon sérieuse et profitable, si on ne les connaît pas. Or, pour les connaître, il faut les avoir appris ».

Pour aller plus loin : CÉLINE, L-F. *Semmelweis.* Paris : Gallimard. 1999.

➥ HYGIÈNE BUCCODENTAIRE

Ensemble de mesures préventives pour prévenir le développement microbien en maintenant l'hydratation de la muqueuse buccale par un brossage régulier des dents, un bain de bouche pour inonder la cavité buccale avec une solution appropriée.
Le personnel soignant vérifiera ici le réflexe de déglutition. Cette hygiène concerne aussi le nettoyage des appareils dentaires. Ces soins sont envisagés pour les personnes à vigilance réduite, en fin de vie, lors d'affections buccales,en situation de dénutrition... Ces soins permettent aux patients de préserver leur dignité, leur estime de soi, d'avoir une meilleure image corporelle.

Cit. *« Ainsi, le dentiste, dans son face à face où l'un est debout tandis que l'autre est ligoté assis, offre au regard une bien curieuse image, proche de celle d'un prêtre qui va faire un sacrifice humain. Il sait ce que l'autre ne sait pas, le siège de la douleur, son pourquoi, qu'il va extirper, comme ces dents dites de sagesse, qui sont arrachées parce que justement non sages[77] ».*

Pour aller plus loin : BERNARD, M.-F. et ZANTMAN, F. (préf.). *Soins d'hygiène bucco-dentaire aux personnes âgées et dépendantes.* Malakoff : Lamarre. 2016.

HYGIÈNE DE VIE

Voir aussi : PRÉVENTION, PROMOTION DE LA SANTÉ, SOMMEIL

L'hygiène de vie est l'acte volontaire de l'individu à prendre conscience de son état de santé et mettre tout en œuvre pour la préserver. Par des moyens préventifs, l'individu s'assure d'un équilibre alimentaire, émotionnel, physique et réajuste ses habitudes en fonction d'éventuels symptômes mettant en péril son bien-être (surcharge pondérale...). L'hygiène de vie influe sur l'espérance de vie. D'après l'article *De l'adulte jeune à l'adulte d'âge moyen*[78], le rôle infirmier en termes de promotion de la santé consiste à identifier les facteurs modifiables qui augmentent le risque de problèmes de santé chez un adulte jeune et à informer et soutenir le patient afin d'atténuer les comportements nocifs pour la santé. Une évaluation de l'hygiène de vie personnelle aide les soignants et les patients à identifier les habitudes qui augmentent le risque de pathologies cardiaques, pulmonaires, rénales, malignes, ou d'autres affections chroniques. L'évaluation de l'hygiène de vie personnelle de l'adulte jeune consiste à savoir si la personne pense mener une vie heureuse, si elle a des loisirs, des centres d'intérêt à évaluer ses habitudes, et notamment son régime alimentaire, son sommeil, l'exercice physique, ses habitudes sexuelles et sa consommation de caféine, de tabac, d'alcool et de drogues illicites ; ses conditions de vie familiale et la présence d'animaux domestiques ; les aspects économiques (type d'assurance maladie) ; le milieu professionnel (type de travail), l'exposition éventuelle à des substances dangereuses, et le stress physique ou mental. Les choix d'hygiène de vie qui provoquent un stress prolongé finissent par user les capacités d'adaptation de l'organisme, ce qui peut être la cause de certaines pathologies, telles que les ulcères, les troubles émotionnels et les infections.

Pour aller plus loin : DE JAEGER, C. *Physiologie du vieillissement.* Issy-les-Moulineaux : Elsevier Masson. 2020.

HYGIÈNE DES MAINS

Il s'agit d'un traitement des mains par un savon liquide non médicamenteux ou par un produit (savon, gel ou solution) ayant un spectre d'activité antimicrobien ciblé sur les micro-organismes de la flore cutanée afin de prévenir l'infection (CCLIN Paris Nord[79]). Les travaux de *Semmelweiss*[80] (1847) ont prouvé l'importance du lavage des mains comme une mesure certaine de la prévention des infections. L'Organisation mondiale de la Santé[81] donne des indications aux Institutions sanitaires concernant l'hygiène des mains. L'un des points fondamentaux de ses recommandations est le suivant : « Sécher soigneusement avec une serviette à usage unique; se servir de la serviette pour fermer le robinet, en évitant donc de le toucher avec les mains ».

Pour aller plus loin : Société française d'hygiène hospitalière, et al. Hygiène des mains et soins : du choix du produit à son utilisation et à sa promotion. *HygièneS*. Vol. 26. N°1. 2018/03. 92 p.

➥ HYGIÈNE HOSPITALIÈRE

L'hygiène concerne la prévention des infections transmissibles en milieu hospitalier, selon des règles établies par les autorités compétentes et appliquées par l'ensemble des personnels. L'hygiène hospitalière est donc codifiée avec des protocoles, pour pallier aux risques sanitaires. L'enjeu principale est de lutter contre les infections nosocomiales.

Pour aller plus loin : BERNET, M.-L., CANDALOT, I. et al. Covid-19 : une équipe d'hygiène hospitalière au coeur du dispositif de crise. *Hygiènes*. Vol. 28. N°4. 2020/09. pp. 213-215.

➥ HYGIÈNE MENTALE

Voir aussi : SANTÉ MENTALE

Selon le Dictionnaire de *l'Académie de Médecine*[82], c'est « un ensemble de procédés d'ordre préventif qui sont mis en œuvre pour protéger et promouvoir la santé mentale. Dans la meilleure hypothèse. Elle permet d'allier le maintien, voire l'amélioration de l'équilibre psychique individuel, avec le fonctionnement harmonieux des groupes étendus ou restreints qui composent une collectivité. En cela, elle facilite indirectement l'adaptation du sujet à son milieu, encore qu'un certain aspect d'inadaptation puisse être considéré comme représentant une forme de maturité ».

Pour aller plus loin : FALISSARD, B. *Soigner la souffrance psychique des enfants*. Paris : Odile Jacob. 2020.

HYPNOSE

n.f. Trad. Trad. Angl. Hypnosis. Domaine des sciences humaines.

Pour Marc Nagels[83], l'hypnose est un terme issu du grec *húpnos* signifiant sommeil. *Hypnos* est, dans la mythologie grecque, le dieu du sommeil et le gardien de la nuit, frère de Thanatos. L'hypnose est aujourd'hui une pratique de communication qui vise à provoquer des états de conscience modifiée, lesquels se distinguent des états de conscience ordinaire. Ces phénomènes sont tout à fait naturels. D'autres états de conscience modifiés sont bien connus mais ne concernent pas l'hypnose, tels que la relaxation, la rêverie éveillée, la créativité, la méditation, ou même les états mystiques. Les médecines sumériennes, persanes ou hippocratiques en faisaient bon usage. En occident, il faut attendre le 18e siècle pour que l'hypnose connaisse un regain d'intérêt et devienne un objet d'étude scientifique. Le précurseur le plus célèbre de ce courant scientifique est Franz Anton Mesmer. Il avait constaté le peu d'efficacité des aimants (magnétisme minéral) pour attirer et capter les maladies et la douleur hors du corps des patients. Il formule alors une hypothèse sur le « magnétisme animal », sorte de thérapie par l'imagination. Rapidement abandonnée, cette théorie n'en a pas moins permis de dégager les principes essentiels de ces pratiques qui conduisent à un état hypnotique. Ces principes sont peu nombreux :

H

- il existe toujours une relation spécifique entre la personne et l'hypnothérapeute, basée sur l'acceptation de suggestions ;
- l'induction hypnotique fait partie de la méthode et peut prendre la forme d'un bref rituel ;
- l'hypnothérapeute et la personne s'accordent sur l'efficacité attribuée à la modification de l'état de la conscience pour mobiliser des ressources internes. Le but est le changement mental, corporel ou comportemental.

Les avancées scientifiques et épistémologiques vont contribuer à déplacer l'intérêt initialement porté à la figure de l'hypnothérapeute vers la personne et ses ressources internes déjà présentes. Le « magnétiseur tout-puissant » de Mesmer, est mort avec lui en 1815. L'hypnose thérapeutique contemporaine, loin du spectacle de music-hall, est une hypnose humaniste. À cet égard, l'influence de Milton Erickson (1901-1980), psychiatre et psychologue américain, a été fondatrice. C'est la personne qui se soigne. Par l'hypnose, elle gagne en autonomie. L'hypnothérapeute ne fait que créer les conditions favorables pour les compétences d'auto-soin du patient. Il crée une dimension relationnelle intersubjective à des fins d'alliance thérapeutique.

L'imagerie cérébrale, dès les années 1990, a permis de décrire la modification de l'état de conscience par l'hypnose. Deux circuits neuronaux sont activés simultanément, celui de l'attention et celui de la détente. La personne connaît un phénomène d'absorption de l'attention et de relaxation profonde. L'hypnose n'a rien à voir avec la représentation commune qui généralise la simple idée qu'une personne dorme, passive et soumise aux ordres de l'hypnotiseur. Il s'agit plutôt d'un processus psychologique par lequel une personne, en relation avec un hypnothérapeute, fait l'expérience d'un champ de conscience élargi. La personne s'engage alors dans une démarche ancrée dans l'ici et le maintenant, ce qui autorise la pleine mobilisation de ses ressources psychologiques. La personne ne dort donc pas et n'est pas soumise à la volonté de l'hypnothérapeute puisqu'elle ne perd jamais son libre-arbitre et peut se « réveiller » à tout moment. L'hypnose est efficace, à des degrés variables, sur les dimensions psychologiques et sociales de l'existence. La première est la gestion et le développement de soi. La personne veut diminuer le potentiel stressant de situations sociales (préparation d'entretiens professionnels, affrontement de situations familiales pénibles, agoraphobie, vécu d'événements désagréables...). Sur un plan plus positif, l'hypnose est une bonne indication quand l'objectif est l'amélioration de la confiance en soi ou quand il s'agit de développer des compétences de communication ou quand il est nécessaire de mieux gérer sa fatigue et ses émotions. De nombreux sportifs de haut niveau utilisent l'hypnose dans un but de concentration avant la compétition.

Sur un plan comportemental, l'hypnose est une méthode aujourd'hui classique pour stopper le tabac, lutter contre les addictions, la prise de poids par grignotage et autres comportements dont on veut se débarrasser.

L'hypnose est entrée à l'hôpital depuis une vingtaine d'années. Les indications sont nombreuses avec l'hypnosédation, en pédiatrie par exemple, pour lutter contre les douleurs aiguës ou chroniques, mais aussi en neurochirurgie, en chirurgie dentaire ou cardiaque, en obstétrique. Une meilleure connaissance des effets de l'hypnose sur les structures neurologiques (insula, thalamus, cortex cingulaire, cortex préfrontal...) a permis le développement rapide des prises en charge des patients. De nombreux personnels de santé, psychologues, médicaux et paramédicaux, se forment à l'hypnose pour exercer autrement leur métier. Une approche holistique visant l'autonomie du patient et la réduction significative de la douleur sont les principales motivations avancées, avant même l'absence de risques médicamenteux et d'effets secondaires ou l'amélioration du confort du patient en pré et post opératoire. À noter que l'exercice de l'hypnothérapie n'est pas réglementé par le code de la santé publique, ce qui signifie qu'elle n'est pas une activité médicale et qu'elle peut être exercée en tant qu'activité libérale.

L'hypnose repose bien entendu sur une illusion, celle qui est proposée par l'hypnothérapeute vers le patient. Cette illusion deviendra la propre réalité interne de ce dernier et provoquera les changements attendus (arrêt du tabac.). La personne fait l'expérience d'une flexibilité mentale nouvelle et d'une plus grande souplesse dans le traitement de ses émotions, de ses ressentis et de ses comportements. Le rapport à soi, aux autres, au monde s'en trouve modifié.

Pour aller plus loin : BARBIER, E., ETIENNE, R. et BIOY, A. (Pref.) *Hypnose en soins infirmiers*. Malakoff : Dunod. 2020.

AUTO HYPNOSE

Pour Marc Nagels[84], il n'est pas toujours nécessaire d'être accompagné par les suggestions d'un hypnothérapeute pour « entrer » dans un état hypnotique, en vue d'un changement de comportement et d'un bien-être. Une personne peut être autonome, c'est à dire « entrer en elle-même » en état hypnotique par la pratique de l'auto hypnose. Chacun connaît des moments de rêverie, de « décrochage » de la réalité en marchant, en conduisant ou en étant absorbé par un bon roman. Le temps passe plus vite et nous ressentons souvent une relaxation agréable. L'auto hypnose vise à amplifier cet état spontané que Milton Erickson avait défini avec l'expression *« common every day transe »*.

La personne conserve une pleine maîtrise de son expérience et vit un état de « sur-conscience ». Le champ d'action de la conscience est augmenté et ouvre l'accès à des processus psychologiques habituellement non utilisés.

L'ensemble des techniques utilisées par les hypnothérapeutes peuvent être mobilisées par la personne en auto hypnose : inductions, submodalités, dissociations, ancrages...

Les principaux bénéfices de l'auto hypnose sont la gestion de sa confiance en soi, de ses ressources de ses potentiels et de son énergie face aux difficultés de la vie quotidienne ou professionnelle.

Pour aller plus loin : CAZARD FILIETTE, C., WOOD, Ch. et al. *Vaincre la douleur par l'hypnose et l'auto-hypnose*. Paris : Vigot. 2016.

ÉTAT HYPNOTIQUE

L'état hypnotique[85] est un phénomène anthropologiquement et historiquement bien connu, c'est une pratique psychologique, mais aussi sociale et parfois spirituelle, qui s'est diffusée sur tous les continents, souvent dans un but thérapeutique... L'état hypnotique obéit à des caractéristiques progressives bien spécifiques. La première phase est celle de l'anamnèse, « Que puis-je faire pour vous ? ». Elle précède la phase d'induction qui provoque une sensation de détente, de relaxation profonde avec une intense focalisation de l'attention sur les suggestions de l'hypnothérapeute. À cette étape, la personne peut ressentir des phénomènes de distorsion du temps, d'accélération ou de ralentissement, ou ressentir, y compris corporellement, la sensation d'être projeté dans un autre espace, agréable comme : se sentir au bord de mer, dans la maison de son enfance, dans son coin favori de lecture, avec une sensation de légèreté... Ce n'est pas tant la détente qui est recherchée en tant que telle mais le relâchement préalable à la phase de travail qui suit. C'est la personne qui va jouer un rôle actif en mobilisant ses ressources psychologiques enfouies ou non-exploitées jusqu'à présent. La phase la plus significative de l'état hypnotique proprement dit, c'est à dire celle de la dissociation. Acceptant les suggestions de l'hypnothérapeute, la personne se voit agir, adopter les comportements souhaités, comme si elle se trouvait en position d'observateur extérieur. Il ne s'agit plus d'intellectualiser mais de se voir faire, sans censure ni jugement. La phase de dissociation est toujours vécue très intensément mais en dehors de la logique rationnelle ordinaire. La phase de dissociation est l'élément clé de la démarche hypnotique. Enfin, l'hypnothérapeute accompagne la personne pour un retour à son état de conscience ordinaire.

Pour aller plus loin : BELLET, P. *L'Hypnose pour réhumaniser le soin.* Paris : Odile Jacob. 2015.

HYPOTHÈSE

n.f. Trad. Angl. Hypothesis. Domaine Sciences humaines.

Voir aussi : RAISONNEMENT, PROBLÉMATIQUE, PROCESSUS, RECHERCHE, SCIENCES INFIRMIÈRES

Une hypothèse est une réponse présumée à une question problématisée et en oriente la méthodologie de recherche. L'hypothèse varie selon le type de recherche que l'on entreprend. Pour Raymond-Robert Tremblay et Yavn Perrier[86], « dans une *recherche appliquée*, l'hypothèse prend la forme d'une solution à un problème particulier. Dans *une recherche conceptuelle*, l'hypothèse prendra généralement la forme d'une définition, d'un élément de définition, ou encore de la description de certaines relations du concept étudié avec d'autres concepts : il s'agit de préciser le sens ou l'usage d'un concept donné. Dans une *recherche théorique*, l'hypothèse sera plus ambitieuse que dans une recherche conceptuelle, bien que du même genre. L'hypothèse sera alors soit la démonstration de la supériorité d'une certaine théorie sur les autres, soit l'élaboration d'une nouvelle théorie ou de nouvelles applications à une théorie existante, ou encore la reformulation d'une théorie. Dans une *recherche empirique qualitative*, l'hypothèse concerne un rapport, entre deux ou plusieurs phénomènes, que nous croyons pouvoir constater dans la réalité. On supposera qu'un certain phénomène est la cause d'un autre, ou qu'il

en est une conséquence, ou encore que certains rapports combinés entre eux ont des effets particuliers. On évoquera des concepts explicatifs ou on proposera des formes de classification.
Une hypothèse qualitative concerne toujours des faits que l'on ne peut pas quantifier ou dont l'approche ne peut être que qualitative en raison de la nature même de ce qui est étudié (certaines réalités psychologiques ou certains faits historiques (par exemple). Dans une *recherche empirique quantitative*, la notion d'hypothèse est beaucoup plus précise que dans les autres cas. Elle concerne la réalité des faits sous une forme vérifiable par des observations ou des expérimentations données. En fait, on considère souvent qu'il s'agit là du type de recherche le plus intéressant et le plus important dans plusieurs sciences humaines, comme la psychologie, la psychosociologie, l'économie, les sciences de l'éducation... ».

Pour aller plus loin : JACQ, G. et MELOT, K. Recherche infirmière : De l'idée à l'hypothèse de recherche. *Revue de l'infirmière*. N°252. 2019/06-07. pp. 41-42.

Bibliographie H

1 Centre National de Ressources Textuelles et Lexicales, CNRTL [en ligne]. 2015. Disponible : http://www.cnrtl.fr

2 *Trésor de la langue française, Dictionnaire de la langue du XIXe et du XXe siècle (1789-1960)*, 16 vol., 1971-1994. Paris : Klincksieck. Vol. 1-10. Paris : Gallimard. Vol. 11-16. Directeurs : Imbs P. (Vol. 1-7), Quemada B. (Vol. 8-16) [en ligne]. 2012. Disponible : http://atilf.atilf.fr/

3 DELMAS, P. et TAMBINI, M. L'infirmière et l'examen clinique du système nerveux. *La revue de l'infirmière*. Vol. 63. N°199. Mars 2014. pp. 31-33.

4 BLOUIN, M., BERGERON, C. et all. *Dictionnaire de la réadaptation, tome 1 : termes techniques d'évaluation*. Québec : Les Publications du Québec, 1995.

5 Dictionnaire Larousse [en ligne]. 2015. Disponible à cette adresse : http://www.larousse.fr/dictionnaires

6 Centre National de Ressources Textuelles et Lexicales, CNRTL [en ligne]. 2015. Disponible à cette adresse : http://www.cnrtl.fr

7 BOURDIEU, P. *La distinction*. Paris : Minuit. 1979.

8 Centre National de ressources textuelles et Lexicales : http://www.cnrtl.fr/definition/haine

9 BARREAU, P. Psychopathologie de la violence en prison. *Soins Psychiatrie*. Vol. 37, n°303. Mars 2016. pp. 20-23.

10 LAPLANCHE, J. PONTALIS, J.-B. Vocabulaire de la psychanalyse. PUF. 1967. Cité par FRIARD, Dominique. De la violence dans les soins. *Droit, déontologie et soin*. Vol. 3. Mars 2003. pp. 73-88.

11 CHALIFOUR, J. *L'intervention thérapeutique : les fondements existentiels- humanistes de la relation d'aide (Vol. 1)*. Montréal : Gaëtan Morin. 1999.

12 MAGNIER, A.-M. Maintien à domicile des personnes âgées. [Html]. *Savoirs et soins infirmiers*. 2014. Doi : 10.1016/S1877-7848(14)67322-6

13 SYLVESTRE, A. Handicap et estime de soi. *Soins*. Vol. 54, n°738, septembre 2009. pp. 48-50.

14 SAMSON, H. L'accompagnement de la temporalité du patient cérébrolésé. *Soins*. Vol. 57. N°769. Octobre 2012. pp. 45-47.

15 CROSNIER-SCHÖDEL, Caroline et REBICHON, Caroline et al. Le handicap et son évaluation, une question identitaire et ambivalente. *Cahiers de la puéricultrice*. Vol. 48. N°243. Janvier 2011. pp. 29-32.

16 NARFIN, Roland. La maladie mentale dans le quotidien des soins. *La revue de l'infirmière*. Vol. 59. N°163. Septembre 2010. pp. 47-48.

17 FOUGEYROLLAS, P. et CLOUTIER, R. et al. *Classification québécoise. Processus de production du handicap*, Québec, Réseau international sur le Processus de production du handicap, 1998, p. 71.

18 Union Nationale des Associations de Parents d'Enfants Inadaptés (Unapei) [en ligne]. Disponible à cette adresse : http://www.unapei.org

19 DEVOLDERE, R. La personne handicapée mentale acteur de sa propre vie Réadaptation. N°480. Mai 2001, p. 12. IN Guide pratique de l'accessibilité : http://www.unapei.org/IMG/pdf/GuidePratiqueAccessibilite.pdf

20 Unafam (Union Nationale des Amis et Familles de Malades psychiques) [en ligne]. Disponible à cette adresse : http://www.unafam.org/

21 Organisation Mondiale de la santé [en ligne]. 2015. Disponible à cette adresse : http://www.who.int/fr/

22 Loi handicap : Le guide de la loi [en ligne]. Paris : Ministère de la santé et des solidarités. Avril 2006. Disponible à l'adresse : http://www.social-sante.gouv.fr/IMG/pdf/guide_loihandicap-2.pdf

23 Organisation Mondiale de la santé [en ligne]. 2015. Disponible à cette adresse : http://www.who.int/fr/

24 COLLECTIF. *Dixel Dictionnaire* 2010. Paris : Le Robert. 2009.

25 AGRINIER N., RAT, A-C. Les maladies chroniques. Etat des lieux. Adsp n° 72 septembre 2010. pp13-14. Dossier disponible: https://www.hcsp.fr/Explore.cgi/Adsp?clef=112

26 Association de solidarité international : Handicap International [en ligne]. 2012. Disponible à cette adresse : http://www.handicap-international.fr/humanitaire/maladie-invalidante.html

27 Association Handicap International : 2020 Disponible à cette adresse : http://www.handicap-international.fr/humanitaire/maladie- invalidante.html

28 Définition de la SEP sur le site de l'INSERM (Institut National de la Santé et de la recherche Médicale) 2020 Disponible à cette adresse : http://www.inserm.fr

29 ZUCMAN, E. Autour de la personne (poly) handicapée : les enjeux de la rencontre entre familles et professionnels. *Reliance*. N°26. 2007.

30 Dictionnaire de l'académie française, 4e. Disponible sur le CNRTL: https://www.cnrtl.fr

31 Directive européenne n°2000-78 du Conseil du 27 novembre 2000

32 LEVINE et ERICKSON, Cité par RAILE-ALLIGOOD, M. et MARRINER-TOMEY, A. *Nursing Theorists and their Work*. USA : Mosby-Elsevier. 7e éd. 2010.

33 FROMM, E. Trad. De l'américain par LAROCHE, J-L et TCHENG, F. L'art d'aimer. Paris : Desclée de Brouwer. 2009. 153 p. P. 24. Trad. par moi-même : *Integrity means the oneness of the individuals, emphasizing that they respond in an integrated, singular fashion to environmental challenges*

34 Adaptation par BREWER, S. et CARRÉ, P. Social cognitive theory : An agentic perspective, *Annual Review of Psychology*, 2001. 52 : 1-26, publiée dans (Carré & Fenouillet, 2008).

35 Déclaration Universelle des Droits de l'homme sur le site de l'ONU (l'organisation Internationale des Nations Unies) : http://www.un.org/fr/documents/udhr/

36 TOURNIER, P. *L'homme et son lieu : Psychologie et foi*. Delachaux et Niestlé. 1966.

37 AMOUROUX, T. Relation soignant-soigné : respecter la personne malade. *Espace éthique*, La Lettre 15-16-17-18, 2002. Disponible à cette adresse : http://www.2em.org/opac/index.php?css=eem&lvl=bulletin_display&id=355

38 CARRÈRE, L. Adapter le domicile ? Le défi de la prévention, le pari du sens. *Perspective Soignante*. 2013, n°46. pp. 86-98.

39 CARADEC, V. *Sociologie de la vieillesse et du vieillissement. Domaines et approches*. Paris : Armand Colin. 3e éd. 2012.

40 ELEB, M. et al. *Penser l'habiter. Le logement en questions*. Liège : Pierre Mardaga. 3e éd. 1995.

41 DEOUX, S. et al. L'habitat, facteur de santé des trente dernières années de vie des aînés ? *Gérontologie et Société*. N°136, mars 2011. pp. 91-103.

42 WINCKLER, M. Cavalier des touches [Blog]. 2013. Disponible : http://wincklersblog.blogspot.fr/

43 BORRILLO, D. *L'homophobie*. Paris : Presses Universitaires de France. 2001.

44 Homophobia : A Tentative Personality Profile, Psychological Reports, 29, 1091-1094.

45 Society and the Healthy Homosexual, New York, Saint Martin's Press. Pour Weinberg l'homophobie c'est : « The dread of being in close quarters with homosexuals and in the case of homosexuals themselves, self loathing ».

46 NAHOUM-GRAPPE, Véronique. Tuer tout le monde ou mourir de colère ? *Esprit* 3/2016. Mars – Avril. p. 94-102.

47 COLLECTIF. *Lexis : Dictionnaire érudit de la langue française*. France : Éditions Larousse. 2009. 2109 p.

48 GAULEJAC (De), V. *Les Sources de la honte*. Paris: Desclée de Brouwer. 1996

49 Furtos et Laval, 1998, p. 391 IN Ciccone Albert, Ferrant Alain. Chapitre 1 - Honte, culpabilité et traumatisme. Premières définitions et distinctions, Honte, culpabilité et traumatisme. sous la direction de Ciccone Albert, Ferrant Alain. Paris, Dunod. Psychismes. 2015, p. 13-46.

50 POTIER, Marguerite. *Dictionnaire encyclopédique des soins infirmiers : Dictionnaire à l'usage des étudiants et professionnels infirmiers*. Reuil-Malmaison : Lamarre. 2002.

51 FERAUD, Jean. Le dictionnaire critique de la langue française. 1787-1788 Informatisé en 2003 GEHLF/ CNRS. [Html]. Direction scientifique du projet : CARON Philippe (Université de Poitiers) et DAGENAIS Louise (Université de Montréal). Disponible à partir du site de l'Université de Chicago (ARTFL Project) : http://artfl-project.uchicago.edu/node/98

52 Convention de sauvegarde des droits de l'homme et des libertés fondamentales, Cour européenne des droits de l'homme. Disponible : http://www.echr.coe.int/NR/rdonlyres/086519A8-B57A-40F4-9E22-3E27564DBE86/0/CONVENTION_FRE_WEB.pdf

53 LEVINAS, Emmanuel. *in* HIRSCH, Emmanuel. *Médecine et éthique. Le devoir d'humanité*. Paris : Éditions du Cerf. 1990, p. 46.

54 HURÉ, C. et RUBIO, F. *Dictionnaire pratique de l'humanitaire*. Paris : Ellipses. 2010.

55 Collectif (étudiants de l'Ifsi de Brumath). Réfléchir à l'engagement humanitaire. *La revue de l'infirmière*. Vol. 57. N°141. Juin 2008. pp. 39-40.

56 LE COCONNIER, Marie-Laure et POMMIER, Bruno. *L'action humanitaire*. 2e éd. Paris : PUF. Que sais-je ? 2012.

57 Services consultatifs en droit international humanitaire. Croix rouge : Genève. Disponible à l'adresse : https://www.icrc.org/fre/assets/files/other/dih_fr.pdf

58 CAMUS, Elvire. Pourquoi le droit international humanitaire est (toujours) mal appliqué [en ligne]. *Le Monde*. 22.08.2014.

59 BOUCHET-SAULNIER, Françoise. *Dictionnaire pratique du droit humanitaire*. Paris : La découverte. 2013.

60 KEROUAC, S., PEPIN, J. et al. *La pensée infirmière*. Canada : Chenelière éducation. 3e éd. 2010.

61 QUEMADA, B. (sous la dir.). Trésor de la Langue Française T9. *G-Incarner*, XVIII) *Dictionnaire de la langue du XIXe et du XXe siècle (1789- 1960)*. Paris : Éditions du Centre National de la recherche Scientifique. 1981.

62 Albert SCHWEITZER.

63 KLOPFENSTEIN, F. *Humanitude*. essai. Genève : éd. Labor et Fides. 1980.

64 JACQUARD, A. *Paris. Éloge de la différence : La génétique et les hommes*. France : Seuil. 1991.

65 GINESTE, Y. et PELLISSIER, J. *Humanitude - Comprendre la vieillesse, prendre soin des Hommes vieux*. Paris : Armand Colin. 2007.

66 PHANEUF, M. Le concept d'humanitude : une application aux soins infirmiers généraux [EN LIGNE]. 2016. Disponible : Mars 2007. Disponible à cette adresse : http://www.prendresoin.org/wp-content/uploads/2013/02/Le_concept_dhumanitude_application_aux_soins_infirmiers_gZ%CC%8CnZ%CC%8Craux.pdf

67 HESBEEN, W. Le soin, essence du travail d' « humanitude » - une perspective d'action pour la clinique managériale du cadre infirmier - Walter Hesbeen- Institut La Source – Paris. DECLIC (Développement d'un espace de Communication pour les Infirmier(e)s cadres). N°1. Décembre 2004. MàJ 2016. Disponible : http://www.olivier.callebaut.org/declic_0001.pdf

68 Dictionnaire Le Petit Robert. Paris : Robert 2015. 2014

69 PHANEUF, M. La relation d'aide vers l'utilisation thérapeutique de soi [en ligne]. Canada : Site Internet Prendre soin. 26 avril 2012. Disponible à cette adresse : http://www.prendresoin.org/wp-content/uploads/2012/11/2ePartie_.pdf

70 GUYARD, H. Extraits de la communication "Le rire en question" dans le cadre de la conférence LARES, avril 2005 : *L'humour est une duperie qui ne se révèle pas en tant que telle*, cité par FOUBERT, Audrey. La place du rire dans la relation de soins. *L'aide-soignante*. Vol. 22, n°99, septembre 2008. pp. 26-27.

71 MERCADIER, C. Le travail émotionnel des soignants, la face cachée du soin. *Soins Cadres*. Vol. 17. N°65. Février 2008. pp. 19-22.

72 DANOU, G. *Le corps souffrant. Littérature et médecine*. Seyssel : Éd. Champ Vallon, 1994.

73 MORISOT, D. Cadre de santé, co-auteur de cet article.

74 *ibib*

75 POTIER, M. *Dictionnaire encyclopédique des soins infirmiers : Dictionnaire à l'usage des étudiants et professionnels infirmiers*. Rueil-Malmaison : Lamarre. 2002.

76 BUISSON, F. *Nouveau dictionnaire de pédagogie* (1911). Lyon : Institut français de l'Éducation [en ligne]. Mise à jour 2015. Disponible : http://www.inrp.fr/edition-electronique/lodel/dictionnaire-ferdinand-buisson/

77 OLIEVENSTEIN, Claude. *Écrit sur la bouche*. France : Odile Jacob. 1995.

78 De l'adulte jeune à l'adulte d'âge moyen. *Savoirs et soins infirmiers*. 2009:1-15 [Article 60-350-M-10].D'après l'article original publié dans Potter and Perry, Fundamentals of nursing, 7th ed. Mosby, on affiliation of Elsevier, 2009

79 Guide pratique, Centre de coordination et de lutte contre les infections nosocomiales (CCLIN). *Prise en charge d'une épidémie ERG (Entérocoque résistant aux Glycopeptides)*. [Pdf]. 2001. Disponible : http://www.cclin-est.org/UserFiles/File/brochure_prise_en_charge-ERG.pdf

80 CÉLINE, L-F. *Semmelweiss*. Paris : Gallimard. 1999.

81 World Health Organization – WHO – CH-1211 Genève - 27 – Suisse. Disponible : www.who.int/csr

H

82 Dictionnaire de l'Académie de médecine [en ligne]. 2015. Disponible à l'adresse : http://dictionnaire.academie-medecine.fr

83 Article rédigé par Marc Nagels, docteur en sciences de l'éducation.

84 Article rédigé par Marc Nagels, docteur en sciences de l'éducation.

85 Article rédigé par Marc Nagels, docteur en sciences de l'éducation.

86 TREMBLAY, R. R. et PERRIER, Y. *Savoir plus : outils et méthodes de travail intellectuel.* Canada : Éditions de la Chenelière. 2006. 2e éd.

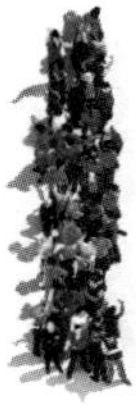

IDENTITÉ

n.f. Trad. Angl. Identity. Domaine Sciences humaines.

Voir aussi : ESTIME DE SOI, COMPÉTENCES, JE, PERSONNALITÉ, Y

Caractère fondamental d'une personne ou d'un groupe. Pour G. Thines et A. Lempereur[1], l'identité est une « structure personnelle, affective et cognitive, qui se construit progressivement, par laquelle le sujet humain se reconnaît comme un être sexuel ». Karine Abikhzer[2] décline trois approches de l'identité.

- **Approche anthropologique :** l'identité n'est pas un véritable concept dans la mesure où elle se manifeste lorsque sont évoqués l'ethnicité, l'appartenance de la personne à une classe humaine (homme ou femme, enfant ou adulte) et les traits culturels. De plus, l'identité de l'individu résulte d'une hérédité sociale. L'attribution du nom propre est une étape fondamentale pour le sujet en tant que singularité parmi les autres et fait partie intégrante du processus de construction identitaire.
- **Approche psychosociale :** l'identité de l'individu est « la reconnaissance de ce qu'il est, par lui-même ou par les autres ». L'identité n'est donc pas un élément donné et stable, elle résulte de la représentation qu'ont les individus d'eux-mêmes. Mouvante, elle se construit à travers des phases de progression, de régression et de ruptures. L'identité de l'individu comprend à la fois une identité psychique et sociale.
- **Approche psychologique :** *l'autre* est un élément essentiel du sentiment d'identité. Le psychanalyste Jacques[3] Lacan évoque le « stade du miroir » en tant que « moment fondateur de la quête identitaire » chez l'enfant. Il explique de quelle manière l'Homme, dès le stade de nourrisson, prend conscience progressivement de sa propre unité par rapport à l'adulte près de lui. L'identité est donc une longue construction qui évolue régulièrement, dès le commencement de la vie et qui se poursuit jusqu'au décès de la personne ».

Pour aller plus loin : KNIBIEHLER, Y. *Histoire des infirmières, en France, au XXe siècle*. Paris : Hachette. 2011.

IDENTITÉ PROFESSIONNELLE

Voir aussi : GROUPE FORMEL, DÉONTOLOGIE INFIRMIÈRE, POSTURE RÉFLEXIVE

L'identité professionnelle correspond, selon Claude Dubar[4], à un « résultat stable et provisoire, individuel et collectif, biographique et structurel ». Le concept d'identité sociale apparaît en 1979 avec Tajfel et Turner[5] qui en proposent une théorie. Pour eux « l'identité sociale se définit comme « la résultante de la cognition des individus concernant leur appartenance sociale et la signification évaluative qu'ils font de cette appartenance. L'identité découle donc de l'interaction soi/autrui, c'est-à-dire qu'elle se situe à l'intersection de processus psychologiques propres aux individus, du contexte et des situations sociales spécifiques dans lesquels ils sont insérés ». D'après l'article *La quête d'une nouvelle identité des professionnels de santé*[6], « l'identité professionnelle de l'individu se distingue de l'identification à l'organisation et de l'identité de l'entreprise. Elle fait partie intégrante de l'identité de l'individu et se caractérise par une appartenance à un groupe, une représentation du métier, de soi et de sa relation avec les autres membres qui exercent le même métier. Elle est déterminante pour comprendre les attitudes et les comportements des individus en situation de travail qui constitue un élément central et structurant de socialisation pour l'identité professionnelle d'un individu par ses activités et son appartenance à un groupe professionnel. À l'inverse, l'absence de travail est un élément déstructurant de l'identité. Le sociologue Claude Dubar[7], dans son chapitre sur la dynamique des identités professionnelles développe cette dernière notion. L'identité définit ce qui caractérise les individus en toutes circonstances. Or, ces derniers sont différents selon qu'ils se trouvent sur leur lieu de travail ou dans leur vie privée. L'identité privée décrit l'individu dans sa sphère intime et se distingue de celle professionnelle. Les individus construisent donc leurs identités au travail et hors du travail ».

Cit. *« Pour faire corps et développer le sentiment d'appartenance, l'identité professionnelle individuelle ne suffit pas. Il faut aussi construire et développer une identité communautaire qui regroupe tout ce par quoi l'individu se définit et se reconnaît au sein d'un groupe ou d'une communauté, et tout ce par quoi il s'y sent accepté et reconnu. Les dimensions de l'identité professionnelle sont le fondement et la base de l'identité communautaire. Elles dépendent grandement des idéologies de la personne qui traverse la culture professionnelle donnée. Cette culture se fonde sur un ensemble lié à des manières de penser, de* *sentir et d'agir, plus ou moins formalisées, mais reconnaissables par les membres du groupe. Étant prises et partagées par une pluralité de personnes, elles servent d'une manière objective et symbolique à constituer ces personnes en une collectivité particulière et distincte : une profession*[8] ».

Pour aller plus loin : CURCHOD, C. *Les situations de soins complexes : un défi à relever pour les infirmières : repères conceptuels et outils d'intervention.* Paris : Seli Arslan. 2019.

IMAGE CORPORELLE

loc. Trad. Angl. Self-body. Domaine Sciences humaines.

Voir aussi : CORPS, ESTIME DE SOI, HYGIÈNE INTIMITÉ, PUDEUR

Image que nous avons de nous même, que l'on croit avoir de nous même. Pour Mave Salter[9], « Nous avons tous une certaine image de notre corps. Cette image se forme à la naissance et se développe au fur et à mesure que nous grandissons. À l'adolescence, nous traversons une crise, car l'image de l'enfant est remplacée par celle de l'adulte. Notre image est renforcée par les comportements sociaux et notre environnement. Nous aspirons tous à la perfection qui se révèle impossible à atteindre [...] l'image du corps a été conceptualisée comme une image mentale de son propre corps, c'est-à-dire la façon dont le corps apparaît au moi ».

Cit. *« L'image corporelle joue également un rôle important dans la compréhension de soi. La nature de la perception que nous avons de nous-mêmes est indissociable de celle que nous avons et de notre propre corps. Le corps, partie visible et matérielle, de nous-mêmes, est au centre de ce qu'une personne perçoit. L'image corporelle est l'expression de la façon dont un individu, consciemment ou inconsciemment, appréhende son corps- sa taille, sa fonction, son apparence, comme son potentiel. Une personne ayant une grande estime d'elle-même aura tendance à mieux se comprendre*[10] ».

Pour aller plus loin : COLLECTIF. *Ces adolescents qui vont mal. VST - Vie sociale et traitements.* N°119. 3/2013. Disponible à cette adresse : http://www.cairn.info/revue-vie-sociale-et-traitements-2013-3.htm

↳ ALTÉRATION DE L'IMAGE CORPORELLE

Eva Persson[11] définit « l'image corporelle comme étant les dispositions d'esprit conscientes et inconscientes vis-à-vis de notre propre corps ». Celles-ci peuvent être perturbées, perçues de façon négatives, pour une période indéterminée, et, par une personne ayant subi une transformation visible du corps. Un jugement défavorable envers soi-même peut alors entraîner une dévalorisation de son identité. L'idéal corporel est alors atteint. Un accompagnement s'instaure avec l'équipe soignante pour aider les personnes soignées à accepter cette situation, à s'adapter au changement. Pour B. Price[12], « l'adaptation de l'image corporelle blessée est multifactorielle et est en lien avec les états mentaux, physiques, émotionnels et socio-économiques ». L. Bruyninx[13] précise qu'à « la suite de modifications importantes induites tant sur le plan physique qu'au niveau psychologique par le fait d'être porteur *(par exemple)* d'une *stomie*, l'image corporelle du patient lui-même est atteinte, mais aussi celle du partenaire au sein du couple ».

Pour aller plus loin : CARRARD, I., BUCHER-DELLA-TORRE, S. et al. La promotion d'une "image corporelle positive chez les jeunes. *Santé publique*. Vol. 31. N°4. 2019/07. pp. 507-515.

➥ IMAGE DE SOI

Pour C. Tourette-Turgis[14], elle est constituée par « l'ensemble des représentations que la personne se fait d'elle-même. La plupart de ces représentations sont construites. Elle a tel physique, se reconnaît telles qualités et telles capacités. Elle évolue dans telle position et dans un certain nombre de rôles (social, familial, conjugal...). Ainsi structurée, l'image de soi est un point de repère central qui permet à la personne de se situer par rapport aux autres, de contrôler ses états internes et les excitations extérieures. Dans la mesure où l'expérience de la maladie vient contredire la construction de cette image, notamment en s'attaquant à l'image du corps (amaigrissement, perte des capacités physiques, perte du rôle social...) et à l'image sociale, l'image de soi de la personne malade s'en trouve profondément ébranlée ».

Pour aller plus loin : LE BRETON, D. *Corps et adolescence*. Paris : Fabert. 2016.

IMMOBILISATION

n.m. Trad. Angl. Immobilization. Domaine sciences humaines-infirmières.

Voir aussi : AUTONOMIE, DÉPENDANCE, ÉDUCATION DU PATIENT, INCAPACITÉ, HANDICAP, IMPUISSANCE, NURSING

Dans l'ouvrage *Dictionnaire encyclopédique des soins infirmiers*[15], l'immobilisation est la « perte de la mobilité neuro-motrice ou psycho-motrice d'une personne pour un moment donné ou de façon définitive. Les soignants sont attentifs aux troubles induits par l'immobilité réduite ou partielle comme les risques de lésions cutanées (escarres), d'infections (pulmonaires, urinaires), de constipation, de confusion, de thrombo-phlébite, de compressions neuro- vasculaires ».

Pour aller plus loin : VELPRY, L., SAETTA, S. et al. Immobilisation et enveloppements en santé mentale : quelles approches ? *Journal des psychologues*. N°358. 2018/06. pp. 16-52.

IMPUISSANCE

n.f. Trad. Angl. Helplessness. Domaine Sciences humaines.

Voir aussi : CONSCIENCE, FATIGUE, LIMITES DE LA RELATION SOIGNANT-SOIGNÉ

Selon Denise Künki[16], c'est « l'état dans lequel une personne se sent totalement incapable de faire face à une situation ou de trouver des solutions possibles lorsqu'elle est en état de crise. Le sentiment d'impuissance, bien qu'il soit justifié, résulte le plus souvent d'un mélange de croyances personnelles et d'interactions négatives avec l'entourage. Il est souvent déclencheur d'états dépressifs plus ou moins marqués ».

Pour aller plus loin : OTT, L. *Philosophie de la précarité : sortir de l'impuissance*. Lyon : Chronique Sociale. 2019.

INCAPACITÉ

n.f. Trad. Angl. Disability. Domaine Sciences Humaines.

Voir aussi : AUTONOMIE, COMPORTEMENT, CONSENTEMENT DU PATIENT, HANDICAP, INDÉPENDANCE

La personne capable possède l'aptitude, le pouvoir de réaliser certaines tâches, intellectuelles, pratiques, de façon autonome. Ne pouvoir agir selon ses habilités quotidiennes implique une réflexion matérielle, médico-sociale pour envisager l'avenir et de préserver l'intégrité de la personne en perte d'indépendance. D'après la *Classification québécoise du Processus de production du handicap*[17], « Une incapacité correspond au degré de réduction d'une aptitude. Cette incapacité peut être provisoire, définitive. Elle peut entraîner une assistance dans laquelle la personne soignée sera collaborative ». D'après les acteurs de la loi du barreau[18] des Hauts-de-Seine, « être sujet de droit suppose la capacité juridique, c'est-à-dire l'aptitude non seulement à être titulaire de droits et d'obligations mais à les exercer. La capacité est en Droit français le principe (article 8 du Code civil). L'exception, le Droit des incapacités, a pour objet de venir en aide à ceux que la faiblesse rend inapte à participer à l'activité juridique *(cf. supra)*: l'enfant, le vieillard, le malade... La protection de l'incapable est une charge qui pèse sur les familles et sur la collectivité publique. Elle protège aussi bien la personne que son patrimoine. Le droit distingue deux types d'incapacité :

- les incapacités de jouissance : les moins nombreuses, sont celles qui empêchent une personne de devenir titulaire d'un droit déterminé. Elles sont toujours spéciales...
- les incapacités d'exercice sont les plus nombreuses : la personne a l'aptitude à être sujet de droit, mais elle ne peut exercer seule ses droits et a besoin soit d'une représentation, soit d'une assistance. La mesure (représentation, assistance) s'adapte au degré d'inaptitude de la personne et aux actes qu'elle passe. Plus la personne est inapte, plus elle sera protégée. Cette protection prendra la forme d'une représentation et pourra même s'étendre aux actes de la vie courante ; l'incapacité d'exercice est dite générale. Plus la personne est apte, plus elle sera libre d'accomplir seule certains actes, l'assistance n'étant requise que pour les actes les plus graves - les actes de disposition, par exemple la vente d'un immeuble -, l'incapacité d'exercice est dite spéciale. Parmi les incapacités d'exercice, la loi distingue l'incapacité des mineurs (les enfants de moins de 18 ans) et l'incapacité des majeurs. L'incapacité des mineurs est une incapacité de protection et de discipline : l'enfant doit être protégé et est placé, en principe, sous l'autorité de ses parents (autorité parentale) qui sont ses représentants légaux chargés d'administrer ses biens. L'incapacité des majeurs se caractérise, selon l'article 425 du Code civil, par « l'impossibilité de pourvoir seul à ses intérêts en raison d'une altération, médicalement constatée, soit de ses facultés mentales, soit de ses facultés corporelles de nature à empêcher l'expression de sa volonté ». Diverses mesures de protection sont prévues : le contrat de mandat de protection future, la sauvegarde de justice, la mise sous curatelle ou sous tutelle ».

Pour aller plus loin : HAZIF THOMAS, C. et PECHILLON, E. La liberté de choix des personnes faisant l'objet de soins psychiatriques. *Annales médico-psychologiques*. Vol. 176. N°4. 2018/04. pp. 381-386.

INCESTE → VOIR AGRESSIVITÉ SEXUELLE INTRAFAMILIALE

INDIVIDU

n.m. Trad. Angl. Individual. Personn. Domaine sciences humaines

Voir aussi : HOMME, GROUPE RENCONTRE

Empr. au lat. *individuum* « ce qui est indivisible ; individu (p. oppos. à genre et espèce) ; atome » neutre subst. de l'adj. individus « indivisible[19] ». L'individu, pour le Petit Robert est « tout être formant une unité distincte, dans une série hiérarchique, formée de genres et d'espèces » ; « corps organisé vivant d'existence propre et qui ne saurait être divisé sans être détruit » ; « l'être humain, en tant qu'unité et identité extérieures, biologiques ; en tant qu'être particulier différent de tous les autres[20] ».

Pour aller plus loin : LENEVEU, M.-C. *Éthique & Santé*. Vol. 9. N°4. Décembre 2012. pp. 156-158.

INFECTIOLOGIE → VOIR HYGIÈNE HOSPITALIÈRE

INFIRMIER.IÈRE

n. Trad. Angl. Nurse. Domaine Sciences infirmières.

Voir aussi : COMPLEXE, MISSIONS INFIRMIÈRES

Sur un plan étymologique, le terme « infirmier » vient de l'ancien français *enfermerier, enfermier* qui veut dire « faible », « malsain », « mauvais ». Il s'agit d'une réfection (et non d'une traduction directe) entre le latin *infirmus* infirme et l'ancien français *enferm*. Mais l'étymologie ne suffit pas à restituer toute la réalité de ce terme. Pour Michel Nadot[21], « ENFERmière » est un terme issu de la théologie médiévale qui indique que le savoir du soin, est lié à l'enfer, aux démons, aux puissances des ténèbres...Ce n'est pas sur ces représentations et valeurs que la discipline infirmière s'appuie...elle ne peut donc pas se dire « *infirmière* ». Ce que la majorité des infirmières ignorent dans le monde entier. Pour Duby[22], « l'enfermier » fait partie des sept dignitaires mentionnés dans les règles du chapitre par l'archevêque Imbert à Arles en 1191. « Enfermier » en vieux français est le premier usage du mot infirmier. Les hommes infirmiers n'ont jamais été des laïcs sauf par régression dans l'échelle sociale comme serviteurs laïcs des religieuses infirmières. N'oublions pas que jusqu'en 1970 en Suisse romande, par exemple, un infirmier était un aide sans qualification. L'infirmier diplômé n'existait pas chez les infirmières qui étaient exclusivement des religieuses. L'homme infirmier n'avait pas sa place non plus dans un couvent de femmes. Le terme féminin « *enfermière* » (infirmière) apparaît à l'époque du Chancelier des ducs de Bourgogne Nicolas Rolin et son épouse Guigone de Salins dans la « Règle des infirmières », approuvée par Pie II en 1459. Et comme la plupart des communautés religieuses féminines qui desservent les hôpitaux ont des unités de discours communes, cette règle sera renforcée par des principes tirés d'une lettre que Saint-Augustin (Lettre 211) a envoyée à des religieuses pour les guider dans la voie de la perfection. Selon la culture religieuse, le bénéfice pratique de l'action d'une infirmière (la Sœur) est spirituel et céleste. La nature des soins infirmiers est théologique. Le terme étymologique infirmier est conceptualisé par la théologie. Il est accroché à l'enfer. Il n'est pas approprié de le qualifier sur le plan des valeurs, que ce soit dans la pratique des soins laïcs ou dans la science des pratiques infirmières[23]. Dans la culture laïque soignante, la pratique profane se distingue de la culture religieuse. Cela n'oblige pas le professionnel, ou l'étudiant, à se retirer du monde par des vœux perpétuels. La pratique profane et professionnelle du soin laïc procure en général un bénéfice économique et terrestre.

Serain Pierre Eutrop[24] (1745-1820) publia en 1775 un ouvrage sur *« L'instruction pour les personnes qui gardent les malades, ouvrage utile à toutes les familles »*. L'histoire de la profession rassemble en effet des pratiques et l'acquisition de celles-ci pour conduire au Diplôme d'État. Léonie Chaptal (1873-1937), titulaire du diplôme de « Dame infirmière », participa à la création de la Maison-école d'infirmières privée en 1905. Elle contribua aussi à l'organisation et à la réglementation de la profession infirmière en France. La *Terminologie des soins infirmiers*[25] précise que l'infirmier est « une personne qui, en fonction des diplômes qui l'y habilitent, donne habituellement des soins infirmiers sur prescription ou conseil médical ou bien en application du rôle propre qui lui est dévolu. En outre, elle participe à différentes actions, notamment en matière de prévention, d'éducation à la santé et de formation ou d'encadrement ». Dans le dictionnaire de la langue française (TLF) l'infirmière est une « personne qualifiée qui s'occupe des malades, les soigne, sous la direction d'un médecin dans un dispensaire, une clinique, un hôpital ou en appliquant des prescriptions médicales à domicile ». Selon D. Orem[26], Les infirmières se caractérisent par leurs connaissances en sciences infirmières et leur capacité à utiliser leurs connaissances et leurs habiletés spécialisées en vue de procurer des soins infirmiers dans différents types de situations. Selon Christophe Debout[27], en quarante ans, « elles (ils) se sont attachée(s) à doter de concepts structurants les quatre champs d'activités de la discipline : pratique, formation, gestion, recherche ». Jacqueline Fawcett[28] dégage de l'étude des théories de soins infirmiers quatre concepts fondamentaux sur lesquels reposent la santé, la personne (individu, famille, groupe), l'environnement et le soin infirmier.

Pour aller plus loin : NADOT, M. (2020). *La discipline infirmière, les trois temps du savoir*. Londres : ISTE Éditions Ltd. pp. 67-73.

DÉMARCHE INFIRMIÈRE

Pour C. Dubois-Fresney et G. Perrin[29], cette démarche constitue, en plusieurs étapes, la formalisation des actions mises en œuvre pour réaliser des soins. Ici, quatre étapes sont distinguées :

- l'analyse de la situation qui aboutit aux diagnostics infirmiers ;
- la planification des soins qui comprend le plan de soins du rôle propre et les actions de prescriptions médicales ;
- la mise en œuvre de l'ensemble des actions ;
- l'évaluation.

Les objectifs infirmiers tendent à déterminer des actions conjointement réalisées au bénéfice du patient, en complémentarité avec la démarche médicale. Les tâches infirmières s'inscrivent dans le projet de soin global du patient. Pour Hildegarde Peplau[30], il convient de répondre à une question pour définir la démarche infirmière : Qu'entendons-nous par Soins infirmiers ? « Il s'agit tout d'abord d'une démarche dont la nature séquentielle, orientée vers un but précis, nécessite certaines étapes, actions et comportements entre la personne soignante et soignée ». H. Peplau s'interroge encore pour compléter cette définition : Quelle sorte de démarche est-ce ? « Au regard des situations où les soins infirmiers se révèlent nécessaires, on peut facilement reconnaître le caractère interpersonnel et souvent thérapeutique de cette démarche ».
Elle conclut enfin par l'idée « que les interventions qu'impliquent la démarche de soins sont interpersonnelles et techniques, mais que la démarche, elle-même ne peut être définie comme technique ».

Pour aller plus loin : MATTER PUONS, G., FLUCKIGER, V. et al. La spiritualité dans la pratique "infirmière" : une démarche. *Revue Internationale de soins palliatifs*. Vol. 33. N°3. 2018/09. 4 p.

EXERCICE INFIRMIER

Voir aussi : RÔLE PROPRE, PROFESSION INFIRMIER, DÉMARCHE ÉDUCATIVE

Pour Marie-Thérèse Bal-Craquin[31], l'exercice infirmier s'inscrit dans une démarche éducative dont les principaux buts sont :

- « préserver, maintenir et développer les capacités à vivre de la personne soignée, quel que soit le défi imposé par le problème de santé ;
- développer les habiletés de la personne soignée à utiliser les hyperstructures de soins mises à sa disposition par la médecine ;
- soutenir les compétences des personnes soignées à s'actualiser comme sujets capables de décision et de choix pour vivre une

vie de qualité, empreinte de sens et d'espérance, en dépit de l'épreuve que constitue la maladie, et éviter la confiscation de soi par la technologie et la consommation passive ».

Pour aller plus loin : DIVAY, S. (coor.). Un groupe professionnel aux multiples facettes : les infirmières. *Sociologie santé.* N°35, 2012/03. 363 p.

➥ INFIRMIER.IÈRE À DOMICILE

Voir aussi : L'HOMME ET SON LIEU, SOINS À DOMICILE

Professionnelle exerçant sur le lieu d'habitation de la personne soignée. Ces actes de soins extra hospitaliers s'inscrivent dans un cadre réglementaire précis, avec notamment le Décret N°2004-802 du 29 juillet 2004 relatif aux parties IV et V (dispositions réglementaires) du code de la santé publique. L'Article R. 4311-4 en précise les contours « Lorsque les actes accomplis et les soins dispensés relevant de son rôle propre sont dispensés dans un établissement ou un service à domicile à caractère sanitaire, social ou médico-social, l'infirmier ou l'infirmière peut, sous sa responsabilité, les assurer avec la collaboration d'aides-soignants, d'auxiliaires de puériculture ou d'aides médico-psychologiques qu'il encadre et dans les limites de la qualification reconnue à ces derniers du fait de leur formation. Cette collaboration peut s'inscrire dans le cadre des protocoles de soins infirmiers mentionnés à l'article R. 4311-3 ».

Pour aller plus loin : BIDART, A. et PATERNOSTRE, B. Souhaits de la personne malade en situation palliative à domicile concernant les directives anticipées sur son lieu de décès. *Médecine palliative.* N°5. 2020/10. pp. 255-263.

➥ INFIRMIER.IÈRE CLINICIEN.NE

Selon M-C. Diss[32], l'infirmière clinicienne « dispose d'une expertise poussée dans le domaine de la clinique infirmière. Son activité se situe dans le strict prolongement du rôle propre infirmier et intervient dans quatre champs : la pratique clinique, l'encadrement d'équipe, la formation et la recherche ». Pour les auteurs de l'article *De la clinique infirmière à l'infirmière clinicienne*[33], la pratique infirmière connaît d'importantes évolutions depuis ces dernières années. Cette tendance s'accentue sous l'impulsion d'une nouvelle discipline, les sciences infirmières. Pour elles, « La clinique infirmière est liée à la capacité d'observer, de mémoriser et d'analyser. En effet, la précision du recueil de données contribue à confirmer ou à infirmer son hypothèse diagnostique. De plus, la pertinence du raisonnement dépend de l'expérience de l'infirmière, car elle fait le lien avec son vécu professionnel, la mémorisation des situations de soins et ses connaissances spécifiques. L'interaction avec la personne soignée suppose également une dynamique relationnelle dans le système soignant/soigné et une compétence dans le soin relationnel pour répondre avec efficience aux besoins du patient. [...] L'infirmière peut chercher à compléter et à affiner ses connaissances théoriques à partir de réflexions sur ses pratiques de soins. Cette recherche de sens implique, en parallèle, une réflexion sur la clinique infirmière. [...] Le jugement clinique infirmier peut se définir comme un processus intellectuel permettant une prise de décision dans les soins. Ce processus est en lien avec des savoirs spécifiques à la profession d'infirmier, bien que celle-ci soit centrée sur la pratique. « Dans la science infirmière, l'écoute clinique est critique, parce qu'elle est équipée des connaissances théoriques précises ; dans le déroulement de la vie du service, elle suit les méandres de la durée, du "temps vécu"[34] ».

Pour aller plus loin : DEBOUT, C. La filière clinique en soins infirmiers, éléments de clarification dans le contexte français. *Soins*. Vol. 59. N°789. Octobre 2014. pp. 26-31.

I

➥ INFIRMIER.IÈRE HUMANITAIRE

L'infirmier.ière humanitaire[35] exerce des activités soignantes à partir de solides compétences acquises lors de leur formation ou de leur expérience professionnelle. Il n'existe pas de texte spécifique mais les infirmier.ière.s sont reliés à leur code de déontologie, à leur référentiel de formation initiale et peuvent aussi se spécialiser avec un diplôme universitaire (par exemple : Droit et stratégies de l'action humanitaire : santé, urgence et développement, Université Paris 8...) afin de compléter ses connaissances pour agir en connaissance de cause. Les missions infirmières dépendent des propositions défaites par les Organisations Non Gouvernementales (ONG). Celles-ci dépendent des pays, des dispositifs en santé mis en place. Les missions relèvent généralement de la gestion et de l'organisation des urgences, des médicaments mais aussi ce qui relève de la prévention (IST...), les actions de santé publique (vaccination...) ou la formation des assistants locaux. Des compétences transversales sont exigées (linguistiques, techniques et relationnelles, diététiques, psychologiques...). L'infirmier.ière doit se préparer, s'informer. Ainsi, il est préférable de connaître la politique de l'ONG, les systèmes de santé des pays où l'infirmier ira exercer. Il convient aussi de connaître les grandes mesures en santé publique mondiale (vaccins disponibles, gestion de catastrophes naturelles...). La gestion administration d'un dispensaire peut s'avérer tout aussi essentielle que la prise en charge d'un patient. Il convient de savoir collaborer avec l'équipe

soignante en place, savoir mettre en perspective ses propres repères culturelles pour intervenir dans un contexte interculturel. Les ONG demandent souvent au moins deux ans d'expérience professionnelle pour être cohérent avec le projet humanitaire visé. Les infirmier.ière.s humanitaires peuvent être bénévoles, avoir un statut de volontaire sans rémunération. Il existe un statut de salarié. Il faut alors regarder au nombre d'années d'engagement demandées. Il est possible pour un infirmier titularisé de demander une année de disponibilité pour partir en action humanitaire.
Exemples structures accueillantes :

- ICRC (Comité international de la Croix-Rouge)
- Médecins du monde
- Action contre la faim
- ATD Quart Monde
- Médecins sans frontières
- Unicef
- Espoir sans frontières
- Secours Populaire Français
- Armée du salut
- Ordre de Malte-France
- Handicap International
- Santé sud

Pour aller plus loin : LE COCONNIER, M.-L. et POMMIER, B. *L'action humanitaire*. Paris : PUF. 2019 (Que sais-je ?).

↳ INFIRMIER.IÈRE DE NUIT

« C'est le jour et la nuit[36] » est une expression consacrée qui s'avère particulièrement pertinente pour qualifier l'antagonisme qui perdure au sein d'un hôpital entre les équipes de jour et celles de nuit. Elles s'occupent des mêmes patients, des mêmes pathologies, dans les mêmes locaux, ont les mêmes exigences de sécurité et de qualité des soins mais les conditions objectives et subjectives du travail de nuit sont foncièrement différentes, sans compter que l'effectif passe de dix à un (en moyenne) si l'on compte la totalité des acteurs qui prennent les patients en charge le jour. Cela commence par la solitude éprouvée nuit après nuit, au hasard des soins qui ponctuent le silence et la confrontation à des questions qui ne trouvent pas toujours de réponse. Au départ des équipes de jour, l'infirmière de nuit se retrouve le plus souvent seule, voire, selon les services, accompagnée d'une aide-soignante qui travaille également avec d'autres infirmières du secteur. La deuxième caractéristique, qui est la conséquence de la première, est la responsabilité pleine et entière des patients dont la soignante à la charge, seule, durant de longues heures. Ce sont ces conditions qui vont construire la professionnalité nocturne et qui vont amener l'infirmière à s'adapter à l'étrangeté de l'exercice. La nuit, contrairement au jour où la structure et l'interdépendance des différents services sont très cadrées et contraignantes, ce sont les attentes et inquiétudes des patients qui vont ponctuer le temps et structurer le travail. S'il subsiste,la nuit, une organisation avec différents tours systématisés de surveillance et d'application des prescriptions, le moindre incident va mobiliser toute l'attention de l'infirmière qui n'a d'autre alternative que prioriser l'inattendu. Le médecin de garde n'intervient qu'en cas d'absolue nécessité médicale et l'infirmière doit avant tout accompagner au mieux le patient qui s'aggrave ou qui a peur et doit faire face au problème quel qu'il soit, quelle que soit sa charge de travail également liée aux besoins des autres patients. Il est parfois difficile de cerner les priorités entre un patient qui s'agite ou se sauve et un autre dont l'état s'aggrave et qui ne dit rien....

Le renversement des valeurs est une des causes de l'incompréhension fréquente entre les soignants de jour et ceux de nuit. Les aspects subjectifs de la pathologie surgissent en force dès que tombe la nuit et que la solitude du patient le renvoie à son inquiétude, qu'il partage plus aisément dans l'intimité du colloque singulier. L'infirmière de nuit n'ayant que de rares contacts avec l'équipe médicale, seules ses transmissions écrites tracent les attentes exprimées par les patients (douleur, insomnie, angoisse...) qu'eux-mêmes minimisent souvent le jour venu,choisissant d'aborder les aspects plus médicaux de leur pathologie (bilans, perspectives...) lors de la visite du médecin. Il en résulte une insatisfaction pour l'infirmière de nuit,qui a le sentiment de n'être pas entendue et qui se retrouve confrontée au même problème, non résolu, la nuit suivante, ce qui peut affecter sa bonne entente avec ses collègues de jour.

Un autre aspect de l'exercice nocturne, et non des moindres, concerne les problèmes d'approvisionnement quotidiens (seringues, produits divers, médicaments...) et les fréquents incidents techniques qui, la nuit, prennent une toute autre dimension. Un radiateur qui ne fonctionne pas, un robinet qui fuit, une porte qui grince, sans compter les multiples alarmes qui s'en donnent à cœur joie dans le silence imposé, compromettent le repos déjà très perturbé des patients et donc mobilisent l'attention de l'infirmière au détriment du temps qu'elle doit consacrer aux patients.

Malgré les perturbations associées au travail de nuit, à la vie sociale et familiale à contretemps, malgré une fatigue quine cède jamais, travailler la nuit procure un sentiment de liberté d'agir et de penser incommensurable qui compense le manque de reconnaissance. La solitude oblige à composer avec les collègues des autres services ce qui permet de développer une solidarité qui n'existe pas le jour. La nuit, soigner reprend tout son sens.

Pour aller plus loin : PERRAUT-SOLIVERES, A. *Infirmières, le savoir de la nuit*. Paris : PUF. 2001.

INFIRMIER.IÈRE EN MILIEU CARCÉRAL

Voir aussi : ABSTRACTION, EXCLUSION, INTERCULTURALITÉ, SOINS AMBULATOIRES

Infirmier diplômé d'État prodiguant des soins, agissant sur la prévention, l'écoute des détenus soumis à l'emprisonnement, pour un temps donné. La relation soignant-soigné comporte ici davantage d'éléments psychologiques comme le non jugement, pour prodiguer un soin de qualité. D'après l'article de Magali Bodon-Bruze[37] « la loi du 18 janvier 1994 relative à la santé publique et à la protection sociale confie aux hôpitaux de proximité les actions de santé à réaliser dans les prisons. La prise en charge de la santé des personnes détenues est donc entièrement transférée au ministère en charge de la Santé avec pour conséquence l'affiliation de chaque détenu au régime d'Assurance maladie. La loi instaure la mise en place d'une unité de consultation et de soins ambulatoires (UCSA) au sein de chaque prison française. Ces UCSA ont fonctionné à partir du 1er janvier 1996. Afin d'améliorer les prises en charge hospitalières. La loi d'orientation et de programmation pour la justice du 9 septembre 2002 préconise de réaliser, sur le modèle des unités hospitalières sécurisées interrégionales (UHSI), des UHSA destinées à l'accueil des personnes détenues : hommes, femmes et mineurs à partir de 16 ans, souffrant de troubles mentaux... Le principe est que les UHSA soient sécurisées sur le plan des biens et des personnes par l'administration pénitentiaire qui assure les transferts, les contrôles des entrées et des sorties, mais n'est pas présente au sein de l'unité de soins (sauf en cas de demande du personnel soignant)...

Pour aller plus loin : CHASSAGNE, A. Un regard ethnographique sur l'activité des infirmières dans une maison d'arrêt. *Soins*. N°845. 2020/05. pp. 14-19.

INFIRMIER.IÈRE EN PRATIQUE AVANCÉE

Pour Florence Ambrosino[38], la legislation en matière de pratique avancée fait émerger des rôles et des missions attendues par la profession.

D'après la définition du Conseil International des Infirmiers (CII[39]), « un infirmier en pratique avancée (IPA) est un infirmier qui a acquis les connaissances théoriques, le savoir-faire nécessaire aux prises de décisions complexes, de même que les compétences cliniques indispensables à la pratique avancée de son métier et dont les caractéristiques sont déterminées par le contexte dans lequel il sera autorisé à exercer. Une formation de base de niveau maîtrise (master) est recommandée ». Si la notion de « Advanced Practice Nursing[40]" est liée à une activité dite de recherche en Amérique du nord depuis les années 60[41], elle est en réflexion en France depuis les années 80. La pratique avancée infirmière émerge de façon expérimentale au sein de masters préfigurateurs (masters en sciences cliniques infirmières), de 2009 à 2018. Elle prend son origine dans un contexte sociétal qui s'appuie sur une triple transition : épidémiologique, démographique et numérique et une nécessité de repenser l'offre de soins. Il s'agit de répondre aux besoins en santé et permettre un égal accès aux soins en décloisonnant les prises en charge et en ouvrant les champs d'interventions à de nouveaux acteurs, spécifiquement formés, en collaboration avec le monde médical. Une formation, une législation et une nature différente de la pratique : tels sont les trois piliers de la pratique avancée.

Ce rôle élargi ou « avancé », qui concerne en premier lieu les infirmiers, est inscrit dans la Loi de Modernisation de Notre Système de Santé de janvier 2016. Les décrets et arrêtés de juillet 2018 et août 2019 en finalisent les contours. On compte, en 2020, quatre domaines d'exercice : « les pathologies chroniques stabilisées ; prévention et polypathologies en soins primaires » ; « l'oncologie et oncohématologie » ; « la maladie rénale chronique et transplantation » et « la psychiatrie et santé mentale ». La mention « urgences » est en préparation.

Le diplôme d'état en pratique avancée, obtenu après deux années universitaires (grade master) est accessible en formation initiale et continue. Il faut cependant 3 ans d'exercice professionnel pour exercer en qualité d'IPA.

L'IPA a une activité clinique de suivi des patients qui lui sont adressés par le médecin, avec un élargissement de son champ de compétences. Il peut prescrire de façon dérogatoire des produits de santé, renouveler des traitements, demander des examens paracliniques et les interpréter ou orienter le patient. Il a également des activités afférentes comme l'enseignement, la recherche, le leadership, la démarche qualité. Son rôle est d'impulser de l'innovation dans les pratiques, au sein d'une équipe. L'IPA est responsable des actes qu'il effectue dans son champ autorisé. La prise en charge du patient est globale et son raisonnement clinique expert s'appuie sur de la donnée probante. Il s'agit principalement d'un rôle élargi dans le champ de la clinique, en collaboration étroite avec les médecins, avec qui il signe

un protocole d'organisation, pour définir les responsabilités.
L'IPA peut exercer en structure de soin, associé à un ou plusieurs médecins spécialistes et en renforcement de leur suivi de patients, ou en soins primaires. Il peut exercer en libéral, soit en cabinet individuel soit en maison ou centre de santé.
Les rémunérations prévues restent peu attractives au vu de l'engagement en termes de reprise d'étude et de responsabilité engagée. Les perspectives gouvernementales envisagent un effectif de 2 à 3% de la population infirmière et prévoient environ 5000 diplômés d'ici à 2022. Une stratégie d'implantation est nécessaire pour favoriser le déploiement de ce nouveau rôle, incluant toutes les parties prenantes et mettant l'accent sur l'information et la clarification des missions de ce nouvel acteur du parcours.
Ce rôle en pratique avancée concernera, à terme, d'autres auxiliaires médicaux qui pourront exercer selon un mode dérogatoire avec une plus grande autonomie, dans leur champ de compétences".

Pour aller plus loin : AMBROSINO, F. *Le guide de l'infirmière en pratique avancée*. Paris : Vuibert. 2021.

INFIRMIER.IÈRE EN SANTÉ PUBLIQUE

La santé publique est un concept social et politique qui vise une amélioration de la santé, une plus grande longévité et un accroissement de la qualité de la vie de toutes les populations par le biais de la promotion de la santé, de la prévention des maladies ainsi que par d'autres interventions afférentes à la santé, la santé publique demeure un terrain agissant pour exercer les fonctions du métier d'infirmier, ce, depuis l'ère industrielle (OMS). René Magnon[42] précise que le contexte de santé publique du 20e siècle était accaparé par la tuberculose, l'alcoolisme, les maladies vénériennes, la mortalité infantile. Comme il le rappelle, ces données « légitimèrent grandement les actions en faveur de la création de nouvelles écoles d'infirmières et d'un nouvel agent de santé. Le droit aux soins fut enfin proclamé. Un siècle après l'engagement de secourir les pauvres pris par la Convention Nationale en mai 1793 ; c'est la Troisième république qui, par la loi du 15 juillet 1893 institua l'assistance médicale gratuite ». D'après Marie-Françoise Collières[43], Les soins infirmiers de santé publique sont axés sur la famille « pour traiter la personne humaine toute entière et non pas seulement son problème sanitaire, il faut la considérer en tant que membre d'une famille et d'une collectivité [...]. Les soins infirmiers se proposent de participer activement à tout ce qui peut contribuer à développer le potentiel de vie de la personne insérée dans son réseau familial et social ; de chercher à utiliser au maximum tout ce qui reste de ce potentiel de vie, lorsqu'elle se voit affectée ou diminuée par la maladie ou un handicap, quelle que soit la variété des origines et des formes que ces dernières peuvent revêtir [...]. Il s'agit de chercher tout ce qui peut être développé, et de susciter et stimuler le développement des aptitudes physiques, mentales et sociales pour conforter ce qui existe ou ce qui reste d'autonomie, discerner ce qui est à compenser, stimuler et libérer les capacités potentielles ». L'approche de Marie-Françoise Collières se caractérise par « une approche globale de la situation. Elle considère la personne et la famille comme détentrice des éléments fondamentaux qui régissent la situation ; elle interroge et cherche à identifier les besoins et les problèmes sanitaires (compte tenu des capacités et des ressources existantes) et pour ce faire, utilise un processus d'analyse. Enfin, elle requiert l'action concertée ».

Pour aller plus loin : POURPRIX, C. Epidémie de COVID-19 : un catalyseur pour revoir les pratiques. *L'infirmière libérale magazine*. N°370. 2020-06-01. pp. 6-9.

I

➥ INFIRMIER.IÈRE PRATICIEN.NE

Ce terme était auparavant réservé aux médecins (diagnostics, dépistages, prescriptions de médicaments). Comme le souligne M-C Diss[44], cette nouvelle expréssion désigne des activités liées à l'éducation de la santé, de contrôle de patients atteints de maladies chroniques, coordination de soins.... Pour C. Delannoy et al[45], l'infirmière praticienne intègre dans sa pratique le care, le cure et le *counseling*. Elle exerce des activités médicales de diagnostic (anamnèse, examen clinique...), de prescription (examens, médicaments...), d'actes médicaux, associées à des activités infirmières. En effet, la promotion, l'éducation à la santé, la prévention de la maladie et de conseils auprès des patients sont une part importante de ses activités. L'infirmière praticienne est une collaboratrice et coordinatrice médicale ayant des fonctions très diverses. Suivant son champ d'activités, elle peut :

- diagnostiquer, traiter des patients aigus dans son domaine d'expertise (soins intensifs, tri aux urgences, chirurgie cardiaque...) ;
- diagnostiquer, traiter et assurer le suivi de patients atteints de maladie chronique (diabète, asthme...) ;
- faire admettre un patient à l'hôpital ;
- coordonner les interventions des paramédicaux ;
- gérer et assurer le suivi de l'itinéraire clinique du patient ;
- informer, conseiller et éduquer le patient et sa famille ;
- gérer le retour du patient à domicile, en cas de problème particulier ;

- rédiger le courrier (suivi médical, assurances...) ;
- assurer le rôle d'assistant opératoire (par exemple en service de chirurgie vasculaire).

Pour aller plus loin : BENOIT, M., PILON, R. et al. Chevauchement, interdépendance ou complémentarité ? la collaboration interprofessionnelle entre l'infirmière praticienne et d'autres professionnels de santé en Ontario. *Santé publique*. Vol. 29. N°5. 2017/09/01. pp. 693-706.

➥ INFIRMIER.IÈRE SCOLAIRE (DE L'ÉDUCATION NATIONALE)

Professionnel assurant des missions réglementaires[46] de santé et de promotion de la santé vers un public scolarisé (collège, lycée). Il met en œuvre des actions de promotion de la santé pour être un partenaire d'éducation en santé. Assurant ses missions dans l'établissement de référence, l'infirmier accueille les élèves, organise des soins, informe et agit en cas de maladies transmissibles, de dangers et des risques encourus. Il favorise le parcours d'apprentissage de façon générale et accompagne les enfants-adolescents atteints de troubles passagers, de maladies chroniques.

Pour aller plus loin : GUERESCHI, S. et MAGNE, S. La consultation spécifique de l'infirmier.e de l'éducation nationale, un droit de l'enfant. *Droit Déontologie et Soins*. Vol. 20. N°3. 2020/09. pp. 319-335.

➥ INFIRMIER.IÈRE SPÉCIALISÉ.E

Les infirmiers donnent habituellement des soins infirmiers, sur prescription ou conseil médical, ou en application du rôle propre qui leur est dévolu. Selon le *Répertoire des métiers de la fonction Publique Hospitalière*[47], le cadre d'exercice est varié, l'activité est multiforme, « en conséquence, la formation initiale est elle-même polyvalente et prépare à travailler dans les différents lieux d'exercice, et pas exclusivement dans un poste à l'hôpital public. La profession peut s'exercer dans le cadre d'un cabinet libéral ou salarié dans différentes structures de santé, comme :

- hôpital public ou privé, clinique (services de médecine, chirurgie, obstétrique, pédiatrie, réanimation, gériatrie, psychiatrie...) ;
- hospitalisation et soins à domicile ;
- soins de suites et de réadaptation ;
- maison de retraite médicalisée.

Ce métier peut encore s'exercer dans diverses autres structures, comme :

- collectivités territoriales ;
- santé publique ;
- entreprise (médecine du travail) ;
- centre de santé ;
- structure médico-sociale ou médico-éducative ;
- action humanitaire (ONG, associations diverses).

Des spécialités sont toutefois réglementées, par exemple :

- infirmier anesthésiste diplômé d'État (IADE) ;
- infirmier de bloc opératoire diplômé d'État (IBODE) ;
- infirmier en puériculture (puéricultrice) diplômé d'État ».

Pour aller plus loin : NINANE, F., BRIOSCHI-LEVI, H. et al. Implantation du rôle d'infirmière clinicienne spécialisée dans un centre hospitalier universitaire en Suisse : une recherche action. *Revue francophone internationale de recherche infirmière*. Vol. 4. N°4. 2018/10. pp. 215-222.

↳ MÉTIER D'INFIRMIER.IÈRE

Il s'agit de répertorier les missions propres des infirmiers pour « évaluer l'état de santé d'une personne et analyser les situations de soins, concevoir et définir des projets de soins personnalisés, planifier des soins, les prodiguer et les évaluer, enfin, de mettre en œuvre des traitements. Les infirmiers dispensent des soins de nature préventive, curative ou palliative, visant à promouvoir, maintenir et restaurer la santé. Ils contribuent aux missions d'éducation à la santé, à l'accompagnement des personnes ou des groupes dans leur parcours de soins en lien avec leur projet de vie. Les infirmiers interviennent dans le cadre d'une équipe pluriprofessionnelle, dans des structures et à domicile, de manière autonome et en collaboration ». Le *Conseil International des Infirmières* (CII[48]) définit l'infirmière professionnelle comme « une personne qui a achevé une formation de base en soins infirmiers, et qui, dans son pays, est habilitée et autorisée à pratiquer les soins infirmiers. L'infirmière de premier niveau assume la responsabilité de planifier, dispenser et évaluer les soins infirmiers, en tout lieu, pour la promotion de la santé, la prévention de la maladie, le soin des malades et la réadaptation ; elle fonctionne comme un membre de l'équipe de santé. Dans les pays où le personnel infirmier a plus d'un niveau, le programme de deuxième niveau prépare l'infirmière, à travers l'étude de la théorie des soins infirmiers et la pratique clinique, à dispenser des soins infirmiers en coopération avec et sous la surveillance d'une infirmière de premier niveau. Les infirmières professionnelles aident les individus, les familles, les groupes et les communautés à promouvoir et à préserver leur santé et contribuent, en cas de maladie, à la guérison et à la réadaptation. Elles participent au développement et à la mise en œuvre de plans thérapeutiques et éducatifs de l'équipe de santé ... »

Pour aller plus loin : MAGNON, R. *Les infirmières : identité, spécificité et soins infirmiers.* Issy-les-Moulineaux : Masson. 2006.

↳ PROFESSION INFIRMIER.IÈRE

Pour Hildegarde Peplau[49], les soins infirmiers supposent « une relation avec un malade, ou quiconque ayant besoin de services de santé, et une infirmière, spécialement formée à reconnaître les besoins d'aide et y répondre ». Elle précise que « la profession infirmière est légalement responsable de l'efficacité de son exercice et de ses conséquences pour le patient ». Selon l'article L. 4311-1 du code de la Santé publique « est considérée comme exerçant la profession d'infirmière ou d'infirmier toute personne qui en fonction des diplômes qui l'y habilitent donne habituellement des soins infirmiers sur prescription ou conseil médical ou bien en application du rôle propre qui lui est dévolu ».

Pour aller plus loin : TAILLENS, F. La diversité, une richesse infirmière inaliénable. *Soins infirmiers : Krankenpflege.* N°7. 2014. pp. 59-63.

INFORMATION

n.f. Trad. Angl. Information. Domaine Sciences de l'information et de la communication.

Voir aussi : DOSSIER INFORMATISÉ DU PATIENT, INVESTIGATION DOCUMENTAIRE, TRAÇABILITÉ, TRANSMISSIONS ÉCRITES

Ensemble des activités qui ont pour objet la collecte, le traitement et la diffusion des nouvelles auprès du public (CNRTL[50]).
Selon les sciences de l'information, les messages doivent apporter des éléments nouveaux au récepteur pour qu'il y ait information.

↳ BESOIN D'INFORMATION

Pour André Tricot[51] « le besoin d'information correspond à un manque de connaissance d'un individu dans une situation ponctuelle, ce qui a pour effet de l'empêcher de comprendre l'intérêt de résoudre un problème (pour lui donner du sens, l'interpréter, diagnostiquer, expliquer...) et/ou y agir (pour décider, prescrire, faire, éviter...). L'individu peut transformer et combler ce manque, à condition qu'il en soit conscient. Le besoin d'information correspond à une situation où l'individu n'arrive pas à trouver une solution par lui-même et ne réalise pas l'intérêt d'interagir (aide à autrui) : il ou elle se représente pas le cheminement lié à ce manque de connaissance comme relevant d'une simple recherche d'information. On peut décrire le besoin d'information selon sept caractéristiques :

- **sa temporalité :** besoin immédiat (j'ai besoin de cette information tout de suite) ou différé (j'ai besoin de cette information plus tard, mais je sais quand ou dans quelle situation, ex. « demain, lorsque je verrai tel patient ») ;
- **sa précision :** besoin précis (je sais exactement ce que je cherche) ou flou (je ne sais pas exactement ce que je cherche, je ne sais pas bien l'exprimer) ;
- **son destinataire :** besoin pour soi (je suis celui qui a ce besoin) ou pour autrui (je réponds au besoin exprimé par une autre personne, ex. qui me demande de chercher telle posologie) ;
- **son antériorité :** besoin connu a priori (je sais que j'ai besoin d'information) ou a posteriori (maintenant que j'ai l'information je prends conscience que j'en avais besoin) ;
- **son enjeu :** besoin positif (j'ai besoin de savoir, ça m'apporte ceci ou cela) ou négatif (je ne peux pas ignorer ça, ce serait trop risqué, trop coûteux) ;
- **le nombre de personnes concernées :** besoin individuel (je suis le seul à avoir ce besoin) ou collectif (plusieurs individus partagent ce besoin) ;
- **son degré :** besoin d'une information que j'ignore totalement, d'un complément d'information ou d'une simple confirmation ou vérification.

À partir de ce besoin d'information, l'individu va élaborer un but informationnel, comprenant généralement une représentation du « quoi » (quel est le contenu de l'information ?), du « où » (dans quel document, dans quel système ?) et du « comment » (quelle démarche mettre en œuvre pour trouver ?).
La satisfaction du besoin d'information (*i.e.* la connaissance pertinente en situation) n'épuise pas celui-ci, au contraire elle le développe. Plus un individu a de connaissances dans un domaine, plus il a conscience de ses lacunes, de ses besoins d'information, pour approfondir les champs de recherche. Le besoin d'information correspond à l'incertitude, au doute, qui sont l'apanage de la connaissance, non pas de l'ignorance. Parfois, la situation elle-même peut passer au second plan.

Pour aller plus loin : CORDIER A. *Grandir connectés. Les adolescents et la recherche d'information*. Caen : C&F éditions, 2015.

➥ INFORMATION AUPRÈS DES PERSONNES SOIGNÉES

Voir aussi : ANAMNÈSE, CONSENTEMENT DU PATIENT, RECUEIL DE DONNÉES, SECRET PROFESSIONNEL

Les modalités et l'accompagnement de l'accès aux informations de santé relatives à une personne, détenues par des professionnels de santé, des établissements de santé, publics ou privés, ou des hébergeurs. Elles sont destinées à l'ensemble des professionnels de santé quel que soit leur mode d'exercice (libéral, public, en établissements de santé, en structures sanitaires ou médico-sociales...) et à l'ensemble des personnels de ces établissements et structures, qui sont tous directement concernés par leur mise en œuvre. Elles peuvent être utiles également aux personnes ayant recours au système de santé pour leur permettre d'être informées des modalités d'accès aux informations concernant leur santé(HAS[52]). Les transmissions infirmières permettent à l'équipe soignante de suivre l'état de santé d'un individu, de son évolution et dans le cadre de la continuité des soins. Ce cadre est réglementé par l'article R. 4311-3 du Code de la Santé Publique où « l'infirmier est chargé de la conception, de l'utilisation et de la gestion du dossier de soins infirmiers », ce, dans le respect de la confidentialité, car chaque acte, chaque événement doit être rédigé dans le dossier de soins. L'article R. 4312-28 du Code de la Santé Publique stipule ainsi « L'infirmier ou l'infirmière peut établir pour chaque patient un dossier de soins infirmiers contenant tous les éléments relatifs à son propre rôle et permettant le suivi du patient. L'infirmier ou l'infirmière, quel que soit son mode d'exercice, doit veiller à la protection contre toute indiscrétion de ses fiches de soins et des documents qu'il peut détenir concernant les patients qu'il prend en charge ».

Pour aller plus loin : LAOT-CABON, S., FLAHAULT, A. et al. Infirmières libérales, se former et s'informer tout au long de la vie. *Soins*. Vol. 56. N°761. Décembre 2011. pp. 26-29.

➥ RECHERCHE D'INFORMATION

Voir aussi : BESOIN D'INFORMATION, INVESTIGATION DOCUMENTAIRE

Rechercher des informations devient complexe dans le domaine des technologies, avec l'utilisation d'Internet, des logiciels... de nombreux travaux (médicaux, thérapeutiques...) coïncident avec la prise en charge de l'individu. Pour Jean-Philippe Régnaux[53], « Les informations produites par les travaux de recherche clinique ont un rôle de plus en plus important pour décider du choix d'un traitement. Il est impossible pour un professionnel de santé d'avoir une pratique de haute qualité sans s'informer régulièrement des nouvelles connaissances, sans rechercher les traitements les mieux adaptés aux besoins du patient. La prise en compte de ces informations devient d'autant plus difficile que le volume, la qualité et la diversité des publications n'ont cessé de croître depuis 20 ans. La quantité d'information médicale double approximativement tous les dix ans et sera multipliée par quatre au cours de la carrière d'un professionnel. Des stratégies doivent donc être mises en place pour aider le clinicien à identifier les traitements les plus efficaces, ceux inefficaces ou délétères, et à modifier ses pratiques le cas échéant ». Pour A. Tricot et J-F Rouet[54], et d'un point de vue humain, la recherche d'informations (RI) présente trois caractéristiques essentielles « il s'agit d'abord d'une activité complexe, qui fait largement appel aux connaissances individuelles et donc à la mémoire (mémoire à long terme, mémoire de travail) ; ensuite, cette activité passe par le traitement d'informations (le plus souvent textuelles), et fait donc appel à la compréhension ; enfin la RI implique l'exécution d'un certain nombre d'actions successives visant à transformer la situation de son état initial vers le but, et s'apparente donc à la résolution de problèmes ».

Pour aller plus loin : TETE, C., FERRON, S. et al. La recherche documentaire en soins palliatifs. *Soins Cadres*. Vol. 22. N°86. Mai 2013. pp. 55-57.

INFORMATIQUE

n.f. Trad. Angl. Computer science. Domaine Sciences et techniques.

Voir aussi : DOSSIER INFORMATISÉ DU PATIENT, INTERACTIVITÉ, LOGICIEL, RECHERCHE, SYNTHÈSE

L'informatique est la science du traitement rationnel, notamment par machines automatiques, de l'information considérée comme le support des connaissances humaines et des communications dans les domaines techniques, économiques et sociaux (B.O.[55]).

Cit. *« Communiquer des informations médicales n'a pas seulement un caractère technique. L'acte a une dimension psychologique que les médecins ont sans doute du mal à maîtriser... Les malades veulent être informés mais pas n'importe comment, pas n'importe quand, pas n'importe où. Ils demandent à ce que l'information leur soit délivrée avec respect et délicatesse[56] ».*

➥ INFORMATISATION

De nature féminine, ce nom est évoqué dans le *Dictionnaire de la formation et du développement personnel*[57] comme un ensemble « d'opérations visant l'automatisation des tâches, par applications des techniques informatiques, à un domaine d'activité. L'informatique implique une organisation du travail humain. On ne peut donc la considérer seulement comme une opération technique ».

Pour aller plus loin : JETTE, S., GAGNON, J. et al. Compétences informatiques en soins infirmiers. Perceptions des futures infirmières. *Perspective Infirmière.* N°2. 03-04/2012. pp. 21-23.

INFRASTRUCTURE

n.f. Trad. Angl. Infrastructure. Domaine Sciences et techniques-humaines.

Voir aussi : ACCUEIL, HÔPITAL, L'HOMME ET SON LIEU, RÉSEAU DE SOINS

Fondement matériel, organisationnel ou intentionnel d'une société, d'une entreprise, d'un mouvement, c'est à dire son administration, ses installations, son équipement.

Cit. *« L'hôpital est le lieu principal où sont dispensés tous les soins qui ne peuvent être donnés à domicile pour des raisons sociales, économiques, techniques ou scientifiques[58] ».*

Pour aller plus loin : OMNES, L. et ANASTASY, C. et al. Dossier: L'hôpital intelligent. *Gestions hospitalières.* N°515, 04/2012. pp. 203-264.

INTERACTION

n.f. Trad. Angl. Interaction. Domaine Sciences humaine-infirmières.

Voir aussi : COLLABORATION, GROUPE, RENCONTRE, RELATIONS INTERPERSONNELLES, SOINS RELATIONNELS

Action réciproque entre deux ou plusieurs personnes. Pour Hildegarde Peplau[59] il s'agit « d'encourager le patient à participer à l'identification et l'évaluation de son problème, l'engager comme partenaire actif dans une entreprise qui lui tient à cœur, tel est le souci de la pratique infirmière démocratique ». Selon Mucchielli[60], au sens le plus simple, il s'agit « d'échange ou d'intercommunication, base de toute participation ». Au sens strict, il est alors une « intercommunication provoquant des effets et une évolution des systèmes individuels d'opinions ».

Pour aller plus loin : AUTHIER, D., BISSIERES, C. et al. *Apprendre des interactions de soin.* Toulouse : Presses Universitaires du Midi. 2018.

INTERACTIVITÉ

n.f. Trad. Angl. Interactivity. Domaine Sciences de l'information et de la communication.

Voir aussi : COMMUNICATION, DIDACTICIEL, INTEROPÉRABILITÉ, LOGICIEL

L'interactivité relève du domaine informatique puis de la communication. Il s'agit de la capacité plus moins limitée d'un programme informatique permettant aux utilisateurs d'interagir de façon synchrone ou asynchrone avec un ou plusieurs systèmes en modifiant le déroulement ou le contenu du programme. Terme utilisé pour désigner le degré d'interaction entre l'utilisateur et le système informatique lors d'un traitement en mode conversationnel. Cette interactivité se matérialise à l'écran par des menus et des boutons qui commandent le parcours selon la volonté de l'utilisateur. L'interactivité implique l'activité de dialogue entre une personne et une information donnée par une machine (application média...).

Pour aller plus loin : LE HEUZEY, M.F. Les réseaux sociaux, les enfants et le pédiatre. Article, Archives de la pédiatrie. N°19/1, 2012. pp. 92-95.

➥ INTERCULTURALITÉ, INTERCULTUREL

adj. Trad. Angl. Intercultural. Domaine Sciences humaines.

I

Voir aussi : ACCULTURATION, BARRIÈRE LINGUISTIQUE, MINORITÉ CULTURELLE SOINS TRANSCULTURELS

Pour Gaston Mialaret[61], il s'agit d'un « ensemble des processus psychiques, relationnels, groupaux, institutionnels générés par les interactions de cultures, dans un rapport d'échanges réciproques ». D'après Brigitte Tison[62], ce nom féminin désigne les nouvelles réalités engendrées par le décloisonnement des disciplines dans le traitement de problèmes nouveaux. L'objectif de tout mouvement interdisciplinaire est de créer un formalisme suffisamment large et précis (P. Delâtre) pour exprimer, communiquer, poursuivre des recherches dans des domaines investis par des chercheurs relevant de disciplines différentes qui, sans cela, resteraient isolées. Le résultat est une meilleure intégration des savoirs et un développement plus efficace et plus réaliste de l'action et de la recherche ». L'inter culturel est un savoir être à partir duquel on découvre la bonne manière d'utiliser le savoir et l'on invente le savoir faire adéquat. On parle d'interculturel « lorsque apparaît la préoccupation de réguler les relations entre ces porteurs de culture au minimum pour réduire les effets facheux de la rencontre au mieux pour les faire profiter de ses avantages supposés » (C. Camilleri). L'interculturel renvoi à la notion de multiculturel[63] qui « exprime une situation de fait, la réalité d'une société composée de plusieurs groupes culturels dont la cohésion est maintenue en accord avec un certain nombre de valeurs et de normes, alors que le terme interculturel affirme explicitement la réalité d'un dialogue, d'une réciprocité, d'une interdépendance et exprime plutôt un désir ou une méthode d'intervention (Galino & Escribano) [...] L'interculturel est une manière d'analyser la diversité culturelle, mais à partir des processus et des dynamiques selon une logique relevant de la variation et de la complexité. C'est donc avant tout une démarche, une analyse, un regard et un mode d'interrogation sur les interactions culturelles. L'interculturel peut être compris comme une construction ouvrant à la compréhension des problèmes sociaux et éducatifs dans leur rapport avec la diversité culturelle. Il présente alors une visée éducative, ce qui n'est pas d'emblée le cas du multiculturel. Celui-ci se contente généralement de reconnaître la pluralité des groupes avec pour objectif d'éviter l'éclatement de l'unité collective ».

Pour aller plus loin : LENEL, P. et KESSAR, Z. Laïcité et prise en compte de l'interculturalité dans la relation à l'usager. *La santé en action*. N°442. 2017/12. pp. 27-28.

INTERDISCIPLINARITÉ → VOIR DISCIPLINE

INTERNET

n.m. Trad. Angl. Internet. Domaine Informatique.

Voir aussi : FORMATION OUVERTE ET À DISTANCE, SCIENCES DE L'INFORMATION ET DE LA COMMUNICATION

Réseau des réseaux, Internet est un moyen de communication constitué d'un ensemble de sous réseaux, eux-mêmes constitués d'ordinateurs reliés entre eux et qui utilisent le même protocole d'échanges de données. Caractérisées par la rapidité d'échange et de stockage des informations, les connaissances circulent à travers le monde entier. Devenu un outil informatif demandant des compétences, il permet d'utiliser des logiciels pour construire des séquences pédagogiques et accompagner des apprenants vers la réussite de leurs objectifs d'apprentissages. D'après le *Le dictionnaire des sciences humaines*[64], « Internet ne doit pas être confondu avec le WEB (World Wide Web) qui en est une des applications. En 1991, le World Web Wide (Web) signifiant la Toile d'araignée devint accessible aux particuliers. De la cybernétique aux échanges transmis par des moyens technologiques, nous rencontrons quelques grands travaux fondateurs des sciences de l'information et de la communication, en citant quelques auteurs illustrant ces avancées scientifiques liées aux outils et aux individus. La cybernétique, dans les années quarante, avec Norbert Wiener, est l'étude de la commande et de la communication chez l'animal et dans la machine ».

Pour aller plus loin : SAINT-LOUBOUE, L. La face cachée des réseaux sociaux : le cyberharcèlement chez les mineurs. *Annales médico psychologiques*. Vol. 178. N°4. 2020/04. pp. 419-422.

INTEROPÉRABILITÉ → VOIR LOGICIEL

INTERPROFESSIONNALITÉ → VOIR COLLABORATION, ÉQUIPE DE SOINS, ÉQUIPE SOIGNANTE

INTERVENTIONS INFIRMIÈRES

loc. Trad. Angl. Nursing interventions. Domaine Sciences infirmières.

Voir aussi : CARING,DIAGNOSTIC INFIRMIER, MATERNAGE, SOIN INFIRMIER

Les interventions infirmières s'inscrivent dans le cadre de leur rôle propre et leur rôle prescrit (médico-délégué), dans le cadre de la promotion de la santé, de l'éducation, de la prévention et lors de la prise en charge du patient. Celles-ci reposent sur ces modèles conceptuels. Ces interventions demeurent pluridisciplinaires et favorisent la collaboration de l'équipe soignante (médecin, ergothérapeute, orthophoniste, auxiliaire de puériculture, diététicien, psychologue...).

Lynda Juall Carpenito[65] décrit ainsi ces dimensions de soin :

- la dimension dépendante : L'infirmière exerce des interventions prescrites par le médecin, sous sa responsabilité directe (problème médical clinique) ;
- la dimension interdépendante L'infirmière collabore à la prescription, au traitement par des actions décidées par elle-même, et qui (re)couvrent essentiellement le domaine de la prévention et de la surveillance (problème clinique de soins) ;
- la dimension indépendante relève des actions réalisées par l'infirmière, sous l'entière responsabilité de celle-ci, en toute légalité (Diagnostic infirmier).

Les auteurs de l'ouvrage *La démarche clinique de l'infirmière*[66] évoquent un « modèle bifocal » relevant du champ d'interventions infirmières, faisant appel au jugement clinique. Ils reprennent l'ouvrage de Lynda Juall Carpenito[67] : « Le modèle bifocal divise les responsabilités de l'infirmière en deux volets. D'un côté les Diagnostics infirmiers décrivent les réactions d'un client (personne soignée), d'une famille ou d'un groupe face à des situations pour lesquelles l'infirmière est autorisée à intervenir, permettant d'atteindre les résultats escomptés. De l'autre côté, les problèmes traités en collaboration décrivent certaines complications physiologiques que l'infirmière soigne par des interventions autonomes et des interventions prescrites par le médecin ».

Pour aller plus loin : EL MOUDEN, M. Prise en charge sanitaire de la population migrante à Calais. *Soins*. Vol. 65. N°843-844. Mars 2020. pp. 54-55. Doi : 10.1016/S0038-0814(20)30058-X.

INTIMITÉ

n.f. Trad. Angl. Intimacy. Domaine sciences humaines.

Voir aussi : CONCEPT DE SOI, IMAGE CORPORELLE, JE, PUDEUR, RELATION DE CONFIANCE, SANTÉ SEXUELLE

Ce mot d'origine latine signifiant *interior* (plus à l'intérieur). Pour les auteurs du document *Processus de production du handicap*[68], c'est « l'aptitude à développer des liens étroits et affectifs avec quelqu'un. Est intime ce qui est intérieur et profond, qui constitue l'essence d'un être, d'une chose, qui existe au plus profond de nous, qui est uniquement privé, personnel, qui se passe entre amis, avec qui on est lié par des liens profonds ». Pour Louise Castro[69] « la zone d'intimité intègre l'image corporelle, lieu privilégié de notre propre rencontre. Elle permet de libérer des tensions internes et l'expression de sentiments et d'émotions, dans des situations particulières, comme l'attente d'un soin ».

INTUITION

n.f. Trad. Angl. Gut feeling, Intuition. Domaine Sciences humaines.

Voir aussi : ART INFIRMIER, ART-THÉRAPIE, CONSCIENCE, DÉMARCHE ÉDUCATIVE, EXPÉRIENCE

D'un point de vue philosophique, c'est la « connaissance directe et immédiate d'une vérité qui se présente à la pensée avec la clarté d'une évidence, qui servira de principe et de fondement au raisonnement discursif. Intuition directe, fondamentale, première, pure; intuition de l'espace, du temps ; connaître une vérité par intuition... (CNRTL[70]). Selon les auteurs de *La pensée infirmière*[71], « l'intuition est une forme de connaissance issue d'une capacité de comprendre une situation à partir de données imprécises ». Elles précisent que « l'intuition est cruciale pour le développement de l'expertise » et soulignent enfin, qu'une « description de la nature des soins infirmiers met en relief, entre autres, la capacité de l'infirmière experte, à être présente, à faire preuve d'intuition, à s'engager auprès de la personne, à reconnaître des Patterns et à exercer son jugement clinique et éthique... L'analyse de contenu des dialogues fait état notamment d'expressions d'incertitude, de solidarité, d'utilisation de savoirs esthétiques et éthiques dans des moments cruciaux comme l'annonce d'un diagnostic fatal ou la préparation à la mort ».

Cit. *« L'intuition, regard simple de la pure intelligence qui épuise son objet lorsqu'il le perçoit clairement et qui donc ne peut faillir dans cet acte. Et ainsi se trouve défini à partir du critère cartésien de la vérité, le premier des procédés fondamentaux de la méthode : l'intuition*[72] *».*

Pour aller plus loin : GRENEL, L et ROUFF, K. La pédagogie sociale aujourd'hui. *Lien Social.* N°955. 01/07/2010. pp. 10-15.

INVESTIGATION DOCUMENTAIRE

Loc. Trad. Angl. Literature's enquiry. Domaine Sciences de l'information.

Voir aussi : ANALYSE DE L'INFORMATION, EVIDENCE-BASED-NURSING, ARTICLE SCIENTIFIQUE

Emprunté du latin *investigatio*, il s'agit de recherche minutieuse informationnelle et suivie. Dans le cadre de la recherche documentaire, il s'agit d'entreprendre les étapes nécessaires à la localisation de documents pertinents, d'effectuer une recherche ciblée, avec pour objectifs, de s'inscrire dans la pensée d'auteurs mais également d'exercer sa capacité de juger une information de qualitée. Une première étape[73], consiste à analyser ses besoins documentaires en soins infirmiers, de réaliser les différentes approches de sa recherche en lien avec une question de départ et de délimiter, ou ouvrir ses champs d'investigation litteraires. Ensuite, il convient d'identifier et de définir avec précision l'information nécessaire pour satisfaire ce besoin ou résoudre ce problème, ce qui revient à effectuer une reconnaissance documentaire au regard de ses propres connaissances, en se posant les bonnes questions. L'étape suivante consiste à déterminer si l'information nécessaire existe ou non, en réalisant un véritable état des lieux, pour ensuite exploiter un ou plusieurs centres de ressources. Il est important d'interagir avec les personnes ressources (bibliothécaires, documentalistes...) pour d'accéder à une information par exemple non publiée mais néanmoins répertoriée dans une bibliothèque (littérature grise, par exemple, des bonnes pratiques ou protocoles...), mais aussi à produire de nouvelles connaissances (une bibliographie par exemple). Pour analyser le contenu d'une information scientifique et/ou professionnelle, il est important, à ce stade, d'interroger divers modèles théoriques ou conceptuels, d'orienter ses choix littéraires en fonction d'un angle de recherche donné. Il convient enfin de savoir utiliser l'information pour résoudre un problème, prendre une décision, satisfaire un besoin qui facilitera la production de l'espace théorique interdisciplinaire des étudiants (le cadre théorique) pour remobiliser les informations à partir d'une réflexion professionnelle et scientifique.

Pour aller plus loin : FERRON, S., TETE, C. et al. Palli@doc : un point d'entrée unique à l'information en soins palliatifs. *Médecine palliative.* Vol. 19. N°1. 2020/02. pp. 41-47.

Bibliographie I

1 THINES, G. et LEMPEREUR. A. *Dictionnaire général des sciences humaines*. Louvain-La-Neuve : CIACO. 1984.

2 ABIKHZER, K. La quête d'une nouvelle identité des professionnels de santé. *Soins Cadres*. Vol. 22. N°85. Février 2013. pp. 49.

3 LACAN, J. *Le stade du miroir comme formateur de la fonction du Je*. Paris : Seuil. 1936.

4 DUBAR, C. et HEDOUX, J. La socialisation. Construction des identités sociales et professionnelles. In : *Revue française de pédagogie*. Vol. 100, 1992. pp. 117-121. Disponible à cette adresse : /web/revues/home/prescript/article/rfp_0556-7807_1992_num_100_1_2509_t1_0117_0000_2

5 TAJFEL, H. TURNER, JC. An integrative theory of intergroup conflict. In : Austin WG, Worchel S, eds. The social psychology of intergroup relations. Monterey (USA) : Brooks/Cole, 1979 : 33-48. Cit par Pascal Moliner, Michèle Ivan-Rey, Julien Vidal, Laboratoire de psychologie : "Psychopathologie et Société" (EA4210), Université Paul Valéry, Montpellier. Trois approches psychosociales du vieillissement. Identité, catégorisations et représentations sociales. *Psychologie &NeuroPsychiatrie du vieillissement*. Vol. 6. N°4. 12/2008. 245-57.

6 ABIKHZER, K. La quête d'une nouvelle identité des professionnels de santé. *Soins Cadres*. Vol. 22. N°85. Février 2013. pp. 49.

7 DUBAR, C. *La socialisation : construction des identités sociales et professionnelles*. Paris : Armand Colin. 2000.

8 WARNET, S. Identité infirmière et professionnalisation. *EMC - Savoirs et soins infirmiers*. 2009:1-2. [Article 60-040-P-10].

9 SALTER, M. *Altération de l'image corporelle : Le rôle de l'infirmière*. Trad. de l'anglais OVION, Laura. France : InterÉditions. 1992. 287 p.

10 SALTER, M. *Ibid*.

11 PERSSON, E. et HELLSTRÖM A-L. Experiences of Swedish men and women 6 to 12 weeks after ostomy surgery. *Journal Wound Ostomy Continence Nursing*. 2002 ; 29(2):103-108.

12 PRICE, B. Assessing altered body image. *Journal Psychiatric Mental Health Nursing*. 1995 ; 2:169-175.

13 BRUYNINX, L. L'image corporelle blessée d'un patient porteur d'une stomie. *Louvain Médical*. 2006 ; 125, 10. pp. S 459-S461.

14 TOURETTE-TURGIS, C. *La rétinite à CMV - Guide de counseling*. Paris : Comment Dire. 1996.

15 POTIER, M. *Dictionnaire encyclopédique des soins infirmiers : Dictionnaire à l'usage des étudiants et professionnels infirmiers*. Reuil-Malmaison : Lamarre. 2002.

16 KÜNKI, D. *Accompagner la vie, accompagner la souffrance : une analyse en milieu hospitalier*. France : l'Harmattan. 2007.

17 FOUGEYROLLAS, P., CLOUTIER, R. et al. *Classification québécoise. Processus de production du handicap*, Québec, Réseau international sur le Processus de production du handicap, 1998.

18 Ordre des Avocats du Barreau des Hauts-de-Seine. Droit des personnes et des incapacités [en ligne]. MàJ 2015. Disponible à l'adresse : http://www.barreau92.com

19 CNRTL

20 Cité par KOPP, N. L'homme et la personne définis à travers la biologie. *Éthique et Santé*. Vol. 2. N°4. Novembre 2005. pp. 207-214.

21 Article rédigé par Michel NADOT, à partir de l'ouvrage : La discipline infirmière, les trois temps du savoir. Londres : ISTE Editions Ltd.

22 DUBY, G. (1988). *Seigneurs et paysans. Hommes et structures du Moyen-âge*. Paris : Flammarion. 142 p.

23 NADOT, M. (2014, décembre). L'enseignement des sciences infirmières : une discipline inaudible à géométrie variable. *Recherche en soins infirmiers*. 119. pp. 75-84.

24 MAGNON, R. SERAIN, P. Eutrop : Figures marquantes de l'histoire des soins infirmiers. *La revue de l'infirmière*. N°136. Décembre 2007.

25 Glossaire provisoire n°2. *Guide du service infirmier*. Direction des journaux officiels (circulaire DH/SPE/90/N°408 du 2 octobre 1990, relative à la publication du guide de service infirmier), par le Ministère des affaires sociales et de la solidarité.

26 OREM, D. Trad. GOSSELIN, D. *Soins infirmiers : Les concepts et la pratique*. Paris : Maloine. 1987.

27 DEBOUT, C. Repenser l'identité soignante. Dossier : Les théories de soins infirmiers ½. *Soins*. N°724. Avril 2008. P. 27.

28 FAWCETT, J. *Analysis and evaluation of nursing theories*. USA : F.A. Davis Company. 1993.

29 DUBOIS FRESNEY, C. et PERRIN, G. *Le métier d'infirmière en France*. Paris : PUF. 1996.

30 PEPLAU, H. I*nterpersonnal Relations in Nursing : A conceptual Fame Of Reference fot Psychodynamic Nursing*. USA : Macmillan Education Ltd. 1988. Trd. De l'anglais par Anne Pietrasik. *Relations interpersonnelles en soins infirmiers* : France : InterÉditions. 1995.

31 BAL-CRAQUIN, M-T. *Comment et pourquoi initier une démarche éducative ?* [en ligne]. Conférence aux élèves infirmières de Bar-Le-Duc. Directrice de l'Université Libre Européenne en Sciences Infirmières. Paris. 2003. MàJ 2015. Disponible : http://www.infiressources.ca/fer/depotdocuments/La_demarche_educative.pdf

32 DISS, M-C. Compétences infirmières : des métiers en devenir. *L'infirmière Magazine*. N°293, 15 janvier 2012.

33 VENCHIARUTTI, L. et SOUDAN, C. De la clinique infirmière à l'infirmière clinicienne. *La revue de l'infirmière*. Vol. 57. N°145. Novembre 2008. pp. 38-39.

34 *IN* Millet, L. La clinique, histoire, théorie, pratique, *Recherche en soins infirmiers* 1993.

35 Article co écrit avec Carine SANCHES. Doctorante en sciences de l'éducation.

36 Article rédigé par Anne PERRAUT-SOLIVÈRES.

37 BODON-BRUZE, Magali. Historique et évolution de l'organisation des soins en milieu carcéral. *La revue de l'infirmière*. Vol. 62, n°189, mars 2013. pp. 16-19.

38 Article rédigé par Florence AMBROSINO.

39 BRYANT-LYKOSIUS, D. Synthèse de politique du CII: la pratique avancée infirmière une composante essentielle des ressources humaines nationales pour la santé. 2016.

40 INTERNATIONAL COUNCIL OF NURSES et SCHOBER, Madrean et al. . GUIDELINES ON ADVANCED PRACTICE NURSING. 2020. Disponible : https://www.icn.ch/system/files/documents/2020-04/ICN_APN%20Report_EN_WEB.pdf

41 Association des infirmières et infirmiers au Canada. Les soins infirmeirs en pratique avancée. Un cadre pancanadien. Ottawa: AIIC. 2019. Disponible : https://www.cna-aiic.ca/-/media/cna/page-content/pdf-fr/advanced-practice-nursing-framework-fr.pdf?la=fr&hash=FD36C9E8E0BA7B4D489B41DFC4FA8A100EF3CDED

42 MAGNON, R. *Les infirmières : identité, spécificité et soins infirmiers*. Issy-les-Moulineaux : Masson. 2006.

43 COLLIÈRE, M.F. *Promouvoir la vie : De la pratique des femmes soignantes aux soins infirmiers.* Issy-les-Moulineaux : Masson. 1982.

44 DISS, M-C. Compétences infirmières. : des métiers en devenir (Dossier pratiques avancée). *L'infirmière Magazine.* N°293. Janvier 2012. pp. 12-14.

45 DELANNOY, C. et MAIRLOT, A-F. Infirmière en pratique avancée, une fonction à développer en Europe. *Soins Cadres.* Vol. 15. N°58. 05/2006. pp. 65-68.

46 Textes et chronologie des textes de l'infirmière scolaire : Décret du 16 février 1993 relatif aux règles professionnelles des infirmiers(ère)s. Décret du 11 février 2002 relatif aux actes professionnels et à l'exercice de la profession d'infirmier (art. R. 4311-1 et s. du code de la Santé publique). Dispositions réglementaires des parties IV et V du code de la santé : Annexe au décret 2004-802 du 29 juillet 2004. La qualité d'infirmière de l'éducation nationale : circulaire n°2001-014 du 12-1-2001.

47 Le Répertoire des métiers de la fonction Publique Hospitalière. *Code du métier.* Disponible sur le site gouvernemental : http://www.metiers-fonctionpubliquehospitaliere.sante.gouv.fr/

48 CII (Conseil International des Infirmières) [en ligne]. 2015. Disponible : http://www.icn.ch/fr/about-icn/icn-definition-of-nursing/

49 PEPLAU, H. *Interpersonnal Relations in Nursing : A conceptual Fame Of Reference fot Psychodynamic Nursing.* USA : Macmillan Education Ltd. 1988). Trd. De l'anglais par Anne Pietrasik. *Relations interpersonnelles en soins infirmiers :* France : InterÉditions. 1995.

50 Centre National de Ressources Textuelles et Lexicales, CNRTL [en ligne]. 2015. Disponible : http://www.cnrtl.fr

51 Article rédigé par André TRICOT, pour le dictionnaire des concepts en sciences infirmières.

52 Accès aux informations concernant la santé d'une personne - Modalités pratiques et accompagnement. Nouvelle version modifiée des recommandations de l'Anaes de février 2004) [en ligne]. Disponible à cette adresse : https://www.has-sante.fr/jcms/c_272508/fr/acces-aux-informations-concernant-la-sante-d-une-personne-modalites-pratiques-et-accompagnement05-nouvelle-version-modifiee-des-recommandations-de-l-anaes-de-fevrier-2004

53 REGNAUX, J-P., ROSTAGNO, S. et al. L'enseignement de l'Evidence-Based Practice dans la formation paramédicale en France. *Soins.* Vol. 57. N°771. Décembre 2012. pp. 34-36.

54 ROUET, J.F. et TRICOT, A. *Chercher de l'information dans un hypertexte : vers un modèle des processus cognitifs.* Disponible à l'adresse : http://andre.tricot.pagesperso-orange.fr/RouetTricot_hypermedias.pdf

55 Bulletin Officiel. Ministère de l'éducation nationale (boen). 26 févr. 1981, n°8.

56 HENNEZEL (de), Marie. *Le souci de l'autre.* Paris : Robert Laffont. 2004.

57 GILBERT, P. et PIGANIOL-JACQUET, C. *Informatiser la gestion Application aux ressources humaines.* Cité par BELLENGER, L. et PIGALLET, P. (sous la dir.). *Dictionnaire de la formation et du développement personnel.* Paris : ESF éditeur.

58 LIMBOS, E. Le management et les changements sociaux dans l'entreprise. Cité par BELLENGER, L. et PIGALLET, P. (sous la dir.). *Dictionnaire de la formation et du développement personnel.* Paris : ESF éditeur.

59 PEPLAU, H. *Interpersonnal Relations in Nursing : A conceptual Fame Of Reference fot Psychodynamic Nursing.* USA : Macmillan Education Ltd. 1988). Trd. De l'anglais par Anne Pietrasik. *Relations interpersonnelles en soins infirmiers* : France : InterÉditions. 1995.

60 MUCCHIELLI, R. *Le travail en équipe*. France : Les Éditions ESF. 1980.

61 MIALARET, G. *Vocabulaire de l'éducation : Éducation et sciences de l'éducation*. Paris : PUF. 1979.

62 TISON, B. Soins et cultures : Formation des soignants à l'approche interculturelle. Opus. Cit.

63 MEUNIER. O. (coord.). Les dossiers de la veille. Approches interculturelles en éducation. Étude comparative internationale. Institut national de recherche pédagogique. Septembre 2007.

64 DORTIER, J-F. *Le dictionnaire des sciences humaines*. France : Éditions Sciences Humaines. 2004.

65 Citée par MARCHAL, Arlette et PSIUK, Thérèse. *La démarche clinique de l'infirmière*. Aris : Seli Arslan. 2010.

66 *Ibid.*

67 CARPENITO, L-J. *Diagnostics infirmiers. Applications cliniques*. France : Interéditions. 5e éd. 1995.

68 FOUGEYROLLAS, P. et CLOUTIER, R. et al. *Processus de production du handicap*, Québec, Réseau international sur le Processus de production du handicap, 1998. p. 82.

69 CASTRO, L. *Le respect du droit à l'inimité des patients : Un défi pour l'infirmière générale*. [Pdf]. Mémoire. Rennes : École Nationale de Santé Publique. 1999. 70 p. Disponible à partir de la base de données en santé publique (BDSP) : http://fulltext.bdsp.ehesp.fr/Ensp/Memoires/1999/ig/castro.pdf

70 CNRTL [en ligne]. 2015. Disponible : http://www.cnrtl.fr

71 KEROUAC, S., PEPIN, J. et al. *La pensée infirmière*. 3e éd. Canada : Chenelière Éducation. 2010.

72 GARDEIL, H.-D. *Les Étapes de la philos. idéaliste*. Paris : Vrin. 1935. *IN* CNRTL.

73 Groupes des documentalistes des écoles paramédicales Île de France [en ligne]. 2014. Disponible à l'adresse : http://sidoc.fr/sites/default/files/recommandationspratiquesDoc.pdf

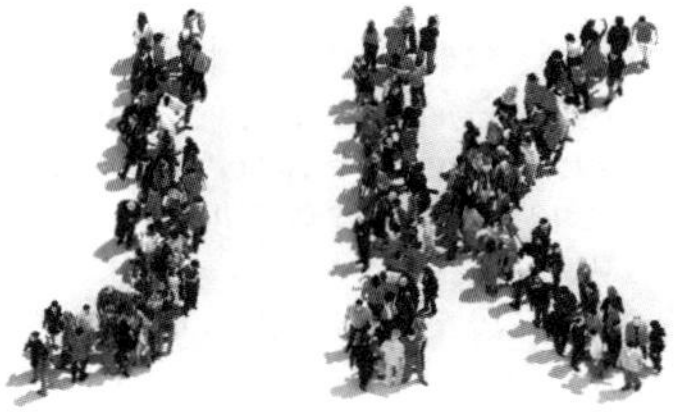

J

JE

Pronom personnel et n.m. Trad. Angl. I. Domaine Sciences du langage, sciences humaines.

Voir aussi : IDENTITÉ, MOI, PERSONNALITÉ, RELATIONS INTERPERSONNELLES, Y

En latin *ego*, « *je* » est une forme atone du pronom personnel, sujet du verbe à la première personne du singulier, désignant le locuteur, la personne qui parle, sans distinction de sexe : Je mange. J'aime. Que dis-je ? Qu'ai-je fait ? (Larousse[1]*)*. « *Je* » représente la personne, l'individu et désigne généralement la représentation et la conscience que l'on a de soi-même dans le discours, dans un dialogue. Dans une communication écrite, il peut avoir une valeur générique (je dis « je », parce qu'effectivement l'énoncé s'applique à moi, mais il s'appliquerait aussi bien à n'importe qui[2]). Pour Henri Piéron[3] (1973), « l'emploi du « je » dans le langage, vers deux ans et demi, marque un stade important dans le développement de l'enfant, celui de la formation psychologique de la personnalité ». Je renvoie à la notion d'identité et, d'après Karine Abikhhzer[4], à l'identité pour autrui avec des « relations d'identification, de différenciation et d'opposition aux autres. Elle est l'élément le plus présent dans le processus de construction identitaire. Jean-Claude Kaufmann, sociologue et directeur de recherche au Centre national de la recherche scientifique (CNRS) reprend les mots d'Arthur Rimbaud *Je est un autre*[5] et précise que « notre identité est extraordinairement multiple et changeante ». Autrefois, l'homme était défini par un travail stable et sa place dans la famille, ce qui lui conférait un rôle dans la société. Aujourd'hui, *il doit s'inventer lui-même*, vit différentes choses et donc expérimente différentes identités. Pour J-C. Kaufmann[6], le fait de « vouloir modifier le cours de sa vie n'est pas anormal, mais une façon de rêver et de s'affirmer comme un sujet acteur de son existence ».

Cit. *« Je suis comme je suis Je suis faite comme ça Quand j'ai envie de rire Oui je ris aux éclats J'aime celui qui m'aime Est-ce ma faute à moi Si ce n'est pas le même Que j'aime chaque fois Je suis comme je suis Je suis faite comme ça...*[7] ».

Pour aller plus loin : CLEMENT HRYNIEWICZ, N. « Car 'Je' est un autre ». Altérations du corps et identité. *Journal des psychologues.* N°381. 2020/10. pp. 50-54.

K

KANGOUROU (MÉTHODE)

Nom m. Trad. Anlg. Kangaroo mother care. Domaine des sciences humaines, sciences infirmières.

Voir aussi : ATTACHEMENT, AUXILIAIRE DE PUÉRICULTURE, DÉVELOPPEMENT DE L'ENFANT

La méthode dite « mère kangourou » consiste à porter un enfant prématuré sur le ventre en contact peau contre peau. Cette méthode contribue à la bonne santé et au bien-être des prématurés et des nourrissons nés à terme. D'après l'article d'Emmanuelle Bouloumié[1], la méthode kangourou s'inscrit dans « l'amélioration de l'accueil du bébé et de ses parents lors de la naissance. Elle relate des résultats d'études liés aux connaissances scientifiques sur la physiologie de la naissance mettant en évidence le fait que le contact immédiat, peau à peau, du nouveau-né avec sa mère facilite son adaptation aux conditions de vie extra-utérine et favorise la mise en place de l'allaitement. Dans ce contexte, la mise en place de la pratique du portage peau à peau en postpartum comprend deux étapes :

- la rédaction d'un protocole soumis à l'autorisation administrative ;
- l'information écrite et orale de tous les intervenants : médecins, sages-femmes, auxiliaires de puériculture, puéricultrices, infirmières, aides-soignantes (OMS[2]).

Pour aller plus loin : GIRARD, L. Les grandes vertus du soin kangourou. *Soins infirmiers : Krankenpflege.* N°7-8. 2020-07-01. pp. 68-71

Bibliographie J K

J

1 Dictionnaire Larousse [en ligne]. 2015. Disponible à cette adresse : http://www.larousse.fr/dictionnaires

2 Centre National de Ressources Textuelles et Lexicales, CNRTL [en ligne]. 2015. Disponible à cette adresse : http://www.cnrtl.fr

3 IN Grand Dictionnaire Terminologique de l'Office Québécois de la langue française (GDT) [en ligne]. MàJ. 2015 [en ligne]. Disponible : http://www.granddictionnaire.com

4 ABIKHZER, Karine. La quête d'une nouvelle identité des professionnels de santé. *Soins Cadres*. Vol. 22, n°85, février 2013. pp. 49.

5 RIMBAUD A. Dans une lettre à Paul Demeny, 15 mai 1871.

6 KAUFMANN, J.C. *L'invention de soi, une théorie de l'identité.* Paris : Armand Colin. 2008.

7 PRÉVERT, *Paroles*, 1946.

K

1 BOULOUMIE, Emmanuelle. Les bienfaits du contact peau à peau pendant le séjour en maternité. *Soins Pédiatrie/Puériculture*. Vol. 29, n°245, décembre 2008. pp. 36-38.

2 Méthode Kangourou : Guide pratique. Genève : OMS. 2003. Disponible à l'adresse : http://www.who.int/maternal_child_adolescent/documents/9241590351/en/

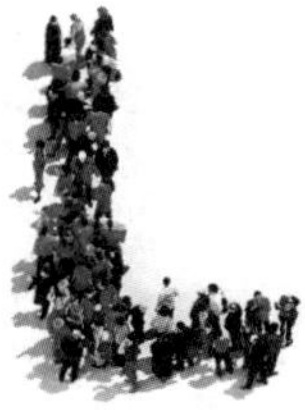

LAÏQUE

adj. Trad. Angl. Secular. Domaine Sciences humaines.

Voir aussi : CONSTRUCTIVISME, HÔPITAL, RELIGION, SPIRITUALITÉ, SECTE

Pour Albert Jacquard[1], la laïcité est l'acceptation de toutes les opinions et de tous les comportements qui savent respecter l'autre ». La laïcité est un ensemble de règles juridiques relatives au fonctionnement de l'État et des services publics. Les valeurs universelles de l'éthique laïque sont la liberté de pensée, l'indépendance de l'esprit, le respect de la différence... Pour le Mouvement Europe et laïcité[2], « le domaine religieux est une affaire privée ».

> ***Cit.*** *« Au moyen âge, on disait lai. Il y avait dans les couvents des frères lais, des soeurs laies : c'étaient des personnes qui, vivant dans l'enceinte d'une communauté monastique sans avoir prononcé de voeux, y remplissaient des offices de domesticité. La forme laïque est moderne[3] ».*

> **Pour aller plus loin :** RAYNAUD, P. *La laïcité : histoire d'une singularité française*. Paris : Gallimard. 2019.

➥ LAÏCITÉ

Pour Ellen Hervé[4] et selon l'article 1er de la constitution du 4 octobre 1958[5], « la France est une République Indivisible, laïque, démocratique et sociale. Elle assure l'égalité devant la loi de tous les citoyens sans distinction d'origine, de race ou de religion, elle respecte toutes les croyances ». Ainsi la laïcité est annoncée comme l'une des valeurs fondatrices de la république. Trois principes et valeurs fondent la laïcité : la liberté de conscience et de manifester des convictions personnelles dans les limites du respect de l'ordre public, la séparation des institutions publiques et religieuses, et l'égalité entre tous devant la loi quelles indépendamment de leurs croyances et convictions. La laïcité garantit un droit identique à la liberté d'expression de convictions individuelles aux croyants et aux non-croyants, elle assure aussi bien le droit d'avoir ou pas de religion, de pouvoir en changer ou de cesser d'en avoir. Elle permet le libre exercice des cultes et la liberté de religion, mais aussi l'absence de contrainte au respect de dogmes ou prescriptions religieuses. La laïcité implique la séparation de l'État et des organisations religieuses. État qui ne reconnaît et ne salarie aucun culte, ne régit pas le fonctionnement interne des organisations religieuses. Ceci implique une neutralité de l'État, des collectivités territoriales et des services publics, mais non de ses usagers. Ainsi, la République Française laïque assure l'égalité des citoyens face à l'administration et au service public, indépendamment de leurs convictions ou croyances. La laïcité n'est pas une opinion mais la liberté d'en avoir une et le principe qui les autorise toutes, sous réserve du respect de l'ordre public. Les principes de neutralité et de laïcité du service public sont applicables à l'ensemble des services publics y compris lorsque ceux-ci sont assurés par des organismes de droit privé. Ainsi, les salariés de ces derniers, même s'ils relèvent du droit privé, sont soumis au respect de ces principes résultant du fait qu'ils participent à une mission de service public. Ils doivent à ce titre s'abstenir de manifester notamment leurs croyances religieuses, spirituelles ou politiques par des signes extérieurs, en particulier vestimentaires. Ceci est donc applicable aux établissements de santé publics et privés qui sont tenus d'afficher les principes de laïcité de la circulaire du 2 février 2005 relative à la laïcité dans les établissements de santé[6] renforcée par la circulaire du 15 mars 2017 relative au respect du principe de laïcité dans la fonction publique. Mais les principes de laïcité mettent les soignants dans des situations parfois complexes à gérer, car l'hôpital représente un concentré de la société où les pratiques religieuses de l'espace privé on gagné l'espace collectif.

Il est parfois délicat de concilier à la fois le respect de la liberté du culte et une bonne gestion et administration des soins dans le respect des droits de chacun. Les professionnels de santé, en particulier les infirmiers et médecins peuvent être confrontés à des refus de soins dans différents contextes comme : L'examiné physique par infirmier ou médecin de sexe différent, le refus d'appeler le personnel du service avec la sonnette électrique le samedi pour des raisons religieuses, le refus de se vêtir des vêtements de l'établissement non pour des raisons religieuses au motif d'une pudeur prescrite par un dogme. Dans de nombreux cas, et il n'est pas toujours évident pour les professionnels de santé de se positionner notamment quand les patients leur opposent la charte qui prône un respect des croyances et pratiques de cultes. Il devient alors nécessaire de leur expliquer que ce respect de leurs convictions est contraint par l'organisation des soins et l'ordre public à l'Hôpital. Aussi, les étudiants, notamment dans le domaine des professions de santé, conservent durant leur formation universitaire théorique la possibilité de porter des signes religieux car ils sont à cet instant uniquement des étudiants de l'enseignement supérieur, ou dans des établissements de formation assimilés. Cependant, notamment lorsqu'ils sont en stage ou en formation professionnelle au sein d'un établissement public de santé, ils sont soumis à l'obligation de neutralité car ils exercent alors des fonctions médicales ou paramédicales et sont à ce titre assimilés à des agents du service public, cette disposition s'adapte dans les établissements de soins privés. À ce titre, pour les Instituts de Formation en soins infirmiers, l'arrêté du 17 avril 2018 relatif aux conditions de fonctionnement des instituts de formation paramédicaux, renforce le respect du principe de laïcité à l'égard des étudiants en soins infirmiers en supprimant l'interdiction de port de signes ostentatoires de croyances ou convictions religieuses, mais le principe de neutralité est maintenu, ainsi que l'obligation d'un comportement respectueux de l'ordre public et une tenue vestimentaire adaptée aux enseignements.

Pour aller plus loin : Observatoire de la laïcité. MàJ 2018. Disponible sur le site Gouvernement.fr : https://www.gouvernement.fr/observatoire-de-la-laicite

LÉGISLATION

n.f. Trad. Angl. Législation. Domaine Sciences juridiques.

Voir aussi : ÉTHIQUE, RESPONSABILITÉ, RELATION DE CONFIANCE, RESPECT ET DROIT DU PATIENT

Ensemble des lois régissant tel ou tel domaine, qui s'exprime dans un pays, une communauté (internationale...) pour fonder des règles sociales ayant pour valeur de limiter les excès, anticiper et protéger les individus et leur environnement. Dans le cadre d'une hospitalisation et pour Germain Decroix[7], la rupture de la relation de confiance peut conduire au recours à la législation peut favoriser à une. En effet, « la confiance du patient à l'égard du soignant peut évoluer tout au long de la relation thérapeutique et parfois finalement disparaître à l'occasion d'une simple incompréhension ou du fait d'un accident médical. Le contrat de soins, au départ à durée indéterminée, peut être rompu à tout moment par le patient (le plus fréquemment) ou par le soignant. Alors que la rupture par le patient n'est pas soumise à condition (sauf parfois à être formalisée par une attestation de refus de soins), la rupture par le soignant est plus encadrée ». L'article R. 4127-47 du Code de la santé publique[8] : « Quelles que soient les circonstances, la continuité des soins aux malades doit être assurée. Hors le cas d'urgence et celui où il manquerait à ses devoirs d'humanité, un médecin a le droit de refuser ses soins pour des raisons professionnelles ou personnelles. S'il se dégage de sa mission, il doit alors en avertir le patient et transmettre au médecin désigné par celui-ci les informations utiles à la poursuite des soins » permet au médecin « de se dégager de sa mission, mais sous la condition d'éviter tout dommage au patient. Cette rupture « pour raisons professionnelles ou personnelles » peut être recommandée, notamment en cas de non-observance fréquente des prescriptions et conseils du médecin qui annihile le bénéfice thérapeutique, ou quand la relation devient malsaine, comme après un transfert dans la prise en charge psychiatrique. La jurisprudence a même retenu la responsabilité de médecins n'ayant pas rompu assez tôt avec leur patient. Ils avaient alors commis des fautes professionnelles, induites ou favorisées par l'inobservance du patient ».

Pour aller plus loin : MEL, E. Refus de soins et responsabilité. *Revue de l'infirmière*. N°258. 2020/02. pp. 25-26.

LIBERTÉ

n.f. Trad. Angl. Freedom. Domaine Sciences humaines.

Voir aussi : CONSENTEMENT, INFORMATION AUPRÈS DES PERSONNES SOIGNÉES

Selon le *Petit Larousse illustré 1905*[9], il s'agit du « pouvoir d'agir ou de ne pas agir, de choisir. Le devoir suppose la liberté. L'indépendance engage sa liberté, c'est une liberté naturelle, droit que l'homme possède par nature d'agir sans contrainte extérieure ». Pour Paul Ricœur[10], il peut y avoir plusieurs approches de la *liberté*, par exemple, celle du langage ordinaire où « *libre* est un adjectif qui caractérise certaines actions humaines présentant des traits remarquables : ce sont des actions intentionnelles ou faites dans une certaine intention ; on les explique par des motifs, en donnant à ce mot le sens de « raison d'agir » plutôt que celui de « cause » ; on les assigne à un agent responsable... Dire qu'une action est « libre », c'est donc prescrire de la placer dans la catégorie des actions qui présentent ces traits remarquables et, du même coup, exclure qu'on la place dans la catégorie des actions présentant des traits contraires, par exemple qu'elles soient faites par contrainte [...]. Il existe également une réflexion morale et politique où la liberté n'est « plus seulement un caractère qui distingue certaines actions d'autres actions connues pour non libres : le mot désigne une tâche, une exigence, une valeur, bref quelque chose qui doit être et qui n'est pas encore ; réfléchir sur la liberté, c'est réfléchir sur les conditions de sa réalisation dans la vie humaine, dans l'histoire, au plan des institutions. C'est dans une autre sorte de discours philosophique que la question de la valeur de liberté peut être articulée ; ce discours ne consiste plus à décrire la classe des actions tenues pour libres par le langage ordinaire ; il prescrit le chemin même de la libération [...].

Pour aller plus loin : OBERDORFF, H. et ROBERT, J. *Libertés fondamentales et droits de l'homme. Textes français et internationaux*. Paris : LGDJ. 2014.

➥ LIBRE-ARBITRE

Voir aussi : AUTONOMIE, ÉTHIQUE, CONSENTEMENT, CONSCIENCE, INCAPACITÉ

Exercer sa capacité de juger d'une information, d'effectuer des choix au regard de ses valeurs, de ses croyances (autodétermination). Faculté d'agir en fonction de son indépendance. Exercer son libre-arbirtre est une compétence qui se développe dès les premiers apprentissages scolaires. Dans un contexte soignant, cette faculté relève de l'éthique qui conduit à respecter le consentement éclairé du patient et relève de la capacité de discernement lors des soins (psychiatrie, gérontologie, pédiatrie...). La question du libre-arbitre comporte des limites (morales, corporelles, relationnelles...). Pour Karine Bréhaux[11], Le consentement « possède une valeur morale intrinsèque : lorsque je demande à quelqu'un son consentement, je le considère comme une personne et non comme un instrument[12]. Dans une société libérale, le consentement est une base minimale du respect d'autrui et d'un corps de valeurs clairement identifiées. Le consentement aux actes médicaux est fondé sur un raisonnement similaire. En tant que sujet de droit, nul ne peut m'imposer certains actes sur mon corps sans mon consentement ».

Pour aller plus loin : MONELLO HOUSSIN, S. Respecter le refus de l'enfant. *Métiers de la petite enfance*. N°257. 2018/05. pp. 30-33.

LITTÉRATIE

Voir aussi : CONNAISSANCES, COMPÉTENCES, CONSENTEMENT

De l'anglais *littéracy*[13], c'est une « aptitude à comprendre et à utiliser l'information écrite dans la vie courante, à la maison, au travail et dans la collectivité en vue d'atteindre des buts personnels et d'étendre ses connaissances et ses capacités. À cette capacité informationnelle est liée la faculté de rechercher, de reconnaître une information, de saisir ses points principaux et d'en comprendre le sens global (OCDE[14]).
Ceci suppose la capacité de comprendre des textes écrits et de les utiliser à bon escient, de même que la capacité d'exprimer sa pensée ou de développer un mode de fonctionnement où l'écriture doit être

utilisée ». Pour la santé, la littéracie, d'après, l'Association canadienne de santé publique[15], c'est la « capacité de trouver de l'information sur la santé, de la comprendre et d'en prendre acte ». Selon Horton[16], la *littéracie* regroupe également l'initiation à l'informatique où des connaissances et des compétences sont nécessaires pour comprendre les technologies de l'information et de la communication (TIC), y compris le matériel, le logiciel, les systèmes, les réseaux (les deux réseaux locaux et Internet), et tous les autres composants de systèmes informatiques et de télécommunications. Puis, l'éducation aux médias où les connaissances et les compétences sont nécessaires pour comprendre tous les supports et les formats (dans lesquels les données, informations et connaissances sont créées, stockées, transmises), à savoir, les journaux imprimés et des revues, magazines, radio, émissions de télévision, câble, CD-ROM...

Pour aller plus loin : Portail national de la prévention et de la lutte contre l'illettrisme [en ligne]. MàJ 2015. Disponible : http://www.anlci.gouv.fr/

LOGICIEL

adj. Trad. Angl. Software. Domaine Informatique.

Voir aussi : DOSSIER INFORMATISÉ DU PATIENT, TRANSMISSIONS

Le logiciel reflète l'ensemble des programmes, procédés et règles, et éventuellement de la documentation, relatifs au fonctionnement d'un ensemble de traitement de données (JO[17]).

Pour aller plus loin : GROSSIN, Bruno. Étude prospective sur le système d'information des infirmiers libéraux. *La revue de l'infirmière*. Vol. 62, n°196, décembre 2013. pp. 35-37.

➥ INTEROPÉRABILITÉ

Voir aussi : LOGICIEL

Capacité de systèmes, unités, matériels à échanger ensemble de façon compréhensible. Il convient de vérifier les formats d'échanges, les protocoles, les types de langages (exemple : plateforme pédagogique ayant la capacité de recevoir des documents au format des utilisateurs) sur le réseau Internet pour communiquer, réaliser des objectifs pédagogiques, télécharger...

Pour aller plus loin : DUGÈNE, Caroline. L'Agence des systèmes d'information partagés de santé. *Soins Cadres*. Vol. 21. N°81S. février 2012. pp. 27-28.

Bibliographie L

1 JACQUARD, A. *Petite philosophie à l'usage des non philosophes.* Paris : Calman-Levy. 1997.

2 Centre d'Action Européenne Démocratique et Laïque. Extraits des statuts du Mouvement Europe et Laïcité. [Html]. 2007. Disponible : http://www.europe-et-laicite.org/spip.php?article69

3 BUISSON, F. *Nouveau dictionnaire de pédagogie* (1911). Lyon : Institut français de l'Education [en ligne]. Mise à jour 2015. Disponible : http://www.inrp.fr/edition-electronique/lodel/dictionnaire-ferdinand-buisson/

4 Rédactrice de l'article : Hervé, Ellen. Directrice des soins, AP-HP.

5 Article 1er de la constitution du 4 octobre 1958. Disponible sur le site Légifrance : https://www.legifrance.gouv.fr

6 Direction de l'hospitalisation et de l'organisation des soins. Circulaire DHOS/G no 2005-57 du 2 février 2005 relative à la laïcitédans les établissements de santé. Disponible sur le site du Ministère de la santé : http://solidarites-sante.gouv.fr/fichiers/bo/2005/05-02/a0020035.html

7 DECROIX, G. Confiance et conflits dans les soins, éléments juridiques. *Soins*. Vol. 58. N°779. Octobre 2013. pp. 45-47.

8 l'article R. 4127-47 du Code de la santé publique [en ligne]. Légifrance. Disponible à cette adresse : http://www.legifrance.gouv.fr/

9 Petit Larousse illustré, 1905 [en ligne]. MANUELIAN, Hélène. (Webmaster). Dictionnaire édité par le laboratoire Lexiques, Dictionnaires, Informatique (LDI). Cergy-pontoise. 2009. Disponible : http://dictionnaire1905.u-cergy.fr/

10 RICŒUR, P. Liberté, Encyclopædia Universalis [en ligne]. 2015. Disponible : http://www.universalis.fr/encyclopedie/liberte/

11 BRÉHAUX, K. Libre-arbitre et consentement du patient lors des soins. *Soins*. Vol. 61, n°808. Septembre 2016. Pages 21-24.

12 KANT, E. *Critique de la raison pratique* (1788). Collection Folio Essais. Paris : Gallimard. 1989.

13 RISPAIL, M. Littéracie : une notion entre didactique et sociolinguistique – Enjeux sociaux et scientifiques. [Pdf]. N°1/2011. Forumlecture (plate-forme internet sur la littératie, éditée par l'association Forum suisse sur la lecture). Disponible : http://www.leseforum.ch/myUploadData/files/2011_1_Rispail.pdf

14 Rapport publié le 14 juin 2000 : La littératie à l'ère de l'information. OCDE (Organisation de Coopération et de Développement économiques). *La littératie* à l'ère de l'information. Rapport final de l'enquête internationale sur la littératie des adultes. 2000. [Pdf]. MàJ 2015. Disponile : http://www.oecd.org/ dataoecd/24/62/39438013.pdf

15 Association canadienne de santé publique : Portail de la littéracie en santé [en ligne]. MàJ 2015. Disponible : http://www.cpha.ca/fr/portals/h-l.aspx

16 FORETWOODY HORTON, Jr. (états-Unis), expert en gestion de l'information, a contribué à la rédaction d'articles relatifs à l'alphabétisation de l'information et l'apprentissage continu HORTONF., Jr., communication personnelle, Décembre, 2004, cité dans le guide de l'Ifla (International Federation of Library Associations) LAU, J. Guidelines on information literacy for life long learning. [Pdf]. 2006.

17 Journal officiel *J.O.*, Vocab. de l'information. 17 janv. 1982.

L

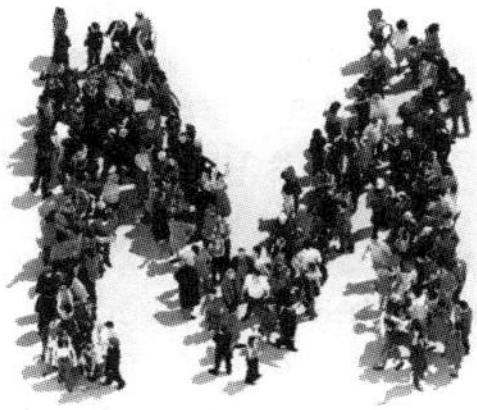

MALADE

adj. Syn. Souffrant. n. Trad. Angl. The person receiving care. Domaine Sciences humaines.

Voir aussi : AUTO-SOIN, CLIENT, GUÉRISON, PERSONNE SOIGNÉE, PRÉVENTION, SOINS INTEGRÉS

Personne dont la santé est altérée, provisoirement ou non, qui nécessite une aide compétente pour l'accompagner à s'adapter au changement de sa situation physique et/ou psychologique, afin de retrouver une certaine autonomie. Pour Virginia Henderson[1], c'est le malade qui contribue le plus à la formation de l'infirmière. Elle reprend les recommandations du médecin William Osler *« Ne tirez aucun enseignement sans prendre le patient pour livre, le meilleur enseignement est enseigné par le patient lui-même »*.

> **Pour aller plus loin :** DEREMBLE, J-P., QUARTARARO, A. et al. *Le statut du malade : XVIe-XXe siècles - Approches anthropologiques.* Paris : l'Harmattan. 1991.

➥ MALADIE

Voir aussi : RELATION SOIGNANT-SOIGNÉ, URGENCE, PERSONNE SOIGNÉE, SOINS INTENSIFS

Selon le *Littré*[2], il s'agit d'une altération à la santé. De nature féminine, les auteurs du Dictionnaire encyclopédique des soins infirmiers : *Dictionnaire à l'usage des étudiants et professionnels infirmiers*[3] précisent que « la maladie se manifeste par des signes subjectifs et objectifs qui permettent de l'identifier. Elle peut être définie par sa durée : brève (maladie aiguë) ou durable (maladie chronique) ; elle peut récidiver ou se compliquer et elle peut être désignée par son mode de prise en charge : maladie de longue durée ». Pour Walter Hesbeen[4], la maladie « quelle qu'elle soit, ne sera pas vécue de la même façon par chacun car elle s'inscrit dans une situation de vie unique. C'est que la maladie a beau être objectivée dans le corps que l'on a, elle ne touche en fin de compte, que le corps que l'on est ». Dans sa perspective globale, pour *Larouche*[5] « La maladie n'est pas, à proprement parler, une infection ou une déficience de l'organisme. C'est l'organisme tout entier qui est déséquilibré et affaibli. Le processus de guérison implique une remise en question de soi-même, de ses valeurs, de ses comportements, de ses relations avec les autres, de sa façon de vivre. Plus la maladie est grave, plus la remise en question devra être profonde et radicale. Considérée dans cette perspective, la maladie est une occasion de s'interroger sur le sens et l'orientation de sa vie. Selon plusieurs thérapeutes, c'est en établissant des relations harmonieuses avec l'univers physique, avec l'environnement social, et enfin, avec le monde spirituel que la guérison véritable devient possible ».

Pour aller plus loin : SERVAN-SCHREIBER, D. *Notre corps aime la vérité, Chroniques 1999-2011.* Paris : Pocket. 2014.

MALADIE CHRONIQUE → VOIR HANDICAP

MALADIE INVALIDANTE → VOIR HANDICAP

MALADIE MENTALE → VOIR SANTÉ MENTALE

MALHEUR

n.m. Trad. Angl. misfortune. unhappiness. Domaine Sciences Humaines.

Voir aussi : BIENTRAITANCE, BONHEUR, DEUIL, DOULEUR, MALADIE

Circonstance plus ou moins dramatique causée soit par un ou des individus, soit par un fait externe (environnemental, politique...). Le malheur peut être d'ordre social, psychologique, physique... Il peut provoquer un état déprimant, dépressif, désespéré, de façon durable, ponctuel, répété, chronique... Le malheur peut blesser, traumatiser à tout jamais et nécessite souvent un accompagnement relationnel. La souffrance caractérise le malheur. Pour Paul Ricœur[6] le terme souffrance est lié aux « affects ouverts sur la réflexivité, le langage, le rapport à soi, le rapport à autrui, le rapport au sens, au questionnement ».

Cit. *« Il n'y a vraiment malheur que si l'événement qui a saisi une vie et l'a déracinée l'atteint directement ou indirectement dans toutes ses parties, sociale, psychologique, physique. Le facteur social est essentiel. Il n'y a pas vraiment malheur là où il n'y a pas sous une forme quelconque déchéance sociale ou appréhension d'une telle déchéance*[7]*».*

Pour aller plus loin : PAUGAM, S., DAMON, J. et al. Pauvreté et vulnérabilité sociale. *Cahiers français*. N°390. 2016/01-02. pp. 1-58

MALTRAITANCE

n.f. Trad. Angl. To abuses. Domaine Sciences Humaines.

Voir aussi : AGRESSION, BIENTRAITANCE, DÉNI, MANIPULATION, SOINS RELATIONNELS

Le Conseil de l'Europe[8] a défini la maltraitance comme « une violence se caractérisant par « tout acte ou omission commis par une personne, s'il porte atteinte à sa vie, à l'intégrité corporelle ou psychique ou à la liberté d'une autre personne ou compromet gravement le développement de sa personnalité et/ou nuit à sa sécurité financière ». Le Conseil a ensuite complété cette définition en 1992 par une typologie des actes de maltraitance :

- **violences physiques :** coups, brûlures, ligotage, soins brusques sans information ou préparation, non satisfaction des demandes pour des besoins physiologiques, violences sexuelles, meurtre dont euthanasie ;
- **violences psychiques ou morales :** langage irrespectueux ou dévalorisant, absence de considération, chantage, abus d'autorité, comportements d'infantilisation, non-respect de l'intimité, injonctions paradoxales ;
- **violences matérielles et financières :** vols, exigence de pourboires, escroqueries diverses, locaux inadaptés ;
- **violences médicales ou médicamenteuses :** manque de soins de base, absence d'informations sur les traitements ou les soins, abus de traitements sédatifs ou neuroleptiques, défaut de soins de rééducation, non prise en compte de la douleur ;
- **négligences actives :** toutes formes de sévices, abus, abandons, manquements pratiqués avec la conscience de nuire ;
- **négligences passives :** négligences relevant de l'ignorance, de l'inattention de l'entourage ;
- **privation ou violation de droits :** limitation de la liberté de la personne, privation de l'exercice des droits civiques, d'une pratique religieuse.

Cit. *« La violence est omniprésente dans la vie de bien des gens dans le monde, et elle nous concerne tous a` divers degrés. Beaucoup se protègent en verrouillant leurs portes et leurs fenêtres et en évitant les endroits dangereux. Pour d'autres, il n'y a pas de fuite possible. La menace de la violence est derrière ces portes, cachée aux regards extérieurs. Et le moindre aspect de la vie de ceux qui vivent au milieu de guerres et de conflits est imprégné de violence[9] ».*

M

Pour aller plus loin : CADIOU, L., ZOUAGHI, H. et al. *Le guide du secouriste face aux souffrances psychiques*. Noisy-le-grand : Setes Éditions. 2012.

➥ MALTRAITANCE EN INSTITUTION

Voir aussi : BIENTRAITANCE, LÉGISLATION, RESPONSABILITÉ, VULNÉRABILITÉ

Selon le *Dictionnaire infirmier de psychiatrie*[10], « la reconnaissance publique de l'existence d'actes de maltraitance envers les personnes handicapées ou âgées est récente. Les personnes handicapées, âgées doivent à leur dépendance et à leur fragilité d'être les victimes de maltraitance en institution (parfois aussi à leur domicile). Les auteurs sont le plus souvent des proches issus de l'entourage familial, soit des professionnels ».
Les violences peuvent être ici médicamenteuses, c'est-à-dire qu'il y a recours à « l'utilisation de neuroleptiques ou d'hypnotiques pour assurer la tranquillité des maisons de retraite[11] ».

Pour aller plus loin : RUAULT, G., DOUTRELIGNE, S. et al. Présentation de l'outil bientraitance. *La Revue de gériatrie*. Vol. 37. N°5. 05/2012. pp. 349-352.

MANIPULATION

n.f. Trad. Angl. Manipulation. Domaine Sciences de l'information et de la communication.

Voir aussi : AUTONOMIE, ÉTHIQUE, FORMATION, LIBERTÉ, RISQUE, SECTE

La manipulation est de nature psychologique, morale. Elle consiste en une manœuvre par laquelle un individu ou un groupe influence à son insu d'autres individus. Jugé péjoratif, le terme « manipulation » est naturellement associé au mensonge, au fait de « mal agir », « mal faire », et duper le monde tout en le séduisant. Les stratégies employée pour manipuler relèvent de techniques apprivoisées. Pour Dominique Friard[12], « les techniques manipulatoires s'appuient sur nos besoins fondamentaux : le besoin d'appartenance, qui implique une recherche de la conformité à tout prix ; besoin de cohérence, qui pousse à aller au bout de ce qui a été commencé, soumission naturelle à l'autorité, principe de réciprocité, recherche de la sécurité… ». Les manipulateurs sont motivés par le pouvoir qu'ils exercent. Sur les plus faibles, les moins armées. Ils harcèlent les victimes, sans se lasser. Manipuler revient à interagir de façon calculée pour jouer sur les affects d'autres personnes[13]. Déstabiliser, faire peur, faire baisser l'estime de soi, faire douter des compétences… voici quelques enjeux émotionnels et sociaux utilisés par des prédateurs experts en la matière. En effet, le manipulateur émotionnel est très compétent, il convient de ne pas le sous-estimer. Il compte sur le temps pour fatiguer sa proie. L'usure est sa vertu. Il se présentera sous son meilleur jour, aura une présence langagière franche et convaincante mais se comportera lâchement, sournoisement, contre sa victime préférée. Il lui en faut une. Il se livrera à une bataille sans scrupule pour rabaisser l'autre. C'est ainsi que le manipulateur professionnel puise sa force, dans les points faibles des autres. Le danger, c'est qu'il aura l'art de se faire passer pour la victime, niant toute action dénoncée. Nous sommes face à un pervers narcissique manipulateur, toxique. Pour Walter Hesbeen[14], plus la personne est affaiblie par sa situation, plus la relation que nous entretenons avec elle requiert qu'une attention plus grande lui soit portée, qu'une sensibilité encore plus juste lui soit exprimée, qu'une prévenance encore plus prégnante lui soit adressée, qu'une délicatesse encore plus marquée imprègne les manières d'être, de faire et de dire dans ce que nous mettons en œuvre pour l'aider à vivre ce qu'elle a à vivre. L'impact de la manipulation agit sur un individu, un groupe, mais aussi dans la chaîne humaine à laquelle est raccordée la souffrance.

Pour aller plus loin : OLANO, M. Pervers narcissiques : de purs manipulateurs ? Sciences Humaines. N°287. Décembre 2016. pp.32-33.

M

MASSAGE → VOIR TOUCHER-MASSAGE

MATERNAGE

n.m. Trad. Angl. Mothering. Domaine Sciences infirmières.

Voir aussi : BESOINS AFFECTIFS, BIENVEILLANCE, NURSING, PERSONNE ÂGÉE, SOINS INVISIBLES

Selon le Grand Dictionnaire de Terminologie[15], c'est le « fait d'aider une personne à accomplir une activité de la vie quotidienne relative aux soins personnels dans un climat protecteur et affectif qui évoque le comportement d'une mère à l'égard de son enfant. Il peut s'agir, par exemple, d'aider une personne âgée ou handicapée à se nourrir ou à maintenir son hygiène corporelle ». Pour l'IIDRIS[16], il s'agit d'un « ensemble de soins corporels donnés à une personne dans un climat protecteur et affectif qui évoque le comportement d'une mère à l'égard de son enfant ». Toutefois, l'aide excessive et le maternage peuvent induire en retour chez la personne âgée un comportement d'assisté, voire une régression psychomotrice et une aggravation de la dépendance (Belmin, J., Amalberti, F et al[17]).

Pour aller plus loin : TORTONESE, M. Cadre thérapeutique et accompagnement infirmier. [Pdf]. *EMC - Savoirs et soins infirmiers.* 2011:1-7 [Article 60-725-B-50].

MÉCANISMES DE DÉFENSE

Trad. Angl. A defence mechanism. Domaine sciences humaines.

Voir aussi : COPING, DÉNI, HUMOUR, NÉGOCIATION, PERSONNALITÉ, PSYCHOLOGIE

Pour Jacques Chalifour[18], il s'agit de « manœuvres psychologiques inconscientes au service du « moi » qui ont pour fonction de protéger la personne de son anxiété. Elles servent en quelque sorte d'écran pour falsifier la réalité en la cachant ou en la rendant davantage acceptable aux yeux de la personne ».

Pour aller plus loin : FREUD, A. et BERMAN, A. (trad.). *Le moi et les mécanismes de défense.* Paris : PUF. 2020.

MÉDIATION

n.f. Trad. Angl. Mediation, Process. Domaine Sciences humaines.

Voir aussi : COMMUNICATION, OBSERVANCE, NÉGOCIATION, ZOOTHÉRAPIE

Fait d'utiliser une personne ou un objet intermédiaire entre plusieurs individus dans une situation donnée, conflictuelle ou positive, visant à l'aboutissement d'un projet collectif. La définition légale de la médiation relève du livre V du Code de procédure civile (article 1530) définit la médiation comme « tout processus structuré par lequel deux ou plusieurs parties tentent de parvenir à un accord, en dehors de toute procédure judiciaire en vue de la résolution amiable de leurs différends, avec l'aide d'un tiers choisi par elles, qui accomplit sa mission avec impartialité, compétence et diligence ».

Pour aller plus loin : GACON, L. et BORDEIANU, F. Médiation en santé : des outils co-construits avec les habitants des bidonvilles. *La santé en action.* N°440. 2017/06. pp. 20-21.

➜ MÉDIATION ANIMALE

La médiation animale, est une thérapie qui utilise la proximité d'un animal domestique ou de compagnie, auprès d'un être humain présentant des troubles mentaux, physiques ou sociaux en établissements médico-sociaux ou de santé. Bélair Sandie[19] parle de la médiation animale en analysant les nombreux articles et reportages qui véhiculent parfois quelques fantasmes tels que l'animal guérit, l'animal thérapeute, c'est magique. En effet, bien qu'ancienne, cette pratique se développe actuellement dans l'Hexagone et connaît une certaine notoriété. L'animal n'est pas un médicament, ni un thérapeute. L'animal est un médiateur. D'après Géraldine Widiez[20], la médiation animale, est une thérapie qui utilise la proximité d'un animal domestique ou de compagnie, auprès d'un être humain présentant des troubles mentaux, physiques ou sociaux en établissements médico-sociaux ou de santé. Celle-ci a pour finalité d'améliorer la qualité de vie, de stimuler les fonctions cognitives, de réduire les signes de stress et d'anxiété, de diminuer les effets secondaires liés à un traitement. Néanmoins, il y a un risque infectieux, ce qui peut freiner les projets en lien avec un animal. Les facteurs de risques peuvent être d'origine virale (rage, encéphalites), bactérienne (salmonellose, brucellose), parasitaire (toxoplasmose, gale) ou mycosiques (teigne). Leur gravité est très variable, allant d'une simple réaction locale à une infection mortelle....

Pour aller plus loin : BILLÉ, M. *Dictionnaire impertinent de la vieillesse.* Toulouse : ERES. Col. L'âge et la vie. Prendre soin des personnes âgées et des autres. 2017.

➥ MÉDIATION DE SANTÉ

Pour Michel Nadot, la médiation de santé[21] est l'aspect premier du soin et un acte relationnel. Ce terme conceptuel est construit en première intention sur celui de la « biomédiation », assemblant le *bios* du grec signifiant « qui se rapporte à la vie ou ce qui la préserve » et à la médiation de fait avec son -ion, indiquant le processus présent au sein des institutions de soins. « Santé » dans médiation de santé est synonyme de ce qui porte la vie. Le premier acte de soin repose initialement sur une entrée en relation verbale ou non verbale à un moment donné, dans un espace donné. En tant que médiation de santé[22], ce soin est un processus mobilisé par un tiers, qui favorise la mise en relation du soigné avec des bénéfices de vie, c'est-à-dire un état de « mieux-être » par rapport au moment où une prestation de service s'impose (offre en soins). Dans des soins individualisés, chaque médiation de santé est unique et incompatible avec une procédure stéréotypée, ou une limite temporelle imposée par une autorité. La médiation de santé ne se confond pas avec la négociation ni avec les méthodes de résolution de problèmes. Une médiation de santé en tant qu'acte initial du soin est la plus petite entité de ce dernier. C'est peut-être pour cette raison qu'on a de la peine à la voir[23]. La médiation de santé est l'une des modalités de la relation à l'autre. Elle s'inscrit dans la tradition de langage liée à la pratique professionnelle de la relation soignant-soigné[24]. Dans la médiation de santé, la personne soignée est reliée à son environnement de vie. Les infirmières ont alors la possibilité d'offrir aux personnes soignées du réconfort, leur permettant de donner un sens à leur expérience, et leur proposer, à tous les âges de la vie, un ensemble de moyens pertinents pour leur « bien-être » et leur rétablissement. Elles peuvent entretenir avec elles aussi bien la vie que la raison de vivre ou parfois - et c'est aussi ça la vie - offrir une digne fin de vie. Dans la médiation de santé, on postule aussi que toute vie est mouvement. Nous franchissons constamment des passages (cycles) tout au long de notre vie. Lorsque ceux-ci deviennent difficiles à passer et donnent le sentiment d'isolement, une infirmière peut aider à « passer », aider à se dépasser voire, accompagner et aider à trépasser. Les soignants sont ici « des passeurs[25] ». En médiation de santé, on peut permettre à la personne soignée de passer d'un bord de la vie à un autre, un peu comme les bateliers aident à franchir le fleuve. La maladie ou tout incident de santé peut provoquer des perturbations et les infirmières par leurs médiations de santé peuvent remédier à ces perturbations. La médiation de santé est indispensable, car si l'on peut vivre sans traitement, on ne saurait vivre sans soins. Mais lorsqu'il y a traitement, on redouble de soins par des médiations de santé. Si la médiation de santé est parfois parole, elle peut aussi être « toucher ». Dans ce sens on comprend pourquoi les mains « sont et demeurent le premier outil du soin. Les mains apaisent, stimulent, relaxent, tonifient[26] ». La médiation de santé ne doit pas être imposée, mais acceptée et, mieux encore, souhaitée. Cela ne peut se faire qu'avec une relation de qualité établie entre la personne soignée et l'infirmière. Elle est essentiellement un travail de terrain et réclame du temps. La médiation de santé peut faire naître ou renaître un lien ou des relations nouvelles. Elle peut être aussi destinée à parer à un conflit. Ces situations sont relativement fréquentes dans les institutions de santé. De nature relationnelle, la médiation de santé a un coût qui ne semble pas pris en compte dans la comptabilité analytique de la productivité hospitalière. Précisons aussi que les infirmières ne sont pas là que pour les malades. En tant qu'intermédiaires culturelles elles font souvent des médiations de santé incessantes entre tous les occupants de l'hôpital œuvrant pour le bien des malades, entre soignants et médecins comme entre malades et soignants, voire entre les divers services d'un hôpital (service hôtelier, services techniques, services de maintenance, services administratifs...). Dans leur posture traditionnelle d'intermédiaires culturelles, les soignantes peuvent établir des médiations entre :

- Soi et l'autre ;
- L'autre et les autres ;
- Le corps, le temps, l'espace ;

- Le sens donné aux contradictions du présent ;
- La vie sociale, le monde naturel et le sacré ;
- Les savoirs et les croyances.

Le soin institutionnel en tant que Médiation de santé, représente à lui seul un premier degré relationnel de difficulté. Il se donne traditionnellement à l'initiative et sous la direction des infirmières[27].

Pour aller plus loin : NADOT, M. (Coord.), BUSSET, F. et GROSS, J. *L'activité infirmière, le modèle d'intermédiaire culturel, une réalité incontournable*. Paris : De Boeck/Estem. 2013.

➥ MÉDIATION THÉRAPEUTIQUE

Voir aussi : ALLIANCE THÉRAPEUTIQUE, ART THÉRAPIE, MASSAGE

D'après l'ouvrage *Soins infirmiers : Psychiatrie et santé mentale*[28], « les bienfaits psychophysiologiques de la médiation effectuée régulièrement n'ont été démontrés scientifiquement que récemment (Pelletier, 1992). La médiation vise à maîtriser l'attention. Elle plonge l'individu dans un état de conscience particulier où l'attention se concentre sur une pensée ou sur un objet [...] la médiation s'est révélé efficace dans la prévention et le traitement de diverses maladies cardiovasculaires. Elle a aussi prouvé son utilité dans la réduction des pensées obsédantes, de l'anxiété, de la dépression et de l'hostilité. De plus, elle améliore la concentration et l'attention (Davis, Eshelman, McKay, 2008 ». Pour Manuella De Luca[29], « les médiations thérapeutiques sont également intéressantes car elles offrent une alternative au risque de dépendance face aux soignants ou à l'institution, en instaurant un espace tiers support de la constitution d'un self différencié. La créativité mise en avant dans la médiation vient lutter contre la tendance à la destructivité à l'œuvre dans ces organisations de personnalité, mais aussi contre les affects négatifs et les sentiments de vide et d'ennui qui assaillent ces patients. Le défaut de contenance psychique et d'investissement de leur monde intérieur n'a pas permis la construction de l'espace intermédiaire tel qu'il est décrit par Donald Winnicott[30]. Pour lui, cet espace s'instaure à partir de l'investissement de l'objet transitionnel, le "doudou" qui sert de lien entre la mère et l'enfant, et qui est pour ce dernier la première possession qui ne soit ni lui ni sa mère. Il est la première étape vers l'utilisation de l'objet et les relations objectales. La médiation se déploie dans un espace transitionnel, entre la réalité et le fantasme, entre le jeu et la réalité. La médiation peut s'appuyer sur un objet comme dans l'ergothérapie, la sociothérapie, les prises en charge corporelles, ou sur un groupe ». D'après Michèle Tortonèse[31], « les interventions thérapeutiques ne sont possibles

M

et valides que dans le cadre d'un travail collectif de l'équipe pluri-professionnelle. C'est ce travail d'ensemble qui va permettre de mettre en perspective, de comprendre les comportements quotidiens des patients et nous permettre d'interagir avec cohérence, dans le cadre de cet indispensable projet thérapeutique individuel ». Pour Michèle Tortonèse[32], « le cadre thérapeutique est une notion essentielle à la pratique infirmière [...]. On l'utilise pour dénommer l'ensemble des dispositions, matérielles, organisationnelles et surtout humaines, qui permettent et accompagnent l'émergence d'un processus thérapeutique par les relations soignants/soignés. Il permet d'articuler les nécessités du cadre de vie capable d'accueillir la psychopathologie, et les conditions des interventions soignantes et thérapeutiques. Les infirmiers sont à la fois ceux qui incarnent au quotidien les fonctions bienveillantes et apaisantes du cadre institutionnel, mais aussi ceux qui portent des fonctions limitatives. Ils sont, dans la proximité de l'accompagnement, les interlocuteurs qui peuvent, entre l'acte et la parole, faire qu'apparaisse un effet de sens, un modèle métaphorique de ce que peut être le processus thérapeutique ». La médiation thérapeutique peut s'appliquer dans divers domaines (gériatrie, puériculture, santé mentale...), pour tous les âges de la vie et en pratiquant diverses activités.

Pour aller plus loin : FRIARD, D., BARRER, L. et al. Des jeux pour soigner en psychiatrie (Dossier). *Santé Mentale.* N°189. 01/06/2014. pp. 23-85.

MENSONGE

n.m. Syn. Tromper, fausseté. Trad. Angl. Lie. Domaine Sciences humaines.

Voir aussi : ANNONCE, MANIPULATION, STRATÉGIE SOIGNANTE, SOI, VÉRITÉ

Action opposée à la vérité et réalisée avec l'intention de tromper, de nuire ou de protéger. Le mensonge relève de la pensée, de la parole et de l'acte. Le mensonge peut s'exercer par la plaisanterie, donner l'illusion, être petit, omis... Le mensonge est attesté en 1100 *mençunge*[33] comme une « affirmation contraire à la vérité ». En latin « *mentio*[34] », le mensonge est relatif à la morale, aux croyances. Philippe Capet[35] a retenu six critères pour distinguer les formes de mensonge, en les classant selon le critère prédominant dans leur usage, « l'intention du locuteur (par exemple : calomnie, contre-vérité, affabulation...) la temporalité (par exemple : parjure), la gravité (par exemple : canular, gasconnade, rodomontade, forfanterie), l'éventuel succès du mensonge (par exemple : duperie, tromperie, truanderie), son objet (par exemple : usurpation, imposture), et l'allocutaire (par exemple : mystification, charlatanerie). Dans cette partie, l'auteur discute également deux cas extrêmes du mensonge potentiels : mensonge par omission et mensonge à soi-même. Concernant le mensonge par omission, il semble, de prime abord, paradoxal : « Comment pourrait-on mentir sans rien dire au sujet de l'objet du mensonge ? Comment pourrait-on, lors d'un acte de langage, ne pas être en train de ne pas dire quelque chose que l'on tient pourtant pour vraie, et par conséquent mentir par omission aussi fréquemment qu'on s'exprime ? ».

Cit. *« Au cœur des débats politiques, tout n'est que mensonge et insincérité ; au cœur des relations sociales, tout n'est que masque et représentation ; au cœur des relations affectives, la famille est le premier lieu des non-dits; le cœur de soi, que l'on fuit par crainte de ne plus arriver à se reconnaître. C'est pourquoi, il devient urgent de se replonger en soi-même et de philosopher la sincérité, car comme le rappelle Jean-Jacques Rousseau : « Il ne faut pas corriger les hommes de parler sincèrement d'eux-mêmes[36] »*

Pour aller plus loin : IVANOVITCH-LAIR, Albena. Le Père Noël, qui est-il vraiment ? *Métiers de la petite enfance.* Vol. 19, n° 204. pp. 26-27, décembre 2013.

MISSIONS INFIRMIÈRES

loc. Trad. Angl. Mission, Vocation. Domaine Sciences infirmières.

Voir aussi : ART INFIRMIER, RÔLE PROPRE, EXERCICE INFIRMIER, SCIENCES INFIRMIÈRES

M

Rattachées aux activités professionnelles, inscrites dans le code de déontologie et selon l'OMS[37], les missions des infirmiers dans la société est d'aider les individus, les familles et les groupes à déterminer et à réaliser leur plein potentiel physique, mental et social et à y parvenir dans le contexte de l'environnement dans lequel ils vivent et travaillent, tout cela en respectant un code de déontologie très strict. « Ceci exige que les infirmières apprennent et assurent des fonctions ayant trait au maintien et à la promotion de la santé aussi bien qu'à la prévention de la maladie. Les soins infirmiers englobent également la planification et la mise en œuvre des soins curatifs et de réadaptation, et concernent les aspects physiques, mentaux et sociaux de la vie en ce qu'ils affectent la santé, la maladie, le handicap et la mort. Les infirmières permettent la participation active de l'individu, de sa famille et de ses amis, du groupe social et de la communauté, de façon appropriée dans tous les aspects des soins de santé, et encouragent ainsi l'indépendance et l'autodétermination. Les infirmiers travaillent aussi comme partenaires des membres des autres professions impliquées dans la prestation des services de santé ».

Pour aller plus loin : HABEREY-KNUESSI, V. *Le sens de l'engagement infirmier. Enjeu de formation et défi éthique.* Paris : Seli Arslan. 2013.

MORT

n.f. Trad. Angl. Death. Domaine Sciences humaines.

Voir aussi : DEUIL, FIN DE VIE, SPIRITUALITÉ, SÉPARATION, SOINS PALLIATIFS, TOILETTE MORTUAIRE

Du latin *mors*, la mort désigne la cessation irréversible des fonctions vitales, biologiques des individus. Le cœur a cessé de battre. La mort peut être brutale, violente, attendue, inattendue, souhaitée, subite, douce, sans souffrance, accidentelle, sereine, volontaire, involontaire, administrative[38], naturelle, belle, suspecte, provoquée, calculée, collective, individuelle, angoissante, insoutenable, injuste, clinique, cérébrale... La mort cause de la peine, du chagrin de la souffrance aux proches en situation de deuil. La mort signifie l'absence définitive d'un être. Pour le dictionnaire de l'Académie de médecine[39], constater la mort « *implique un certain délai pour affirmer l'irréversibilité du processus. La conviction de l'observateur annonçant la mort est donc justifiée par le temps écoulé entre l'apparition de l'arrêt d'une fonction vitale (annulation de la grandeur cardinale caractérisant cette fonction), l'extension progressive de l'arrêt aux autres fonctions vitales et le constat de l'irréversibilité au bout d'un temps suffisant* ». La mort revêt aussi un caractère juridique[40] et « *le constat de la mort ne peut être établi que si les trois critères cliniques suivants sont simultanément présents :*
1° Absence totale de conscience et d'activité motrice spontanée ;
2° Abolition de tous les réflexes du tronc cérébral ;
3° Absence totale de ventilation spontanée ».

La mort implique parfois des rituels funéraires liés aux cultures, aux religions, aux croyances de la personne décédée. Elle ne désigne pas la même réalité pour différentes communautés et peut symboliser la fin d'une vie terrestre, continuant par ailleurs sous un autre format, dans un autre contexte. Mutation de nature spirituelle ou logique organique, la mort fait partie du processus de la vie. D'après Thomas Louis-Vincent[41], La mort est quotidienne, naturelle, aléatoire, universelle. Mais en partie seulement. - La mort est quotidienne. Et pourtant, toujours elle semble lointaine, surtout si on est jeune. Ce sont les autres qui meurent, même si c'est moi qui, à chaque instant, suis menacé : « Il s'en faut de rien, un caillot de sang dans une artère, un spasme au cœur pour que le là-bas soit immédiatement ici » (V. Jankélévitch, *La mort*). - La mort est naturelle. Néanmoins, elle apparaît comme une agression : elle se vit ou se perçoit comme un accident arbitraire et brutal qui prend au dépourvu : la mort est « inhumaine, irrationnelle, insensée comme la nature lorsqu'elle n'est pas domestiquée » ; il n'y a de bonne mort « que vaincue et soumise à la loi » (J. Baudrillard, *L'échange symbolique et la mort*). — La mort reste indéterminable. A la certitude de mourir s'oppose l'incertitude de l'événement. La mort jamais prévue, toujours en trop, procède de l'aléatoire, de l'imprévisible : « Vous ne savez ni le jour, ni l'heure, ni le lieu », dit l'Evangéliste.

Cit. *« Pourtant, ces commissaires et ces officiers avaient fait mourir des millions de leurs propres concitoyens, ils avaient déporté les koulaks, affamé la paysannerie ukrainienne, réprimé et fusillé les bourgeois et les déviationnistes[42] ».*

Pour aller plus loin : MINO, J-C. Les multiples sens des « mots des derniers soins. Le cas de l'expression « soins palliatifs » », Jusqu'à la mort accompagner la vie 2/2013. N°113. pp. 65-76.

MOTIVATION

n.f. Trad. Angl. Motivation. Domaine Sciences humaines.

Voir aussi : AUTONOMIE, CONFIANCE, ÉVALUATION, CONSTRUCTIVISME, TACHE

La motivation est l'ensemble des causes, conscientes ou inconscientes, qui sont à l'origine du comportement individuel. Selon l'article de Laurent Belanger[43] « un individu ne s'implique dans l'action que s'il a répondu inconsciemment oui aux trois questions suivantes :

- Suis-je capable d'atteindre mon objectif ?
- Y aura-t-il une contrepartie de mon entourage ?
- L'enjeu présente-t-il un intérêt ?

Pour aller plus loin : FENOUILLET, F. *La motivation.* Malakoff : Dunod. 2017.

➥ MOTIVATION EXTRINSÈQUE

La motivation extrinsèque se définit comme le sujet qui agit dans l'intention d'obtenir une réponse en dehors de l'activité même, par exemple, recevoir une récompense, éviter de se sentir coupable, gagner l'approbation sont des motivations extrinsèques. Les facteurs déterminants peuvent être l'envie de réussir aux évaluations, plaire à sa hiérarchie, aux professeurs... Selon Philippe Bernoux[44], parler de motivation revient à s'interroger autant sur l'organisation que sur les individus qui la composent : « l'individu va déterminer son comportement en fonction de ses intérêts par rapport à ce que l'entreprise peut lui offrir. Il va définir une stratégie pour arriver à ses fins. [...] Bien entendu, son comportement doit s'harmoniser avec celui du groupe, qu'il influencera aussi [...] ».

Pour aller plus loin : GOUIFRANE, Rachid et BELAAOUAD, Said et al. La motivation' des infirmiers à la participation aux actions de formation continue : une étude descriptive au niveau du pole des urgences chirurgicales de l'hôpital Ibn-Rochd de Casablanca. Revue francophone internationale de recherche infirmière. Vol. 4. N°4.2018/10. pp. 237-243.

➥ MOTIVATION INTRINSÈQUE

La motivation intrinsèque signifie que l'on pratique une activité pour le plaisir de la satisfaction que l'on en retire. Une personne est intrinsèquement motivée lorsqu'elle effectue des activités volontairement et par intérêt pour l'activité elle-même sans attendre de récompense ni chercher à éviter un quelconque sentiment de culpabilité. Les facteurs déterminants peuvent relever de la curiosité naturelle, l'autodétermination, l'exercice de son libre-arbitre, le sentiment de compétence. Pour J. Chalifour, « les principales sources de motivation de l'humain sont liées à la réponse à ses besoins fondamentaux ; rechercher le plaisir et éviter la souffrance et l'inconfort face aux besoins éprouvés ».

Cit. *« Les buts difficiles et accessibles ont un effet motivationnel important, dans la mesure où ils induisent un sens d'accomplissement personnel*[45] *».*

Pour aller plus loin : LIEURY, A. Pourquoi mon enfant est-il motivé ou démotivé ? *Journal des professionnels de la petite enfance.* N°67. 2010/11-12. pp. 62-63.

Bibliographie M

1 HENDERSON, V. *La nature des soins infirmiers*. Présentation des textes par COLLIERE, M.F. Paris : Interéditions. 1994.

2 LITTRÉ, É. *Dictionnaire de la langue française*. France : 1863, puis dans sa 2e édition en 1872-1877.

3 POTIER, M. *Dictionnaire encyclopédique des soins infirmiers : Dictionnaire à l'usage des étudiants et professionnels infirmiers*. Reuil- Malmaison : Lamarre. 2002.

4 HESBEEN, W. *Prendre soin à l'hôpital. Inscrire le soin infirmier dans une perspective soignante*. France : Interéditions-Masson. 1997.

5 LAROUCHE, C. (1985). « Pour juger d'une thérapie », Carrefour des affaires sociales, Vol. 7. N°4. Automne. Cité par CHALIFOUR, Jacques. *L'intervention thérapeutique : les fondements existentiels- humanistes de la relation d'aide (Vol. 1)*. Montréal : Gaëtan Morin. 1999.

6 Colloque. Association française de psychiatrie. Brest. 1992. Le psychiatre devant la souffrance. Le texte de cette communication a été publié dans Psychiatrie française, numéro spécial, juin 1992 ; et dans la revue Autrement 1994 : 142. Cité par SVANDRA, Philippe. Douleur et souffrance, sur les pas de Paul Ricœur Soins Psychiatrie. Vol .33. N°282. pp. 12-15. Septembre 2012.

7 WEIL, S. « L'amour de Dieu et le malheur ». Cité par Janiaud Joël, « Simone Weil, le malheur et l'invisible. », Esprit 8/2012 (Août/septembre). pp. 131-143. Disponible : URL : www.cairn.info/revue-esprit-2012-8-page-131.htm.

8 *IN* Orientations prioritaires de la politique nationale, Ministère des affaires sociales. MàJ 2015. Disponible à l'adresse : http://www.social-sante.gouv.fr

9 KRUG, E.G. et DAHLBERG, Linda et al. (Sous la dir.). Rapport mondial sur la violence et la santé. Genève : OMS. 2002. Format Pdf.Disponible : http://www.who.int/violence_injury_prevention/violence/world_report/en/full_fr.pdf,

10 IVANOV-MAZZUCCONI, S. et DIGONNET, E. et al. *Dictionnaire infirmier de psychiatrie*. Paris : Masson. 2005. 215 p.

11 Selon l'échelle française du professeur Hugonot, cité par IVANOV-MAZZUCCONI, S. et DIGONNET, E. et al. *Dictionnaire infirmier de psychiatrie*. Paris : Masson. 2005.

12 FRIARD, D. Autonomie et transmission… *Soins Cadres*. Vol. 19. N°76. Novembre 2010. pp. 12-13.

13 LORIOL, M. Comprendre les risques psychosociaux complexes, multiformes et multifactoriels. *Soins Psychiatrie*. 2018-09-01. Vol. 39. Issue 318, 20-23, 2018.

14 HESBEEN, W. *Vigilance soignante - Humanisme soignant et soins infirmiers*. Elsevier-Masson. 2017.

15 Grand Dictionnaire Terminologique Québécois de l'Office Québécois de la langue française, (GDT) [en ligne]. 2003. Disponible : http://www.granddictionnaire.com/btml/fra/r_motclef/index800_1.asp

16 IIDRIS (Index International et dictionnaire de la réadaptation et de l'Intégration Sociale). 2015. Disponible : http://www.irdpq.qc.ca/dictionnaire-international-de-la-readaptation

17 BELMIN, J. et AMALBERTI, F. et al. *L'infirmière et les soins aux personnes âgées*. France : Masson. 2005.

18 CHALIFOUR, Jacques. *La Relation d'aide En Soins Infirmiers - Une Perspective Holistique – Humaniste*. Canada : Gaëtan Morin. 1989.

19 BÉLAIR S. La médiation animale ou la clinique du lien ». *L'école des parents*. 2017/5 (Sup. au N° 623). p. 101-131.

M

20 WIDIEZ, G. Prévention du risque infectieux lié à une présence animale. Soins Aides-Soignantes. Vol. 14. N°78. Septembre 2017. pp. 26-27

21 Article rédigé par Michel NADOT.

22 Nadot, M. (Coord.) et Busset, F. et Gross, J. *L'activité infirmière, le modèle d'intermédiaire culturel, une réalité incontournable.* Paris : De Boeck/Estem. 2013.

23 Ibid. p. 56.

24 Ibid. p. 59.

25 COLLIÈRE, M.-F. *Soigner.premier art de la vie.* Paris : InterEditions. 1996. p. 184.

26 COLLIÈRE, M.-F. 1996. p. 175 citée par NADOT, M. 2013, p. 57.

27 Nabot, M. 2013. p. 59.

28 TOWNSEND, M. C. et CLAVET, H. (Adapt. Française). *Soins infirmiers : Psychiatrie et santé mentale.* Quebec : Édition du renouveau pédagogique (ERPI) 2e éd. 2010.

29 DE LUCA, Manuella. Les organisations limites de la personnalité. *Soins Psychiatrie.* Vol. 30, n°263, juillet-août 2009. pp. 34-39.

30 WINNICOTT, D.W. *Jeu et réalité.* Paris : Gallimard, 1975.

31 TORTONESE, M. L'accompagnement infirmier comme médiation thérapeutique. *Soins Psychiatrie.* Vol. 28. N°250. Juin 2007. pp. 41-45.

32 TORTONESE, Michèle. Cadre thérapeutique et accompagnement infirmier. *Savoirs et soins infirmiers.* [60-725-B-50].

33 MARTIN, R. Dictionnaire du Moyen Français (1330-1500). Disponible en ligne (Atilf, 2016) : http://www.atilf.fr/spip.php?article213

34 REY, A. *Dictionnaire Historique de la langue française.* Paris : Nathan. 2011.

35 CAPET, P. Librairie philosophique J. Vrin. Paris. 2012. Qu'est-ce que mentir ? Médecine palliative. Vol. 15. N°2. pp. 112-113. Avril 2016.

36 ROUSSEAU, J.J. *Mon portrait in Œuvres complètes.* Paris : Gallimard. 1959.

37 Organisation Mondiale de la Santé (OMS). Résolutions de la « World HealthAssembly » réactualisées, à propos des missions des Soins infirmiers. *The Nursing and Midwifery programme.* 2002 [en ligne]. Disponible : http://www.who.int/hrh/nursing_midwifery/en/

38 Circulaire Jeannenay n°27 du 24/04/1968.

39 Dictionnaire médical de l'Académie de médecine. disponible : http://dictionnaire.academie-medecine.fr/

40 Code de la santé publique - Article R. 1232-1. Disponible sur le site Légifrance, service public de la diffusion du droit : https://www.legifrance.gouv.fr

41 THOMAS L-V. *La mort biologique individuelle. La mort.* Paris : PUF. 2003.

42 LITTELL, J. *Les Bienveillantes.* Paris : Gallimard. 2006.

43 BELANGER, L. *Relations industrielles/Industrial Relations.* Vol. 23, n°3, 1968. pp. 518-520. Disponible : http://www.erudit.org/revue/ri/1968/v23/n3/027936ar.pdf

44 BERNOUX, P. *La sociologie des organisations.* 3e éd. Du Seuil. 1990.

45 VALLERAND, R.J. et THILL E (sous la dir.). *Introduction à la psychologie de la motivation.* Voir les chapitres 7, 8 et 9. Laval : Éditions Vivantes. 1993.

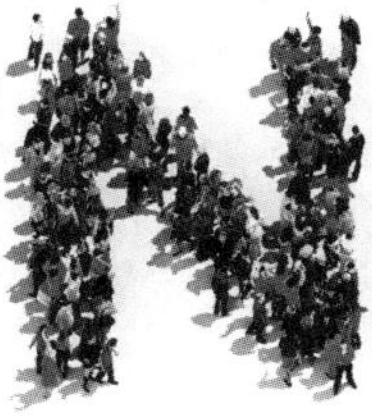

NAISSANCE

n.f. Trad. Angl. To born. Domaine Sciences humaines-infirmières.

Voir aussi : DÉVELOPPEMENT DE L'ENFANT, EXPÉRIENCE, FEMME, HOMME, VIE

Acte naturel permettant à l'enfant de venir au monde, assisté par une personne compétente. Premier pas vers l'indépendance, l'enfant respire par lui-même. Pour le *Dictionnaire de l'Académie de médecine*[1], la naissance est le « commencement de la vie autonome hors de l'organisme maternel d'un être qui, dans l'espèce humaine, a dépassé 22 semaines d'aménorrhée maternelle, pèse plus de 500 grammes, mesure plus de 25 cm et exprime au moins une activité cardiaque, un mouvement respiratoire ou une contraction musculaire. La naissance est la condition de l'acquisition de la capacité juridique qui remonte, dans ses effets, au jour de la conception (art. 55, 56, 93 et 326 du code civil) ». Comme le rapporte Jérôme Chevillotte[2] dans son article, « accoucher à domicile peut être dangereux pour la mère et l'enfant tandis qu'accoucher à l'hôpital reste coûteux pour la société. Dans le cadre de la maîtrise des dépenses sociales et de santé ». Le Parlement a adopté au sein de la loi de financement de la Sécurité sociale 2011 une expérimentation des maisons de naissance. « Considérées comme intimes et chaleureuses, mais aussi moins coûteuses, elles pourraient devenir une nouvelle option intermédiaire entre le domicile et l'hôpital. Afin d'assurer une sécurité optimale, cette nouvelle forme de structure devra être attenante à une structure autorisée à l'activité de gynécologie-obstétrique avec laquelle elle aura passé une convention. Les accouchements sont assurés ici par des sages-femmes. La Haute Autorité de santé (HAS) édite en 2014 un cahier des charges pour l'expérimentation des maisons de naissance en lien avec la loi n°2013-1118[3] du 6 décembre 2013 autorisant pour une durée de deux ans l'expérimentation des maisons de naissance. Ce cahier des charges définit les conditions de sécurité et de qualité des soins qui seront évaluées à l'issue de l'expérimentation.

Cit. *« Il y a deux naissances, la naissance au monde et la naissance à la vie. La naissance à la vie précède la naissance au monde, mais alors que la naissance au monde ne se produit qu'une seule fois, la naissance à la vie est une suite de renaissances à tous les âges de la vie[4]... ».*

Pour aller plus loin : PICARD, C. et MAUREL, P. Autour de la naissance (Dossier) *Gestions hospitalières.* N°594. 2020/03. pp. 164-192.

➥ PROJET DE NAISSANCE

Il existe aujourd'hui une véritable demande des femmes enceintes d'être actrices de leur parcours de grossesse du déroulement de l'accouchement jusqu'à la naissance de leur enfant, mobilisant ainsi les compétences de l'équipe de soins. Commençant par un entretien, les parents rédigent leur désir, leur volonté. D'après l'article *Projet de naissance*[5], « lors de l'entretien prénatal précoce, les femmes sont le plus souvent en capacité d'évoquer leur conception de la naissance à venir, ce qu'elles pensent, ce qu'elles souhaitent, ce qu'elles en attendent, pour peu qu'on leur laisse le loisir de s'exprimer. L'élaboration d'un texte, le projet de naissance, destiné d'abord à elle-même et à leur couple, mais également aux professionnels assurant la prise en charge médicale de l'accouchement concrétisant leur réflexion de future mère, sera possible pour certaines femmes, mais pour toutes, l'entretien prénatal ouvrira des possibilités de dialogue, de négociation dans le respect des fonctions de chacun des professionnels et de l'intimité de la femme. Il est cependant important de rappeler que la professionnelle qui accompagnera la femme dans l'élaboration d'un projet de naissance et ce, ensuite tout au long de la préparation à la naissance, se doit de vérifier au préalable que les demandes exprimées sont compatibles avec les habitudes de la structure d'accouchement choisie par la femme ».

Pour aller plus loin : LOMBART, B. *Les soins en pédiatrie - Faire face au refus de l'enfant. Repères éthiques pour une posture soignante fondée sur la prudence.* Paris : Seli Arslan. 2016.

NATUROPATHIE

n.f. Trad. Angl. naturopathy. Domaine Sciences médicales et humaines.

Voir aussi : ALIMENTATION, HYGIÈNE DE VIE, SOINS TRADITIONNELS, VITALISME

Pour l'Organisation mondiale de la Santé, la naturopathie est une médecine traditionnelle occidentale. Médecine naturelle et complémentaire à la médecine allopathique, est dite « non- violente ». La communauté européenne[6] précise que « les médecines complémentaires et alternatives[7] sont de plus en plus populaires en Europe: jusqu'à 65% des citoyens affirment y avoir eu recours. Les principales motivations qu'ils invoquent sont l'approche holistique de ces médecines, leur efficacité et l'attention portée à la promotion de la santé plutôt qu'à la maîtrise des symptômes ». Selon Robert Masson[8], la naturopathie fait sens dans les maladies chroniques, dans la prévention, par l'alimentation, l'hygiène de vie, l'exercice physique. Trois axes s'articulent autour de cette vision holistique de l'individu :

- le vitalisme (force vitale intelligente) ;
- l'humorisme (équilibre de l'ensemble des liquides de l'organisme, régulation des émonctoires) ;
- le causalisme (étiologie ou causes des maladies).

La naturopathie est avant tout une hygiène, un mode de vie et d'alimentations correctes, seuls moyens de maintenir la santé de l'homme sain et de restaurer celle du malade chronique.

Cit. *« Le Potentiel Vital Homeostasique (PHV) est la faculté qu'à l'organisme de maintenir les constantes biologiques à la même valeur. Le corps lutte pour rester en vie, comme il éjecte les aliments qui l'empoisonnent. Cette vitalité acquiert sa puissance quand le corps est parfaitement nourri (protides, vitamines, oligo-éléments, glucose...). Le Potentiel Vital est composé de trois charges : nutritionnelle, cosmo tellurique (contact avec la nature) et charge somnique (sommeil, sérénité). Schématiquement, cette triple charge doit s'équilibrer avec la triple décharge : relationnelle, métabolisme, immunité. Si la charge est insuffisante ou la décharge excessive, ou la combinaison des deux, la maladie apparaîtra, elle sera modulée, orientée en fonction de trois facteurs : hérédité, période de naissance, lieu cosmo-tellurique de l'habitat....[9] ».*

Pour aller plus loin : MASSON, R. *La naturopathie foudroyée: Mythes, mensonges et erreurs graves en nutrition et en naturopathie*. Paris : Guy Trédaniel. 2015.

NÉGOCIATION

n.f. Trad. Angl. To negociate. Domaine Sciences humaines.

Voir aussi : ACTES DE SOINS, ADHÉSION, CONTRAT, MANIPULATION, MÉDIATION, RELATION D'AIDE

Individus en interaction sociale, capables de parler et d'agir, engageant une relation interpersonnelle. Les acteurs recherchent une entente sur une situation d'action, afin de coordonner leurs actions vers un consensus commun, reposant sur des objectifs définis. Le dialogue a pour objet le développement de la conscience des participants, une intercompréhension pouvant assurer l'interprétation partagée

N

de la situation en jeu (*existentielle*), ainsi que la nomme P. Freire[10] culturellement stabilisée (ancrée dans le monde vécu), et, comme le souligne Y. Lenoir[11], la coordination de l'action. Selon Gustave-Nicolas Fisher[12], « l'interaction traduit le processus à travers lequel elle s'exprime. La notion d'échange comporte l'idée d'une réciprocité basée sur un mécanisme de transaction : donner et recevoir. [...] les individus tentent d'acquérir, à travers l'échange, un plaisir maximal à un coût minimal. [...] L'échange comme un processus d'accommodation que les individus développent en essayant de s'éviter mutuellement des désagréments, cela afin d'établir une relation acceptable ». D'après Christian Thuderoz[13], négocier, « c'est faire des concessions ; toute négociation est donc un sacrifice. Pourquoi sacrifier ? Pour obtenir ce que l'on désire ! Il y a donc échange (un abandon pour un gain). Ce mécanisme social est fondé sur un principe mutuellement avantageux : en échangeant ce qu'elles possèdent (un bien, l'accès à un droit...) contre ce qu'elles désirent (un droit ou un autre bien), les parties sont gagnantes, plus sûrement que si elles avaient recouru à un vote ou à un tiers pour les départager (avec le risque d'être minoritaire ou de perdre leur procès). Cela est possible du fait que leurs intérêts (ou leurs valeurs), bien qu'opposés, sont néanmoins compatibles, et qu'il existe toujours une zone d'intérêts convergents.

Cit. *« Si toute négociation est dialogue et ajustement, tout dialogue ou ajustement n'est pas une négociation[14] ».*

Pour aller plus loin : STERN, P. et MOUTON, J. *La Boîte à outils de la Négociation*. Paris : Dunod. 2014.

NON-JUGEMENT → VOIR RELATION D'AIDE

NORMES

n.f. Trad. Angl. Standard. Domaine Sciences humaines.

Voir aussi : CROYANCES, DÉONTOLOGIE, LÉGISLATION, VALEURS

Les normes sont des règles qui régissent les conduites individuelles et collectives dans une société donnée, une communauté, un corps professionnel spécifique, au regard de la loi (limitation de vitesse), de sa conduite morale (la religion) ou par sa terminologie (vocabulaire médical). Pour Durkheim[15] « c'est la collectivité toute entière qui est le foyer de la norme. Dès qu'il y a constitution d'un groupe, l'interdépendance des individus génère des normes sociales. Les consciences individuelles agissent les unes sur les autres, le groupe devient producteur d'idées et de sentiments qui se concrétisent en normes sociales s'imposant aux individus ».

Pour aller plus loin : AMSELLEM-MAINGUY, Y. Internet pour s'informer sur la sexualité : entre la vie des autres et les normes sociales. Éducation à la sexualité, du social à l'intime : l'émergence d'Internet et des réseaux sociaux. *La santé de l'homme.* N°418, 2012/03-04. pp. 14-15.

NOSTALGIE

n.f. Domaine Sciences humaines.

Voir aussi : MANIPULATION, MÉDIATION, RELATION D'AIDE

La nostalgie se caractérise par un sentiment d'impuissance à revenir en arrière et peut conduire souvent au sentiment de regret, voisin de la mélancolie. Ce regret est lié à une chose, à une personne, à un fait, une vie que l'on aimerait avoir vécue. Des désirs insatisfaits entraînent des frustrations, des peines, des états de tristesse inconsolables. Le suffixe *algie* signifie douleur. La nostalgie est empruntée du latin scientifique *nostalgia,* composé à partir du grec *nostos,* « retour », et *algos,* « douleur ». Comme le souligne le docteur Johannes Hofer (1669-1752) qui introduisit le terme de « nostalgie » en décrivant « des cas de patients ou de soldats qui, loin de chez eux, développaient des maladies ou guérissaient mal de blessures et qui, de retour chez eux, recouvraient la santé ». La nostalgie s'invite après les périodes de séparation, après des pertes, lors des deuils. Elle est le reflet d'une souffrance morale (Nègre, I.[16]). La nostalgie apparaît dans l'univers du soignant parfois au détour de la mort, en soins palliatifs, néanmoins, le travail de deuil est un processus différent du « travail de nostalgie ». Pour Jean-Georges Lemaire[17], "de son sens originel de souffrance ou d'état consécutif à la perte d'un être cher, on est passé à un usage généralisé de l'expression "faire son deuil" de tout objet, et aussi de tout projet. On s'est ainsi rapproché sans le percevoir de la notion de nostalgie, dont les significations parfois confuses méritent alors clarification. Le travail de nostalgie relèverait ici d'un mécanisme psychique de dégagement et suppose une activité de conscience. Les personnes âgées, qui accumulent les pertes (perte de l'époux, épouse, maison, vie sociale, santé...), sont concernées par la nostalgie. Revivant leur expérience passée, la nostalgie est en Ephad légitime, justifiée par le cumul des pertes. Comme le souligne David Le Breton[18], « pour beaucoup, vieillir est un lent travail de deuil et de pertes amenant à désinvestir les relations et les actions autrefois appréciées. La personne vieillissante consent peu à peu à ne plus posséder qu'un contrôle restreint sur son existence. Certes, elle réinvestit d'autres relations, mais nombre de celles qui lui étaient chères disparaissent. La puissance d'action sur le monde diminue, de même que les projections dans le temps ». La relation soignant-soigné prend ici toute sa dimension. L'écoute bienveillante ne saura

N

pas revenir en arrière mais elle favorisera un dialogue conduisant à un nouveau départ relationnel.

Pour aller plus loin : LE BRETON, D. Des vieillesses multiples. *Soins.* Vol. 63. N°822. Janvier 2018. pp. 19-22.

NOTICE BIBLIOGRAPHIQUE

loc. Trad. Angl. Bibliography. Domaine Sciences bliothéconomiques.

Voir aussi : ARTICLE, BASE DE DONNÉES, CITATION, PLAGIAT, THÉSAURUS

Ensemble de données bibliographiques relatives à un document, généralement prises dans celui-ci et servant à son identification : titre, mention de responsabilité, mention d'édition, adresse, collation, collection, notes, numéro international normalisé, reliure, prix, dépouillement (AFNOR[19]).

NURSING

néo. Trad. Française. Soin infirmier. Domaine Sciences infirmières.

Voir aussi : CARING, EVIDENCE BASE NURSING, MATERNAGE, SOINS RELATIONNELS

Nom et adjectif, utilisé pour désigner les compétences mises en œuvre des infirmier.ère.s dans le cadre du raisonnement clinique. D. Orem[20] précise que ce terme anglais signifie premièrement « s'occuper et servir » puis « Assurer des soins attentifs à quelqu'un, à un enfant ou à une personne malade ou invalide, incapable de s'occuper d'elle-même afin de l'aider à être en bonne santé et auto-suffisante ». Florence Nightingale[21] emploie cette expression en 1877 lorsqu'elle rend visite à Linda Richards : Mes années de nursing : *« Cela ne semble pas très loyal envers mon école de dire que nous avons reçu si peu de formation parce que chacun des maîtres nous transmettait ses meilleures connaissances en nursing ».*

Pour aller plus loin : Conseil International des infirmières. *Définition des Soins Infirmiers* [en ligne]. 2020. Disponible : http://www.icn.ch/fr/

Bibliographie N

1 Dictionnaire de l'Académie de médecine [en ligne]. 2015. Disponible http://dictionnaire.academie-medecine.fr

2 CHEVILLOTTE, J. Les maisons de naissance bientôt en expérimentation. *La revue de l'infirmière.* Vol. 60. N°167. Janvier 2011. p. 10.

3 Service public de la diffusion du droit. Légifrance [en ligne]. 25 septembre 2014. Disponible à l'adresse : http://www.legifrance.gouv.fr/affichTexte.do?cidTexte=JORFTEXT000028279423&dateTexte=&categorieLien=id

4 AMSELEK, A. et SHAN-GRILA. *In* C. Bergeret-Amselek (dir.). *La Cause des aînés.* Desclée de Brouwer, 2010.

5 CAPGRAS, D. et DUGNAT, M. Le projet de naissance. [Pdf]. *ADSP.* (Actualité et Dossier en Santé Publique). N°61/62. Décembre 2007. Mars 2008. pp. 83-86. Disponible : http://fulltext.bdsp.ehesp.fr/Hcsp/ADSP/61-62/ad618386.pdf

6 Ton Nicolai (dr.). Médecines complémentaires et alternatives: une réponse aux besoins des citoyens de l'UE en matière de soins de santé. Alliance des organisations de médecins pratiquant des médecines complémentaires ou alternatives (CAMDOC). Bulletin d'information santé UE. N°75. Septembre 2011. Disponible : http://ec.europa.eu/health/newsletter/75/newsletter_fr.htm

7 Les médecines complémentaires et alternatives sont également désignées par leur acronyme anglais CAM, pour Complementary and alternative medicine.

8 Article rédigé par Robert Masson. Bibliographie disponible : http://www.sndnature.com/fr/19-ouvrages

9 MASSON, R. naturopathe.

10 FREIRE, P. *Pédagogie de l'autonomie : Savoirs nécessaires à la pratique éducative.* France : Erès. 2005.

11 LENOIR, Y. *Le concept de situation existentielle chez Paulo Freire : Au cœur d'une pédagogie critique et émancipatoire.* [Pdf]. Université de Sherbrooke, Canada. 2007. Disponible : http://www.crie.ca/Publications/Nouveaux_documents_CRIE_CRCIE/3-Freire_Lenoir_Ornelas.pdf

12 FISCHER, G-N. *Les concepts fondamentaux de la psychologie sociale.* Paris : Dunod. 1987.

13 THUDEROZ, C. Ce que négocier veut dire (Dossier : l'art de négocier: au travail, en politique, en famille). *Sciences humaines.* N°265. Décembre 2014. pp. 34-35.

14 THUDEROZ, C. *Ibid.*

15 Cité par ÉTIENNE, J., BLOESS, F. et al. *Dictionnaire de sociologie : Les notions, les mécanismes et les auteurs.* Paris : Hatier. 1997.

16 NÈGRE. I. Pratiques psychocorporelles et soins. *Soins.* Vol. 59. N°787. Juillet 2014. pp. 20-22

17 LEMAIRE J-G. Deuil ou nostalgie ou Nostalgie et travail de deuil. À partir de l'expérience des thérapies psychanalytiques des couples. Dialogue, 2008/2. N°180. p. 7-21.

18 LE BRETON, D. Des vieillesses multiples. *Soins.* Vol. 63. N°822. Janvier 2018. pp. 19-22.

19 Association Française de Normalisation, organisme français chargée du développement de la normalisation (fixation des normes, information…), cité par École de bibliothéconomie et des sciences de l'information [en ligne]. Montréal. 2002. Disponible : http://www.ebsi.umontreal.ca/termino/00000177.htm

N

20 *Webster's Dictionnary of Synoyms* 1er éd. Merriman, Sprinfield, Mass 1951IN OREM, D. trad. par GOSSELIN, D. *Soins infirmiers : Les concepts et la pratique*. Montréal : Décarie, 1987.

21 *IN* JUDSON RICHARDS, L. Ann. Reminiscences of RICHARDS, Linda America's First trained Nurse, Barrows, Boston, 1011, *IN*, OREM, D. trad. par GOSSELIN, D. *Soins infirmiers : Les concepts et la pratique*. Montréal : Décarie. 1987.

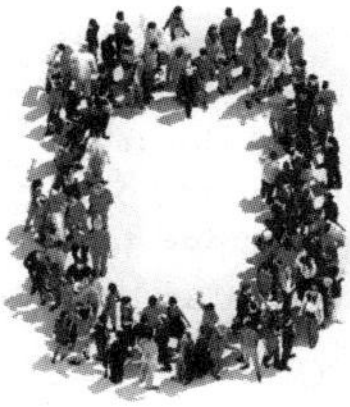

OBJECTIF

n.m. Trad. Angl. Aim. Domaine Sciences humaines.

Voir aussi : ANALYSE, COMPÉTENCES, ÉDUCATION THÉRAPEUTIQUE, EXPÉRIENCE MOTIVATION

Emprunté au latin médiéval. *objectivus*, signifiant « appartenant à l'objet de la pensée », son usage est attesté en 1642 avec Descartes[1] pour qui il « constitue un concept, une représentation de l'esprit et non une réalité formelle » Pour Staël (1810), l'objectif est une « réalité en lui-même, indépendamment de la connaissance, de la volonté d'un sujet ». L'objectif (1866) est ensuite celui « qui juge, décrit les êtres et les choses sans faire appel à des préférences individuelles ». En 1890, un objectif est plutôt « conforme à la réalité, qui manifeste un souci d'exactitude et d'impartialité [une] critique objective ». Pour le *Grand Dictionnaire Terminologique*[2] *de l'Office québécois de la langue française* (2004), il s'agit d'un « énoncé exprimé sous forme de compétences, d'habiletés, de connaissances ou d'attitudes à acquérir ou à développer au terme d'une période d'apprentissage déterminée ».

> **Pour aller plus loin :** JORRO, Anne. *Dictionnaire des concepts de la professionnalisation*. Paris : Estem-De Boeck. 2014.

➥ OBJECTIF INSTITUTIONNEL

Relatif aux tutelles de rattachement d'un établissement public, privé, commercial, associatif… Ce type d'objectif représente une commande au niveau d'appréhension sociale le plus élevé débouchant sur l'environnement relié aux dispositifs (pédagogiques, politiques, sociaux…) pour mettre en œuvre une démarche systémique micro personnelle. Dans le domaine de la santé, l'évaluation de la pratique d'un professionnel de santé consiste à analyser son activité clinique réalisée par rapport aux recommandations professionnelles disponibles et actualisées. Une amélioration de la qualité et de la sécurité des soins délivrés aux patients doit résulter de cette comparaison. Selon l'OMS[3], « une telle démarche doit permettre de garantir à chaque patient la combinaison d'actes diagnostiques et thérapeutiques qui lui assurera le meilleur résultat en terme de santé, conformément à l'état actuel de la science médicale, au meilleur coût pour un même résultat, au moindre risque iatrogène et pour sa plus grande satisfaction en termes de procédures, de résultats et de contacts humains à l'intérieur du système de soins »

Pour aller plus loin : CROCIATI, A. et COLIN-MADAN, P. Contexte et orientations de la stratégie nationale de soutien à la parentalité 2018-2022. *La revue de santé scolaire et universitaire*. Vol. 11. N°62. Mars 2020. pp. 8-11. Doi : 10.1016/j. revssu. 2020.02.003.

OBJECTIF OPÉRATOIRE

Pour le Ministère de l'agriculture[4], Ce type d'objectif fonctionnel dit de « spécification est une démarche de différenciation d'un objectif terminal en objectif plus spécifique. Cet objectif se classe du plus général au plus spécifique, le stade ultime de décomposition portant le nom d'objectif opératoire. On distingue trois niveaux : objectif terminal, objectif intermédiaire, objectif opératoire. L'objectif terminal identifie une compétence attendue à l'issue de la formation comme résultat de celle-ci. Cet objectif est habituellement décomposé en plusieurs objectifs intermédiaires, plus spécifiques et qui regroupent une série d'objectifs opérationnels. Les objectifs opératoires correspondent à des capacités élémentaires faciles à observer et à évaluer. Ce sont ces derniers qui marquent l'aboutissement de la démarche de spécification ».

Pour aller plus loin : VACHER, Y. *Construire une pratique réflexive : Comprendre et agir.* Paris : Estem-De Boeck. 2015.

OBJECTIF PÉDAGOGIQUE

Voir aussi : COMPÉTENCES, ÉVALUATION

Pour Marc Nagels[5], « un objectif est un résultat anticipé et situé. Sa réalisation dépend à la fois de l'organisation cognitive de l'activité présente chez l'apprenant et de l'état de la situation. La situation se caractérise par des exigences professionnelles à remplir pour résoudre des problèmes. Elle n'est pas donnée une fois pour toutes : l'apprenant agit de manière proactive sur la situation pour la modifier, son but étant de résoudre plus facilement le problème. L'évaluation prend en compte l'interaction des ressources et des contraintes de la situation d'évaluation avec la capacité du sujet à agir efficacement. Lorsqu'un objectif est centré sur la performance, les évaluateurs doivent analyser l'interaction sujet - situation sous deux angles : les *comportements efficaces* en situation ordinaire et *les réponses adaptatives* face aux imprévus ».

Pour aller plus loin : DIERENDONCK, C., LOARER, E. et al. *L'évaluation des compétences en milieu scolaire et en milieu professionnel.* Bruxelles : De Boeck. 2014.

OBSERVANCE

n.f. Trad. Angl. Obervance. Domaine Sciences humaines.

Voir aussi : COMPLIANCE, CONTINUITÉ DES SOINS, RELATION THÉRAPEUTIQUE, RÔLE PRESCRIT

R. Haynes[6] définissait (1979) déjà l'observance comme une « situation dans laquelle le comportement d'une personne (prendre un médicament, suivre un régime ou modifier son mode de vie par exemple) coïncide avec les conseils médicaux ou les recommandations en matière de santé ».
D'après les auteurs de la *Communication soignant-soigné : repères et pratique*[7], « l'observance est un degré de concordance entre le comportement d'un individu (en terme de prises médicamenteuses, de suivi de régime ou de changement de style de vie) et les prescriptions ou recommandations médicales ». Classiquement, ce terme renvoie dans le cadre d'une pratique ou d'une communauté religieuse à l'obéissance à une règle. Acceptation active de la part de la personne soignée, l'observance est un ensemble d'accommodements avec le traitement. Pour ces auteurs[8], « il s'agit donc d'identifier, au cours d'entretiens infirmiers quelles sont ses représentations de la maladie, des éléments discordants entre ses valeurs, ses croyances en matière de santé, l'influence culturelle et spirituelle et les traitements recommandés ». Selon l'article *Mieux comprendre la non-observance thérapeutique*[9], « l'observance du patient est décrite comme le résultat d'un compromis entre l'idéal médical et les limites du patient vis-à-vis des exigences demandées : limites liées non seulement au patient lui-même (âge, sexe, facteurs socio-économiques, niveau d'instruction...), mais aussi à son environnement (structure familiale, polymédication, nombre de prises quotidiennes, effets secondaires des traitements et rapports avec le personnel soignant ».

Pour aller plus loin : OUDIN DOGLIONI, D. et GAY, M.-C. Les représentations de la drépanocytose comme déterminants de l'observance thérapeutique. *Annales médico psychologiques.* Vol. 177. N°6. 2019/06. pp. 517-525-353.

OBSERVATION

n.f. Trad. Angl. (Clinic) Observation. Domaine Scientifique.

Voir aussi : DÉMARCHE DE SOINS, MALADIE, SIGNES, SOINS, SURVEILLANCE, SYMPTÔMES

Action de considérer avec attention des choses, des êtres, des événements ; *p. méton*, résultat de cette action. Observation exacte, fine, judicieuse, minutieuse, profonde, rigoureuse, subjective; avec finesse et justesse d'observation ; don, esprit, faculté d'observation ; sens de l'observation (CNRTL[10]). Pour le soin infirmier, cela regroupe tous les faits observés, identifiés qui se rapportent à la personne soignée et à sa maladie.
L'observation peut nécessiter l'utilisation d'appareils de mesure (sphygmomanomètre, stéthoscope...). Elle mobilise également les sens : la vue, le toucher, l'odorat, l'ouïe. L'observation infirmière est un acte réfléchi dont la nature analytique permet d'identifier les besoins du patient. Elle s'appuie sur la connaissance scientifique (physionomie humaine...) et sur la connaissance usuelle des variations qui résultent de la maladie ou des blessures. Une fiche retrace l'ensemble des informations relatives aux soins donnés durant l'hospitalisation du patient. Les symptômes alors identifiés seront classés. Le partage de ces informations facilitera le programme de soins.

- **La vue :** permet de déceler l'aspect épidermique du patient (couleur, irritations...), repérer d'éventuelles grosseurs...
- **Le toucher :** l'examen du corps, comme la région de l'abdomen, du cou, permet de déceler d'éventuelles déformations. Le toucher facilite la communication avec la personne soignée qui peut ressentir un rejet de l'infirmière, ou non.
- **L'odorat :** dans certaines situations, l'odeur peut être le signe d'une mauvaise hygiène. Dans le document *L'infirmière et l'observation*[11], les odeurs corporelles peuvent être liées aux pathologies, comme l'acidose diabétique, le « métabolisme produit un déchet toxique, l'organisme cherche une voie d'élimination ».
- **Sens de l'ouïe :** avec l'utilisation du stéthoscope, permet d'écouter les bruits du coeur...

Pour aller plus loin : MONCET, M-C. *Démarche clinique infirmière. Projets de soins.* Paris : Vuibert. 2015.

➥ OBSERVATION CLINIQUE

Pour Dubois Fresney et G. Perrin[12], l'observation clinique vise un objet : « elle s'intéresse aux processus biologiques, socio culturels

et psychologiques des individus. L'observation clinique se rapporte aux champs interdisciplinaires rattachés aux personnes soignées et concerne leur réalité liée à leur santé. L'infirmière effectue un raisonnement diagnostique au cours de l'observation clinique. La rencontre entre le soignant et le soigné permet la synthèse de l'observation grâce aux indices énoncés ainsi que la recherche éventuelle de données additionnelles si nécessaire pour nommer les diagnostics infirmiers. Les infirmières utilisent à cette fin leurs connaissances, leurs expériences antérieures, leur intuition.
Elles devront pour cela savoir écouter, observer le corps, la parole, l'attitude et définir les réactions appropriées pour faciliter les échanges, le soin et l'avenir ».

Pour aller plus loin : TROCHET, C. et ARMAND, SM. Approche clinique infirmière, à l'écoute du corps. *Revue de L'infirmière.* 69 (263): 19-20. 01 août 2020. 10.1016 / s1293-8505 (20) 30232-3.

Bibliographie O

1 DESCARTES, Lettre, A. MERSENNE, mars dans œuvres et lettres, éd. A. BRIDOUX, Cité par le Centre National de Ressources Textuelles et Lexicales, CNRTL [en ligne]. 2015. Disponible à l'adresse : http://www.cnrtl.fr

2 *Grand dictionnaire terminologique de l'Office québécois de la langue française* [en ligne]. 2011. Disponible : http://www.olf.gouv.qc.ca/

3 Organisation Mondiale de la santé, 2008. *IN* Qualité des soins, définition [en ligne]. 2013. MàJ 2015. Disponible à l'adresse : http://www.santepublique.eu/qualite-des-soins-definition/

4 Ministère de l'agriculture. *Définition des objectifs pédagogiques et construction des épreuves d'évaluation dans les formations modulaires.* [Pdf]. 1986. MàJ 2015. Disponible : http://infoweb17.free.fr/Fichiers/INPSA.pdf

5 NAGELS, M. Auteur de l'article *Objectif pédagogique.* 2015.

6 HAYNES, R.B. et TAYLOR, D.W. et al. *Compliance in health care* Baltimore : The Johns Hopkins UniversityPress (1979).

7 BIOY, A., BOURGEOIS, F. et al. *Communication soignant-soigné : repères et pratiques.* Paris : Bréal. 2003.

8 *Ibid.*

9 LE-DINH, P. et CATANAS, M. Mieux comprendre la non-observance thérapeutique. *Soins.* Vol. 52. N°SUP-719. Octobre 2007. pp. 26-27.

10 CNRTL [en ligne]. 2015. Disponible : http://www.cnrtl.fr

11 BYERS, V. B. *L'infirmière et l'observation.* 3e éd. Québec : Edisem. 1978.

12 DUBOIS FRESNEY, C. et PERRIN, G. *Le métier d'infirmière en France.* Paris : PUF. 1996.

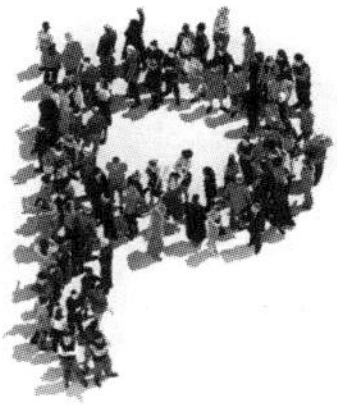

PARADIGME

n.m. Trad. Angl. Paradigm. Domaine Sciences humaines.

Voir aussi : CHANGEMENT, CONCEPTS, SCIENCES, THÉORIES

Le mot paradigme tire son origine du mot grec ancien *paradeïgma* qui signifie « modèle » ou « exemple ». Ce mot lui-même vient de *paradeiknunaï* signifiant *montrer, comparer.*

Le paradigme est une interprétation donnée, à un certain moment de la vie, servant de référence, de modèle à une communauté précise, utilisant un schéma de pensée identique, permettant la résolution de problèmes en apportant les outils adaptés. Pour S. Bouchard Cordier[1] « la notion de paradigme développée par Kuhn[2] et celle de science évoluant par cycle de révolution scientifique a eu une grande répercussion pour les infirmières, en particulier lorsque la recherche qualitative a commencé à émerger dans la discipline, au début des années 1980. Plusieurs ont vu cette émergence comme une phase de révolution scientifique et l'idée de vision incommensurable entre paradigme qualitatif et quantitatif est apparue. Cette dichotomie est rapidement devenue problématique pour plusieurs chercheurs en science infirmière. Un paradigme, tel que conceptualisé par Kuhn[3], intègre l'ontologie, les théories, les méthodes et les valeurs, chacune servant à soutenir l'autre. Par exemple, une méthode soutient la théorie en fournissant les données permettant de la confirmer ou de l'infirmer. La théorie soutient la méthode en aidant à établir que cette dernière est fiable. Une méthode est jugée scientifiquement valide en partie parce que l'on comprend scientifiquement comment elle interagit ».

Pour aller plus loin : SERRES, Michel. *Petite Poucette.* Paris : Le Pommier. 2012.

PARCOURS DE SOIN → VOIR SOIN.S

PARENTALITÉ → VOIR FAMILLE

PAROLE

n.f. Trad. Angl. Word. Domaine Sciences humaines.

Voir aussi : ANNONCE, BARRIÈRE LINGUISTIQUE, COMMUNICATION, ÉCRITURE

Ce nom féminin, emprunté au *parabola* évoque la voix articulée exprimant la pensée humaine (A. Quillet[4]). Pour Catherine Mercadier[5], « la parole contribue fortement à atténuer l'impact émotionnel du rapport au corps malade. La parole peut faire tomber la gêne suscitée par une situation de soin, le silence au contraire, l'accentuer. Elle agit de manière interactive : en détournant l'attention de la source de gêne elle diminue simultanément la gêne du soignant et du soigné. Cette parole est à distinguer de la communication. Elle est une parole "vide" qui vient remplir celui creusé par l'angoisse de la situation. Elle a pour fonction de neutraliser l'émotion. C'est pourquoi la parole ne s'adresse pas toujours au soigné comme le précise Michel Onfray[6] qui décrit des « bavardes qui travaillent à deux, comme dans la gendarmerie motocycliste et continuent leur conversation sur les difficultés d'allumer un barbecue tout en pratiquant négligemment un toucher rectal... ». Cet oubli du patient, le réduisant à un objet de soin, contribue sans nul doute à diminuer l'impact d'une émotion qui serait peut-être sans cela trop forte. Par ailleurs, on peut observer qu'une parole « vraie », s'adressant à l'âme du patient, est le plus souvent déconnectée des soins du corps. Quand on parle, on ne touche pas.

Pour aller plus loin : ELLUL, J. *La Parole humiliée.* Paris : La Table Ronde. 2014.

↳ LANGUE-LANGAGE

Voir aussi : ALTÉRATION DE LA COMMUNICATION, BARRIÈRE LINGUISTIQUE, RAISONNEMENT

Un système complexe de communication. Franck. Neveu[7] distingue la langue *maternelle*, ou *première*, à travers laquelle le sujet, généralement dans le cadre de l'éducation familiale, accède dès son plus jeune âge au langage verbal ; - de la langue *seconde,* langue d'environnement, dont l'acquisition est liée à des situations de bilinguisme ou de diglossie ; de la langue *étrangère,* langue non maternelle, distincte d'une langue d'environnement, dont l'acquisition est généralement le fruit d'un apprentissage scolaire ou professionnel ; - de la langue *nationale,* constituant l'expression linguistique dominante d'une nation ; - de la langue officielle reconnue politiquement comme l'expression linguistique d'une nation, quelle que soit la nature des pratiques effectives de la langue chez les peuples et les communautés qui la composent ; - de la langue *véhiculaire,* ou *commune*, qui permet à des communautés linguistiques différentes de communiquer entres elles (notamment dans le cas d'un pays où coexistent plusieurs langues) : - de la langue *vernaculaire*, langue de diffusion restreinte, parlée dans la région et la communauté d'où sont originaires ses locuteurs.

Pour aller plus loin : BARRIER, G. *Les langages du corps en relation d'aide. La communication non verbale au delà des mots.* Issy-les-Moulineaux : ESF. 2019.

↳ ORTHOPHONIE

Voir aussi : ALIMENTATION, COLLABORATION, ÉQUIPE SOIGNANTE, SOINS RELATIONNELS

Emprunté au grec *orthos* signifiant *droit* et de *phônê* signifiant *voix*, l'orthophonie est pour le Centre National de Ressources Textuelles et Lexicales, il s'agit de façon générale « d'articulation, prononciation correcte ou non des sons d'une langue dans un contexte donné ». Dans le domaine médical, il existe une rééducation des troubles de l'élocution, du langage. En soin infirmier, dans le cadre de la collaboration avec l'équipe soignante, l'orthophoniste peut intervenir suite à des troubles de la déglutition ou pour des troubles de la parole (dysarthrie hypokinétique)... La Haute Autorité de la Santé[8] (HAS) décrit la prise en charge globale et pluridisciplinaire d'un patient à domicile, depuis le diagnostic jusqu'aux soins palliatifs dans un guide qui s'adresse à tous les professionnels impliqués dans cette prise en charge en prenant soin de préciser que « la description du rôle des professionnels constitue un référentiel théorique qui s'inscrit dans un parcours de soins idéal vers lequel doivent évoluer les pratiques ».

P

Pour aller plus loin : DELATTRE, C. Prévenir les risques liés aux troubles de la mastication et de la déglutition. *La revue de l'infirmière.* Vol. 63. N°197. Janvier 2014. pp. 36-37.

PATHOLOGIE → VOIR MALADIE

PATIENT → VOIR PERSONNE SOIGNÉE

PÉDAGOGIE

n.f. Syn. Apprentissage. Trad. Angl. Pedagogy. Domaine Sciences humaines.

Voir aussi : APPRENTISSAGE, DIDACTIQUE, DÉMARCHE ÉDUCATIVE, PRATIQUES-RÉFLEXIVES

Étude du développement global de l'enfant, adolescent, adulte.
Pour Ferdinand Buisson[9], « La pédagogie n'est pas l'éducation et ne saurait en tenir lieu. Son rôle n'est pas de se substituer à la pratique, mais de la guider, de l'éclairer, de l'aider, au besoin, à combler les lacunes qui viennent à s'y produire, à remédier aux insuffisances qui y sont constatées. Le pédagogue n'a donc pas à construire de toutes pièces un système d'enseignement, comme s'il n'en existait pas avant lui ; mais il faut, au contraire, qu'il s'applique, avant tout, à connaître et à comprendre le système de son temps. C'est à cette condition qu'il sera en mesure de s'en servir avec discernement et de juger ce qui peut s'y trouver de défectueux ». Pour Marguerite Altet[10], la pédagogie concerne « les champs de la transformation des informations en savoir, par la médiation de l'enseignant, par la communication, par l'action interactive dans une situation éducative donnée ».

Pour aller plus loin : BRU, Marc. *Les méthodes en pédagogie.* Paris : PUF. 2012.

PÉDAGOGUE

Employé au masculin, comme au féminin, ce nom est pour Philippe Meirieu[11] un synonyme d'éducateur « qui se donne pour fin l'émancipation des personnes qui lui sont confiées, la formation progressive de leur capacité à décider d'elles-mêmes de leur propre histoire, et qui prétend y parvenir par la médiation d'apprentissages déterminés ». Nous proposons un bref panorama chronologique de quelques pédagogues influents.

Jean-Jacques Rousseau, en 1762, il écrit *Émile* ou *De l'éducation, « Le sujet en est l'art de former les hommes »* (préface). Il en énonce son principe : l'enfant naît bon et c'est la société qui le corrompt. Selon lui, il est nécessaire que l'enfant ait envie d'apprendre et qu'il ait connaissance d'un métier manuel...

Johann Heinrich Pestalozzi (1746-1827) : disciple de Rousseau, il veut *« briser les chaînes de l'esprit » et « rendre l'enfant à lui-même et l'éducation à l'enfant ».*
Pestalozzi considère que l'enfant doit être le sujet actif de ses apprentissages ; son principe essentiel est de tout faire pour que l'enfant mette en œuvre lui-même sa propre volonté.

Jean Georges Stuber (1722-1797) : en réalisant la situation catastrophique de l'instruction du peuple (illettrisme), Stuber consacre une énergie considérable à construire une véritable école, reconnue par les autorités.
Il élabore de nouvelles méthodes pédagogiques, notamment dans le domaine de la lecture et met en place vers 1762 la première

bibliothèque de prêt au monde. Jean Georges Stuber organise des cours pour les adultes.

Jean-Frédéric Oberlin (1740-1826) : Oberlin prend la suite du travail de Stuber et développe une multitude d'initiatives sociales (amélioration de l'agriculture, introduction de l'industrie du tissage, hygiène...). Oberlin introduit, dès l'âge de cinq ans, la lecture et le calcul.

Léon Tolstoï (1828-1910) : le célèbre écrivain russe était passionné d'éducation et créa une école, il nourrit le projet de libérer les hommes du goût de la servitude que la société leur a transmis.
Il imagine une éducation émancipatrice : fondée sur l'expérience de l'enfant, mais aussi la rencontre directe avec les grandes œuvres, elle ambitionne de donner à chacun le courage de penser et de comprendre le monde, de favoriser les rencontres et l'unité entre les êtres, de les éduquer à la paix par l'usage de la non-violence. Il a milité pour une pédagogie de la liberté, tant pour le maître (qui doit se donner la liberté d'utiliser les méthodes les plus diverses) que pour l'élève (qui doit pouvoir affirmer sa personnalité, développer sa volonté et exprimer sa créativité).

Ferdinand Buisson (1841-1932) : fondateur et président de la Ligue des Droits de l'homme, prix Nobel de la Paix en 1927, c'est un grand militant de « l'abolition de la guerre par l'instruction ».

John Dewey (1859-1952) : *learning by doing*. Philosophe, il considère que les connaissances des hommes s'enracinent dans leurs expériences. Il croit à la fonction structurante de l'éducation et à l'intervention de l'adulte pour « donner un travail suffisamment stimulant et signifiant pour l'enfant ». Il faut mettre l'élève en situation, le mobiliser dans le présent sur des activités intellectuelles, créant ainsi du sens. Les connaissances doivent être introduites à partir de problèmes à résoudre : « Toute leçon est une réponse ».

Maria Montessori (1870-1952) : première femme médecin en Italie, elle travaille d'abord auprès d'enfants handicapés, constate que beaucoup de problèmes considérés comme médicaux sont, en réalité « pédagogiques ». Elle crée un matériel adapté qui prend en compte le besoin d'activité de l'enfant et s'appuie sur lui pour favoriser l'acquisition de compétences et de savoirs: il s'agit de créer des espaces et de structurer le temps afin d'améliorer la concentration et de guider l'enfant vers l'autonomie. Sa maxime : *« Aide moi à faire tout seul »*.

Ovide Decroly (1871-1932) : médecin et éducateur belge, Il élabore une pédagogie fondée sur les « centres d'intérêt » mais aussi sur la stimulation de la curiosité. Il invente de très nombreux outils et dispositifs pédagogiques (les boîtes à surprise, les jeux d'observation et de construction, les activités interdisciplinaires, les exposés, les journaux, les causeries...). Pour lui, *« Il faut faire concourir toutes les activités de l'esprit à l'acquisition d'une notion, d'une idée ou d'un ensemble d'idées. »*.

Édouard Claparède (1873-1940) : médecin et psychologue, il fonde en 1912 le premier « institut de sciences de l'éducation » à Genève. Admirateur de Jean-Jacques Rousseau, il considère que l'éducation doit se fonder sur la connaissance de la psychologie de l'enfant : en comprenant comment l'enfant apprend et grandit, on peut en déduire des lois qui doivent guider l'éducateur (loi de l'extension, loi d'anticipation, loi d'autonomie fonctionnelle...).

Roger Cousinet (1881-1973) : instituteur puis inspecteur, il s'intéresse à la pensée éducative française et américaine (Dewey). Il propose une méthode de travail libre par groupes : *« libre constitution des groupes, libre choix par chaque groupe de son travail »*.
Pour lui, le maître veille à ce que les connaissances acquises soient identifiées, formalisées et appropriées : *« Il faut que le maître s'arrête d'enseigner pour que les élèves commencent à apprendre »*.

Adolphe Ferrière (1879-1960) : écrivain, homme politique et pédagogue genevois, il est très tôt atteint de surdité et très sensible aux questions d'apprentissage et d'éducation. Il crée le Bureau international des écoles nouvelles puis devient président de la Ligue internationale pour l'éducation nouvelle en Europe. Son système de pensée s'efforce d'articuler une approche des « types » psychologiques des élèves avec la dynamique des apprentissages. Il croit à la possibilité de mettre en oeuvre des « méthodes actives ». Ferrière suggère de *« créer des ouvrages documentaires où les élèves puissent trouver non pas des connaissances, mais des moyens de s'instruire »*, d'organiser des « classes-laboratoires permettant de réaliser l'individualisation de l'enseignement ».

Célestin Freinet (1896-1966) : instituteur après avoir été blessé pendant la première guerre mondiale, il met ses élèves en situation d'activité et observe qu'ils progressent ainsi beaucoup plus vite, aussi bien dans l'acquisition des savoirs que dans l'accès à l'autonomie. Auteur d'une œuvre pédagogique considérable, créateur d'un mouvement pédagogique important (l'école moderne, aujourd'hui l'ICEM), il croit à la « méthode naturelle » qui s'appuie sur l'inventivité des élèves aidés par le maître face à un problème. Il promeut « le tâtonnement expérimental » avec la volonté de « finaliser » les apprentissages par l'imprimerie.

Jean Piaget (1896-1980) : ses travaux consistent à identifier les structures invariantes de l'intelligence humaine, tant sur le plan synchronique que diachronique. À ce titre, paradoxalement, il écarte méthodologiquement tout ce qui relève des conditions socioculturelles de l'environnement comme des singularités personnelles de la croissance. Pour lui, « *tout apprenant est un constructeur* ».

Philippe Perrenoud (1944-Suisse) : ses travaux sur la fabrication des inégalités et de l'échec scolaire l'ont conduit à s'intéresser aux pratiques pédagogiques, à la formation des enseignants, au fonctionnement des établissements scolaires, aux transformations du système éducatif et aux politiques de l'éducation. Les compétences sont des objectifs de formation parmi d'autres : connaissances, informations, habiletés, rapport au savoir, identité, attitudes, valeurs. L'acquisition de connaissances exige tout autant le recours à des méthodes actives, du moins pour les sujets qui n'apprennent pas en écoutant un cours et construisent leurs savoirs en se confrontant à des obstacles, autrement dit en agissant. Les autres apprentissages passent aussi par une construction.

Philippe Merieu (1949-Alès) : il a consacré ses premiers travaux scientifiques à la question de l'interaction entre pairs dans les apprentissages et du travail en groupes.
Il s'est ensuite intéressé à la « pédagogie différenciée » en faisant l'hypothèse que l'accès de tous les élèves aux fondamentaux de la citoyenneté imposait la mise en place d'itinéraires spécifiques adaptés. Souhaitant différencier, sans exclure, il en est venu à étudier la place du sujet dans le processus éducatif et à travailler sur les rapports entre éthique et pédagogie.

Philippe Jonnaert : professeur à l'Université (Montréal), il dirige le CIRADE (Centre interdisciplinaire de recherche sur l'apprentissage et le développement en éducation). Ses travaux de recherche portent sur les processus de construction des connaissances en contexte, travaux centrés autour du concept de situation et du développement de compétences. Ses nombreuses publications apportent un éclairage particulier sur les conditions d'apprentissage dans une perspective socioconstructiviste. Plusieurs de ses ouvrages, dont le premier, Conflits de savoirs et didactiques, paru en 1988, sont devenus de véritables références.

Pour aller plus loin : CICCONE, A., MARCELLI, D. et al. *Les expériences ludiques infantiles : destins et traces*. Malakoff : Dunod. 2020.

PÉDOPHILIE

n.f. Trad. Angl. pedophilia.

Voir aussi : SIGNALEMENT DES VIOLENCES SEXUELLES SUR MINEUR

L' étymologie de la pédophilie vient du grec « *paîs* » signifiant enfant et « *philia* » signifiant "amitié". Pour S. Mayer[12], un pédophile serait donc

P

"une personne qui aime les enfants", qui a de l'amitié pour les enfants. Avec le temps, la notion d'attirance sexuelle est apparue, concernant des enfants d'âge pré-pubères. En réalité, c'est plutôt le mot « pédérastie » qui devrait être utilisé, son étymologie étant « *païs* », et « *éros* » signifiant « amour sexuel ». Pour Pirlot G. et J.L. Pedinielli[13], le terme de « pédophilie » aux cas de perversion pédophile, marquée par cet attrait sexuel sélectif pour les enfants. La pédophilie relève de la pédocriminalité. Si on se réfère à la classification de Groth [Aubut J.)[14] des auteurs d'agressions sexuelles sur enfants pourraient être identifié comme des « séducteurs » ayant une « fixation » sur les enfants. Cette catégorie d'auteurs se caractérise par l'utilisation de la séduction pour arriver à leurs fins. Ils recherchent une vraie réciprocité entre eux et l'enfant (« complicité forcée »), investissant très positivement ce dernier. Ils opèrent un « pseudo » rapprochement affectif avec l'enfant, le manipulant pour l'emprisonner dans des sentiments ambigus, l'empêchant de réaliser ce qui lui arrive. Pour (Firestone, P., Bradford, J.M. et al.[15]) ces individus ont une « fixation » sur l'enfant, c'est-à-dire qu'ils n'ont pas d'intérêt réel pour des partenaires adultes ; il s'agit là de personnalités pédophiles « type ». L'activité sexuelle des pédophiles peut se limiter à contempler l'enfant nu, à s'exhiber ou se masturber en sa présence ; elle peut consister en des attouchements, voire, rarement, en de véritables relations sexuelles. Exceptionnellement elle peut aboutir au meurtre de l'enfant. Les sujets qui commettent un homicide, comparativement aux autres, ont davantage de traits de personnalité psychopathique ou antisociale, de toxicomanie associée ; ils ont davantage d'antécédents de délits non sexuels ; ils présentent en général plusieurs paraphilies associées. Selon (Endrass, J., Urbanicok, F. et al[16]), toutes ces activités sexuelles perverses sont rationalisées par le pédophile « comme ayant une valeur éducative ou comme étant une source de plaisir pour l'enfant ; ou encore, comme représentant une provocation de la part de l'enfant ».

Pour aller plus loin : Bibliographie des violences sexuelles sur mineurs: à propos de la perversion, de la pédophilie, de l'inceste [en ligne] IN Paillard, Christine. Les soignants face aux auteurs et aux victimes de violences sexuelles. *Perspective soignante.* N°65- 2019 [MàJ 14/10/2020] Disponible : https://docs.google.com/document/d/12Hm0D-eg8OmFawD0j4vjzkoe0_9130pqknBLGkvvCkA/edit?usp=sharing

PENSÉE

n.f. Trad. Angl. Thought. Domaine Sciences humaines.

Voir aussi : CONCEPT, LIBERTÉ, PAROLE, PROCESSUS, RAISONNEMENT, RECHERCHE

Nous considérerons la notion de mode de pensée comme la résultante d'un ensemble d'opérations mentales. Pour Michel Develay[17], « nous parlerons en effet de mode de pensée pour indiquer que le traitement de l'information peut s'effectuer selon différentes procédures parmi lesquelles les plus fréquentes au niveau d'une macroanalyse (cette fréquence renvoyant et justifiant l'idée de mode avec son sens statistique) sont les modes de pensée inductive, déductive, divergente, dialectique et analogique ». Pour Philippe Meirieu[18], la complexité de la pensée s'articule selon des stratégies pédagogiques :

- **pensée inductive :** comparer pour chercher le point commun et dégager un principe général. Il s'agit de partir de concepts pour confronter, ordonner et comprendre les faits pour en faire émerger une loi commune. J.P. Astolfi[19] rappelle que la pensée déductive fonctionne grâce à des inférences rigoureuses, alors que la pensée inductive utilise des inférences probables ;
- **pensée dialectique :** il s'agit d'élaborer des relations conceptuelles à partir de faits.

Pour aller plus loin : RUSS, J. et LEGUIL, C. *La pensée éthique contemporaine*. Paris : PUF : Humensis. 2020. (Que sais-je ?).

PENSÉE CRITIQUE

Voir aussi : ANALYSE DE L'INFORMATION

Ensemble de capacités et d'attitudes interdépendantes orientées vers l'appréciation des idées et des actions. Cet ensemble d'outils permet au penseur critique de s'interroger avec exigence et méthodologie sur la réalité ou la probabilité de faits pour argumenter les relations présupposées. Jacques Boisvert[20] mentionne à ce propos plusieurs théories de la pensée critique en citant quelques auteurs.

- **Richard W. Paul[21] :** « la pensée critique est une pensée disciplinée qui se guide elle-même et qui représente la perfection de la pensée appropriée à un certain mode ou domaine de la pensée [...] Les critères d'une telle pensée sont la clarté, la précision, la pertinence, la logique, la profondeur et l'adéquation au but... ».
- **John Mac Peck[22] :** la définition de la pensée critique relève de « l'habileté et la propension à s'engager dans une activité avec un scepticisme réflexif ».
- **Matthew Lipamn[23] :** la pensée critique « facilite le jugement parce qu'elle s'appuie sur des critères, est auto corrective, et est perméable au contexte ».
- **Ennis[24]** (1993) propose une liste abrégée d'éléments interdépendants caractérisant le penseur critique, en voici quelques exemples :

P

- l'évaluation de la crédibilité des sources ;
- la reconnaissance des conclusions, des raisons et des présupposés ;
- l'appréciation de la qualité de l'argument, y compris de l'acceptabilité ponctuation de ses raisons, de ses présupposés et des faits sur lesquels il s'appuie...

Pour aller plus loin : NAVARRE, M., RINALDI, R. et al. Penser par soi-même. *Sciences humaines*. N°323. 2020/03. pp. 30-51.

PERCEPTION DE SOI

loc. Trad. Angl. Self perception. Domaine Sciences humaines.

Voir aussi : CONFIANCE EN SOI, IMAGE CORPORELLE, JE, POSTURE PROFESSIONNELLE

Perception interne positive ou négative, liée à la représentation de son image ou de son potentiel intellectuel, réalisant sa nature réelle au regard des réactions et résultats extérieurs. D'après L. Ledesma[25], « les premières recherches sur l'identité et le Soi sont très anciennes et relèvent du champ de la psychologie. En France, cependant, la notion du Soi est très récente et correspond à la notion du « self » des travaux anglo-saxons. Il s'agit de décrire « la conscience qu'un sujet a de lui-même, de son individualité, et notamment la conscience d'être la même personne dans l'espace et dans le temps[26] » [...] le « self » décrit dans le champ de la psychologie anglo-saxonne correspond à la notion d'identité longtemps utilisée en France. Pourtant, il nous semble que les deux notions peuvent être cependant nuancées. Introduit par les courants de la psychanalyse, puis décrit pour la première fois en psychologie en 1890 par William James, le « self » est la « somme totale de tout ce que l'individu peut appeler sien, non seulement son corps et ses capacités physiques, mais ses vêtements et sa maison, son conjoint et ses enfants, ses ancêtres et amis, sa réputation et son travail, ses terres et chevaux, et son yacht et son compte en banque ». Il fait alors la distinction entre le « Je » et le « Moi » (ego). La notion de « Soi » est aussi à distinguer de celle de « concept de soi » ou « self-concept » qui correspond plus à la vision globale de Soi dans des aspects cognitifs. Nous ne retenons pas pour notre étude le « concept de Soi » qui ne considère pas les aspects inconscients et affectifs de l'identité. Ces aspects sont en revanche repris dans la notion d' « experiencing » issue des travaux de psychologie existentielle de Carl Rogers. On retrouve la dimension affective de l'identité dans le « sentiment de Soi » ou « self-feeling », dont les expressions « estime de soi », « valeur », « affirmation de soi » et bien d'autres encore en sont des déclinaisons ».

Pour aller plus loin : FAVROD, J., NGUYEN, A. et al. Dévoilement de soi et alliance thérapeutique. (Dossier). *Santé mentale.* N°249. 2020/06. pp. 21-72.

PÉRIODIQUE-REVUE

n.m. Syn. Publications en série. Revue. Trad. Angl. Periodic. Domaine Sciences humaines.

Voir aussi : ARTICLE, BASE DE DONNÉES, BESOIN D'INFORMATION, ÉCRITURE, LITTERACIE

Revue officielle, à titre unique, en cours d'abonnement (revue vivantes). Il sera indiqué par la mention suivante « 1985- » pour signaler que la date d'abonnement débute en 1985 et se trouve toujours en cours d'abonnement. La mention « 1985-2010 » signifie que l'abonnement est terminé mais les revues sont archivées. Les périodiques en soin infirmier sont de nature professionnelle et scientifique.

Pour aller plus loin : Portail de revues scientifiques francophones PERSEE [en ligne]. Disponible à l'adresse : http://www.persee.fr/

PERSONNALITÉ

n.f. Trad. Angl. Personality. Domaine Sciences humaines.

Voir aussi : APPRENANCE, DÉVELOPPEMENT DE LA PERSONNE, HUMAIN, IDENTITÉ

Liée au concept de soi, du développement de la personne. D'un point de vue psychanalytique, qui étudie les phénomènes d'une personne exprimant des traits de caractère et influençant l'environnement proche (familial, professionnel...). Des facteurs personnels de transformation permettent de distinguer les individus les uns des autres. Ici, la personnalité est constituée du « ça », du « Moi », du « Surmoi ». Pascale Marson[27] rapporte quelles sont les caractéristiques de ces figures de l'appareil psychique.

Le « ça » ressemble à l'inconscient car, comme lui, il contient des éléments refoulés, rejetés par la conscience (mais il n'est pas tout à fait l'inconscient). Il représente un véritable réservoir de pulsions, d'instincts qui sont prêts à se libérer, à se satisfaire sans tenir compte des règles de la morale. Le « ça » est régi par un processus primaire, par une énergie libre provenant des pulsions qui se logent en lui. Cette énergie vise à une décharge immédiate sans tenir compte du temps, du lieu ou d'éventuelles contraintes physiques.

S. Freud[28], (psychanalyste allemand 1856-1939) introduit le « ça » vers les années 1920 selon lui, le « ça » puise dans le « moi » des éléments refoulés, cette instance qui exerce des mécanismes de défense inconscients, une résistance notamment au cours d'une cure analytique. Pour lui, les systèmes constituant le psychisme ne sont pas nettement tranchés. Dans son ouvrage « Le Moi et le Ça[29] », Freud présente le « moi » comme un cavalier maîtrisant le cheval fougueux de l'instinct : « Dans ses rapports avec le ça, on peut le comparer au cavalier chargé de maîtriser la force supérieure du cheval, à la différence près que le cavalier domine le cheval par ses propres forces, tandis que le « moi » le fait avec des forces d'emprunt. Le « moi », c'est notre personnalité. Elle est constituée d'un ensemble d'éléments difficiles à comprendre. Le « moi » se construit au fur et à mesure de notre vie, de notre expérience, comme les murs d'une maison s'élèvent pierre par pierre. Le « moi », c'est la conscience logique, le raisonnement, mais, paradoxalement, il appartient en partie à l'inconscient. Le « moi » joue un rôle de médiateur. Il trouve un compromis entre les forces qui viennent du « ça » et celles qui sont issues du « Surmoi » (le juge). Freud décrit le « moi » dans son ouvrage[30] comme la raison et la sagesse. Pascale Marson[31] décrit le « surmoi » comme « l'ensemble des interdits moraux ». Il se construit dans l'enfance avec les premières interdictions, avec les premiers principes d'éducation. Lorsqu'un enfant se heurte aux interdits, il va peu à peu les intérioriser, les faire siens. Petit à petit se construit alors son « surmoi », le juge, l'arbitre de la vie. Si le « surmoi » devient trop sévère, le « moi » de l'enfant va se mettre en sourdine. Le « surmoi est une palette de repères, de valeurs indispensables pour une vie équilibrée ». Pour Freud[32], « le surmoi de l'enfant ne se forme pas à l'image des parents, mais bien à l'image du Surmoi de ceux-ci ; il s'emplit du même contenu, devient le représentant de la tradition, de tous les jugements de valeur qui subsistent à travers les générations... ».

Pour aller plus loin : JOURDY, R. et PETOT, J.-M. La théorie des cinq facteurs. Profils de personnalité selon la théorie des cinq facteurs et troubles de la personnalité chez des patients déprimés. *Annales médico psychologiques*. Vol. 176. N°3. 2018/03. pp. 219-224.

↳ DÉPERSONNALISATION

Nom féminin traité dans le *Dictionnaire infirmier de psychiatrie*[33] comme « un syndrome clinique complexe caractérisé par le sentiment de n'être plus soi-même : le sujet perd le sentiment de sa propre réalité et/ou ressent son corps comme irréel, étranger. Il s'associe parfois à un sentiment de déréalisation (le monde extérieur apparaît changé, étrange, insolite, irréel). Décrit de manière métaphorique, comme si la personnalité se dissolvait, se dédoublait, se transformait, sombrait dans le néant. Cet état s'accompagne souvent d'une anxiété dont l'intensité est plus ou moins forte, en fonction de la pathologie préexistante et/ou du contexte ».

Pour aller plus loin : GRODDECK, G. Trad[34]. De l'allemand par JUMEL, C. *Le livre du ça*. France : Gallimard. 1923.

PERSONNE

n. m. Trad. Angl. Personn. Domaine Sciences humaines-infirmières.

Voir aussi : AIDANT-E, DÉVELOPPEMENT DE LA PERSONNE, HUMAIN, IDENTITÉ, SOIGNANT-E

D'un point de vue historique (antiquité romaine) et pour N. Kopp[35] « *persona* désigne le masque de théâtre et se rapporte plus largement aux rôles. La personne se distingue déjà de l'individu en tant qu'être empirique particulier, mais reste étroitement liée aux notions de « statut » et de « condition » : à Rome il y avait différents types de personnes : le centurion, le sénateur, le marchand, le Prince... En fonction de la place dans la société, on attend d'un homme qu'il présente telles ou telles caractéristiques, tel ou tel comportement. Le christianisme déclarera que tous les hommes sont égaux. Selon l'apôtre Paul, *« il n'y a ni juif, ni grec, il n'y a ni esclave ni homme libre, il n'y a ni homme ni femme, car vous ne faites qu'un dans le Christ Jésus »* (Galates, 3, 28). Boèce, dernier philosophe romain, au début du VIe siècle, déclarera que « la personne est une substance individuelle de nature raisonnable[36] ». [...]. Dans la France de l'Ancien Régime, l'homme est un sujet (du Roi). Être un sujet suppose un individu ; mais la notion d'individu ne prend tout son sens que si elle comporte la notion de sujet ». Dans le cadre thérapeutique et pour Jacques Chalifour[37], « la personne qui éprouve un besoin d'aide peut être considérée à plusieurs titres comme un système ouvert possédant des caractéristiques biologiques, cognitives, sociales, affectives et spirituelles. Ces dimensions sont interdépendantes sur le plan énergétique. En effet, chacune d'elles, est bénéficiaire et source d'énergie, d'information et de matière qu'elle transmet aux autres dimensions de l'organisme. La qualité de ces dimensions est directement liée à l'hérédité et aux diverses expériences vécues par la personne au cours de son développement. Ces caractéristiques quantitatives et qualitatives font de cette personne un individu unique ».

Pour aller plus loin : PHILIPPON, S. Limites et juste présence dans la relation entre un soignant et une personne âgée. *Perspective soignante*. N°45. 2012.

PERSONNE ÂGÉE

Syn. Troisième âge, Sénior.

Voir aussi : AUTONOMIE, DÉPENDANCE, DROIT, INCAPACITÉ, VIEILLISSEMENT

Étape de la vie d'adulte en continuité du processus de transformation physiologique, définie plus ou moins à l'âge de la retraite professionnelle et qui a pour objet de catégoriser une classe sociale. Pour N. Gourmala et V. Caradec[38], décrit ce processus de « vieillissement comme une *succession de transitions* permettant de souligner l'importance des proches dans la construction identitaire au cours des années de retraite. Le vieillissement des personnes âgées présente deux caractéristiques : d'une part la mort est plus présente, la conscience de la *finitude* devient plus vive et provoque un retour réflexif sur soi, et d'autre part, une « *déprise* » qui se manifeste progressivement pour aller vers un renoncement plus radical ».

> **Cit.** *« On peut définir, comme les sociologues, l'individu vieux comme une personne qui a vécu plus longtemps que la plupart de celles qui l'entourent et à qui il reste moins de temps à vivre que celui qu'elle a déjà vécu[39] ».*

> **Pour aller plus loin :** GRAND GUILLAUME PERRENOUD, L. Le patient diabétique âgé : l'hypoglycémie sous contrôle. *Soins infirmiers : Krankenpflege.* N°9. 2014.

DROIT DE LA PERSONNE ÂGÉE

Voir aussi : BIENVEILLANCE, VIEILLISSEMENT, VULNÉRABILITÉ, SOINS TRANSCULTURELS

La charte des droits et libertés[40] de la personne âgée en situation de handicap ou de dépendance contient 14 articles affirmant sa dignité dans un contexte de grande vulnérabilité et rendre la société responsable du respect des libertés des séniors. Par exemple, le premier article mentionne la question du choix de vie. « Toute personne âgée devenue handicapée ou dépendante est libre d'exercer ses choix dans la vie quotidienne et de déterminer son mode de vie. Elle doit bénéficier de l'autonomie que lui permettent ses capacités physiques et mentales, même au prix d'un certain risque. Il convient de la sensibiliser à ce risque, d'en tenir informé l'entourage et de proposer les mesures de prévention adaptées. La famille et les intervenants doivent respecter le plus possible le désir profond et les choix de la personne, tout en tenant compte de ses capacités qui sont à réévaluer régulièrement ».

Pour aller plus loin : HESBEEN, W. *L'aide et les soins aux personnes âgées. Révéler la beauté des pratiques - Un défi citoyen en vue de préserver l'existence.* Paris : Seli Arslan. 2020.

➥ DROIT DE LA PERSONNE SOIGNÉE

Syn. Patient.

La Charte Européenne du malade usager de l'hôpital, a été adoptée par le Comité hospitalier de la Communauté Économique Européenne, (CEE). Elle comporte plusieurs articles sur la personne soignée pour l'accès aux soins, pour le respect de sa dignité humaine.

Pour aller plus loin : EMMANUELLE M. Les droits des personnes en soins psychiatriques. *La revue de l'infirmière.* Vol. 69. N°259. Mars 2020. pp. 51-52. Doi : 10.1016/j. revinf. 2020.02.020.

➥ PERSONNE RESSOURCE

Voir aussi : AIDANT NATUREL, FACILITATEUR-TRICE, HANDICAP, INVESTIGATION DOCUMENTAIRE

Personne experte dans un domaine et facilitant une relation, une résolution de problème ou un processus interne motivationnel au regard d'un objectif donné à plus ou moins long terme. D'après le *Dictionnaire de la réadaptation*[41], c'est une « personne qui au cours du processus de réadaptation, d'adaptation ou d'intégration sociale peut fournir des avis ou des moyens utiles pour optimiser ce processus ».

Cit. *« Agis de telle sorte que tu traites l'humanité aussi bien dans ta personne que dans la personne des autres toujours et en même temps, comme une fin et jamais simplement comme un moyen*[42] *».*

Pour aller plus loin : ODIER, G. *Carl Rogers : Être vraiment soi-même. L'Approche Centrée sur la Personne.* Paris : Eyrolles. 2012.

➥ PERSONNE SOIGNÉE

Syn. Patient. Client.

Personne en situation de besoin d'aide pour une durée plus ou moins déterminée. Elle ne parvient plus à exercer momentanément son autonomie, mentale ou physique, et peut ne plus être en mesure de décider pour elle-même. Envahie d'émotions, de facteurs stressants, la personne soignée perçoit des difficultés plus ou moins surmontables. Pour J. Chalifour[43], « Tout être humain, au cours de son développement est susceptible de vivre un certain nombre de crises psychosociales. Elles constituent des moments critiques parce qu'elles représentent l'occasion de se remettre en question. Si ces crises sont

P

vécues de façon positive, elles seront génératrices de croissance, d'apprentissage et d'accroissement de l'estime de soi. Cependant, si elles sont perçues négativement, accompagnées d'un sentiment de peur et d'une attitude de fermeture, elles pourront donner lieu à des blocages majeurs dans le développement de la personne. L'instauration d'une relation soignant-soigné permettra à la personne d'avoir une meilleure connaissance de soi-même pour porter attention aux informations et prendre conscience de ses propres ressources pour interagir de façon harmonieuse ».

Pour aller plus loin : DELOMEL, M-A., DUPUIS, M. et al. *Les soignants.* Paris : Seli Arslan. 2012.

PERVERSION

n.f. Trad. Engla. Perversion.

Du bas latin « *perversio-onis* ». Pour Alain Rey[44] la perversion fut attribuée à la falsification d'un texte (IVe s.) Puis son sens fut attribué à la morale en pointant la dépravation. En 1285, le pervers est synonyme de dur, cruel. Dans une acceptation moderne le pervers montre une tendance pathologique visant à accomplir des actes immoraux, mauvais, en y prenant plaisir. Le terme pervers sexuel est attesté à partir de 1899. Relatif à l'homme perverse, la femme perverse. Personne portée à faire du mal. La perversion aujourd'hui relève d'une action malhonnête visant à détourner des actions naturelles en mal. Déviation comportementale visant à manipuler au profit d'actions répréhensibles. Ce terme implique des activités dites sexuelles vers une autre personne, un objet, un animal (fétichisme, zoophilie) et/ou entraîne un comportement encadré par la loi (exhibitionnisme, sadisme, masochisme...).

➥ PERVERSION SEXUELLE SUR MINEUR

La sexualité chez l'enfant relève de la découverte du corps. Elle est une chose naturelle. La sexualité infantile n'est pas la même que celle de l'adulte, autrement dit, pour Hélène Romano[45] « l'agir sexuel adulte n'a rien à voir avec la sexualité infantile. L'enfant a une sexualité propre, liée à sa singularité d'enfant et évoluant selon son âge. La sexualité infantile est autoérotique : le corps propre est l'objet de la satisfaction sexuelle... Si l'enfant ne doit pas être concerné par la génitalité adulte et ne doit jamais être un objet sexuel, cela ne signifie pas qu'il est un être asexué. Et toute la difficulté se situe à ce niveau-là : accepter de comprendre que certaines manifestations sexuelles spontanées de l'enfant sont liées à son développement, quand d'autres sont évocatrices d'abus sexuels. L'usage détourné d'une sexualité infantile encore trop mal connue par les acteurs de la santé, de la loi ou de l'éducation mais aussi encore trop méconnue par les adultes, les parents, ce qui revient à fragiliser des êtres vulnérables, à pérenniser des pratiques maltraitantes, violentes, perverses, pathologiques ». Pour J. Laplanche J. et J.B. Pontalis[46], quand la maltraitance est associée à la perversité, elle renforce l'idée de « déviation par rapport à l'acte sexuel normal, quand l'orgasme est obtenu par d'autres objets sexuels que la pénétration génitale avec une personne adulte de sexe opposé, ou subordonné à des conditions extrinsèques » les pervers ont des pratiques de manipulateurs et des pratiques érotiques particulières, déviantes. Pour P. Lachcar[47], « *toute perversion implique une composante sadique ; le voyeur pénètre par l'effraction de son regard dans l'intimité physique de sa victime ; l'exhibitionniste agresse le témoin par sa nudité et par l'exposition de son sexe...* ». La transgression motive les gestes du pervers... Le fonctionnement psychique du pervers l'amène sans cesse à récidiver et à transgresser.

Pour aller plus loin: POIRET, A. *L'ultime tabou : Femmes pédophiles, Femmes incestueuses.* Patrick Robin Éditions. 2006.

PEUR

n.f. Syn. Crainte, effroi. Trad. Angl. Afraid, Fear. Domaine Sciences humaines.

Voir aussi : ANGOISSE, ANXIÉTÉ, ÉMOTIONS, GUÉRISON, RELATION D'AIDE, SÉCURITÉ

État affectif plus ou moins durable, pouvant débuter par un choc émotionnel, fait d'appréhension (pouvant aller jusqu'à l'angoisse) et de trouble (pouvant se manifester physiquement par la pâleur, le tremblement, la paralysie, une activité désordonnée notamment), qui accompagne la prise de conscience ou la représentation d'une menace ou d'un danger réel ou imaginaire. Pour Alain Rey[48], « c'est un phénomène psychologique à caractère affectif marqué qui accompagne la prise de conscience, justifié ou non, d'un danger, d'une menace pour la vie ou la sensibilité du sujet, et qui peut prendre la forme, soit d'une émotion-choc, soit d'un sentiment pénible d'insécurité de désarroi, à l'égard d'événements actuels ou prévus ».

Pour aller plus loin : PLEVERT, L., GERMAIN, M. et al. La peur au temps du Covid-19. *La recherche.* N°563. 2020/11-12. 2021/01. pp. 68-77.

PHARMACO-DÉPENDANCE → VOIR DÉPENDANCE

PHILOSOPHIE (DU SOIN)

n.f. Trad. Angl. Philosophy. Domaine Sciences humaines.

Voir aussi : JE, POSITIVISME, PERCEPTION DE SOI, PRENDRE SOIN, SUBJECTIVISME

Le mot *philo* vient du grec signifiant « *aimer* » et *sophia* qui désigne « *la sagesse, le savoir* ».
Science pensant l'homme sous tous ses aspects, les sciences infirmières ont adopté la méthodologie, les concepts pour regarder la personne soignée dans son approche holistique. Hippocrate (460-370 av. J.-C.) est le premier à envisager l'homme comme élément indissociable de l'environnement. Socrate (470-399 av. J.-C.) étudie l'être humain en dehors des biens matériels et distingue l'âme et l'être avec l'adage « connais-toi, toi-même ». Platon (427-437 av. J.-C.) explique la pensée rationnelle, le besoin d'émettre de façon systématique des hypothèses devant être infirmées ou confirmées. Pour Aristote (387-322 av. J.-C.), il faut un lien de cause à effet, une cause pour expliquer le comportement humain. Si la philosophie ne propose que des éléments de réponses, elle permet de s'interroger dans les pratiques soignantes.

Pour aller plus loin : SVANDRA, P. L'esprit du soin à l'épreuve du projet transhumaniste. *Perspective soignante.* N°67. 2020-04-01. pp. 49-58.

PLAGIAT

n.m. Trad. Angl. Plagiarism. Domaine Sciences humaines.

Voir aussi : BESOIN D'INFORMATION, CITATION, ÉCRITURE, DROIT, LÉGISLATION

Plagier, du latin *plagarius,* signifiant *oblique, fourbe,* est le fait de piller les ouvrages d'auteurs (écrivains, musiciens) en donnant pour siennes les parties ainsi copiées. Pour Alain Rey[49], l'action du « plagiaire relève de l'emprunt littéraire caché, d'une imitation non avouée (de quelque chose, de quelqu'un) ». D'un point de vue juridique, un plagiat, ou copie, est un délit de contrefaçon. Il est régi par les articles L. 335-2 « Toute édition d'écrits, de composition musicale, de dessin, de peinture ou de toute autre production, imprimée ou gravée en entier ou en partie, au mépris des lois et règlements relatifs à la propriété des auteurs, est une contrefaçon ; et toute contrefaçon est un délit. » (...). L'article L. 335-3 stipule qu'est « également un délit de contrefaçon toute reproduction, représentation ou diffusion, par quelque moyen que ce soit, d'une œuvre de l'esprit en violation des droits de l'auteur, tels qu'ils sont définis et réglementés par la loi. » (...). Toute représentation ou reproduction intégrale ou partielle faite sans le consentement de l'auteur ou de ses ayants droit ou ayants cause est illicite (numérisation, copier à partir d'une page

Internet...). Il en est de même pour la traduction, l'adaptation ou la transformation, l'arrangement ou la reproduction par un art ou un procédé quelconque (Article Art. L. 122-4.). À défaut de l'autorisation préalable de l'auteur, il y aura contrefaçon.

Pour aller plus loin : GUGLIELMI, G.-J. et KOUBI, G. *Le plagiat de la recherche scientifique.* Paris : Librairie générale de droit et de jurisprudence : Lextenso. 2012.

PLAN DE SOINS TYPES

loc. Trad. Angl. Plane, Care, Rescucitation, Nursing, Intensive care, Nursing record. Domaine sciences infirmières.

Voir aussi : CLINIQUE, COORDINATION DES SOINS, DÉMARCHE DE SOINS, DIAGNOSTIC

Méthodologie permettant, à partir d'un diagnostic infirmier, d'identifier un ensemble d'objectifs pour répondre aux situations de soins qui seront évaluées. Il s'agit de proposer un cadre d'interventions de soins ciblés dans le cadre de son rôle propre. De quoi développer une dynamique de soins personnalisés et exprimer la créativité infirmière. Selon J. Charrier et B. Ritter[50], « le plan de soin type est un support d'information qui regroupe les même éléments que le plan de soins (Diagnostics infirmiers, facteurs favorisants, objectifs et interventions), mais ces données sont préétablies au regard d'un diagnostic infirmier, d'un profil type de patient et d'une pratique de soin déterminée ». Margot Phaneuf[51] précise « que le plan de soins type ne comporte que des actions autonomes dont l'infirmière est responsable ».

Pour aller plus loin : PSIUK, T. *Plans de soins types et chemins cliniques, Vol. 3.* Issy-les-Moulineaux : Masson. 2013.

➥ PLANIFICATION DES SOINS

Voir aussi : DÉMARCHE DE SOIN, ORGANISATION, RECUEIL DE DONNÉES

Selon *le métier d'infirmière en France*[52], c'est « l'étape de la démarche de soins, la planification des soins comprend l'élaboration d'objectifs de soins, la définition des actions inscrites dans un plan de soins. Les interventions de soins posées permettent-elles l'atteinte des objectifs ? Si la réponse est non, un réajustement est nécessaire ». Cette planification des soins infirmiers consiste en outre à organiser dans le temps les actions sur prescriptions infirmières et prescriptions médicales. La mise en œuvre de l'action sera l'étape suivante. Les actions seront prescrites dans le dossier du patient pour lui assurer également des soins personnalisés.

Pour aller plus loin : CLAVAGNIER, I. Plan de soins type en salle de soins post-interventionnelle. *Revue de l'infirmière.* N°208. 2015/02. pp. 51-52.

PLURIDISCIPLINAIRE

Adj. Syn. Multidisciplinaire. Trad. Angl. Multidisciplinary. Domaine sciences humaines.

Voir aussi : ÉQUIPE SOIGNANTE, INTERDISCIPLINARITÉ, INTRACTION, RECHERCHE

Concerne plusieurs disciplines, champs de recherche ou lieux comportant plusieurs services exerçant une discipline distincte (exemple : hôpital, université...). Une équipe soignante est pluridisciplinaire si elle concerne le médecin, l'infirmière, l'orthophoniste, le psychologue, le diététicien, le kinésithérapeute...

Pour aller plus loin : DE BROCA, A. La démarche en éthique clinique. Guide pour la mise en place d'une réunion de concertation pluridisciplinaire en éthique. *Éthique et santé.* Vol. 9, n°1, mars 2012. pp. 14-21.

POLITESSE

n.f. Trad. Angl. courtesy.

Voir aussi : NÉGOCIATION

La politesse peut être un ensemble de règles sociales favorisant les interactions des uns et des autres. Elle intervient dans des réseaux, des cercles, des classes qui intègrent des codes spécifiques visant à se distinguer en mettant à profit des pratiques linguistiques référentielles. La politesse relève du champ sociologique et s'intéresse à la transmission de la pensée, de la culture, de l'éducation. Pour Pierre Bourdieu[53], les stratégies linguistiques des différents agents dépendent étroitement de leur position dans la structure de la distribution du capital linguistique dont on sait que, par l'intermédiaire de la structure des chances d'accès au système scolaire, qu'elle dépend de la structure des rapports de classe. Le mot "politesse" vient du latin *politus*, lui-même issu du verbe polire signifiant, au sens propre, l'action de polir et, au sens figuré, celle d'orner avec élégance. Attendue ou surprenante, volontaire ou subie, la politesse est aussi un acte individuel qui permet de construire une relation bienséante d'une manière brève ou durable, politique, sociale, familiale. Elle n'attend rien ou exige tout. La politesse interroge la sensibilité de l'autre, elle peut être condescendante, bienveillante, intelligente, stratégique, invisible. Pudique, elle délimite les rapports avec une juste distance qui préserve son intimité, son identité. Respectueuse de soi, des autres, la politesse est plus ou moins bien vécue, selon les âges, les cultures, les opinions. En 1892, le philosophe Henri Bergson[54] distingue trois formes de politesse. La politesse des manières n'est qu'une simple application des codes et des règles et n'a pas grand-chose à voir avec la civilisation : Les gens les plus civils ne sont pas toujours les plus civilisés. La politesse de l'esprit est un talent : celui de savoir valoriser ses interlocuteurs et leur accorder l'exacte qualité d'attention qu'ils attendent de vous. Mais la seule qui mérite la qualité de vertu, c'est la politesse du cœur qu'il décrit comme la charité s'exerçant dans la région des amours-propres. La politesse est aussi une habileté sociale, relève de la compétence relationnelle et sociale. M. Liratni[55] dégagent en six grands types d'habiletés:

- comprendre le discours d'un pair ou un groupe de pairs ainsi que leurs intentions (écoute, analyse de situations) ;
- exprimer de manière compréhensible ses pensées et ses besoins (raconter quelque chose à quelqu'un de manière synthétique) ;
- identifier des émotions chez soi et chez les autres, les exprimer, les réguler et comprendre ce qui peut provoquer telle ou telle émotion ;
- connaître les règles de la vie en société (codes de politesse, conventions) ;
- se socialiser et s'épanouir avec autrui (s'intégrer dans un groupe, nouer des relations amicales, amoureuses, jouer) ;
- s'autonomiser dans la vie sociale et familiale (faire une petite course, savoir téléphoner).

La politesse, acceptée comme une habileté sociale fait intervenir les concepts des relations interpersonnelles. Pour les infirmiers, soigner, c'est aussi manifester, respecter le système des valeurs et croyances des personnes soignées. D'après Florence Michon[56] le professionnel a des obligations sociales envers le patient. S'installe, en tout premier lieu, une relation de civilité (courtoisie, politesse) qui donne le ton, légitime le soignant et favorise l'interaction.

Pour aller plus loin : LÉONARD-MALLAVAL, M. Le bébé et la politesse. *Métiers de la petite enfance.* Vol. 20. N° 209. Mai 2014. pp. 30-32. Doi : 10.1016/j.melaen. 2014.02.014

POSITIVISME

n.m. Trad. Angl. Positivism. Domaine Sciences humaines.

Voir aussi : CONNAISSANCES, PHILOSOPHIE, RAISONNEMENT, SAVOIRS, SUBJECTIVISME

Initié par Auguste Comte au 19e siècle, ce courant de pensée s'est constitué tout d'abord pour s'émanciper de la religion catholique.

Société qui s'est constituée pour déterminer la science (démarche de recherche expérimentale) comme éléments de vérité. Pour Auguste Comte *(la philosophie positive[57])* « La philosophie positive est l'ensemble du savoir humain, disposé suivant un certain ordre qui permet d'en saisir les connexions et l'unité, et d'en tirer les directions générales pour chaque partie comme pour le tout. Elle se distingue de la philosophie théologique et de la philosophie métaphysique en ce qu'elle est d'une même nature que les sciences dont elle procède, tandis que la théologie et la métaphysique sont d'une autre nature et ne peuvent ni guider les sciences ni en être guidées ; les sciences, la théologie et la métaphysique n'ont point entre elles de nature commune. Cette nature commune n'existe qu'entre la philosophie positive et les sciences ».

Pour aller plus loin : PETIT, A. Positivisme(s), écoles et mouvances. *Revue d'histoire des sciences humaines*. 32. 2018. Mis en ligne le 03 décembre 2018. https://doi.org/10.4000/rhsh.314.

POSTURE PROFESSIONNELLE → VOIR SOIGNANT.E

POSTURE RÉFLEXIVE → VOIR PRATIQUES REFLEXIVES

PRAGMATISME

n.m. Trad. Angl. Pragmatism. Domaine Sciences humaines.

Voir aussi : EXPÉRIENCE, INTÉRACTION, SAVOIRS, SOINS INFIRMIERS, SOINS INTÉGRÉS

Pour P.H. Keller[58], c'est une attitude intellectuelle et/ou professionnelle qui implique l'observation des faits en lien direct à une théorie donnée. Par exemple, l'étude sur la bioéthique à l'épreuve du pragmatisme : les enjeux de la recherche en psychopharmacologie.

Pour aller plus loin : DENIMAL, P. Analyser le travail avec précision et pragmatisme. *Éducation permanente*. N°HS. 2014/03. pp. 38-45.

PRATIQUES AVANCÉES EN SOINS INFIRMIÈRES

loc. Trad. Angl. Practice of nursing. Domaine Sciences infirmières.

Voir aussi : ANALYSE DE SITUATIONS, DÉONTOLOGIE, INFIRMIER.IÈRES EN PRATIQUES AVANCÉES

Le Conseil d'administration de l'American Nurses Association[59] a approuvé cette définition en 1962 : « la pratique de soins infirmiers professionnels consiste à assurer, contre rémunération tout acte relatif à l'observation, au soi et au conseil aux malades, aux blessés, aux

handicapés, au maintien de la santé, à la prévention de la maladie des autres, à l'encadrement et à l'enseignement d'autres personnes, à l'administration de médicaments et aux traitements prescrits par un médecin ou un dentiste. Ces actes[60] nécessitent un jugement et des capacités spécifiques considérables fondées sur la connaissance et l'application des principes des sciences biologiques, physiques et sociales. Ce qui précède exclut le diagnostic et la prescription de mesures thérapeutiques ou réparatrices ». D'un point de vue opérationnel, la pratique avancée est un terme faîtière qui regroupe deux fonctions : l'infirmière spécialiste clinique et l'infirmière praticienne. Ces fonctions reposent avant tout sur l'acquisition d'une solide expertise infirmière ainsi que sur des compétences additionnelles. L'infirmière spécialiste clinique, développe ainsi outre ses compétences cliniques des compétences dans le domaine de la formation, de l'amélioration continue, de la qualité et du transfert de connaissances du domaine de la recherche vers celui de la pratique. L'infirmière praticienne quant à elle se voit confier des activités dérogatoires antérieurement exclusivement réservées au médecin dans le champ du diagnostic de pathologie, de la prescription de médicaments ou d'examens para cliniques ainsi que la possibilité d'orienter le patient dans le système de santé.
Des modèles d'introduction[61] de la pratique avancée ont été élaborés[62] ainsi que des normes dans le domaine de la formation et de la régulation de ces professions. Des dispositifs d'évaluation de la performance des IPA sont également disponibles[63]. De nombreuses études[64] d'impact ont montré les bénéfices multiples attendus[55] de la pratique avancée en soins infirmiers[66] tant pour les patients que pour les soignants ou encore les organisations de soins.

Pour aller plus loin : DEBOUT, C. (coord.) et al. Le leadership infirmier (dossier). *Soins.* N°840. 2019/11. pp. 17-6.

P

PRATIQUES RÉFLEXIVES

Loc Trad. Angl. Formative practices. Reflective practices. Domaine Sciences de l'éducation, Sciences infirmière.

Voir : ANALYSE DE SITUATION

La réfléxivité relève d'une démarche psycho-sociale. Elle consiste à formaliser une expérience professionnelle dans un dispositif de recherche permettant de développer des modalités de la pratique réfléchie, faisant du praticien un analyste de sa propre pratique et du chercheur-scientifique un ami critique (F. Danvers[67]). La réflexivité repose autant sur l'adoption d'attitudes favorables à l'analyse des pratiques que sur l'adoption de techniques propices à l'adaptation de celles-ci, en lien avec les situations où elles s'exercent. Une démarche réflexive en sciences sociales consiste en une prise de conscience et un examen approfondi de sa propre démarche scientifique. Il s'agit de « se regarder faire » (Galle-Gaudin, C.[68]). La pratique réflexive consiste à apprendre à partir des expériences vécues et « cet apprentissage se fait grâce à un retour de la conscience sur elle-même, de manière régulière et volontaire, avec le but de prendre conscience de sa manière d'agir et de réagir, dans les situations professionnelles ou formatives. Ce retour réflexif a pour finalité de réinvestir dans la pratique à venir les enseignements tirés de cette expérience et de construire ainsi les compétences professionnelles attendues (Armelle Balas-Chanel[69]). Elle peut avoir lieu pendant l'action[70], mais elle peut se faire à postériori, dans des moments consacrés à ce retour réflexif[71] ». Ici, la pratique réflexive s'intéresse autant aux réussites qu'aux erreurs ou aux difficultés. Enfin, la réflexivité est pour R. Legendre[72] un « mode de réaction posée, circonspecte, évitant la précipitation dans les jugements, à la perception d'un stimulus, d'une stimulation quelconque ».

Pour aller plus loin : BEZIAT, J. *Analyse de pratiques et reflexivité*. Paris : L'harmattan. 2013.

PRATIQUES SOIGNANTES

Loc Trad. Angl care practices. Nurses practices. Domaine Sciences infirmières.

Voir aussi : INTERVENTIONS INFIRMIÈRES

Ces pratiques s'inscrivent dans une logique professionnelle soignante, elles relèvent de spécificités humaines et résonnent dans le domaine médical et permettent de définir la qualité de la relation soignant-soigné. La qualité des interactions favorise la prise en compte de la singularité de l'individu dans toutes ses dimensions (biologique, psychosociale, économique, culturelle, spirituelle). Accompagner, aider et faciliter le soin chez les patients nécessite des repères théoriques permettant d'analyser des situations soignantes. Les modèles théoriques en soins infirmiers sont pour la plupart basés sur la psychologie humaniste, à l'exemple de Florence Nightingale, Virgina Henderson (les 14 besoins), Hildegarde Peplau (relations interpersonnelles) ou encore Jean Watson (caring)... La finalité des pratiques soignantes réside dans la mise en pratique de compétences reliées aux concepts soignants, à partir d'une analyse et de recherches, en vue de les améliorer.

Pour aller plus loin : CROYERE, N. et BIRMELE, B. (préf.). *Pratiques soignantes en fin de vie : situations cliniques et questions éthiques.* Paris : Seli Arslan. 2020.

PRATIQUES ALIMENTAIRES → VOIR ALIMENTATION (NUTRITION)

PRAXIS

n.f. Syn. D'action concrète organisée. Trad. Angl. Praxis. Domaine Sciences de l'éducation.

Voir aussi : ANALYSE DE L'ACTIVITÉ, BESOINS, CHANGEMENT, COMPÉTENCES

Selon le *Dictionnaire de la formation et du développement personnel*[73], c'est une « action consciente dans le milieu, impliquant une stratégie et une tactique, visant une modification du milieu... ». L'activité infirmière repose sur une praxis, celle-ci est composée de trois dimensions : compétences relationnelles, organisationnelles et techniques. Les procédures d'exécution de ces activités sont fondées sur des savoirs biomédicaux, donnant du sens à l'activité autonome des soignants et justifiant la transformation de l'environnement médical.

Pour aller plus loin : DUCHARME, F. Vers un leadership politique des infirmières, ou comment changer les choses. *Perspective infirmière.* Vol. 15. N°5. 2018/11-12. pp. 51-55.

↳ PRAXÉOLOGIE

La praxéologie suppose que l'agir humain est symbolique et propose un type d'interprétation reliant les actions humaines à la capacité d'auto production de l'homme lui-même. Par rapport à l'histoire qui s'occupe également du « faire » humain, sous l'angle de la matière événementielle qu'elle collecte et interprète, la praxéologie prendra pour objet la forme de l'action humaine. Pour le Dictionnaire encyclopédique de l'éducation et de la formation[74], il s'agit de déterminer, à priori, les conditions de l'action en général ».

P

PRÉCARITÉ, PAUVRETÉ

n.f. Trad. Angl. Poverty, Social rejection, Inequality. Domaine Sciences humaines-infirmières.

Voir aussi : BIENVEILLANCE, EXCLUSION, L'HOMME ET SON LIEU, REFUS DE SOINS

Concerne les personnes exclues par la société, provisoirement ou non, du système salarial, présentant une fragilité économique, parfois psychologique, comme les personnes emprisonnées, privées de logement, immigrantes... Dans son ouvrage, André Gueslin[75] rapporte deux définitions de la pauvreté, celle de Michel Mollat (les pauvres au Moyen-Âge) où « le pauvre est celui qui, de façon permanente ou temporaire, se trouve dans une situation de faiblesse, de dépendance, d'humiliation, caractérisée par la privation des moyens, variables selon les époques et les sociétés, de puissance et de considération sociale : argent, relations, influence, pouvoir, science, qualification technique, honorabilité de la naissance, vigueur physique, capacité intellectuelle, liberté et dignité personnelle. Vivant au jour le jour, il n'a aucune chance de se relever sans l'aide d'autrui. Une telle définition peut inclure tous les frustrés, tous les laissés-pour-compte, tous les asociaux, tous les marginaux ». La deuxième définition provient du père Wresinski[76], fondateur de l'ATD Quart-Monde qui insiste aussi sur la précarité de la vie du pauvre « la précarité est l'absence d'une ou plusieurs des sécurités permettant aux personnes et familles d'assumer leurs responsabilités élémentaires et de jouir de leurs droit fondamentaux ». Dans ce contexte social, les auteurs de l'ouvrage. *Le guide du secouriste face aux souffrances psychiques*[77] précise quels sont les termes utilisés par Xavier Emmanuelli[78] pour caractériser l'atteinte ou la perte de quatre représentations symboliques participant à la mise en place de la personnalité.

- **Représentation du corps :** si celle-ci est atteinte, une personne sans abri risque de développer une indifférence pour son corps, laquelle entraîne la survenue de lésions somatiques importantes.
- **Représentation du temps :** qui, s'avérant altéré, ne favorise pas le processus de réinsertion.
- **Représentation de l'espace :** où l'individu est engagé dans un processus de survie où seul compte son territoire (le lieu où il dort et se repose.
- **Représentation de l'autre :** qui conduit les personnes sans abri à vivre une situation de solitude permanente, à perdre toute ritualisation des relations humaines.

Pour aller plus loin : CINGOLANI, P. *La précarité*. Paris : PUF. 2015.

PRENDRE SOIN → VOIR SOIN.S

PRÉVALENCE

n.f. Trad. Angl. Prevalence, Frequency. Domaine Sciences médicales-infirmières.

Voir aussi : ÉPIDÉMIOLOGIE, SANITAIRE ET SOCIAL, SANTÉ PUBLIQUE, VIE

Selon le CNRTL[79], il s'agit du « nombre de cas de maladies ou de personnes malades ou de tout autre événement tel qu'un accident, existant ou survenant dans une population déterminée, sans distinction entre les cas nouveaux et les cas anciens, soit à un moment précis, soit au cours d'une période donnée. D'après le *Dictionnaire de l'Académie de médecine*[80], « En épidémiologie, on emploie le terme anglais de prévalence, pour la fréquence globale d'un événement donné (ex. la mortalité imputable à une maladie donnée) et d'incidence pour la fréquence de l'événement pendant un temps donné, généralement une année ».

Pour aller plus loin : CASTAING, C. La fin de vie des personnes détenues. *Revue de droit sanitaire et social.* N°3. 2020/05-06. pp. 509-523.

PRÉVENTION

n.f. Trad. Angl. Prevention. Domaine Sciences humaines-médicales-infirmières.

Voir aussi : CHRONIQUE, ÉDUCATION DU PATIENT, GUÉRISON, PROMOTION DE LA SANTÉ

L'article L. 1417-1 du Code de la santé publique français stipule que la prévention a pour but « d'améliorer l'état de santé de la population en évitant l'apparition, le développement ou l'aggravation des maladies ou accidents, et en favorisant les comportements individuels et collectifs pouvant contribuer à réduire le risque de maladie ». Selon l'Organisation Mondiale de la Santé, elle se décline en trois catégories :

- **Prévention primaire :** qui comprend tous les actes destinés à diminuer l'incidence d'une maladie dans une population, et par conséquent, à réduire le risque d'apparition de cas nouveaux. Elle fait appel à des mesures étatiques de prévention individuelle (hygiène corporelle, alimentation, activité physique et sportive, vaccinations...) et collective (distribution d'eau potable, élimination des déchets, vaccinations, hygiène...) ».
- **Prévention secondaire :** qui comprend tous les actes destinés à diminuer la prévalence d'une maladie dans une population, donc à réduire la durée d'évolution de la maladie. Elle prend en compte le dépistage précoce et le traitement des premières atteintes. Il s'agit d'accompagner des expérimentations sur la promotion ou l'observation-évaluation d'actions de prévention des facteurs de risques de cancers, sur l'évaluation des politiques de contrôle du tabac et sur l'élaboration, la mise en place et l'évaluation d'actions de dépistage et de détection précoce des cancers.
- **Prévention tertiaire :** qui comprend tous les actes destinés à diminuer la prévalence des incapacités chroniques ou de récidives dans une population, donc à réduire au maximum les

invalidités fonctionnelles consécutives à la maladie. Par exemple, rencontrer régulièrement son médecin traitant pour éviter une rechute, assurer un suivi qui s'inscrit dans un processus de prise en charge de son parcours de santé.

Pour aller plus loin : GARNIER M-T., PASQUIER, S. et al. *Regards d'infirmières sur le dispositif d'annonce du cancer.* France : Lamarre. 2014.

PRÉVENTION EN SANTÉ PUBLIQUE

La notion de prévention décrit l'ensemble des actions, des attitudes et comportements qui tendent à éviter la survenue de maladies ou de traumatismes ou à maintenir et à améliorer la santé. Il convient de distinguer :

- **La prévention** dite de *protection* qui est avant tout une prévention "de", ou "contre", se rapporte aux risques identifiés.
- **La prévention** dite *positive* voire universelle, du sujet ou de la population, sans référence à un risque précis, qui renvoie à l'idée de "promotion de la santé".

R.S. Gordon[81] présente une classification de la prévention en trois parties :

- **La prévention universelle :** destinée à l'ensemble de la population, quel que soit son état de santé. Elle fait donc partie intégrante de cette acceptation de la prévention, les champs dits de l'éducation pour la santé, insistant sur les grandes règles d'hygiène.
- **La prévention sélective :** s'exerce en direction de sous-groupe de population spécifique : automobilistes, travailleurs du bâtiment, femmes... La promotion de l'activité physique ou la contraception constituent des exemples d'actions de prévention sélective.
- **La prévention ciblée :** est non seulement fonction de sous-groupes de la population mais aussi et surtout fonction de l'existence de facteurs de risque spécifiques à cette partie bien identifiée de la population (glycosurie chez les femmes enceintes)...[82].

Pour aller plus loin : MARQUILLIER, T., LOMBRAIL, P. et al. Inégalités sociales de santé orale et caries précoces de l'enfant : comment prévenir efficacement ? *Santé publique.* Vol. 68. N°4. 2020/08. pp. 201-214.

PRISE EN CHARGE

loc. Trad. Angl. Patient Management. Domaine Sciences infirmières.

Voir aussi : AUTONOMIE, HÔPITAL, PERSONNE SOIGNÉE, PROCESSUS, SOINS TECHNIQUES

Intégration d'une personne soignée dans un plan de soins, dans le cadre d'un séjour à l'hôpital, pour une maladie chronique ou enfin pour accompagner une personne mourante en soins palliatifs. Il s'agit d'identifier, d'évaluer la gravité de la situation de soin d'un individu, dans le cadre du diagnostic médical et infirmier. La prise en charge des patients est toujours globale et concerne tous les aspects moteurs, socio-psychologiques et prend en compte son aspect économique, environnemental. La prise en charge assure la continuité des soins et favorise l'auto-soin. Celle-ci s'opère dans le cadre d'une collaboration active avec l'équipe soignante, les médecins et la famille, afin d'améliorer les soins.

> **Pour aller plus loin :** LUCET, C., DUPOUY, J. et al. Une aide à la prise en charge du craving sur smartphone. *Soins Psychiatrie.* Vol. 38. N°311. Juillet 2017. pp. 37-39. Doi : 10.1016/j. spsy. 2017.04.011.

PROBLÉMATIQUE

n.f. Trad. Angl. Nursing problematic. Domaine sciences humaines-infirmières.

Voir aussi : APPRENTISSAGE, CLINIQUE, ENTRETIEN, HYPOTHÈSE, RAISONNEMENT, RECHERCHE

D'après Siegfried Hanharet al.[83], « la problématique est un ensemble d'hypothèses, d'orientations, de problèmes envisagés dans une théorie, dans une recherche.

La problématique est l'approche ou la perspective théorique que l'on décide d'adopter pour traiter le problème posé par la question de départ.

Trois temps peuvent caractériser la construction d'une problématique :

- L'exploitation des lectures et entretiens, détermination des différents aspects du problème posé par la question de départ ainsi que les liens qu'ils entretiennent entre eux.
- À travers des points de vue ou des orientations théoriques, très différents parfois, choix de l'orientation qui semble la plus pertinente, ou élaboration d'une nouvelle orientation transcendant les précédentes.
- Explicitation du cadre conceptuel qui caractérise la problématique retenue, c'est-à-dire description du cadre

théorique dans lequel s'inscrit la démarche du chercheur ; c'est la précision des concepts fondamentaux, des liens qu'ils ont entre eux. Se dessine ainsi la structure conceptuelle qui va fonder les propositions qui seront élaborées en réponse à la question de départ.

Pour aller plus loin : JEANGUIOT, N., PEYNET, H. et al. *Initiation à la Démarche de Recherche : Semestres 4 et 6*. Paris : Estem. 2014. 2e éd.

PROCESSUS

n.m. Trad. Angl. Process. Domaine Sciences humaines-médicales.

Voir aussi : CHANGEMENT, CLINIQUE,RAISONNEMENT, SOINS

Du latin *procedere*, (avancer), le processus est l'évolution d'une série de phénomènes (cognitifs, circonstanciels, physiques, psychologiques...) conduisant à un état différent, une transformation positive, ou non, d'un individu ou d'un groupe, d'une opération intellectuelle... Pour Katy le Neurès[84] et au sens restreint, psychobiologique, un processus « correspondrait à un phénomène biologique, généralement complexe. Il mettrait en jeu de nombreux éléments moléculaires, cellulaires et/ou tissulaires de l'organisme. Il serait nécessaire de faire appel à des notions de temps, d'interactions et d'émergence afin d'expliciter son fonctionnement. Au contraire d'un mécanisme, l'activité d'un processus ne pourrait être expliqué par la simple description des éléments matériels en interaction ».

Pour aller plus loin : PELLETIER MILET, C., GALIANO, A-R., LEPINE, I. CYRULNIK, B. et al. *L'enfant et l'animal : une relation singulière*. Savigny-sur-Orge : Édition Philippe Duval. 2020.

➥ PROCESSUS BIOLOGIQUES ET MÉDICAUX

Voir aussi : MALADIE

Un processus implique une modification se produisant normalement (vieillissement...), ou non (Succession de lésions, de symptômes ou d'autres phénomènes se rapportant à une maladie, un traumatisme), dans un organisme vivant. Les soignants interviennent dans ces processus, à tous les âges de la vie :

- Processus inflammatoires et infectieux : maladies contagieuses de l'enfant, tuberculose, drépanocytose...
- Processus obstructifs : hernies inguinales, scrotales, ombilicales, accident vasculaire cérébral...
- Processus traumatiques : douleur, fracture, hernies discales...

- Processus dégénératifs (défaillances organiques) : diabète, insuffisance respiratoire, polyarthrite, parkinson...

Pour aller plus loin : HARDY, M.-S. et DALLAIRE, C. Mieux saisir les difficultés d'adaptation des personnes âgées insuffisantes cardiaques en transition de l'hôpital vers le domicile à partir des expériences vécues et d'un éclairage théorique. *Recherche en soins infirmiers.* N°141. 2020/06. pp. 38-48.

PROCESSUS DÉCISIONNEL, DÉCISION

Voir aussi : ARGUMENTATION, RESPONSABILITÉ, KAÏROS, JUGEMENT CLINIQUE

Étapes intellectuelles et cognitives permettant d'anticiper, d'identifier et d'évaluer un problème dans l'ensemble d'une situation donnée pour rationnaliser des éléments de réponse en utilisant des dispositifs prévus à cet effet. Processus pouvant être interactif, permettant de collaborer avec des personnes ressources pour mettre en commun des compétences avec un même objectif. Pour Pierre Pastor[85], « toute décision procède d'un certain parcours mental, d'un certain nombre d'étapes [...]. Elles sont au nombre de cinq :

- **la perception du problème :** à l'intérieur de l'organisation le décideur détecte des problèmes à résoudre [...] puis il tente de préparer ses choix par la recherche d'informations ;
- **les solutions possibles :** le décideur travaille au recensement des voies envisageables pour la résolution du problème. Il pèse les avantages et les inconvénients de chacune des options ;
- **le choix :** le manager tente d'opérer la sélection de la solution la plus optimale possible ;
- **la mise en œuvre de la décision :** elle varie en fonction de la qualité du message transmis, de sa force, de sa capacité d'entraînement, mais aussi de l'accompagnement" de la décision qu'aura imaginé le manager et enfin des compétences et de la motivation des personnels chargés de son exécution ;
- **l'évaluation de la décision :** il s'agit de vérifier la qualité de la décision et que les résultats produits correspondent bien à la situation voulue au moment du choix ».

Cit. *« Soigner, ce n'est pas seulement se préoccuper de la personne, mais construire une relation soignante d'aide à la prise en charge globale, à l'autonomie du patient. Soigner, c'est éviter l'aliénation du sujet et sa soumission au pouvoir et aux décisions des professionnels. En un mot, c'est satisfaire les besoins du patient tout en respectant sa volonté[86] ».*

P

Pour aller plus loin : PIERRON, J.-P. Les trois sens du sens clinique. *Éthique & Santé*. Vol. 11. N°1. Mars 2014. pp. 38-43.

PROCESSUS INFIRMIER

Voir aussi : CONSULTATION, DÉMARCHE DE SOINS, JUGEMENT CLINIQUE, PLAN DE SOIN

Selon le *Glossaire infirmier*[87], « c'est une « suite ordonnée d'opérations qui a pour finalité la prestation de soins individualisés, continus et adaptés aux besoins d'une personne ». D'après l'article *Esprit critique en soins infirmiers*[88], « penser et apprendre sont des processus apparentés. Avec le temps, les connaissances et les expériences cliniques développent la capacité à effectuer des observations judicieuses et à formuler des jugements et des choix réfléchis. La plupart des définitions de l'esprit critique privilégient la logique et le raisonnement. L'esprit critique, ou encore jugement ou pensée critique, est un processus cognitif actif et organisé, utile afin d'examiner en détail sa propre pensée ou la pensée des autres. Il consiste à reconnaître l'existence d'un problème (par exemple, le problème d'un patient), à analyser les informations relatives à ce problème (par exemple, les données cliniques sur un patient), à évaluer les informations (examiner les suppositions et les preuves) et à aboutir à des conclusions. Une personne usant d'un esprit critique détermine ce qui est important dans une situation, imagine et explore différentes possibilités, tient compte des principes éthiques, puis prend des décisions éclairées ».

Pour aller plus loin : HIRSCH, E. *La maladie entre vie et survie- Les mots de la maladie*. Paris : De Boeck. 2013.

PROCESSUS PÉDAGOGIQUE

Voir aussi : DÉMARCHE ÉDUCATIVE, SOINS ÉDUCATIFS ET PRÉVENTIFS

Selon Margot Phaneuf[89], il s'agit d'une « Intervention professionnelle par laquelle l'infirmière établit un processus pédagogique qui fournit à la personne soignée, à la famille ou à un groupe, des informations sur la maladie, sur sa prévention et sur le traitement, en vue de les amener à une prise de conscience de leurs capacités d'autonomie et à une prise en charge de leur évolution vers un mieux-être ».

Pour aller plus loin : RENY, P. *Savoir communiquer pour mieux aider : la communication aidante et "pédagogique" en soins infirmiers et dans le domaine de la santé*. Ottawa, Canada : Éditions du Renouveau Pédagogique. 2018.

PROJET DE SOINS

loc. Trad. Angl. Nursing project, Scheme. Domaine sciences infirmières.

Voir aussi : ALLIANCE, ANAMNÈSE, DÉMARCHE DE SOINS, INTERDISCIPLINAIRE, RÔLE PROPRE

D'après Marlyne Dabrion[90], « la participation de l'infirmière au projet de soins pluridisciplinaire se réalise à travers ses différents rôles, à savoir son rôle prescrit (médico-délégué), son rôle en collaboration, c'est-à-dire à la mise en place d'actions concertées avec certains acteurs de l'équipe (assistante sociale, psychologue, médecins, aide-soignante, sage-femme, agent des services hospitaliers...) et son rôle propre.

> **Pour aller plus loin :** MONCET, M-C. *Démarche clinique infirmière - Projets de soins - Organisation du travail.* Paris : Vuibert. 2015.

PROMOTION DE LA SANTÉ

loc. Trad. Angl. Promotion of community health. Domaine Sciences humaines-infirmières.

Voir aussi : ACTION ÉDUCATIVE, INFIRMIER-IÈRE, PRÉVENTION, SANTÉ PUBLIQUE

Définie par la charte d'Ottawa[91] (1986) comme « le processus qui confère aux populations les moyens d'assurer un plus grand contrôle sur leur propre santé et d'améliorer celle-ci », la promotion de la santé relève également des compétences des pouvoirs publics. La charte de Jakarta[92], précise, à propos des décideurs, qu'ils « doivent être résolument attachés au principe de responsabilité sociale. Que ce soit le secteur public ou le secteur privé, chacun intervient dans la promotion de la santé, en menant des politiques et des pratiques, qui ne soient pas préjudiciables à la santé d'autres personnes ; il s'agit de protéger l'environnement, d'assurer une utilisation durable des ressources, de restreindre la production et le commerce de produits et substances nocifs par nature, comme le tabac et les armes et de dissuader les pratiques de marketing nuisibles à la santé. Il convient, ici, de protéger à la fois le citoyen sur le marché et l'individu sur son lieu de travail, d'inclure les évaluations d'impact sur la santé, comme partie intégrante du développement des politiques en ayant constamment à l'esprit le principe d'équité ». Ses activités visent à améliorer le contexte social, politique, économique, et les conditions de vie des personnes dans un sens favorable à leur santé.

Les déterminants sur lesquels on peut agir en promotion de la santé sont de plusieurs ordres :

- déterminants personnels : ressources physiques, psychologiques et sociales ; habitudes de vie ayant un rapport avec la santé (alimentation, activité physique...) ;
- déterminants sociaux : (niveau d'éducation, insertion et support social, milieu culturel, accès aux services publics...) et économiques (niveau de revenus, statut sur le plan de l'emploi...) ;
- déterminants liés au système de santé (accès aux soins, qualité des soins...).

Selon le *Glossaire utilitaire en Education Pour la Santé*[93], la promotion de la santé est aussi « le processus qui permet aux individus de mieux maîtriser les déterminants de leur santé et leur multi-causalité. La participation des personnes est essentielle dans toute l'action de promotion de la santé ». Celle-ci vise notamment la réduction des inégalités sociales et une plus grande accessibilité par rapport aux ressources disponibles.

Cit. *« Certains besoins sont plus familiers et concrets parce qu'ils se manifestent de façon tangible. D'autres sont plus abstraits et insaisissables.Ils ont tous la même importance pour des soins infirmiers de qualité et la promotion d'une santé optimale*[94] *».*

Pour aller plus loin : SEBBANE, D., DE ROSARIO, B. et al. La promotion de la santé mentale : un enjeu individuel, collectif et citoyen. *La santé en action.* N°439. 2017/03. pp. 10-13.

PROTOCOLE DE SOIN

n. m. Trad. Angl. Nursing protocol. Domaine sciences infirmière.

Voir aussi : DÉMARCHE DE SOINS, OBSERVATION, PLAN DE SOIN, SYSTÈME DE SOIN

Pour le Guide pour la mise en place d'un programme de lutte contre la douleur dans les établissements de santé[95], il peut s'agir « d'un descriptif de techniques à appliquer et/ou de consignes à observer dans certaines situations de soins ou lors de la réalisation d'un soin ». Pour Catherine Pellingheli[96], « pour ce qui est des protocoles de soins infirmiers, il s'agit de documents rédigés par des équipes soignantes et avec la représentation de l'autorité médicale ou institutionnelle. Selon le sujet, un cadre expert y est associé, un représentant du comité de lutte contre les infections nosocomiales (Clin) ou de la cellule hygiène. Argumenté par une bibliographie, le protocole de soins infirmiers établit, dans les détails, les modalités d'une conduite à tenir ou d'actes à mettre en œuvre dans certaines situations précises, elles-mêmes clairement définies dans le protocole ». Selon M. Dabrion[97], il s'agit de

« descriptif de techniques, de consignes à observer dans certaines situations de soins. Outil d'application centré sur une cible, il comprend un ensemble d'actions, de gestes successifs accomplis conformément à un plan bien réglé et préétabli. Les protocoles de soins peuvent être d'urgence (gestes d'urgence), d'hygiène, de prévention, d'éducation, de soins techniques... ».

Pour aller plus loin : PSIUK, T. et VERHELST, C. *Plans de soins types et chemins cliniques*. Issy-les-Moulineaux : Elsevier Masson. 2011.

PROXÉMIQUE, PROXÉMIE, PROXIMOLOGIE

n.f. Trad. Angl. Proxemic. Domaine Sciences humaines.

Voir aussi : COMMUNICATION NON VERBALE, JUSTE DISTANCE, MASSO-KINESITHÉRAPIE, TOUCHER

Comme le souligne Antoine Bioy[98], la proxémique « s'intéresse à l'espace et aux distances entre les participants d'une interaction ».

Edward T. Hall[99] a identifié quatre distances de base :

- publique (distance entre un orateur et son auditoire) ;
- sociale (distance entre les individus dans une salle d'attente) ;
- personnelle (distance entre deux amis) ;
- intime (distance entre deux amoureux).

La proximologie est aussi l'étude des relations interpersonnelles entre soignants-soignés pour H. Joublin[100] et E. Hirsch qui évoquent la proximologie comme un « combat mené contre la maladie ». Ce qui « n'est véritablement possible qu'ensemble, partagé, vécu dans la proximité de relations justes et fortes. Ce savoir peut être compris comme une conquête, pour beaucoup assumée par les proches de la personne malade ». PourH. Joublin[101] « Dans la relation de soins, l'ubiquité de la vulnérabilité en fait une caractéristique commune aux différents acteurs impliqués. Il ne s'agit finalement que d'une question de points de vue. En ce sens, penser la relation aidants - aidés peut tout aussi bien mener à s'interroger sur le couple professionnel de santé- proche de la personne malade. Dans le cadre d'une approche proximologique[102] de la relation de soins, c'est d'ailleurs cette relation duale qui constitue le socle d'une triangulation vertueuse avec la personne malade.

P

Pour aller plus loin : PATIENT MAKAK, S. Décès de cancers pédiatriques : le silence des mots et la parole des gestes en négroculture. *Médecine palliative*. Vol. 18. N°2. pp. 89-98. Doi : 10.1016/j. medpal. 2018.10.002.

PSYCHOLOGIE

n.f. Trad. Angl. Psychology. Domaine Sciences Humaines-infirmières.

Voir aussi : JE, PERSONNALITÉ, RELATION D'AIDE, REPRÉSENTATION, SCIENCES DE L'ÉDUCATION

Étude de la pensée et de l'esprit humain.
C'est une « science qui s'intéresse aux phénomènes psychiques et aux processus mentaux ainsi qu'à leurs lois et à leurs manifestations, notamment en fonction des conditions de l'environnement.
Le terme « psychologie » date du 16e siècle, mais n'est devenu usuel qu'à partir du 17e siècle. La psychologie existait en fait dès l'Antiquité comme composante de la plupart des systèmes philosophiques, dont elle s'est séparée à la fin du 19e siècle pour s'affirmer en tant que science, au cours du 20e siècle, avec l'introduction de l'esprit expérimental dans la réflexion psychologique. D'abord centrée sur l'étude de l'homme « normal », la psychologie s'est peu à peu intéressée à la pathologie, à l'enfant, aux groupes sociaux, à l'animal, étendant ainsi progressivement son champ d'application jusqu'à rassembler plusieurs disciplines distinctes : psychologie génétique, différentielle, expérimentale, sociale, dynamique, clinique, pathologique, industrielle, publicitaire... (GDT[103]).

> **Pour aller plus loin :** AMAR, S. Les racines psychologiques de la violence à l'hôpital. *Soins*. N°848. 2020/09. pp. 20-22.

➥ PSYCHOLOGIE HUMANISTE

Voir aussi : APPROCHE CENTRÉE SUR LA PERSONNE, HOLISTIQUE, RELATION D'AIDE

Théorie conçue dans les années 1960 avec, entre autres, Abraham Maslow, Carl Rogers, Michel Lobrot, Max Pagès, André de Peretti... se démarquant du courant béhavioriste. Développée à partir des années 1970, aux États-Unis, cette théorie revient à accompagner les personnes (en établissement scolaire, dans un environnement sanitaire et social...) à percevoir, à mobiliser ses ressources internes, son potentiel humain. Cette perspective psychologique est une approche plaçant l'individu au centre de sa croissance personnelle, en interaction avec son environnement. Cette approche respectueuse de la globalité des personnes est avant tout un courant de pensée clinique, basé sur l'observation, l'écoute, l'expérience, faisant appel à une nouvelle relation formateur- apprenant, puis, soignant-soigné. Cette approche est souvent caractérisée par des entretiens non-directifs, dans un cadre déterminé permettant d'instaurer une relation de confiance entre le soignant et la personne soignée, consciente de sa démarche de guérison ».

Les infirmiers sont conduits à intervenir à un moment donné du soin, par exemple, avant une opération ou, après une intervention médicale, lors d'un projet d'éducation thérapeutique ou d'un entretien infirmier... Jacques Chalifour[104] propose divers outils psychologiques humanistes au service du personnel soignant pour créer un lien thérapeutique, communiquer efficacement, réaliser des entretiens, travailler à la solution de problèmes, enseigner, intervenir en situation de crise, accompagner des personnes endeuillées, appliquer une thérapie de soutien dans le cadre de sa pratique professionnelle ».

Cit. *« Parmi les idées dominantes de Carl Rogers, ce sont sans doute celles touchant la relation d'aide et celles abordant l'éducation qui nous ont le plus marquées en soins infirmiers[105] ».*

Pour aller plus loin : BROUSSEAU, S. et CARA, Ch. et al. Proposition d'une modélisation humaniste de la qualité de vie au travail inspirée de la théorie du caring de Watson. *Revue francophone internationale de recherche infirmière*. Vol. 2. N°4. 2016/12. pp. 187-196.

PUBERTÉ

n.f. Trad. Angl. Puberty. Domaine Sciences médicales-infirmières.

Voir aussi : ADOLESCENCE, ADULTE, CHANGEMENT, INTIMITÉ, JE, NÉGOCIATION

Pour le *Dictionnaire Universel de la francophonie*[106], il s'agit de « l'ensemble des modifications morphologiques, physiologiques et psychologiques qui se produisent chez l'être humain au moment du passage de l'enfance à l'adolescence. Cette période de vie est marquée par l'apparition de certains caractères sexuels secondaires et par l'acquisition de la capacité de procréer ».

Pour aller plus loin : DE LUCA, A. Besoins nutritionnels de l'adolescent. *Journal de pédiatrie et de puériculture*. Vol. 32. N°4. 2019/08. pp. 171-180.

PUDEUR

n.f. Trad. Angl. Decency, Modesty. Domaine Sciences humaines-infirmières.

Voir aussi : CONSCIENCE, CORPS, IMAGE CORPORELLE, HONTE, INTIMITÉ, PERCEPTION DE SOI

La pudeur et la honte sont étroitement liés pour « désigner une force interne qui conduit le sujet à vouloir détourner un regard qui se porterait sur son corps, ou ce qui chercherait à pénétrer les cercles de son intimité. (Dict.du corps[107]). La pudeur est née au 16e siècle. Au Moyen-Âge, *honte et vergogne* en étaient les synonymes. Au 17e siècle, la locution la modestie était employée pour la femme et l'hommes *décent*. Pudeur et pudicité étaient alors mal départagés, signifiant ce qui était chaste, ou non. Si l'ancien français ne connaissait pas le mot, le latin médiéval a conservé toute la famille dérivée de *pudor* désignant les organes « honteux » (Bologne, J-C.[108]). Selon le *Dictionnaire Universel de la francophonie*[109], il s'agit d'une « tendance à éprouver de la gêne, de la honte devant ce qui touche à la sexualité. De façon plus générale, la pudeur s'exprime par une certaine retenue d'une attitude, d'un sentiment non dévoilé, d'une réserve personnelle ». D'après l'article *Approche socioculturelle de la pudeur*[110] « la pudeur est un sentiment de gêne qu'une personne peut ressentir à l'idée de montrer une partie ou la totalité de son corps, ou de rendre publics des sentiments ou des émotions estimés comme intimes. Ce qui est individuellement ou socialement jugé privé se doit d'être dissimulé, protégé, respecté sous peine de générer un sentiment de honte personnel ou collectif ». La pudeur peut être corporelle, sentimentale, sexuelle. Elle peut être contingente ou permanente, elle est, quoiqu'il en soit, nuancée et provoque une gêne visible. Pour Jocalyn Lawler[111], « il est indispensable de savoir gérer la gêne pour aider les patients avec leur corps, pendant leur maladie ou durant la situation de dépendance [...] Des notions associées à la vulnérabilité du patient, à sa dépendance et à son malaise social font partie intégrante de la façon dont les infirmières prennent en compte la gêne ; pour elles, la gêne est la conséquence d'un manque de respect de « l'intimité » du patient... ». Gêne et pudeur sont pour M. Rajablat[112]« des *leitmotivs*. Historiquement, la *gehine* au XIIIe siècle était la torture. *Gehir* consistait à faire avouer sous la contrainte... ». Pour Myriam Héron[113], « la pudeur, comme l'approche de la nudité, est un phénomène social et (*inter*) culturel lié à la notion d'intimité. Les seuils de tolérance sont différents pour chacun mais le soignant doit savoir repérer les principales manifestations physiques de la pudeur : rougissements, accélération du rythme cardiaque et respiratoire, attitude de fuite (regard ou tête baissés), gêne ou stress, apparition d'un érythème dans le cou et sur la poitrine, agressivité et/ou refus de soins ».

Pour aller plus loin : PY, B. et LEONHARD, J. *La pudeur et le soin*. Nancy PUN - Éditions universitaires de Lorraine. 2019.

PUÉRICULTURE

n.f. Trad. Angl. Child welfare. Domaine Sciences humaines, médicales, paramédicales.

Voir aussi : BIENTRAITANCE, DÉVELOPPEMENT DE LA PERSONNE, NURSING, SOINS RELATIONNELS

Du latin *puer enfant* et de *culture,* ce domaine concerne le développement physique et psychique de l'enfant jusqu'à la puberté. Pour le dictionnaire médical de l'Académie de médecine, c'est un « ensemble de soins prodigués aux enfants pour assurer leur développement physique, affectif et intellectuel jusqu'à l'âge de 15 ans». D'après l'article de J. Marchal[114], ce terme « est né au 19e siècle. Il est dû à plusieurs personnages pionniers dans le domaine, à commencer par Théophile Roussel, médecin républicain qui fait voter en 1874 une loi favorisant une meilleure surveillance des enfants placés hors du domicile de leurs parents, loi qui pose les bases de l'hygiène sociale. En 1892, c'est à Pierre Budin, médecin accoucheur, que l'on doit la première consultation de nourrisson, créant ainsi la véritable protection maternelle et infantile (PMI), et à l'œuvre de Paul Strauss, qui montre un engagement important aux côtés de Clémenceau pour la lutte contre la dépopulation. Enfin, c'est à Adolphe Pinard[115], député et médecin, que l'on doit la diffusion du mot « puériculture » dans ses manuels : « La puériculture, la science d'élever hygiéniquement et physiologiquement les enfants ». Dans son travail de DEA, Marianne Robinot[116] rappelle qu'en 1863 le mot « puériculture » apparaît sous la plume du médecin français Charles-Alfred Caron. Ce terme connaît des débuts difficiles tant le mot « pourrait provoquer l'hilarité dans la réunion ». La profession d'infirmière puéricultrice est créée légalement par le décret du 13 août 1947. Sa formation est aujourd'hui définie par l'arrêté du 15 mars 2010 ».

Pour aller plus loin : COLLOMBIER, M. et SAIAS, T. La recherche en puériculture. *Cahiers de la puéricultrice.* Vol. 56. N°336-337. 2020/04. pp. 11-35.

P

➥ AUXILIAIRE DE PUÉRICULTURE

Voir aussi : COLLABORATION, ÉQUIPE SOIGNANTE, POSTURE PROFESSIONNELLE

L'auxiliaire de puériculture est une profession paramédicale (Corps des Aides Soignants - Décret n°89-241 du 18 avril 1989), reconnue depuis le 13 août 1947 (Décret n°47-1544).L'auxiliaire de puériculture exerce son activité sous la responsabilité de l'infirmier dans le cadre du rôle qui relève de l'initiative de celui-ci, défini par les code de la santé publique relatifs aux actes professionnels et à l'exercice de la profession d'infirmière. Dans les établissements et services d'accueil des enfants de moins de 6 ans, l'activité est encadrée par les articles du code de la santé publique. Il-elle dispense dans le cadre du rôle propre de l'infirmier ou de la puéricultrice, en collaboration avec lui ou sous sa responsabilité des soins et réalise des activités d'éveil et d'éducation pour préserver et restaurer la continuité de la vie, le bien être et l'autonomie de l'enfant. Son rôle s'inscrit dans une approche globale de l'enfant et prend en compte la dimension relationnelle des soins ainsi que la communication avec la famille dans le cadre du soutien à la parentalité. L'auxiliaire de puériculture participe à l'accueil et à l'intégration sociale d'enfants en situation de handicap, atteints de maladies chroniques, ou en situation de risque d'exclusion[117].

Pour aller plus loin : BELTRAN, V. Quand les professionnels apprennent (aussi) par l'erreur. *Métiers de la petite enfance.* Vol. 26. N° 286. Octobre 2020. pp. 33-34.

Bibliographie P

1 BOUCHARD CORDIER, S. Recherche dans la discipline infirmière. *EMC-Savoirs et soins infirmiers.* 2011:1-5. [Article 60-800-B-53].

2 KUHN, T. *La structure des révolutions scientifiques.* Paris : Flammarion. 1983.

3 *Ibid.*

4 *Dictionnaire Quillet de la langue française : l'art d'écrire et de bien rédiger.* Éd. : Librairie Aristide Quillet. 1948. 2110 p. (Vol. 3 : P-Z).

5 MERCADIER, C. Le travail émotionnel des soignants, la face cachée du soin. *Soins Cadres.* Vol. 17. N°65. Février 2008. pp. 19-22.

6 ONFRAY, M. Merci pour tout. *Le Monde des débats,* 1993.

7 NEVEU, F. *Dictionnaire des sciences du langage.* Paris : Armand Colin. 2004.

8 *Le guide du parcours de soins de la maladie de Parkinson,* Guide HAS [en ligne]. 2014. Disponible à l'adresse : http://www.has-sante.fr/portail/plugins/ModuleXitiKLEE/types/FileDocument/doXiti.jsp?id=c_1243427

9 BUISSON, F. *Nouveau dictionnaire de pédagogie* (1911). Lyon : Institut français de l'Éducation [en ligne]. MàJ 2015. Disponible : http://www.inrp.fr/edition-electronique/lodel/dictionnaire-ferdinand-buisson/

10 ALTET, M. *Les pédagogies de l'apprentissage.* Paris : PUF. 1997.

11 MEIRIEU, P. *Le choix d'éduquer. Éthique et pédagogie.* Paris : ESF. 9e éd. 2005.

12 MAYER, S. Pédophilie ? Non. Pédocriminalité ! [en ligne] 13 avr. 2016 Blog : Regard sur... Disponible : https://blogs.mediapart.fr/severine-mayer/blog/130416/pedophilie-non-pedocriminalite

13 Pirlot G., Pedinielli, J.L. *Les perversions.* Paris : A. Colin (2005).

14 AUBUT J. Les agresseurs sexuels Montréal : La Chenelière : Paris : Maloine (1993) IN De Becker E, Chapelle S, Chatelle N. L'enfant et le pédophile. Evol psychiatr 2008; 73

15 FIRESTONE P., BRADFORD J.M., GREENBERG D.M., LAROSE M.R. Homicidal sex offenders: psychological, phallometric, and diagnostic features J Am Acad Psychiatry Law 1998 ; 26 : 537-552.

16 ENDRASS J., URBANICOK F., HAMMERMEISTER L.C., Benz C. The consumption of internet child pornography and violent sex offending BMC Psychiatry 2009 ; 14 : 43.

17 DEVELAY, Michel. *Sur la méthode expérimentale.* [Pdf]. 1989. MàJ 2015.Disponibles sur le site de l'École Normale Supérieure de Lyon : http://ife.ens-lyon.fr/publications/edition-electronique/aster/RA008.pdf

18 MEIRIEU, P. *Outils pour apprendre en groupe (T.2).* Lyon : Chronique sociale. 4e éd. 1991.

19 ASTOLFI, J-P. *Modes de raisonnement et démarches de pensée. In* tiré à part : Compétences méthodologiques en sciences expérimentales. Septembre 1986.

20 BOISVERT, J. *La formation de la pensée critique : Théorie et pratique.* Canada : De Boeck. 2000.

21 *Ibid.* page 21.

22 *Ibid,* page 19.

23 *Ibid,* page 16.

24 *Ibid,* page 15-16.

25 LEDESMA, L. Identité professionnelle des infirmiers : un détour par les représentations et le Soi. *EMC - Savoirs et soins infirmiers.* 2014;9(4):1-6. [Article 60-010-M-30].

26 MARC, E. *Psychologie de l'identité.* Paris : Dunod. 2005.

P

27 MARSON, P. *25 mots-clés de la psychologie et de la psychanalyse.* France : maxi Livres. 2004.

28 FREUD, S. *Le Moi et le Ça* (1923). France : Payot. 2010. 124 p.

29 *Ibid.*

30 *Ibid.*

31 MARSON, P. *25 mots-clés de la psychologie et de la psychanalyse.* France : maxi Livres. 2004.

32 *Ibid.*

33 GRODDECK. G. Livre du ça. Édition électronique réalisée à partir du livre édité en 1923. Trad. de l'Allemand par L. Jumel. Paris: Les Éditions Gallimard, 1979, 326 pp. Collection: Tel, n°3 [en ligne]. MàJ 2015. Disponible à partir de l'Université du Québec, Chicoutimi : http://classiques.uqac.ca/classiques/groddeck_georg/le_livre_du_ca/le_livre_du_ca.html

34 IVANOV-MAZZUCCONI, S., DIGONNET, E. et al. *Dictionnaire infirmier de psychiatrie.* Paris : Masson. 2005.

35 KOPP, N. L'homme et la personne définis à travers la biologie. *Éthique & Santé.* Vol. 2. N°4. Novembre 2005. pp. 207-214.

36 Boèce. Au sujet de la personne et des deux natures, contre Entyches et Nestorius, Chap. 3 PL 64, 1345. Cité par Folsheid [3]. p. 79.

37 CHALIFOUR, J. *L'intervention thérapeutique : les fondements existentiels- humanistes de la relation d'aide (Vol. 1).* Montréal : Gaëtan Morin. 1999.

38 GOURMALA, N. et CARADEC, V. *Sociologie de la vieillesse et du vieillissement, L'orientation scolaire et professionnelle* [en ligne]. 32/4, 2003. MàJ 2015. Disponible: http://osp.revues.org/2674

39 DEPECKER, L. *Les mots de la francophonie.* Paris : Belin. 1988.

40 Voir le texte intégral sur le site de la Fondation nationale de Gérontologie (FNG), [Pdf]. Disponible : http://www.fng.fr/html/droit_liberte/charte_pdf/charte_integrale_2007.pdf

41 BLOUIN, M. et BERGERON, C. *Dictionnaire de la réadaptation, tome 2.* Québec, Les Publications du Québec, 1997.

42 Citation de Kant, cité par le CNRTL [en ligne]. 2015. Disponible à l'adresse : http://www.cnrtl.fr

43 CHALIFOUR, J. *Opus. Cit.*

44 REY, A. Dictionnaire historique de la langue française. Paris : Le Robert. 2016

45 ROMANO, H. Entre jeux sexuels et abus sexuels. La revue de santé scolaire et universitaire. Vol. 4. N°20. Mars 2013 pages 9-12.

46 LAPLANCHE, J., PONTALIS, ontalis J.B. Vocabulaire de la psychanalyse. Paris : PUF. 1994.

47 LACHAR, P. Perversions ou variations sexuelles ? Gynécologie Obstétrique & Fertilité. Vol. 32. N°4. Avril 2004. pp. 315-319.

48 REY, A. (Sous la dir.). *Dictionnaire culturel en langue française.* Paris : Robert Éditions. 2005.

49 REY, A. (Sous la dir.) *Dictionnaire culturel en langue française. T3.* Paris : Le Robert. 2005.

50 CHARRIER, J. et RITTER, B. *Le plan de soins guide : un support de diagnostic infirmier, élaboration et mise en œuvre.* France : Masson. 1999.

51 PHANOEUF, M. et GRONDIN, L. *Diagnostic infirmier et rôle autonome de l'infirmière.* France : Maloine. 1996.

52 DUBOIS FRESNEY, C. et PERRIN, G. *Le métier d'infirmière en France.* Paris : PUF. 2009.

53 BOURDIEU, P. *Ce que parler veut dire.* Paris : Fayard. 1982.

54 BERGSON, H. *La Politesse Et autres essais.* Paris : Rivages. 2008.

55 LIRATNI M. et BLANCHET C. PRY, R . Évolution symptomatologique et adaptative de 7 enfants avec troubles autistiques sans retard mental après 30 séances de groupe d'entraînement aux habiletés sociales. Pratiques psychologiques. Vol. 22. N° 2. Juin 2016. pp. 177-189.

56 MICHON, F. Les relations interpersonnelles avec la personne soignée et la notion de juste distance. *Soins.* Vol. 58. N°773. Mars 2013. pp. 32-34.

57 LITTRÉ, Émile. *Auguste Comte et la pensée positive.* Paris : Librairie de L. Hachette. 2e éd. 1864.

58 KELLER, P.H. *Journal International de bioéthique.* Vol. 9, n°4, 12/1998. pp. 43-51, 25.

59 American Nurses Association [en ligne] MàJ 2015. Disponible : http://www. nursingworld. org/

60 Article rédigé par Christophe DEBOUT, Inf PhD. Directeur de l'Institut de Soins Infirmiers Supérieurs, Membre de la Chaire Santé Sciences-Po/IDS UMR Inserm 1145

61 BRYANT-LUKOSIUS D, DICENSO A. A framework for the introduction and evaluation of advanced practice nursing roles.J Adv Nurs. déc 2004;48(5):530-40.

62 DE GEEST S, MOONS P, CALLENS B, GUT C, LINDPAINTNER L, SPIRIG R. Introducing Advanced Practice Nurses/Nurse Practitioners in health care systems: a framework for reflection and analysis. Swiss Med Wkly. 1 nov 2008;138(43-44):621-8.

63 KLEINPELL R, GAWLINSKI A. Assessing outcomes in advanced practice nursing practice: the use of quality indicators and evidence-based practice. AACN Clin Issues.mars 2005;16(1):43-57.

64 NEWHOUSE RP, STANIK-HUTT J, WHITE KM, JOHANTGEN M, BASS EB, ZANGARO G, et al. Advanced practice nurse outcomes 1990-2008: a systematic review. Nurs Econ. 2011;29(5):1-21.

65 DONALD, F., MARTIN-MISENER, R. et al. A systematic review of the effectiveness of advanced practice nurses in long-term care. J Adv Nurs. 2013;69(10):2148.61

66 DELAMAIRE, M-L. LAFORTUNE G. *Les pratiques infirmières avancées: Une description et évaluation des expériences dans 12 pays développés.* OECD Publishing ; 2010.

67 DANVERS, F. *700 mots clefs de l'éducation et la formation tout au long de la vie.* 2e éd. France : Presses Universitaires du Septentrion. 2003.

68 GALLE-GAUDIN, C. Tournant réflexif dans la pratique soignante. [Html]. Savoirs et soins infirmiers. Doi : 10.1016/S1877-7848(13)62980-9.

69 BALAS-CHANEL, A. *La pratique réflexive : un outil de développement des compétences infirmières.* Issy-les-Moulineaux : Elsevier-Masson. 2014.

70 Ibid.

71 SCHÖN, DONAL, A. *Le praticien réflexif ; à la recherche du savoir caché dans l'agir professionnel.* Montréal : Les éditions logiques. 1994.

72 LEGENDRE, R. *Dictionnaire actuel de l'éducation.* Guérin : Canada. 3e éd. 2006.

73 MUCCHIELLI, R. Observation psychologique et psychosociologique. Cité par BELLENGER, L. et PIGALLET, P. (sous la dir.). Dictionnaire de la formation et du développement personnel. Paris : ESF éditeur.

P

74 CHAMPY, P. et ÉTÉVÉ, C. (sous la dir.) et al. *Dictionnaire encyclopédique de l'éducation et de la formation.* Paris : Retz. 3e éd. 2005.

75 GUESLIN, A. *Gens pauvres, pauvres gens dans la France du XIXe siècle.* Aubier. 1998.

76 Journal officiel, Conseil économique et social, 1987, « Grande pauvreté et précarité économique et sociale ». Rapport présenté par Joseph Wresinski et adopté le 11 février 1987. Définition disponible à cette adresse : http://www.joseph-wresinski. org/Grande-pauvrete-et-precarite,141.html

77 CADIOU, L., ZOUAGHI, H. et al. *Le guide du secouriste face aux souffrances psychiques.* Noisy-le-grand : Setes éditions. 2012.

78 EMMANUELLI, X. et MALABOU, C. La grande exclusion : L'urgence sociale, symptôme et thérapeutique. Paris : Bayard Jeunesse. 2009 et VOINCHET, Marc et EMMANUELLI, xavier. Les Français, la crise et la pauvreté [en ligne]. Les Matins 11-12 ; Paris : France Culture. 12.07.2012. 149 min. Podcast disponible à l'adresse : http://www.franceculture. fr/emission-les-matins-les-francais-la-crise-et- la-pauvrete-2012-07-12

79 CNRTL [en ligne]. 2015. Disponible : http://www.cnrtl.fr

80 Dictionnaire de l'Académie de médecine [en ligne]. 2015. Disponible : http:// dictionnaire. academie-medecine.fr

81 BOURDILLLON, F., BRUCKER, G. et al. *Traité de Santé Publique. Chapitre 15 : Prévention et promotion de la santé.* France : Flammarion. 2007.

82 *Ibid.*

83 HANHAR, S., AKKARI, A. et al. Définition de la problématique. [Html]. Université de Genève. 2006. MàJ 2015. Disponible : http://www.unige. ch/fapse/pegei/Methodologie/plan/problematique.html

84 LE NEURÈS, K. *Processus traumatiques.* Issy-les-Moulineaux : Elsevier-Masson. 2014.

85 PASTOR, P. *Décider, oui mais comment ? De l'efficacité décisionnelle.* Rueil-Malmaison : éditions Liaisons. 2006.

86 MOKHRETAR-KELOUCHA, F. Promouvoir l'humanisation des soins : vers une prise en charge qualitative et centrée sur le patient. Droit, déontologie et soin. Vol. 3. N°4. Décembre 2003. pp. 494-518.

87 Direction des journaux officiels (circulaire DH/SPE/90/N°408 du 2 octobre 1990, relative à la publication du guide de service infirmier), par le Ministère des affaires sociales et de la solidarité. Terminologie des soins infirmiers. Glossaire provisoire n°3. Guide du service infirmier.

88 Esprit critique en soins infirmiers. EMC - Savoirs et soins infirmiers. [Pdf]. 2009:1-13. [Article 60-285-B-10]. Traduit de Potter and Perry, Fundamentals of Nursing, 7th ed. Mosby, on affiliation of Elsevier, 2009.

89 PHANOEUF, M. Enseigner pour soigner [en ligne]. Prendre soin 2007. MàJ2015. Disponible : http://www.prendresoin.org/?p=724

90 DABRION, M. Raisonnement et démarche clinique infirmière : Enseignement et apprentissage. Paris : De Boeck. 2011.

91 Promotion de la santé, Charte d'Ottawa. 1986. Organisation Mondiale de la santé, disponible sur le site du Ministère des Affaires sociales et de la Santé. Disponible : http:// www.sante.gouv.fr/cdrom_lpsp/pdf/Charte_d_Ottawa.pdf

92 OMS. Déclaration de Jakarta sur la promotion de la santé au XXIe siècle. [Pdf]. 1997. Disponible : http://www.who.int/healthpromotion/conferences/previous/ jakarta/en/hpr_jakarta_declaration_fr.pdf

93 BERRY, A., CATAJAR, N. et al. (Membres du groupe de travail). Glossaire utilitaire en Éducation pour la Santé. [Pdf]. Direction Régionale des Affaires Sanitaires et Sociales de Bourgogne. (DRASS). 2002. 67 pages. édité par le Groupement Régional de Santé Publique (GRSP). MàJ 2015. Disponible sur le site portail de santé publique en Bourgogne, épisanté : http://episante-bourgogne.org/index. php?page=31&down=175

94 WATSON, J. Le Caring. Philosophie et science des soins infirmiers. Trad. Fr. sous la Dir. de BONNET, J. Paris : Seli Arslan. 1998.

95 Ministère de la Santé. Guide pour la mise en place d'un programme de lutte contre la douleur dans les établissements de santé. Mai 2002. Fiche 3.

96 PELLINGHELI, C. Les protocoles de soins. La revue de l'infirmière. Vol. 58. N°156. Décembre 2009. pp. 30-32.

97 DABRION, M. Raisonnement et démarche clinique infirmière : Enseignement et apprentissage. Paris : De Boeck. 2011.

98 BIOY, A., BOURGEOIS, F. et al. Communication soignant-soigné : repères et pratique. Paris : Bréal. 2003.

99 HALL, E.T. La dimension cachée. Paris : Seuil. 1984 (titre original The Hidden Dimension, 1966).

100 JOUBLIN, H. et HIRSCH, E. *Le proche de la personne malade dans l'univers des soins : Enjeux éthiques de proximologie.* Toulouse : Erès. 2010.

101 JOUBLIN, H. Proches et Professionnels de soin : Le choc des Pros IN COLLECTIF. Penser la relation aidants-aidés. Revue du Creai Paca et Corse.Numéro spécial 2011. Disponible : http://www.advocacy.fr/upload/Revue_Aidants_2011. pdf

102 JOUBLIN, H. *Réinventer la Solidarité de Proximité, Manifeste de proximologie.* Paris : Albin Michel. 2005.

103 Grand Dictionnaire Terminologique de l'Office Québécois de la langue française (GDT) [en ligne]. 2015. Disponible : http://www.granddictionnaire.com

104 CHALIFOUR, J. Opus. Cit.

105 PHANEUF, M. ROGERS, C. L'homme et les idées. [Pdf]. MàJ 2015. Disponible : http://www. prendresoin.org/wp- content/uploads/2013/02/Carl_ Rogers_ lhomme_et_les_idees. pdf

106 COLLECTIF. *Dictionnaire Universel de la francophonie.* France : Hachette/Edicel. 1997.

107 MARZANO, M. (sous la dir.). *Dictionnaire du corps.* Paris : PUF. 2007.

108 BOLOGNE, J-C. *Histoire de la pudeur.* Paris : Hachette. 1986.

109 COLLECTIF. *Dictionnaire Universel de la francophonie. Opus. Cit.*

110 CORDON, C. et ANDRIEUX, L. Soins. Approche socioculturelle de la pudeur. *Aides-Soignantes.* Vol. 5. N°25. Décembre 2008. pp. 14-15.

111 LAWLER, J. Trad par CAAS, L. *La face cachée des soins.* Paris : Seli Arslan. 2002. 2e éd.

112 RAJABLAT, M. *La toilette : voyage au cœur du soin.* Issy-les-Moulineaux : Masson. 2003. 2e éd.

113 HÉRON, M. Approche de l'hygiène et des soins au corps à travers les cultures. *Soins Aides-Soignantes.* Vol. 7. N°33. Avril 2010. pp. 29-30.

114 MARCHAL, J. La profession d'infirmière puéricultrice, un métier en devenir tourné vers les pratiques avancées. *EMC - Savoirs et soins infirmiers.* 2012;7(3):1-12. [Article 60-110-Q-30].

115 PINARD, A. La puériculture du premier âge : nourriture, vêtement, hygiène. Paris : Colin. 1904. Et L'enseignement de la puériculture (en collaboration avec Méry H), Paris : Imprimerie Nationale. 1912.

116 ROBINOT, M. Une grande œuvre médico-sociale : l'école de puériculture de la faculté de médecine de Paris. [DEA de Sciences sociales]. Université René- Descartes-Paris V, 1999.

117 Association Nationale des auxiliaires de puériculture (ANAP) (Consulté le 17/11/2020). Disponible : http://www.asso-anap.net/1/la_profession_106961.html

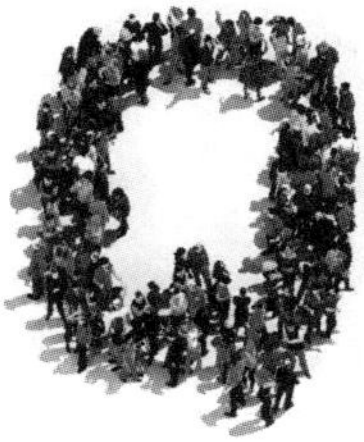

QUALITÉ

n.f. Trad. Angl. Quality. Domaine des sciences humaines-médicales.

Voir aussi : DÉMARCHE DE SOINS, ÉVALUATION, MOTIVATION, RAISONNEMENT, RISQUES

La qualité révèle les critères attendus, bon ou mauvais, d'un état de faits d'une personne, d'une situation, d'une chose. Ces critères déterminent un ensemble de valeurs et peuvent concerner la sécurité, les normes sociales, les interactions (économiques, psychologiques...). La qualité dans l'environnement (extra) hospitalier a été rendue obligatoire à la fin des années 1990 via la procédure d'accréditation, aujourd'hui appelée certification. Comme le souligne V. Monnot[1], « il s'agit d'une démarche qui vise à améliorer la qualité et donc à satisfaire les besoins des clients, dont les patients. La certification ne doit être vue que comme une étape de la démarche qualité, étape visant à apporter une reconnaissance externe de la qualité des soins dans un établissement de santé. En complément, la gestion des risques a fait son apparition afin d'engager les organisations à prévenir les événements indésirables et non plus à agir a posteriori, une fois le risque avéré ». Pour les auteurs de l'article *Démarche qualité en psychiatrie : améliorer les systèmes de soins et les pratiques professionnelles*[2], « la qualité, c'est aussi bien entendu ce qui est attendu, voire exigé par les patients qui comptent que tous les acteurs du système de santé assument leurs responsabilités en complémentarités avec tous les membres de l'équipe de soins en charge. C'est ce qui instaure, améliore ou restaure la confiance du patient vis-à-vis des traitements et des ressources de soins disponibles pour le soulager et le guérir. La qualité des soins s'avère en pratique un concept très difficile à faire adopter par les professionnels qui y voient toujours en première analyse une remise en cause de leur liberté d'action et de décision alors même qu'ils se considèrent comme dépositaires et garants des valeurs soignantes ».

Pour aller plus loin : BARRUEL, F., BAUCHETET, C. et al. *Démarche participative et qualité de vie au travail.* Rueil-Malmaison : Lamarre : IS MEDIA. 2020.

QUALITÉ DE LA VIE

Voir aussi : HYGIÈNE DE VIE, HABITUDES DE VIE, PRÉVENTION, SOUFFRANCE, VIEILLISSEMENT

La qualité de vie est définie depuis 1993 par l'OMS[3] comme « la perception qu'a un individu de sa place dans l'existence, dans le contexte de la culture et du système de valeurs dans lesquelles il vit, en relation avec ses objectifs, ses attentes, ses normes et ses inquiétudes ». La qualité de la vie est un élément important dans le domaine de la santé, que ce soit dans le domaine du travail où un accord national interprofessionnel (ANI) a été signé le 19 juin 2013. L'accord précise combien « la compétitivité des entreprises passe notamment par leur capacité à investir et à placer leur confiance dans l'intelligence individuelle et collective pour une efficacité et une qualité du travail. Elle dépend aussi de leur aptitude à conjuguer performances individuelles et collectives dans le cadre du dialogue social. La qualité de vie au travail contribue à cette compétitivité ». Pour l'Agence nationale de l'évaluation et de la qualité des établissements et services sociaux et médico-sociaux[4], la qualité de vie est un « concept renvoyant à de multiples dimensions, tant objectives que subjectives :

- l'état de santé physique de la personne, ses habilités fonctionnelles ;
- ses sensations somatiques ;
- son état de santé psychologique ;
- son statut social, son environnement relationnel.

Ce concept a pour point central la notion de perception, de *« satisfaction globale du sujet vis-à-vis du sens général qu'il donne au bien-être[5] »*. Cette importance conférée au point de vue de la personne ajoute à la complexité du concept : la qualité de vie est un critère d'appréciation censé revêtir un caractère objectif alors même qu'elle est l'objet d'une interprétation subjective au plus haut point (ce qui renvoie notamment à la question de la santé et de l'impact des interventions médicales en termes de santé *subjective*). Il convient par ailleurs de ne pas se limiter à la sensation ou à la perception, mais aussi de prendre en considération la réalité que la perception recouvre. Par exemple, le sentiment de solitude ne peut totalement se disjoindre de la réalité des liens sociaux existants. Enfin, si la qualité de vie varie selon l'appréciation de chaque personne, elle évolue également dans le temps : elle renvoie à une situation à un moment donné et non à un état stable ».

Les auteurs de l'article *Qualité de vie et bien-être vont souvent de pair*[6] mentionnent « le rapport sur la mesure du progrès économique et social, rédigé par la Commission présidée par le Professeur Stiglitz[7] recommande, entre autres, d'améliorer la mesure de la qualité de la vie, afin de ne pas se focaliser trop exclusivement sur un indicateur unique, notamment le produit intérieur brut (PIB) [...]. Outre le bien-être ressenti, les indicateurs de qualité de vie retenus par le rapport Stiglitz sont les suivants : conditions de vie matérielles, santé, éducation, risques psychosociaux au travail, gouvernance et droits des individus, loisirs et contacts sociaux, environnement et cadre de vie, sécurité économique et physique. Toutefois, le diplôme étant un assez mauvais indicateur de l'éducation au sens où l'entend le rapport, il a été considéré dans cette étude comme une variable sociodémographique classique comme le revenu, l'âge ou le sexe, par exemple. Les variables composant les indicateurs de qualité de vie sont :

- **Conditions de vie matérielles :**
  - conditions dégradées de logement : logement trop petit, trop humide, absence d'espace extérieur ;
  - contrainte financière : manque de moyens financiers pour maintenir une bonne température dans le logement, pour remplacer le mobilier usagé, pour acheter de la viande ou des vêtements neufs, pour recevoir des amis ou de la famille, pour posséder ou louer une voiture, payer les factures (électricité, gaz, loyer, emprunts), se faire soigner, se maintenir dans le logement.
- **Santé :**
  - mauvaise santé physique : perception de son état de santé, existence d'une maladie chronique ou d'une gêne pour accomplir les activités quotidiennes ;
  - mal-être émotionnel (stress dans la vie courante) : existence de troubles de l'humeur, d'un manque d'énergie, d'une absence de calme et de tranquillité, de fatigue au moment du réveil.
- **Risques psychosociaux au travail (mal-être au travail) :** degré de stress au travail, satisfaction vis-à-vis du salaire, de l'autonomie et de l'ambiance au travail ; jugement vis-à-vis de la qualité du travail, des délais d'exécution imposés, des risques encourus ; conséquences de la fatigue au travail sur l'exécution des travaux ménagers, des responsabilités familiales, de la concentration au travail.
- **Manque de confiance dans la société (gouvernance et droits des individus) :** méfiance envers autrui, appréciation des tensions entre les pauvres et les riches, les chefs d'entreprise et les salariés, entre les hommes et les femmes, entre les générations, entre

Q

…chniques ou religieux ; niveau de confiance accordée à … à la presse, à la police, aux experts scientifiques, aux …ables publics.

- **…se des liens sociaux :** fréquence des contacts avec la …, avec des proches ou d'autres personnes de l'entourage.
- **Env…nnement dégradé :** jugement sur la qualité de l'eau, la pollution de l'air, la pollution sonore, la qualité des espaces verts, la propreté du quartier.
- **Insécurités économique et physique :** insécurité du quartier (criminalité, violences, vandalisme), situation vis-à-vis de l'emploi, crainte de perdre son emploi… ».

Pour aller plus loin : DEBOUT, C. Le concept de qualité de vie en santé, une définition complexe. *Soins*. Vol. 56. N°759. Octobre 2011. pp. 32-34.

QUALITÉ DES SOINS

loc.Trad. Ang. Quality of nursing care. Domaine Sciences infirmières.

Voir aussi : DÉMARCHE DE SOINS, ÉVALUATION, ANALYSE DE SITUATIONS, TRANSMISSIONS

Pour W. Hesbeen[8] « L'accueil, l'écoute, la disponibilité et la créativité des soignants, combinés à leurs connaissances de nature scientifique, et habiletés techniques, sont déterminants essentiels d'un soin de qualité ». Walter Hesbeen[9] souligne que « la qualité des soins n'est pas la qualité du soin et nous ne pouvons négliger ce fait : des soins d'une très grande qualité technique ou scientifique peuvent être faits ou donnés dans l'oubli de la singularité et de la sensibilité de la personne à laquelle ils se destinent. Une certaine confusion entoure parfois encore le mot "soin" qui, depuis l'Antiquité pourtant, comporte deux sens, celui d'être attentif, de prendre soin, et celui de donner des soins ou de soigner[10]. S'il y a les soins, ceux que l'on fait ou ceux que l'on donne, visibles, mesurables, monnayables et qui désignent autant d'actes et de gestes faits ou posés par les différents professionnels des soins, il y a également le soin, celui qui n'est ni acte ni geste, qui ne s'achète ni se vend. […] La distinction entre ces deux termes indique qu'il n'y a aucune automaticité entre le statut professionnel et le soin qui peut imprégner les pratiques associées à ce statut. Si les soins peuvent se faire grâce à l'acquisition de connaissances et l'apprentissage d'habiletés techniques, le soin requiert l'implication de la personne même du professionnel et du travail de posture auquel ce dernier consent. C'est pour cette raison que le soin est accessible à chacun, quel que soit le métier exercé dans l'univers des systèmes de soins.

En terme d'évaluation, l'Organisation Mondiale de la Santé[11] définit la qualité des soins comme une « démarche qui doit permettre de garantir à chaque patient la combinaison d'actes diagnostiques et thérapeutiques qui lui assurera le meilleur résultat en terme de santé, conformément à l'état actuel de la science médicale, au meilleur coût pour un même résultat, au moindre risque iatrogène et pour sa plus grande satisfaction en termes de procédures, de résultats et de contacts humains à l'intérieur du système de soins ». D'une manière générale, et d'après la *Direction des journaux officiels*[12], « la qualité des soins relève du niveau plus ou moins élevé des soins infirmiers dispensés, mesurés et/ou, appréciés selon des normes professionnelles établies ». Pour Anne Muller[13] la promotion de la qualité des soins « représente un levier de changement vers l'adoption de règles de bonnes pratiques. Les professionnels infirmiers sont soumis à une nécessité de professionnalisation et d'apprentissage permanent. Ils ont à s'approprier des savoirs nouveaux pour les mettre en œuvre dans leurs pratiques professionnelles quotidiennes. L'autoformation, cette notion-clé *d'apprendre par soi-même* et la recherche ont une même finalité : l'amélioration de la qualité des soins participant au processus de professionnalisation de l'infirmier ».

Pour aller plus loin : MARSAL, L., PICARD, L. et al. Les incontournables de la qualité : un outil ludique pour accompagner la démarche qualité dans un établissement de santé. Risques et qualité en milieu de soins. Vol. 15. N°3. 2018/09/01. pp. 108-110.

Bibliographie Q

1 MONNOT, V. Démarche qualité et gestion des risques à l'hôpital. *EMC - Savoirs et soins infirmiers.* 2014;9(2):1-9. [Article 60-750-K-10].

2 ALLILAIRE, J.-F., BAZIN, N. et al. Démarche qualité en psychiatrie : améliorer les systèmes de soins et les pratiques professionnelles. *EMC - Savoirs et soins infirmiers.* 2013;8(2):1-16. [Article 60-750-L-10].

3 Whoqol Group (Geneva). Study protocol for the World Health Organization project to develop a quality of life assessment instrument (Whoqol). Quality Life Research, 1993, 2, pp. 153-159.

4 Agence nationale de l'évaluation et de la qualité des établissements et services sociaux et médico-sociaux (Anesm). Recommandations de bonnes pratiques professionnelles. *La qualité de vie en établissement d'hébergement pour personnes âgées dépendantes (Ehpad).* 2010. MàJ janvier 2015. Disponible à l'adresse : http://www.anesm.sante.gouv.fr/

5 KOP, J.L. La mesure du bien-être subjectif chez les personnes âgées. *Revue Européenne de Psychologie appliquée,* 1993, 43 (4), pp. 271-277.

6 AMIEL, M-H., GODEFROY, P. et al. Qualité de vie et bien-être vont souvent de pair [en ligne]. *Insee Première.* N°1428, janvier 2013. Disponible à cette adresse : http://www.insee.fr/fr/themes/document.asp?ref_id=ip1428

7 Commission sur la Mesure de la Performance Économique et du Progrès Social, 2009. Disponible à l'adresse : http://www.stiglitz-sen-fitoussi.fr/fr/

8 HESBEEN, W. Système de soins et saveur soignante, un travail d'humanitude. *Soins.* Vol. 51. N°711. Décembre 2006. pp. 92-95.

9 HESBEEN, W. *La qualité du soin infirmier : Penser et agir dans une perspective soignante.* France : Masson. 2e éd. 2002.

10 LELOUP, J.-Y. *Prendre soin de l'être.* Albin Michel. 1999.

11 Définition de la qualité des soins *IN* Haute Autorité de la santé. *L'évaluation des pratiques professionnelles dans le cadre de l'accréditation des établissements de santé* [en ligne]. Paris. Juin 2005. MàJ 2015. Disponible à cette adresse : http://www.soc-nephrologie.org/PDF/enephro/recommandations/HAS/2005/guide_EPP.pdf

12 Direction des journaux officiels (circulaire DH/SPE/90/N°408 du 2 octobre 1990, relative à la publication du guide de service infirmier), par le Ministère des affaires sociales et de la solidarité. *Terminologie des soins infirmiers.* Glossaire provisoire n°3. Guide du service infirmier.

13 MULLER, A. Recherche infirmière, processus de professionnalisation et autoformation. *Savoirs et soins infirmiers.* [62836] Doi : 10.1016/S1877-7848(13)62836-1.

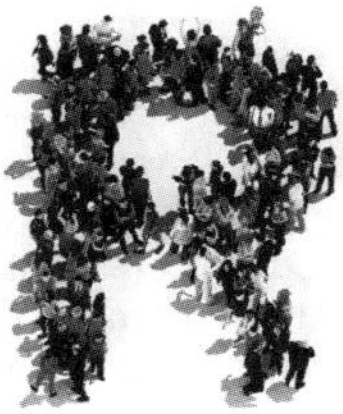

RAISONNEMENT

n.m. Trad. Angl. Rational, Reasoning. Domaine Sciences de l'éducation.

Voir aussi : ARGUMENTATION, CLINIQUE, PENSÉE, PROCESSUS, PROBLÉMATIQUE, RECHERCHE

Il définit à la fois un processus intellectuel et le résultat d'un processus ; la personne qui raisonne effectue une série d'inférences mais n'exprime que le produit de son raisonnement. D'après le *Dictionnaire culturel en langue française* (Rey, 2005) le raisonnement relève d'une activité, d'un exercice de la raison discursive. Il peut être déductif, inductif, « une activité de l'esprit qui passe, selon des principes déterminés, d'un jugement à un autre, pour aboutir à une conclusion ».

Pour aller plus loin : HOUDÉ, O. *Le raisonnement*. Paris : PUF. 2014.

➥ RAISONNEMENT CLINIQUE

Voir aussi : DÉMARCHE DE SOINS, DIAGNOSTIC INFIRMIER, PROJET DE SOINS

Pour Tanner[1], le raisonnement clinique est le « processus par lequel les infirmières et les autres cliniciens portent des jugements. Ceci comprend le processus de formulation d'hypothèses, la confrontation des hypothèses aux données probantes et le choix de celle qui est la plus appropriée. Il comprend aussi les modes de raisonnement dits pratiques (le pattern recognition et l'intuition entre autres) ». Cette auteure propose un modèle de prise de décision clinique qui comprend quatre étapes : le constat, l'interprétation, la réaction et la réflexion. Elle estime que la démarche initiale du raisonnement est influencée par le contexte, l'expérience personnelle et professionnelle de l'infirmière, ainsi que par sa relation avec le client Dans le même ordre d'idées, pour Tanner, les bons jugements cliniques dans les soins exigent non seulement la compréhension de la physiopathologie et des aspects diagnostiques de la maladie, mais aussi celle de

l'expérience de la maladie tant pour le client que pour sa famille, de leurs forces physiques, sociales, émotionnelles, ainsi que de leurs ressources d'adaptation. Tanner nomme « construction narrative[2] » cette composante du raisonnement clinique qui cherche à comprendre l'expérience de la maladie que vit le client, comment il l'explique et comment il fait face à la situation, en construisant un récit qui permet de se faire un portrait de cette personne.
Selon Fleming[3] Plusieurs types de raisonnements sont à distinguer :

- **Raisonnement conditionnel :** demande beaucoup d'expérience. Il anticipe ce que sera l'état de la personne dans le futur. Le cas échéant, les buts à long terme et le pronostic. C'est une réflexion sur les succès et les échecs obtenus avec les approches par raisonnement procédural/interactif...
- **Raisonnement diagnostique :** a pour but de découvrir l'incapacité ou la déficience sous-jacente à la présentation clinique. Il s'agit d'identifier les facteurs cliniques y contribuant. Ce type de raisonnement clinique est donc étroitement lié au raisonnement procédural...
- **Raisonnement éducatif :** cherche à reconnaître des éléments cliniques qui ressemblent aux concepts théoriques appris...
- **Raisonnement interactif :** s'attarde sur la personne au lieu de l'incapacité. Il faut donc connaître le patient en tant qu'individu et percevoir l'incapacité de son point de vue. Le raisonnement interactif nécessite l'élaboration conjointe de buts et de stratégies...
- **Raisonnement narratif :** englobe les raisonnements de type procédural, interactif et conditionnel. Il s'agit de l'habileté de raconter l'histoire de la personne soignée, de la voir dans son environnement, dans sa réalité sociale.
- **Raisonnement pragmatique :** tient en compte, tout ce qui entoure la situation de thérapie. L'infirmier le considère alors l'environnement de travail, les connaissances et aptitudes personnelles, les valeurs personnelles et les ressources financières et sociales du patient... Jones, Jensen et Edwards[4] (2000) rapportent trois autres types de raisonnement clinique : diagnostique, collaboratif et éducatif...
- **Raisonnement procédural :** met l'accent sur l'incapacité et comment y remédier. C'est le raisonnement que les infirmiers et les stagiaires-apprenants utilisent pour décider quel traitement va régler ou aider à augmenter la performance fonctionnelle...

Pour aller plus loin : TERRINI, A. La clinique infirmière, le socle du métier. *Avenir et santé*. N°483. 2020-05. pp. 32-34.

RÉAJUSTEMENT

n.m. Trad. Angl. Readjustment. Domaine Science de l'éducation.

Voir aussi : ANALYSE, APPRENTISSAGE, ÉVALUATION, OBJECTIFS, SITUATION DE SOIN

Ajuster de nouveau, au regard d'un travail d'évaluation d'une activité ou d'une interaction positive ou négative. Capacité d'adapter ou de s'adapter à de nouvelles situations en vue d'atteindre un objectif. Ajuster à un moment donné un comportement pour améliorer les performances, obtenir de nouveaux résultats. L'action de réajustement est une suite d'opérations mentales mobilisées par le jugement et se caractérise par l'adaptation à une nouvelle situation afin de répondre à de nouvelles exigences environnementales.

> ***Cit.*** *« Selon les recommandations de la HAS[5], les professionnels de santé doivent repérer les écarts positifs et négatifs par rapport au chemin clinique standard et adapter les soins. Les connaissances enregistrées dans le plan de soin type développent la compétence d'analyse des situations cliniques et d'identification des écarts. L'évaluation est systématique et permanente pour chaque patient. Elle est également globale pour un groupe de patients inclus dans le GHP (groupe homogène de patients) en vue du maintien ou d'une révision du plan de soin type et chemin clinique standard. Cette décision collective de réajustement induit une remise en cause des savoirs et des pratiques, l'équipe est alors dans une nouvelle posture réflexive pour redéfinir le nouveau cadre de référence...[6] ».*
>
> **Pour aller plus loin :** PSIUK, T et GOUBY, M. *Plans de soins types et chemins cliniques*. Issy-les-Moulineaux : Elsevier-Masson. 2013.

RECHERCHE

n.f. Trad. Angl. Research. Domaine Scientifique.

Voir aussi : EVIDENCE-BASED-NURSING, HYPOTHÈSE, PROBLÉMATIQUE, SCIENCES INFIRMIÈRES

R

Selon l'ouvrage collectif consacré à *l'Initiation à la démarche de recherche*[7], « la recherche est une démarche de type scientifique qui repose sur un mode de confrontation des idées issues de l'expérience et de l'imagination avec des données concrètes et réelles, dans le but de confirmer, de nuancer ou de rejeter ses idées de départ. La recherche permet de constituer un corpus de connaissances (y compris de connaissances nouvelles), la maîtrise des méthodes et des processus et un questionnement sur les pratiques ». Il existe plusieurs types de recherche, relevant de modalités et d'objectifs différents (Recherche action, appliquée, clinique, descriptive, expérimentale, fondamentale, mixte, qualitative, quantitative...).

Pour aller plus loin : FAROTA ROMEJKO, I. et FERRY, A. Recherche et positionnement infirmier en EMSP. *Revue de l'infirmière.* N°259. 2020/03. pp. 39-40.

RECHERCHE ACTION

Selon Christian Gonzales Laporte[8], « la recherche action répond à un objectif dual : être à la fois guidée par l'action tout en contribuant à la recherche. Dans cette dualité, qui n'est pas sans conflit, les acteurs experts s'imbriquent dans les mécanismes d'une recherche, tandis que les chercheurs assument les décisions qui vont se traduire dans l'action ».

Pour aller plus loin : HALIDAY, H. et LAFAGE-COUTENS, A. *La recherche en action : quelles postures de "recherche" ? : Expériences croisées de jeunes chercheurs.* Reims : EPURE. 2019.

RECHERCHE APPLIQUÉE

D'après l'ouvrage collectif canadien, relatif aux méthodes de recherches en sciences infirmières[9], « la recherche appliquée s'efforce de montrer de quelle façon les principes mis en valeur par la recherche fondamentale, « peuvent être utilisés pour résoudre les problèmes qui se présentent dans la pratique infirmière ».

Pour aller plus loin : VAN DER MAREN, J-M. *La recherche appliquée pour les professionnels : éducation, (para)médical, travail social.* Bruxelles : De Boeck Supérieur. 2014.

RECHERCHE CLINIQUE

Cette recherche a pour objet de structurer une étude puis de recueillir et d'analyser de l'information de façon systématique. Cette recherche a lieu directement auprès de personnes et s'intéresse à leur discours singulier. Elle a pour but de décrire la réalité et de faire émerger sa signification à travers un questionnement et un cheminement. Comme l'énonce Marielle Boissart dans l'ouvrage qu'elle a coordonné[10], « le but du chercheur est de travailler à la construction de sens avec Autrui (individu ou groupe d'individus) de son projet de santé, de son projet dans la maladie, de son projet de vie ».

Pour aller plus loin : VOYER, P., MERCIER, J. et al. Risques de plaie de pression et de chute : plaidoyer pour une valorisation du jugement clinique. *Perspective infirmière.* Vol. 11. N°4. 2014/09-10. pp. 27-32.

➥ RECHERCHE DESCRIPTIVE

Ce type de recherche permet de formaliser des connaissances. Elle saisit la réalité dans un contexte dans lequel l'observateur ou la personne qui assure l'enquête interfère. Le sujet d'étude est exposé avec un plan précis, les informations données sont structurées. D'après l'ouvrage canadien relatif aux méthodes de recherches en sciences infirmières[11], « la recherche descriptive est une étude dont le principal objectif est de dresser un portrait précis des caractéristiques d'une personne, d'une situation ou d'un groupe, ou de la fréquence à laquelle certains phénomènes se produisent ». Elle vise donc à observer, décrire et étayer un phénomène.

Pour aller plus loin : MAYEN, S., DE CLIFFORD FAUGERE, G. et al. Caractéristiques des activités infirmières et infirmières puéricultrices dans le cadre des programmes d'éducation thérapeutique en diabétologie pédiatrique : une étude qualitative descriptive. Éducation thérapeutique du patient. Vol. 12. N°1. 2020/06. N° art. 10202. 15 p.

➥ RECHERCHE EXPÉRIMENTALE

Cette recherche prend appui sur une série de questionnements concrets qui conduisent à la question de recherche. Elle est issue de praxis, c'est-à-dire de l'activité humaine, des pratiques et peut être discutée, complétée, étayée par la confrontation avec des points de vue de praticiens.

Pour aller plus loin : VILLEVAL, M., CARAYOL, M. et al. Évaluer les effets d'un médicament, de dispositifs médicaux et d'interventions non médicamenteuses ou de santé publique : limites de l'essai expérimental. Vers de nouvelles méthodes ? Revue d'épidémiologie et de santé publique. Vol. 64. N°6. 2016/12. pp. 381-389.

➥ RECHERCHE FONDAMENTALE

Dans le cadre de l'encadrement communautaire des aides d'État à la recherche et au développement[12], la recherche fondamentale désigne « des travaux expérimentaux ou théoriques entrepris essentiellement en vue d'acquérir de nouvelles connaissances sur les fondements de phénomènes ou de faits observables, sans qu'aucune application ou utilisation pratiques ne soient directement prévues». Dans l'ouvrage coordonné par Marielle Boissart[13], « la recherche fondamentale fait avancer les connaissances par une acquisition scientifique de la compréhension des phénomènes ». Dans le domaine de la recherche infirmière, ce type de recherche permet de découvrir notamment des principes généraux régissant les comportements humains, les comportements de santé.

Pour aller plus loin : BRUN, C. La recherche fondamentale, essentielle dans le combat contre le cancer. *Le journal de l'Institut Curie (Comprendre et agir contre le cancer).* N°117. 2019/02. pp. 8-14.

➥ RECHERCHE MIXTE

Pour Abbas Tashakkori et Charles Teddlie[14], la recherche mixte repose sur « la combinaison de méthodologies quantitatives et qualitatives au sein d'une même étude ». Ainsi, la complexité des phénomènes peut être appréhendée de manière exhaustive grâce à un design de recherche mixte. Margareth Sandelowski[15] précise d'ailleurs, à ce propos, que « la complexité des phénomènes humains nécessite le développement de méthodologiestout aussi complexes afin de les étudier ».

Pour aller plus loin : Effets des stages de soir sur le sommeil et l'apprentissage d'étudiantes en soins infirmiers : l'apport d'une recherche mixte pour identifier des recommandations favorisant la réussite. / LABERGE; Luc et DUMOULIN, Catherine. *Revue francophone internationale de recherche infirmière.* Vol. 5. N°4. 2019/12. pp. 100-179.

➥ RECHERCHE QUALITATIVE

Il s'agit d'une méthode de recherche. D'après le groupe consultatif *interagences en éthique de la recherche canadienne*[16] « la recherche qualitative vise à comprendre les visions du monde des personnes et la façon dont elles se comportent et agissent. Cette perspective oblige les chercheurs à comprendre les phénomènes à partir de discours, d'actions et de documents ; elle les amène à s'interroger sur la façon dont les individus interprètent et donnent sens à leurs paroles et à leurs actes, ainsi qu'à d'autres aspects du monde avec lesquels ils sont en relation (y compris les autres personnes) ». Ainsi, une étude qualitative livre des informations riches et approfondies qui peuvent éclairer les multiples aspects d'un phénomène complexe.

Pour aller plus loin : TOMCZYK, M. et DIEUDONNE RAHM, N. La conceptualisation de la sédation palliative par des infirmiers exerçant au sein d'une unité de soins palliatifs en Suisse romande. Une recheche qualitative exploratoire. *Recherche en soins infirmiers.* N°137. 2019/06. pp. 6-17.

➥ RECHERCHE QUANTITATIVE

D'après l'ouvrage collectif canadien, relatif aux méthodes de recherches en sciences infirmières[17], « la recherche quantitative correspond à l'analyse d'un phénomène qui se prête à des mesures et à une quantification précises, souvent dans le cadre d'un devis rigoureux et structuré ».

Pour aller plus loin : FORTIN, M-F. et GAGNON, J. *Fondements et étapes du processus de recherche : méthodes quantitatives et qualitatives*. Montréal : Chenelière Éducation. 2016.

↳ RECHERCHE EN SOINS INFIRMIERS

Voir aussi : CONCEPT, PARADIGME, SCIENCES INFIRMIÈRES, THÉORIES

La recherche dans le domaine des soins infirmiers (CII[18]) est une démarche qui procède d'une quête systématique visant à dégager de nouveaux savoirs infirmiers au bénéfice des patients, des familles, des communautés. Ce type de recherche englobe tous les aspects des questions de santé qui revêtent un intérêt quelconque pour les soins infirmiers, y compris pour ce qui est de la promotion de la santé, de la prévention des maladies, des soins aux individus de tous âges pendant leur maladie, durant leur rétablissement ou lors de l'accompagnement vers une mort dans la dignité et la paix[19]. Pour Virginia Henderson[20], « la nature de la douleur et son contrôle méritent qu'ils fassent l'objet de recherches, aussi bien de la part des infirmières que des physiologistes et des médecins ».

Selon l'ouvrage collectif canadien relatif aux méthodes de recherches en sciences infirmières[21], « la recherche en sciences infirmières vise à mettre en lumière des résultats probants liés à des questions cliniques importantes, notamment en matière de pratique, d'enseignement et de gestion des soins infirmiers, ainsi que de santé des populations ». La production de résultats probants par les infirmiers, constitue un enjeu pour guider la pratique infirmière et améliorer la qualité des soins et la qualité de vie des personnes bénéficiaires des soins infirmiers. Ainsi, en référence à l'ouvrage coordonné par Marielle Boissart[22] : « La recherche infirmière constitue un véritable socle dans le développement des savoirs théoriques, méthodologiques, scientifiques et empiriques pour permettre de faire évoluer les pratiques soignantes, basées sur des données probantes ». À partir de problématiques rencontrées dans le champ professionnel infirmier, les champs théoriques, conceptuels, épistémologiques et méthodologiques mobilisés se réfèrent aux sciences humaines et sociales, aux sciences médicales et aux sciences bio-médicales. Ainsi, comme l'évoque Nadia Peoc'h[23], la recherche infirmière implique des :

- enjeux ontogéniques : la promotion de la santé des individus et des groupes ;
- enjeux évaluatifs : l'amélioration de la qualité des soins ;

- enjeux pragmatiques : le développement de l'ensemble des pratiques soignantes ;
- enjeux cognitifs : la construction des savoirs par la communication et le partage des travaux de recherche ;
- enjeux identitaires : le renforcement de la professionnalisation et de l'identité professionnelle.

Le respect des règles déontologiques de la profession relève de questions éthiques fondamentales. Les savoirs produits sont liés aux valeurs. Un statut scientifique tend vers la reconnaissance d'une discipline infirmière et vise à mettre à disposition des infirmières des savoirs issus de la recherche ayant vocation à recommander des modes d'intervention de soins infirmiers pourvoyeurs de résultats positifs pour la santé du patient ou d'un groupe. Pour les auteurs[24] de l'article *Articuler théorie et recherche infirmière*, l'articulation entre la pensée infirmière (ou la théorie) prise dans un sens général, et l'activité de la recherche, peut être abordée sous plusieurs angles :

- la façon dont le centre d'intérêt de la discipline délimite le domaine pour lequel les infirmières ont une responsabilité à développer des savoirs ;
- l'analyse des conceptions de ce domaine infirmier qui suggère des objets d'étude et qui propose des façons d'aborder une question.

L'examen de travaux vise à l'élaboration et à l'évaluation de théories, de niveau intermédiaire, sur des phénomènes susceptibles de guider la pratique infirmière. Pour Jean-Paul Lanquetin[25], « la recherche contribue à l'augmentation des connaissances dans un domaine donné, vise à l'intégration des résultats dans les pratiques. Celles-ci concernent ici aussi bien la dimension clinique que pédagogique, sans oublier l'impact organisationnel, que peut revêtir la mise à jour de pratiques dites informelles et plus généralement d'un travail invisible ».

Pour aller plus loin : ARSI (Association de Recherche en Soins Infirmiers) [en ligne]. 2015. Disponible à l'adresse : www.asso-arsi.fr/

RÉCIT DE VIE

loc. Trad. Angl. Life narrative. Domaine sciences humaines.

Voir aussi : ANAMNÈSE, CONFIANCE, COMMUNICATION, ENTRETIEN, HABITUDES DE VIE

Pour Denise Künki[26], c'est une « démarche la plupart du temps spontanée chez la personne âgée visant à raconter des épisodes marquants de son existence. Sa raison d'être est le besoin de mettre de l'ordre dans sa vie, de lui donner un sens, voire de trouver une pacification par rapport à certains événements du passé ».

Pour aller plus loin : GUILLEMOT, S. et URIEN, B. Les services biographiques répondent-ils aux motivations de récit de vie ? *Gérontologie et société.* N°135, 12/2012. pp. 133-151.

RECUEIL DE DONNÉES

loc. Trad. Angl. Admission assessment. Domaine Sciences infirmières.

Voir aussi : DÉMARCHE DE SOINS, PLANIFICATION, DOSSIER DU PATIENT, TRANSMISSION

D'après la *Direction des journaux officiels*[27] c'est la « collecte des informations qui concerne une personne ou un groupe qui émanent en priorité de ceux-ci et qui sont nécessaires à la mise en évidence de leurs problèmes de santé. Il est réalisé par l'observation et/ou des entretiens et par l'utilisation des dossiers et des renseignements communiqués par l'entourage ou l'équipe soignante.
Il s'emploie de façon générale pour désigner toute collecte d'information concernant la recherche infirmière ou l'évaluation de la qualité des soins infirmiers ». M. Tissot[28], en 1761 proposa, en tant que médecin de campagne d'élaborer une liste de questions pour recueillir les informations nécessaires pour comprendre la maladie, la personne, le contexte, afin de mieux prescrire le traitement.

Cit. *« Il faut beaucoup d'attention et d'habitude pour juger de l'état d'un malade [...] Cette difficulté est fort augmentée, et même changée en impossibilité, quand l'information n'est pas exacte. Il m'arrive souvent après avoir questionné des paysans qui viennent du dehors, je n'ose rien leur ordonner, parce qu'ils n'ont pas pu m'instruire assez pour me mettre à même de juger de la maladie. C'est pour prévoir cet inconvénient, que je joins ici une liste des questions auxquelles il faut pouvoir répondre :*

- *Quel âge a le malade ?*
- *Jouissait-il d'une bonne santé ?*
- *Quel était son genre de vie ?*
- *Quelle est sa profession ?*
- *Depuis quand est-il malade ?*
- *La maladie a-t-elle été précédée d'indisposition ?*
- *Comment a commencé son mal ?...*
- *Son pouls est-il dur ou mou ?*
- *A-t-il de la fièvre ?*
- *Est-il inquiet ou tranquille ?... ».*

Pour aller plus loin : ARSLAN, S. *L'univers du soin. Idées reçues et propositions humanistes.* Paris : Seli Arslan. 2013.

R

RÉFÉRENTIEL DE FORMATION

loc. Trad. Angl. List of competences. Domaine Sciences Humaines.

Voir aussi : COMPÉTENCES, CONSTRUCTIVISME, IDENTITÉ PROFESSIONNELLE, TÂCHES

Selon le *Dictionnaire de didactique du français langue étrangère et seconde*[29], un référentiel est un « inventaire des compétences nécessaires à des activités et l'inventaire finalisé de ces activités elles-mêmes ». J. Le Gall et P. Thibault[30] évoquent plusieurs types de référentiels. Nous en dégagerons deux :

- **Référentiel de compétences :** liste de compétences requises pour un emploi, il se présente sous la forme d'une liste énumérant et précisant l'ensemble des aptitudes attendues pour effectuer une tâche, exercer une fonction, une profession.
- **Référentiel de formation :** pour les auteurs du livre *Qualité des soins : de la recherche à l'évaluation, des pratiques professionnelles*[31], c'est « l'énumération et la description des compétences à acquérir pour obtenir un diplôme.

Ce type de référentiel permet d'élaborer un programme de formation, il sert de trame de fond aux enseignements, en particulier lorsque cette formation est « professionnalisante », comme c'est le cas des métiers du soin. Chaque acteur de l'équipe pédagogique (cadres référents sur le terrain de stage, formateurs...) doit tenir compte des objectifs à atteindre en matière d'acquisition des connaissances et des compétences pour élaborer le contenu de son enseignement, tout en s'articulant avec les autres matières enseignées ». Dans le cadre de la mise en place du référentiel de formation infirmier (2009), Evelyne Terrat[32] met l'accent sur les analyses réflexives contribuant à accompagner l'étudiant « à devenir un praticien autonome, responsable et réflexif, c'est-à-dire un professionnel capable d'analyser toute situation de santé, de prendre des décisions dans les limites de son rôle ». Le référentiel met ainsi en place une alternance entre les acquisitions de connaissances et de savoir-faire reliés à des situations professionnelle s et la mobilisation de celles-ci dans des situations de soin ».

REFORMULATION → VOIR RELATION D'AIDE

REFUS DE SOIN

loc. Trad. Angl. No care. Domaine Sciences humaines-infirmières.

Voir aussi : CONSENTEMENT, EXCLUSION, PRÉCARITÉ, SECTE, SOINS RELATIONNELS

D'un point de vue juridique, les patients sont informés des soins qui leur seront apportés. Ils peuvent exercer un libre consentement et participer aux décisions concernant leur santé. Toutefois, comme Grégoire Moutel[33] le souligne, « certaines situations obligent l'équipe soignante à respecter le refus de se soigner, par exemple avec des personnes vivant dans la rue. Les soignants mettent tout en œuvre pour protéger la santé des personnes, éviter les dangers et peuvent faire intervenir les outils relationnels pour accompagner les patients à réaliser leur besoin de soins indispensables. Répondre à un épisode dépressif ou tenter de convaincre une personne convaincue de son droit relève du rôle du soignant qui n'a parfois pas toujours le temps d'analyser les mécanismes de défense des individus. Une logique professionnelle et relationnelle conduit à déterminer l'importance de la décision à prendre, au regard de la responsabilité juridique des soignants, bien qu'ils devront, en fin de compte, respecter le droit du patient. Que faire des refus de soins qui heurtent la conscience des équipes et la pratique médicale ? Il peut s'agir ici bien entendu de cas de patients en perte de conscience, mais aussi dans le reste de la population, tel le refus de césarienne mettant en péril la vie de la mère, voire de l'enfant, le refus de transfusion *pour certaines communautés...* Dans ces cas, il existe un réel conflit de valeurs où les soignants revendiquent leurs décisions partant du principe qu'on ne peut exercer une pratique médicale dégradée d'autant plus quand d'autres intérêts sont en jeu au-delà du patient (un enfant à venir, une famille ou la collectivité)... ».

Pour aller plus loin : MOUTEL, G., SUZAT, B. et al. Le refus de soins, des situations complexes. *Revue de l'infirmière*. N°258. 2020/02. pp. 53-54.

RÈGLES → VOIR ÉTHIQUE, NORME, LÉGISLATION, RESPONSABILITÉ JURIDIQUE, VALEURS

R

RELATION

n.f. Trad. Angl. Relation. Domaine Sciences humaines.

Voir aussi : COMMUNICATION, COMPÉTENCES DU PATIENT, INTÉRACTION, SOIGNANT

Rapport qui lie des personnes entre elles, impliquant lien de dépendance, d'interdépendance ou d'influence réciproque (CNRTL[34]). La relation commence par l'observation, l'écoute : l'infirmière, qui a une bonne connaissance d'elle-même, de sa fonction, de certains concepts théoriques sur lesquels s'appuie sa pratique prendra soin de la personne. C'est-à-dire l'accompagner, l'aider à se prendre elle-même en charge. L'action de l'infirmière porte sur la personne et son environnement afin de l'aider à identifier ce qui pose problème et à utiliser ses ressources internes. L'infirmière tente de trouver les réponses satisfaisantes en facilitant l'expression du vécu de la personne soignée, dans le cadre de la démarche de soins, ou de l'alliance thérapeutique (Dubois-Fresney, C.et Perrin, G.[35]).

Pour aller plus loin : ARGENTY, J. *Précis de soins relationnels. Professionnels infirmiers.* Rueil-Malmaison : Lamarre. 2018.

➥ LIMITES DE LA RELATION SOIGNANT-SOIGNÉ

Voir aussi : ENTRETIEN INFORMEL, DISTANCE THÉRAPEUTIQUE, SOINS RELATIONNELS

Pour M.C. Daydé[36], il paraît important « de ne pas qualifier de relation d'aide toutes celles qui s'engagent dans le cadre des soins, même si ceux-ci comprennent une dimension relationnelle. Cette confusion favorise les glissements de rôle et les interventions inadaptées, sources de conflits dans les équipes ». Dans cet article, quatre aspects de la relation soignant-soigné ont été dégagés :

- la relation de civilité, base de la communication, qui s'inscrit dans un rituel social et s'établit de façon spontanée dans un climat de respect ;
- la relation fonctionnelle, avec une fonction précise, comme le recueil de données en vue d'une meilleure connaissance de la personne malade et de l'évaluation de ses besoins. À cette étape de la démarche de soins, les habiletés du soignant peuvent déterminer la nature et le devenir de la relation ;
- la relation aidante, ou de soutien, qui s'instaure spontanément en réponse à un besoin d'écoute de la personne. Elle permet l'accueil des émotions de la personne soignée et de ses proches. Elle répond aux besoins de sécurité et d'estime de soi et fait appel à des attitudes et des habiletés communes aux soignants et qui doivent être intégrées dans leur formation initiale : écoute active, empathie, authenticité, reformulation ;
- la relation d'aide en soins infirmiers.

D'après Françoise Bourgeois[37], « pour les soignants, trouver la juste distance relationnelle n'est pas toujours simple. Si les limites de la relation ne sont pas envisagées assez tôt avec la personne soignée, elle peut être déçue par l'attitude du soignant vis-à-vis duquel elle avait imaginé une relation affective. Cela ne s'improvise pas. L'entretien informel passe par le cheminement personnel, l'expérience professionnelle et l'approfondissement d'une expertise clinique car le cadre de cet entretien se construit au fil de la conversation. Toute la complexité de la relation soignant-soigné réside dans l'intrication des relations humaines et de celles de soins. La force du soignant réside principalement dans sa capacité à prendre du recul dans sa pratique, au fait de travailler en équipe, de verbaliser et de transmettre les situations rencontrées pour trouver l'équilibre entre l'humanité et le professionnalisme. À l'heure des procédures et des protocoles de soins, les mécanismes relationnels sont très complexes, parfois inexplicables mais infiniment riches. Ils ne peuvent se réduire à un exercice technique, aussi professionnel soit-il ». Enfin, dans l'article rédigé pour le *Traité savoirs et soins infirmiers*[38] « peu de place est faite à la relation d'aide dans les institutions de soins du fait des injonctions paradoxales liées à l'organisation et aux charges en soins auxquelles sont confrontées les infirmières. De même, elle est peu retranscrite ou de façon imprécise dans les transmissions ciblées, ce qui ne permet pas toujours l'identification du problème du patient ».

Pour aller plus loin : TISSERON, S., TORDO, F et al. *Robots, de nouveaux partenaires de soins psychiques : avancées et limites.* Toulouse : Ères. 2018.

↳ RELATION DE CONFIANCE

Voir aussi : ÉTHIQUE, MOTIVATION, SOINS RELATIONNELS, SECRET PROFESSIONNEL

Utilisé au XIIIe siècle, *confience*, ce nom féminin est emprunté du latin *confidentia*, signifiant confiance, dérivé de *confidere*. La confiance relève d'une croyance spontanée ou réfléchie en la valeur éthique d'une autre personne ayant la capacité de respecter une confidence. Pour le dictionnaire de l'Académie française[39], la confiance est « l'espérance ferme que l'on place en quelqu'un, en quelque chose, en la certitude de la loyauté d'autrui ». La confiance apporte un sentiment de sécurité entraînant toute forme de confidences associées à l'espoir, la communication de ses besoins. Hildegarde Peplau[40] « décrit quatre étapes dans l'évolution d'une relation de confiance entre le soignant et le soigné :

- **Une étape d'orientation :** chacun des partenaires se présente et recherche contact et sécurité.
- **Une étape de mise à l'épreuve :** le soigné cherche à trouver les limites de la confiance qu'il peut avoir dans le soignant avant de s'engager plus loin dans la relation.
- **Une étape d'exploitation de la relation :** les personnes échangent pour trouver des solutions. Chacune est acceptée telle qu'elle est.
- **Une étape de fin de relation :** chacun fait le bilan de ce qui s'est passé, conclut la relation et noue d'autres liens avec d'autres personnes ».

Cit. *« Le développement de la confiance n'est pas instantané, il s'agit plutôt d'un processus lent et continu que l'infirmière doit entretenir tout au long de sa relation ». La confiance du client (personne soignée) dépend du comportement de l'infirmière, de son professionnalisme, de sa capacité d'aller vers lui et de lui communiquer son respect*[41] *».*

Pour aller plus loin : SIMON, F., REBICHON, C. et al. Rôle de la confiance, de la croyance et du sacré dans le soin de trachéotomie de l'enfant. *Laennec*. Vol. 68. N°3. 2020/07. pp. 32-42.

➥ RELATIONS INTERCULTURELLES

Voir aussi : ACCULTURATION, EXCLUSION, SOINS TRANSCULTURELS, MINORITÉS CULTURELLES

Mode d'interaction entre plusieurs cultures et les transformations qui en résultent. Pour Brigitte Tison[42], la rel ation est « un rapport de dépendance entre des choses, des phénomènes, des personnes. Lorsqu'elle est plurielle, elle peut concerner tout autant les relations d'amitié, les relations amoureuses, les relations professionnelles, les relations mondaines que les relations interculturelles. Ces dernières, les relations interculturelles (inter-entre), sont des phénomènes qui résultent de la rencontre de plusieurs cultures. Elles sous-entendent des échanges, des interactions entre des individus porteurs de culture différente. Les relations interculturelles entraînent des réaménagements des systèmes symboliques en présence. Autrement dit, les formations identitaires des individus sont sollicitées et mises à l'épreuve au cours de négociations qui permettent de créer des compromis et des ajustements. On mesure, ainsi, le degré d'investissement que chacun a vis-à-vis de l'autre, son comportement face à l'altérité. Tout cela va impliquer que chacun se *décentre* de sa propre grille de valeurs, de normes pour rencontrer l'autre, qui reste détenteur de sa propre culture, que ce soit dans le travail, à l'hôpital, à l'école... Dans le cadre de la prise en charge de patients d'autres cultures, le soignant doit être attentif à sa posture et doit pouvoir, lui aussi, *se décentrer* de ses codes, de ses croyances et de ses représentations pour appréhender l'autre dans sa différence. Il doit autrement dit faire fi de son ethnocentrisme pour concentrer toute son attention sur la souffrance de celui qu'il soigne. Par exemple, un patient asiatique qui sourit ne signifie pas dire qu'il ne souffre pas. Il contrôle ses émotions. Au contraire, un patient qui explose peut signifier qu'il partage sa souffrance avec les autres. Des mots pour exprimer nos maux demeurent le propre de nos cultures occidentales. Finalement, nous dirions que les prises en charge des patients d'autres cultures sont choses complexes et nécessitent une distance professionnelle pour effectuer une démarche de soins. Cela n'oblige pas à devenir ethnologue, ni à catégoriser chaque patient en fonction de sa culture, mais à faire un effort pour aller à la rencontre de l'autre, oublier un peu de son savoir, ses certitudes et ne pas chercher à tout maîtriser, mais à faire preuve d'un certain savoir être pour rester créatif dans l'accueil bienveillant de la personne soignée ».

Pour aller plus loin : LADMIRAL, J-R. et LIPIANSKY, E. *La communication interculturelle.* Paris : Les belles lettres. 2015.

➥ RELATIONS INTERPERSONNELLES

Voir aussi : RELATION SOIGNANT-SOIGNÉ, PRATIQUES RÉFLEXIVES

Pour Hildegarde Peplau[43], quatre étapes sont à considérer pour aider les infirmiers à comprendre les relations *interagissantes* avec les personnes soignées :

- **L'étape d'Orientation :** cette période permet à la personne soignée d'identifier à la fois son problème de santé et les personnes ressources pour gérer son problème. Ici, « le soignant et le soigné sont deux étrangers l'un pour l'autre. Ils n'ont pas encore conscience d'avoir quelque chose en commun ».
- **L'étape d'Identification :** l'infirmière est perçue comme la personne ressource, comme étant la personne la plus à même de diminuer l'insécurité liée à la maladie. « Le patient apprend à utiliser la relation infirmière - patient à mesure qu'ils en viennent à se connaître et à se respecter mutuellement en tant que personnes dont les opinions, les façons de percevoir une situation et d'y réagir peuvent converger ou diverger ». Le soignant accompagne le patient à exploiter leur relation pour aborder des solutions.
- **L'étape d'Exploitation :** la personne soignée utilise la relation afin de bénéficier des services qui lui sont offerts. « Selon l'idée qu'il se fait de sa situation, il va tenter de diverses manières à tirer le meilleur parti de sa relation avec l'infirmière et d'exploiter pour son intérêt et ses besoins personnels tous les biens et services mis à sa disposition. Les infirmiers pourront à cette phase envisager de continuer cette relation en regardant les réels besoins de la personne soignée.
- **L'étape de Résolution :** l'étape de négociation étant passée, le patient s'adapte aux nouveaux objectifs exprimé par le personnel soignant. Le patient dépasse le problème de santé auquel il vient d'être confronté (y compris le cas échéant en tenant compte des séquelles qui en résultent). Lors de cette phase, il se libère progressivement de l'identification des personnes qui l'ont aidé, et restaure ses capacités d'autonomie ».

Pour aller plus loin : MARC, E et PICARD, D. *Relations et communications interpersonnelles*. Paris : Dunod. 2015.

➥ RELATION SOIGNANT-SOIGNÉ

Voir aussi : COMPÉTENCES DU PATIENT, CONSENTEMENT, DROIT ET RESPECT DU PATIENT

Activité d'échange interpersonnel et interdépendant entre une personne soignée et un soignant, dans le cadre d'une communication verbale, non verbale (posture, regard, geste, disponibilité). Le soignant intervient en faveur d'une personne en joignant ses efforts aux siens, dans le but de faire favoriser un soin, un dialogue mature, une prise de conscience. Cette relation est caractérisée par l'évolution législative en matière d'accessibilité à l'information médicale fournie aux personnes soignées (loi Kouchner, 2002[44]) et au dernier texte mentionnant le consentement (éclairé) aux soins du patient[45]. Pour Alexandre Manoukian[46], c'est la « rencontre entre deux personnes, c'est-à-dire deux caractères, deux psychologies particulières et deux histoires ». Cette relation nécessite trois attitudes :

- un engagement personnel de l'infirmière, le malade étant accepté sans jugement de valeur, tel qu'il est, avec un autre mode de raisonnement, d'autres réactions et d'autres sentiments ;
- une objectivité, pour éviter une déformation de ce qui est vu et entendu ;
- un minimum de disponibilité.

La relation soignante a pour but l'aide et le soutien de la personne soignée jusqu'à son retour vers l'autonomie. Elle permet d'identifier les demandes de la personne et d'analyser les interactions[47] ».
Selon J. Chalifour, la nature de la relation soignant-soigné se réalise dans sa totalité, à travers les liens qu'elle tisse avec la personne soignée, les liens que cette personne entretient avec elle-même et avec son environnement physique et humain ». Pour lui, « La personne doit être perçue en tant qu'unité, relation, processus, interactions, liberté et créativité[48] ». Cette approche holistique concerne également l'infirmier qui utilise ses qualités humaines dans l'acte de soin, comme le souligne C. Rogers[49] « Plus le client *(personne soignée)* voit dans le thérapeute un être vrai ou authentique, empathique, lui portant un respect inconditionnel, plus il s'éloignera d'un mode de fonctionnement statique, fixe, insensible et impersonnel, et plus il se dirigera vers une sorte de fonctionnement marqué par une expérience fluide, changeant et pleinement acceptante de sentiments personnels nuancés. Il résulte de ce mouvement une évolution de la personnalité et du comportement dans le sens de la santé et de la maturité

psychique et de rapports plus réalistes avec le moi, les autres et le cadre extérieur ».

Pour aller plus loin : DABRION, M.. *Soins relationnels.* Paris : De Boeck-Estem. 2014.

↳ RELATION THÉRAPEUTIQUE

Voir aussi : LIMITES DE LA RELATION SOIGNANT/SOIGNÉ, INTERVENTION INFIRMIÈRE

Pour les auteurs de l'ouvrage *Santé mentale : Démarche de soins et diagnostics infirmiers*[50], cette relation professionnelle est définie « d'un commun accord, focalisée sur les réactions et les intérêts émotifs, cognitifs et comportementaux de la personne soignée… Des techniques interpersonnelles orientées vers un but sont utilisées comme l'écoute active, afin de stimuler l'exploration des zones de difficultés et des ressources d'apprentissage, de changement et de croissance personnelle ». La relation thérapeutique nécessite l'intervention d'un professionnel compétent pour assurer un suivi de soutien, de façon régulière, avec une personne soignée. Il s'agit d'aider l'individu à prendre conscience de ses difficultés pour l'accompagner dans son processus de changement. Le soignant prend en compte la singularité de la personne soignée dans le cadre d'entretiens non directifs pour écouter son histoire. Selon Chalifour la qualité de la relation est à la base de toute intervention thérapeutique utilisée qu'elle soit de courte ou de longue durée ; visant la croissance, le développement personnel et la conscience de soi, la solution d'un problème ou la gestion de symptômes, la gestion de crise, l'accompagnement de deuil, ou le soutien. La qualité de cette relation peut souvent avoir en elle-même des effets thérapeutiques de par les valeurs qu'elle accorde à la personne aidée (empathie, respect, authenticité, considération positive de l'autre et l'intérêt apporté à la personne aidée). Elle permet souvent au client de mieux comprendre l'origine de sa souffrance et souvent l'incite à modifier sa façon de se percevoir et de percevoir les autres et sa façon d'entrer en relation avec les autres.

Pour aller plus loin : MAEKER, E. et MAEKER, B. Relation thérapeutique. soins centrés sur la personne et troubles cognitifs sévères. *Soins gérontologie.* N°141. 2020/01-02. pp. 42-45.

RELATION D'AIDE

loc. Trad. Angl. Counceling. Domaine Sciences humaines-infirmières.

Voir aussi : AIDANT-E, FACILITATEUR-TRICE, INTERACTION, RENCONTRE, SOINS RELATIONNELS

R

L'aide relève de l'action du verbe transitif aider. Pour le *Dictionnaire Électronique de Chrétien de Troyes*[51], le verbe *Aidier* (vieux français) vient du latin *adjutare*. L'aide est une action facilitatrice et a pour objet l'accomplissement d'une chose, d'un projet. Elle peut être matérielle, physique, morale, spirituelle. l'aide est, pour le CNRTL[52], l'action de porter secours « *aiudha* » (attestée en 842), puis, au XIe s. avec *ajude*[53]. La relation est un nom féminin emprunté au latin « *relatio* » signifiant « action de rapporter un fait, un témoignage ». Les relations sont humaines[54] à partir de 1657 et définissent un ensemble des relations qu'ont entre eux, à l'occasion de leur travail, les membres d'une entreprise « lien entre des personnes ». En 1755 les relations deviennent sociales[55]. Dans un contexte sanitaire et social, la relation implique une liaison humaine réelle entre deux individus. Ce type de relation est caractérisé par des rapports interpersonnels avec des objectifs transversaux (faciliter un soin, recueil de données...). Cette interaction est méthodologique. L'infirmier contribue à rechercher la satisfaction de l'autre personne en favorisant l'expression du besoin d'aide. Cependant, ici les buts recherchés sont différents de ceux de la psychothérapie. Avec les moyens (empathie, non jugement, écoute active...) rogeriens, le patient se sentira respecté, compris, considéré et le soignant saura reprendre des attitudes non directives et authentiques pour faire émerger les ressources internes des personnes écoutées. Un lien de confiance sera créé. La personne soignée s'impliquera davantage dans ses soins et ses traitements. L'expérience de maladie sera donc moins traumatisante et le soigné sera sans doute plus réceptif à l'éducation de sa santé, à favoriser le processus d'auto-soins... Pour Carl Rogers, la relation d'aide n'est pas une relation amicale, sans rapport autoritaire (dominant - dominé ; être supérieur - être inférieur) mais a pour essence des échanges constructifs, une réciprocité qui sous-entend une compréhension mutuelle, donner et recevoir. Cette relation dans un contexte de soin, est perçue, reçue comme une opportunité de laisser libre cours à l'expression de ses sentiments, en présence d'un intervenant préparé. Thérapie ponctuelle de soutien, cette relation est caractérisée par l'acceptation totale de la personne soignée, la relation d'aide favorise la prise de conscience, facilite la transformation psycho-sociale de l'individu à comprendre les processus et les ressources qui lui sont propres.

> ***Cit.*** *« J'entends par ce terme (relation d'aide) des relations dans lesquelles l'un au moins des deux protagonistes cherche à favoriser chez l'autre la croissance, le développement, la maturité, un meilleur fonctionnement et une plus grande capacité d'affronter la vie. L'autre, dans ce cas, peut être soit un individu, soit un groupe. On pourrait encore définir une relation d'aide comme une situation dans laquelle l'un des participants cherche à favoriser chez l'une ou l'autre partie ou*

chez les deux une appréciation plus grande des ressources latentes internes de l'individu, ainsi qu'une plus grande possibilité d'expression et un meilleur usage fonctionnel de ses ressources[56] ».

Pour aller plus loin : FRIARD, D. et RANDIN, J-M. et al. La relation d'aide [Dossier]. *Santé mentale*. N°195. Février 2015. pp. 22-73.

➥ ACCEPTATION

Communiquer son acceptation (le fait d'accepter l'autre inconditionnellement ou encore faire accepter une nouvelle situation) implique que toutes les attitudes et les comportements verbaux et non verbaux du soignant indiquent à la personne que quelqu'un est en train d'essayer de la comprendre, de l'accepter dans sa totalité. L'acceptation est quelquefois plus importante que la compréhension. La personne a avant tout besoin d'être acceptée comme elle est, comme elle se sent, comme elle dit qu'elle se sent avant de pouvoir explorer le changement. Souvent à l'occasion d'événements comme la maladie, elle découvre que l'acceptation qu'elle croyait acquise de tel ou tel membre de son entourage ne l'était pas réellement. Par exemple, les personnes séropositives ont presque toujours été confrontées au deuil de l'amour inconditionnel de leur entourage. La confrontation au handicap, de par les angoisses qu'il suscite, réduit aussi les capacités d'acceptation de l'entourage qui, ayant des difficultés à se confronter à la souffrance de la personne, se tient à distance[57].

Cit. « *J'ai constaté qu'il n'est en aucune manière plus facile d'accepter vraiment une autre personne que de la comprendre. Suis-je réellement capable de permettre à un autre d'éprouver des sentiments hostiles envers moi ? Puis-je accepter sa colère comme une partie intégrante et légitime de sa personnalité ? Tout cela fait partie de l'acceptation et n'est pas chose facile*[58] ».

R

➥ CONGRUENCE (AUTHENTICITÉ)

La congruence est définie comme la correspondance exacte entre l'expérience et la prise de conscience. Il s'agit d'être en accord avec les émotions et les réflexions suscitées en nous par la personne écoutée. Ce comportement réaliste implique une certaine disponibilité à accueillir les souffrances et les causes, à les accepter. C. Rogers développe l'hypothèse que « *le changement de la personne se trouve facilité lorsque le thérapeute est ce qu'il est* ». Si la personne soignée évoque un problème difficile, le soignant ne fera pas semblant en forçant son visage à sourire s'il ne l'admet pas réellement. La congruence du soignant invite, autorise celle de la personne soignée et contribue à orienter les échanges dans une relation interpersonnelle constructive. Bien sûr, il convient de distinguer les sentiments, ceux du soignant, ceux de la personne soignée et de reformuler pour signifier cette acceptation. « Être ce que nous sommes » favoriserait ici le développement d'une situation et la croissance de l'autre.

Cit. *« Il ne sert à rien d'agir comme si j'éprouvais de l'affection alors qu'en réalité je me sens hostile. Il ne sert à rien d'agir comme si j'étais plein d'assurance, si, en réalité, je me sens craintif et incertain. Tout ceci revient à dire, en d'autres termes, que je n'ai jamais trouvé utile ni efficace, dans les rapports avec autrui d'essayer de maintenir une façade, d'agir d'une certaine façon à la surface, alors que j'éprouve au fond quelques chose de tout à fait différent[59] ».*

➥ ÉCOUTE ACTIVE

Syn. Écoute bienveillante.

Ce type d'écoute implique un silence intérieur, ce qui exclut un questionnement immédiat, comme le fait d'émettre ses propres idées, d'interpréter, suivant ses propres valeurs et enfin, de ne pas interrompre le flot de paroles de la personne présente. L'écoute bienveillante est une compétence indispensable à la relation d'aide, à tout entretien. L'écoute active se concrétise avec la reformulation qui résume l'histoire de la personne. L'attitude du soignant (congruence, communication para verbale) permet d'exprimer son degré d'attention pour aider et favoriser le développement de la relation. Le soignant saura rester neutre, indépendant et distinguer les sentiments de la personne soignée, des siens.

➥ EMPATHIE

Selon Carl Rogers « l'empathie ou la compréhension empathique consiste en la perception correcte du cadre de référence d'autrui avec les harmoniques subjectives et les valeurs personnelles qui s'y rattachent. Percevoir de manière empathique, c'est percevoir le monde subjectif d'autrui "comme si" on était cette personne - sans toutefois jamais perdre de vue qu'il s'agit d'une situation analogue, comme si ». Psychothérapie et relations humaines. Le *Dictionnaire de la réadaptation*[60], mentionne la « Capacité de se mettre à la place de l'autre et de ressentir ses sentiments et ses émotions ».

Cit. *« L'empathie est la démarche par laquelle le clinicien s'efforce d'utiliser tout le matériel apporté par son client, qu'il soit verbal ou non, pour entrer dans l'univers de celui-ci, pour voir le monde comme lui[61] ».*

➥ NON-JUGEMENT

Cette démarche intellectuelle qu'est le jugement induit l'expression d'opinions forgées sur des valeurs personnelles dominantes, ce qui peut être un obstacle à la progression de l'autre dans une relation d'aide. Cette attitude unilatérale bloque les capacités de l'autre à se responsabiliser puisqu'il le maintient dans la dépendance à autrui. La relation d'aide doit s'établir sans jugement de valeur, dans un climat de confiance pour réduire cette crainte naturelle d'être jugé par une personne représentante de l'autorité. Pour aider la personne à se libérer, le soignant peut verbaliser, par exemple des valeurs positives. Le non-jugement est l'accueil inconditionnel d'une personne exprimant l'instauration d'un climat de confiance. Accepter une personne « telle qu'elle est » signifie adopter une attitude chaleureuse ancrée dans le présent, où le soignant authentique encouragera la personne écoutée à identifier ses propres ressources.

Cit. *« Même si une infirmière n'approuve pas le mode de vie d'un malade, elle ne doit pas le condamner, mais l'accepter en tant que personne et en tant qu'individu[62] ».*

➥ REFORMULATION

D'après l'ouvrage *Psychothérapie et relations humaines*[63] « la reformulation a pour but « d'extraire du contenu communiqué le sentiment inhérent à ses paroles et à le lui communiquer sans le lui imposer ». La reformulation de contenus de dialogue permet, dans un premier temps, de mesurer notre compréhension du problème de la personne, et de rassurer celle-ci, dans un deuxième temps. Une écoute attentive demande une implication personnelle entre l'émetteur et le récepteur. La reformulation a pour objectifs de synthétiser, de prendre part au processus de changement, d'inviter au développement de l'émergence des émotions, des expériences refoulées.

Pour aller plus loin : TROCHET, C. L'annonce d'une mauvaise nouvelle en gériatrie, le choix des mots. Revue de l'infirmière. Vol. 68. N°256. pp. 51-52. Décembre 2019. Doi : 10.1016/j. revinf. 2019.10.019.

R

RELIGION

n.f. Trad. Angl. Religion. Domaine Sciences humaines.

Voir aussi : AUTONOMIE, CROYANCES, LAÏQUE, MANIPULATION, SECTE, SPIRITUALITÉ

Emprunté au latin *religio*. Cicéron rattache *religio à religare* signifiant « recueillir, rassembler » puis « relier ». Pour Alain Rey[64], cela peut être « un ensemble d'actes rituels liés à la conception d'un domaine sacré, distinct du profane, et destinés à mettre l'âme en rapport avec Dieu. Il s'agit aussi de la « reconnaissance par l'homme, d'un pouvoir ou d'un principe supérieur de qui dépend sa destinée ». L'attitude intellectuelle et morale qui résulte de cette croyance, en conformité avec un modèle social, « peut constituer une règle de vie. Un système de croyances et de pratiques, implique des relations avec un principe supérieur, et propre à un groupe social ».

Cit. *« La réalité même qu'on appelle maintenant la religion chrétienne existait jadis, même chez les anciens ; dès les origines, elle n'a pas fait défaut du genre humain jusqu'à ce que vienne le Christ dans la chair ; et c'est alors que la vraie religion, qui existait déjà, a commencé à prendre le nom de chrétienne[65] ».*

Pour aller plus loin : MAROUDY, D., GRASSIN, M. et al. *Soin, laïcité, religion et spiritualité : intégrer le religieux et le spirituel dans le soin.* Paris : Lamarre. 2019.

RENCONTRE

n.f. Trad. Angl. Encounter. Domaine sciences humaines-infirmières.

Voir aussi : COMMUNICATION, GROUPE, INTERACTION, RELATION, TRANSFORMATION

Il s'agit de se trouver en présence, volontairement ou non, d'une autre présence ou d'un groupe ayant des objectifs communs, pour un temps donné ou de façon permanente. Ce temps de rencontre est renforcé par une communication (verbale, non verbale) visant la transformation sociale d'un ou de plusieurs individu. C'est une relation de personne à personne (réciprocité), pour une situation donnée, pour un instant compté, dégagée de contrainte spatio-temporelle et pouvant être renouvelée avec intention ou obligation. La rencontre est toujours constituée d'un point de départ provenant d'une personne.

Pour aller plus loin : CHAZOT, I. Temps soignants-temps soignés, une responsabilité pour une rencontre possible. *Jusqu'à la mort accompagner la vie.* N°141. 2020/06. pp. 9-19.

REPAS THÉRAPEUTIQUE → VOIR ALIMENTATION (NUTRITION)

REPRÉSENTATION

n.f. Trad. Angl. Representation. Domaine Sciences humaines.

Voir aussi : CONSCIENCE, CŒUR DE MÉTIER, IDENTITÉ PROFESSIONNELLE, VALEURS, VÉRITÉ

Selon Serge Moscovici[66], « la représentation sociale est une modalité de connaissance particulière ayant pour fonction l'élaboration des comportements et la communication des individus ».
Pour lui, celle-ci comporte trois dimensions :

- « l'attitude qui exprime un positionnement, une orientation générale, positive ou négative, par rapport à l'objet de la représentation ;
- l'information qui renvoie à la somme et à l'organisation des connaissances sur l'objet de la représentation. Les informations peuvent être plus ou moins nombreuses, variées, précises ou stéréotypées ;
- le champ de représentation est le contenu d'une représentation : il est constitué d'éléments à la fois cognitifs et affectifs, c'est un ensemble d'informations organisées et structurées relatives à un objet[67] ».

Selon Jean-Claude Abric[68], les représentations sociales comportent quatre fonctions :

- **une fonction identitaire :** les représentations sociales permettent de définir l'identité sociale de chaque individu, en préservant la spécificité des groupes sociaux. Cette fonction intervient dans les processus de socialisation ou de comparaison sociale ;
- **une fonction de savoir :** qui va permettre, de par son contenu, d'acquérir des connaissances qui vont permettre, à leur tour, de comprendre et d'expliquer la réalité. L'individu va intégrer de nouvelles données diffusées par le biais de la littérature écrite, médiatique... ;
- **une fonction d'orientation :** selon le groupe auquel appartient l'individu, les représentations sociales créent des relations avec d'autres personnes fonctionnant dans le même sens, et engendrent une attitude, un dialogue et des opinions communes. Cette fonction permet de guider les comportements et les pratiques ;
- **une fonction justificatrice :** en lien direct avec les trois autres fonctions, elle peut intervenir à postériori et ainsi servir à justifier nos choix, nos actes.

Pour aller plus loin : MOLINER, P. et GUIMELLI, C. *Les représentations sociales : fondements théoriques et développements récents*. Grenoble : Presses Universitaires de Grenoble. 2015.

R

➥ REPRÉSENTATION DE L'INFIRMIÈRE

Piqueuse, sainte et dévouée, l'image de l'infirmière comporte plusieurs facteurs influençant son image à partir de la fonction exercée, de l'environnement, de l'attitude et de l'uniforme. « Pour ce qui est de la fonction exercée, on peut noter deux volets. D'une

part, la mise en lumière de la spécificité du rôle de l'infirmière par rapport aux autres professionnels de la santé. D'autre part, la position du public vis-à-vis d'une possible extension de leur domaine de compétence. L'environnement a également son importance et révèle une méconnaissance des conditions de travail de l'infirmière. Il s'agit surtout de la pénibilité associée à la profession ; incluant la nature de la tâche, les horaires et les conditions de travail y compris la rémunération. L'attitude du public vis-à-vis de l'image de l'infirmière est aussi un déterminant pour définir la profession, et peut donc l'influencer.
L'uniforme est représentatif, il est en premier lieu vestimentaire, et cela reflète la blouse blanche et l'image de religieuse, mais peut influencer négativement la profession, lorsque l'on considère l'image sexy des infirmières. Enfin, un dernier élément est bien sûr le genre du professionnel, l'image de la profession est définitivement féminine (Habib, H. et Nassar,J.[69]). Les infirmiers sont souvent attendus, par les personnes soignées, comme des experts en savoirs médicaux, en oubliant leur activité relationnelle. La relation à l'autre dans le cadre du soin, implique une autre gestion du stress, maîtrisée. Ce type de relation est aussi caractérisé par une (juste) distance. Techniciens aux compétences relationnelles, les soignants ont également des missions organisationnelles.

Pour aller plus loin : DULEY, Philippe. *La vraie histoire des infirmières. Paris : Chronique Éditions. 2012.*

➥ REPRÉSENTATION DE LA MALADIE

Selon le *Manuel de psychologie du soin*[70] « que la maladie survienne comme une rupture dans la dynamique de vie de l'individu ou qu'elle soit perçue comme une réponse à un vécu psychologique douloureux, la maladie prend nécessairement sens dans la vie du patient. La perception de la maladie relève, pour les auteurs, de plusieurs formes d'interprétation de la maladie :

- Une conception ontologique qui possède une existence propre et vient attaquer le corps (l'agent extérieur, le microbe).
- La personne soignée englobe, dans cette approche, les croyances religieuses (sortilèges, péchés...).
- La maladie dans son approche globale (somatique et psychique) : le soignant ici renforce son rôle d'accompagnant au processus de guérison ».

Pour les auteurs du livre La démarche *clinique infirmière*[71], plusieurs dimensions sont comprises dans la représentation de la maladie :

- la nature des symptômes et le nom qui désigne la maladie ;

- ce que la personne soignée croit être la ou les causes probables ;
- ce que la personne soignée croit être la durée probable de la maladie ;
- ce que la personne soignée croit quant à la possibilité de guérison et de contrôle ;
- ses effets probables de la maladie.

Pour aller plus loin : BOUCAND, M-H. *Une approche éthique des maladies rares génétiques : enjeux de reconnaissance et de compétence.* Toulouse : Erès. 2018

↳ REPRÉSENTATION DE LA SANTÉ

Pour Margaret Newman[72], « la santé comprend des états longtemps décrits en termes de pathologie (ex. un diabétique qui a acquis la connaissance de sa maladie et qui arrive à la gérer sera considéré en bonne santé)... La disparition de la maladie ne détermine pas nécessairement un changement dans la *manière d'être au monde* de la personne, la maladie est une indication significative qui transforme son comportement [...]. La santé est le cheminement vers une augmentation de l'état de conscience, de la lucidité et de l'harmonie avec soi, avec les autres, avec la société dans laquelle la personne s'inscrit.

Pour aller plus loin : ROMANO, H. Représentations de la maladie dans la vie d'un enfant et effets sur son devenir scolaire. *Revue de santé scolaire & universitaire.* N°47. 2017/09. pp. 17-20.

↳ REPRÉSENTATION DE SOI

Voir aussi : ESTIME DE SOI, JE

Selon M. Markus[73], la « représentation de soi est une structure stable qui pousse l'individu à sélectionner les informations compatibles avec la représentation qu'il a de lui-même et à délaisser les autres ».

Pour aller plus loin : LONGCHAMP, P. et TOFFEL, K. *L'espace infirmier : Visions et divisions d'une profession.* Neuchâtel : Alphil/Presses universitaires suisses. 2020.

RÉSEAU DE SOINS

loc. Trad. Angl. Care network. Domaine Sciences juridiques-médicales.

Voir aussi : BÉNÉFICIAIRE, COLLABORATION, COORDINATION DES SOINS, INFRASTRUCTURE

R

D'après le glossaire multilingue de la Bdsp[74], un réseau est un « ensemble de contacts sociaux ou professionnels reliés entre eux permettant l'interaction, l'entraide et le partage d'information. Les membres poursuivent un but commun et constituent une organisation qui demeure souvent informelle. D'après le Ministère des Affaires sociales, de la santé et des droits de la femme[75], « les réseaux Constitués en majorité sous forme d'association loi 1901, les réseaux de santé ont pour objet de favoriser l'accès aux soins, la coordination, la continuité ou l'interdisciplinarité des prises en charge. Ils assurent une prise en charge adaptée aux besoins de la personne tant sur le plan de l'éducation à la santé, de la prévention, du diagnostic que des soins. Inscrits dans la loi depuis 2002, les réseaux constituent également l'un des principaux dispositifs de coordination des acteurs (sanitaire, médico-social et social) intervenant sur le parcours des patients ». D'après J-Y. Robin[76], « Les réseaux de soins ont pour objectif de mobiliser les ressources sanitaires, sociales et autres, sur un territoire donné, autour des besoins des personnes. Ils visent à assurer une meilleure orientation du patient, à favoriser la coordination et la continuité des soins qui lui sont dispensés et à promouvoir la délivrance de soins de proximité de qualité ». Il existe plusieurs types de réseaux de soins (inter-hospitaliers, soins libéraux...) pour assurer une coordination formalisée de professionnels de santé et/ou de tous les intervenants sur le parcours d'un patient dans le cadre de sa prise en charge médico-sociale ou de coopération de ces mêmes professionnels autour du patient afin d' optimiser l'accès aux soins de l'ensemble de la population ciblée, accroître la compétence individuelle et collective des intervenants et des partenaires du réseau, être un lieu d'observation et d'évaluation de santé publique (par exemple pour dépister et mieux comprendre)... ». Pour Thérèse Psiuk[77], « la logique des réseaux de soins repose sur le volontariat des professionnels de santé développant une action collective pour répondre à un besoin de santé d'une population spécifique. L'objectif principal est de coordonner les soins dispensés par chacun des soignants selon une réelle volonté de partager les savoirs, les connaissances et de définir ensemble les objectifs des soins et les indicateurs de résultats pour les patients et les familles. Le réseau de soins peut donc être intégré à l'intérieur d'une filière avec une plus-value essentielle pour les patients. Une coordination avec un objectif de soins collectif est un indicateur de qualité ».

Pour aller plus loin : GUDEFIN, J., SIMONNET, A. et al. Les jardins de santé : un terrain d'innovation territoriale en santé. *Techniques hospitalières.* Vol. 75. N°783. 2020/07. pp. 65-69.

RÉSILIENCE

n.f. Trad. Angl. Resilience. Domaine Sciences humaines.

Voir aussi : BONHEUR, CRISE, PRAXIS, PSYCHOLOGIE, RELATION D'AIDE, SOUFFRANCE

Concept développé par Boris Cyrulnic qui a identifié un certain nombre de caractéristiques présentes chez les résilients, tant du point de vue personnel que dans leur environnement. Utilisé dans le cadre soignant, l'auteure Marie Anaut[78] explique qu'il s'agit « de la capacité que possède l'individu de rebondir face à l'épreuve plutôt que de se laisser couler ». Chez le soignant et pour Marie Anaut[79], « avant tout, la récupération après un traumatisme unique ou multifactoriel, mais ne se réduit pas seulement à l'intégration ou au dépassement du traumatisme. Elle fait référence à la capacité humaine de se confronter à des expériences aversives, de les intégrer et d'être transformé par elles. Il ne s'agit pas pour autant d'une sorte de sur-adaptation de quelques personnes exceptionnelles. En fait, le sujet qui a été blessé va reprendre un autre type de développement. Il s'agit donc d'un néo-développement[80] ».

> ***Cit.*** *« Une attitude positive à l'égard du traitement et de ses retombées et la communication d'un sentiment de confiance dans les capacités de résilience du client (personne soignée) demeurent des atouts précieux pour la soignante[81] ».*

> **Pour aller plus loin :** DUJARDIN, P-P. et CHOLEZ, C. La résilience ordinaire à l'hôpital : processus d'invisibilisation des risques. *Éducation permanente*. N°224. 2020/09. pp. 87-95.

RESPECT

n.m. Trad. Angl. Respect. Domaine Sciences humaines.

Voir aussi : ART INFIRMIER, ASSERTIVITÉ, DROIT DE L'ENFANT, INTERVENTION THÉRAPEUTIQUE

Pour le Centre national de ressources textuelles et lexicales[82], le respect est un « sentiment qui incite à traiter quelqu'un avec égards, considération, en raison de son âge, de sa position sociale, de sa valeur ou de son mérite ». Dans son article les mots et leurs valeurs, Christian Moreau[83] précise que le respect vient du latin *respectus* signifiant *regard en arrière, recours, refuge : répit ; égards, considération* et est utilisé au XIIIe siècle comme *égard, considération, point de vue, rapport, motif*. Il est aussi utilisé au XVe siècle pour signifier considération, admiration, déférence, révérence, politesse. Pour Alain Rey[84], il s'agit d'« amour-propre, de fierté, d'honneur : Allure, comportement qui traduit un sentiment ». Selon Margot Phaneuf[85], « Il y a d'abord la dignité de la personne elle-même comme être appartenant à la famille humaine. Quelles que soient ses difficultés, physiques, intellectuelles ou morales, elle conserve le droit au respect. Nous devons la respecter dans son corps et dans sa personne, ce qui signifie de respecter son intimité et son individualité car tous les êtres humains sont différents ».

Pour aller plus loin : GRILHOT BESNARD, M-O. *Secret professionnel et travail social : garantir le respect des droits des usagers.* Montrouge : ESF. 2019.

RESPECT ET DROIT DU PATIENT

Considérer une personne soignée, c'est la reconnaître vraiment comme porteuse de la même dignité que soi. Dans la relation entre l'infirmière et le patient, le respect se manifeste notamment par l'approche de l'infirmière, par son écoute, ainsi que par la façon dont elle répond aux besoins et attentes exprimés par la personne prise en charge. Le respect est incontestablement essentiel à la relation de confiance qui s'établit entre l'infirmière et la personne soignée. Cette obligation déontologique est si fondamentale qu'elle exige que l'infirmière, dans le cadre de sa pratique, agisse avec respect tant envers la personne à qui elle prodigue des soins qu'envers son conjoint, sa famille ou les personnes qui lui sont significatives[86]. D'après l'article d'Amouroux[87] « Traiter un malade en être humain est plus facile à envisager qu'à mettre en pratique jour après jour. Or, c'est dans la *gestion de leur vie quotidienne* que les malades sont les plus perturbés. Ils perdent en effet tout ce qui fonde habituellement leur *identité* (leurs statuts sociaux conférés par leur état civil, leur profession, leur appartenance à différents groupes), pour endosser *"l'identité maladie"* qui envahit tout leur champ spatial, temporel, et relationnel [...]. Soigner, c'est libérer, c'est faire renaître, et retrouver l'espérance. *C'est aider celui qui souffre à sortir de son isolement, à bâtir un projet de vie compatible avec son état.* C'est refuser une relation infantilisante et paternaliste, en aidant l'autre à redevenir adulte. *C'est offrir des choix et tenter de les faire accepter.*

Le respect relève d'une réflexion éthique, juridique, psychologique, implique un engagement pédagogique. La HAS[88] établit des critères du respect du droit du patient :

- le respect des droits du patient est inscrit dans les priorités de l'établissement ;
- une réflexion éthique autour de la prise en charge du patient est conduite ;
- l'écoute des patients est organisée ;

- le respect de la dignité et de l'intimité du patient est préservé tout au long de sa prise en charge ;
- la prévention de la maltraitance du patient au sein de l'établissement est organisée.

Le dialogue avec le patient et son entourage :

- le patient reçoit une information claire, compréhensible et adaptée sur ses conditions de séjour ;
- le patient reçoit une information coordonnée par les professionnels sur ses soins et son état de santé tout au long de sa prise en charge ;
- le patient désigne les personnes qu'il souhaite voir informées ;
- le patient est informé de la survenue d'un événement indésirable grave lors de sa prise en charge ;
- la volonté du patient est respectée et son consentement éclairé est requis pour toute pratique le concernant ;
- la restriction de liberté de circulation du patient fait l'objet d'une information au patient et à son entourage, d'une prescription médicale écrite et d'une réévaluation périodique ;
- un programme d'éducation thérapeutique adapté à son état est mis en place en veillant à la compréhension du patient.

La recherche de la satisfaction du patient :

- le recueil de la satisfaction, les réclamations et les plaintes des patients et de leur entourage sont suivis d'actions d'amélioration ;
- les délais d'attente sont analysés et des actions d'amélioration sont entreprises.

La confidentialité du dossier du patient :

- la confidentialité des informations relatives au patient est garantie.

La prise en compte des situations particulières :

- l'accueil et les locaux sont adaptés aux handicaps du patient et/ou de son entourage et organisés ;
- une procédure spécifique d'accueil des détenus est organisée dans les établissements concernés.

Pour aller plus loin : Ministère des solidarités et de la santé. Droits des usagers de la santé [en ligne]. 8/10/2019. Disponible : https://solidarites-sante.gouv.fr/systeme-de-sante-et-medico-social/parcours-de-sante-vos-droits/

RESPONSABILITÉ

n.f. Trad. Angl. Responsability. Domaine Sciences juridiques-infimières.

Voir aussi : DROIT, LÉGISLATION, OBSERVATION, SURVEILLANCE, RÔLE PROPRE

De l'ordre de la morale, la responsabilité relève des règles sociales. Au sens juridique, il s'agit de désigner un référent dans le cadre d'une procédure civile ou pénale. Selon le *Dictionnaire infirmier en psychiatrie*[89], la responsabilité morale « repose sur la notion de devoir à l'égard des autres, sans attendre de réciprocité ou de retour. Le sens de la responsabilité génère ici l'action. Le choix de celle-ci se détermine alors par l'acceptation de la responsabilité juridique : choisissant d'agir en vertu de conceptions morales ou éthiques. On accepte d'en assumer les responsabilités. Le jeu de la responsabilité est celui de l'obligation réfléchie, de la parole prise et donnée. Les soignants ont ici, pour responsabilité, la surveillance des personnes soignées placées dans leur service. Dès lors, toute négligence peut constituer une faute et engager la responsabilité pénale ou disciplinaire ».

Pour aller plus loin : HOLLEAUX, G. et RAMBAUD, C. *La responsabilité juridique de l'infirmière*. France : Lamarre. 2014.

RESSOURCE

n.f. Trad. Angl. Resource. Domaine Sciences humaines.

Voir aussi : APPRENTISSAGE PAR PROBLÈME, COMMUNICATION, MOTIVATION, PROBLÉMATIQUE

Du latin *resurgere* et signifiant résurgence, ce qui peut améliorer une situation fâcheuse. Moyens (humains, matériels, intellectuels, d'expressions existantes et dont nous pouvons disposer, à un moment donné).

➥ RESSOURCES INFIRMIÈRES

Pour Hildegarde Peplau[90], l'infirmière possède quatre rôles infirmiers qui se chevauchent :

- **Personne ressource :** l'infirmière donne au patient les informations nécessaires à la compréhension de son problème et de sa nouvelle situation.
- **Rôle de conseillère (assistance psychosociale) :** elle écoute le patient s'exprimer sur ses sentiments conséquents aux événements qui ont provoqué son hospitalisation.
- **Rôle de substitut maternel (paternel ou fraternel) :** l'infirmière permet au patient de revivre et d'examiner des sentiments vécus

lors de relations antérieures. Par son interprétation efficace de ce rôle de substitut, l'infirmière fournit au patient de nouvelles figures symboliques d'autorité ou de rivalité, lui permettant ainsi de réorienter ses sentiments.

- **Rôle d'expert technique :** l'infirmière sait manipuler les différents appareils dans l'intérêt du patient. Pour Hildegarde Peplau, « le patient doit connaître et comprendre son problème ainsi que l'étendue de son besoin d'aide ».

Walter Hesbeen[91] souligne combien les soignants « sont des êtres constitués de ressources et ce sont celles-ci qu'ils vont mettre au service de la personne par l'attention, le soin qu'ils lui portent.
Ces ressources sont de natures diverses, elles ne sont pas acquises une fois pour toutes et ne relèvent pas uniquement du contexte professionnel. Ce qu'un soignant vit dans sa vie de tous les jours participe à l'enrichissement de ses ressources. Cet enrichissement n'est cependant pas automatique. Il demande un effort de réflexion et de documentation. L'expérience, en tant que telle, ne crée pas de la connaissance. Si elle participe à l'acquisition d'une certaine habileté, une certaine dextérité dans les gestes posés, l'expérience, pour participer à l'enrichissement des connaissances de la personne, nécessite d'être réfléchie, discutée, conceptualisée ».

Pour aller plus loin : HESBEEN, W. Le soignant contemporain. La place du sujet dans les pratiques soignantes contemporaines. *Cancer(s) & Psy.* N°4. 2019. pp. 61-67.

➥ RESSOURCES ÉLECTRONIQUES

Support ou information dont le contenu est transportable par un format compatible avec les systèmes de transmission électronique (courriel, serveur partagé, logiciel par l'assistance d'ordinateur. Les documentalistes développent des actions de médiations documentaires à partir de la multiplication des ressources électroniques scientifiques et professionnelles.

Pour aller plus loin : Association Mieux Prescrire. Données massives (big data) en santé et respect des personnes et de leurs droits. *Prescrire.* Vol. 40. N°445. 2020/11. pp. 853-860

R

RHÉTORIQUE

n.f. adj. Trad. Angl. Rhetoric. Domaine philosophique et Sciences humaines.

Voir aussi : ARGUMENTATION, ENTRETIEN, TEMPS, KAÎROS, RELATIONS INTERPERSONNELLES

Du grec *rhêtorikê tekhnê* signifiant *art oratoire*, traduit en latin par *rhétorica*. Pour Christophe Pacific[92], « la rhétorique fut pour Aristote (monde grec) et pour Cicéron (république romaine) l'occasion de démontrer l'intérêt de l'art de bien parler. La rhétorique est un langage de style éthique et esthétique visant l'excellence d'un discours approprié : *vir bonus dicendi peritus* (quelqu'un de bien qui parle bien). Pour d'Aristote[93], il n'y a pas de rhétorique sans éthique ; comme il le souligne *« Nous nous en rapportons plus volontiers et plus promptement aux hommes de bien sur toutes les questions en général [...] c'est au caractère moral que le discours emprunte, je dirais presque sa plus grande force de persuasion »*. La notion de beauté du discours participe à cet art de la discussion, la beauté éternelle est pour Cicéron[94] *« un archétype de l'éloquence parfaite »*. Qui fonctionne bien : l'éthique, la science infirmière, les sciences humaines, la déontologie, la recherche. La rhétorique soignante reprend les règles aristotéliciennes et Cicéroniennes : *L'éthos* pour le fondement de l'intention discursive, l'attention au pathos d'autrui pour faciliter les postures d'empathie, et les techniques du logos pour favoriser l'élégance du discours. C'est le kaïros (moment opportun) qui commande toutes les règles de la rhétorique. Il est donc facile de distinguer la rhétorique de la sophistique[95] qui elle ne s'embarrasse pas *d'éthos* et cherche simplement à convaincre. La rhétorique s'inscrit dans une pratique vertueuse qui cherche à amener l'auditeur vers l'acquiescement des arguments du locuteur dans une intention de recherche de bien, de beau, de juste et de vrai. Une compétence professionnelle nécessaire à développer afin de promouvoir l'émergence de la pensée soignante au cœur de l'équipe pluridisciplinaire ».

Cit. *« La rhétorique est à l'éloquence ce que la théorie est à la pratique, ou comme la poétique est à la poésie[96] ».*

Pour aller plus loin : BRETON, P. *L'argumentation dans la communication*. Paris : La découverte. 2016.

RÉTABLISSEMENT

n.m. Trad. Angl. Good health, Healthcare. Domaine Sciences médicales-infirmières.

Voir aussi : AUTO-SOIN, GUÉRISON, HOSPITLISATION, PRISE EN CHARGE, SANTÉ

Pour Hildegarde Peplau[97] « Les conditions qui favorisent les processus de rétablissement et de renouvellement de soi sont psychobiologiques et ne peuvent être dissociées que dans le but d'en distinguer certains aspects. Les conditions essentielles qui sont en interaction dans la santé se résument en deux grandes catégories :

- les exigences physiologiques de l'organisme qui nécessitent des conditions matérielles adaptées au bien-être de l'individu ou du groupe ;
- les conditions interpersonnelles individuelles et sociales qui répondent au besoin de la personnalité et permettent l'expression et l'utilisation fructueuse des aptitudes ».

Pour aller plus loin : MOORHEAD, S., JOHNSON, M. et al. *Classification des résultats de soins infirmiers : CRSI/NOC*. Issy-les-Moulineaux : Masson. 2014.

RISQUE.S

n.m. Trad. Angl. Risk. Domaine Sciences médicales- infirmières.

Voir aussi : CRISE, ENVIRONNEMENT, RAISONNEMENT, SOINS ÉDUCATIFS ET PRÉVENTIFS

De façon générale et d'après le *Dico de la santé*[98], il s'agit de « probabilité de réalisation d'un dommage par exposition à un danger (par exemple le risque routier, tabagique...) ». Le risque est l'éventualité d'un événement plus ou moins proche. Il peut être individuel, collectif, social, entraînant un sentiment de peur et de désir d'être protégé. Le risque nécessite des mesures juridiques anticipées, des mesures de secours pour assurer la réparation de dégâts matériels et assurer l'assistance humaine.

Pour aller plus loin : Association Mieux Prescrire. Risques confirmés des perturbateurs endocriniens. *Prescrire*. Vol. 40. N°444. 2020/10. pp. 773-778.

↳ ÉVALUATION DU RISQUE

Détermination de la réalité d'un risque selon des méthodes objectives. Des experts de l'Union Européenne[99] ont défini cette évaluation selon quatre volets :

- identification du danger ou la certitude qu'un objet ou un élément physique, biologique, chimique... pouvant provoquer un dommage ;
- caractérisation du danger, ou la détermination de la nature ou de la gravité des effets négatifs de cet objet ou élément ;
- évaluation de l'exposition ou la probabilité d'être en position de subir des dommages du fait de l'élément étudié ;
- caractérisation du risque ou la combinaison des trois informations précédentes afin d'estimer la probabilité des survenues des dommages et leur gravité ».

Cit. *« Les facteurs de risque à l'hôpital comprennent la pénurie en personnel médical correctement formé, notamment en médecine des urgences et gestion des traumatismes, ainsi que le manque d'équipement[100] […] ».*

Pour aller plus loin : LE BRETON, D. *Sociologie du risque.* Paris : PUF. 2012.

➥ FACTEURS DE RISQUES

Facteurs externes ou internes favorisant l'éclosion d'une maladie sans en être la cause principale. Exemple, pour le SIDA[101], les relations sexuelles non protégées avec différents partenaires constituent un facteur de risque important, mais la cause de la maladie est le virus. Pour Pascal Hallouët[102], « le facteur de risque sera d'une manière ou d'une autre, partiellement responsable du risque ».

➥ GESTION DES RISQUES

D'après Pascal Hallouët[103], il est indispensable de différencier la prise de risque volontaire de celle qui est consécutive à une erreur. La prise de risque peut être intentionnelle ou volontaire, individuelle ou collective. Les individus appréhendent le risque selon leurs valeurs, leurs croyances. L'acceptabilité du risque dépend de la façon dont nous pensons pouvoir y faire face ou au contraire, le subir. Le seuil d'acceptabilité correspondrait à la limite acceptable définie par la législation, la culture… L'auteur souligne que la sécurité implique « le besoin d'être rassuré et se distingue sous deux modes : Les sécurités actives qui réduisent la probable survenue des accidents et les sécurités passives qui réduisent les conséquences des accidents. Ainsi, une politique de sécurité serait l'ensemble de modèles d'organisation, de procédures, de normes et de bonnes pratiques qui régirait tout fonctionnement afin d'en assurer la sécurité ». Dans son ouvrage, Pascal Hallouët définit les besoins en termes de sécurité comme la première étape de la mise en œuvre d'une politique de sécurité. La phase de définition comporte trois étapes :

- l'identification des besoins ;
- l'analyse de risques ;
- la définition de la politique de sécurité.

Ces étapes reposent sur des concepts, des méthodes, et des outils d'évaluation et de traitement du risque. C'est une approche systémique qui intègre les facteurs techniques, humains et organisationnels. Elle est transversale concernant tous les secteurs d'activités de l'établissement, pluridisciplinaire, et est pilotée à un niveau stratégique (Vignier, N. et Sabbahl.[104]).

Pour aller plus loin : PREVALET, M. *La gestion des risques dans la fonction publique : gestion de crise dans une direction ou un service*. Le Mans : Gereso. 2020.

RISQUES ET MENACES MAJEURS

Pour le *Glossaire des termes de santé publique*[105] quand un événement d'origine naturelle ou humaine met en danger la vie des individus, des groupes, il est qualifié de dangereux pour le fonctionnement de la société. Les menaces majeures sont des dangers d'origine intentionnelle et malveillante, visant la sécurité de la population, l'intégrité des institutions ou les activités économiques et sociales.

RISQUES NATURELS

Pour le *Glossaire de santé publique*[106], ce sont des risques liés aux phénomènes naturels tels que les tempêtes, les éruptions volcaniques. Ils résultent d'un phénomène naturel violent ou extrême, d'origine météorologique, géologique ou climatique, qui peut se déclencher en n'importe quel point de la planète.

RISQUE RELATIF

Mode de quantification du risque par comparaison d'une situation à une autre et indication du nombre par lequel la fréquence de ce risque est multipliée, selon que l'on se trouve dans l'une ou l'autre situation.
Par exemple, le non-port de la ceinture de sécurité dans un véhicule léger comporte, en cas d'accident, douze fois plus de risques de mort qu'avec le port de la ceinture.

RISQUES SANITAIRES

D'après le *Lexique de prévention des risques majeurs*[107], le risque sanitaire désigne un risque affectant la santé de la population comme par exemple la pandémie grippale. Pour Myriam Héron[108], « le risque sanitaire (probabilité d'occurrence ou fréquence de survenue d'un danger concernant la santé humaine), qu'il soit d'ordre naturel, infectieux ou terroriste, conduit chaque pays à s'organiser pour intervenir efficacement en situation de crise. D'abord mondiale, la veille et la gestion des risques s'organisent ensuite au niveau national à travers un réseau d'instances opérationnelles et une politique de santé publique [...] La sécurité sanitaire mondiale s'organise, sous l'égide de l'Organisation mondiale de la santé (OMS), en réseaux structurés capables d'anticiper et de gérer des problèmes de santé publique de grande ampleur. Au niveau national, si les lois de finances fixent un budget annuel élevé destiné à la gestion des risques sanitaires, le nombre d'intervenants complique l'organigramme opérationnel. La loi N°2009-879 du 21 juillet 2009 portant réforme de l'hôpital et relative aux patients, à la santé et aux territoires a pour objectif de centraliser les compétences ».

➥ RISQUES TECHNOLOGIQUES

D'après le *Lexique de prévention des risques majeurs*[109], ce sont de nouvelles formes de risques désignées par les instances gouvernementales, ces risques sont liés à l'action humaine tels que les risques industriels, nucléaires et biologiques. Ils trouvent leur origine dans la manipulation, le transport ou le stockage de substances dangereuses pour la santé et/ou l'environnement.

RÔLE PROPRE DE L'INFIRMIER.IÈRE

loc. Trad. Angl. Nurse practitioner role. Domaine sciences infirmières.

Voir aussi : AUTONOMIE, CLINIQUE, DÉONTOLOGIE, ÉQUIPE SOIGNANTE, RÔLE PRESCRIT

Actions infirmières mises en place en toute autonomie, notamment à partir de diagnostics infirmiers, au regard de la législation de son pays, des connaissances acquises.

C'est une expression employée pour désigner le domaine spécifique de la fonction infirmière dans lequel lui sont reconnues une autonomie, la capacité de jugement et d'initiatives. Dans ce domaine, l'infirmière est responsable des décisions qu'elle prend et de leur réalisation (Gloss. term. SI.[110]). Dans sa définition des soins infirmiers, le Conseil International des Infirmières[111] (CII), le rôle propre est clairement identifié: « on entend par soins infirmiers les soins prodigués, de manière autonome ou en collaboration, aux individus de tous âges, aux familles, aux groupes et aux communautés - malades ou bien-portants - quel que soit le cadre. Les soins infirmiers englobent la promotion de la santé, la prévention de la maladie, ainsi que les soins dispensés aux personnes malades, handicapées et mourantes. Parmi les rôles essentiels relevant du personnel infirmier citons encore la défense, la promotion d'un environnement sain, la recherche, la participation à l'élaboration de la politique de santé et à la gestion des systèmes de santé et des patients, ainsi que l'éducation ». D'après Gilles Devers[112], « La notion de « rôle propre » est très ancrée dans la réalité infirmière, avec près de 30 ans de bons et loyaux services. Cette donnée a été fondatrice et on sait ce qu'elle signifie pour la profession. La rédaction des textes actuels regroupés aux articles R. 4311-3, R. 4311-4 et R. 4311-5 du Code de la santé publique résulte sous quelques modifications mineures du décret N°2002-194 du 11 février 2002, qui sur ce point était pratiquement inchangé depuis la première version de 1981. Ces textes définissent un ensemble de compétences à partir d'une liste d'actes et dans cet ensemble se dégage un pré-carré infirmier, un domaine d'excellence, qui est celui du rôle propre ».

Pour aller plus loin : MERKLING, J. *Le métier d'infirmier en santé mentale : identité, "rôle", savoirs et pratiques*. Paris : Seli Arslan. 2017.

RÔLE MÉDICO-DÉLÉGUÉ (PRESCRIT)

Voir aussi : ALLIANCE THÉRAPEUTIQUE, OBSERVANCE, TRANSMISSION, SUVEILLANCE

Dans l'ouvrage *Raisonnement et démarche clinique infirmière : Enseignement et apprentissage*[113], ce type de rôle infirmier « consiste à la mise en œuvre de la prescription médicale : traitement, examens et toute autre mission de soins demandée par le médecin ». Pour Grégory Caumes[114], « un infirmier va agir sur prescription médicale pour une grande partie des soins (administration de médicaments, prélèvements...). Cette prescription doit être écrite, signée, horodatée et lisible. Tout infirmier qui réalise un soin sans prescription engage sa responsabilité directe et peut être poursuivi pour exercice illégal de la médecine (articles L. 4161-1 à L. 4161-6 du code de la Santé publique). Christine Aublé[115] souligne combien les infirmières ont fréquemment du mal à obtenir des prescriptions écrites. Et les difficultés pour les médecins (surtout en chirurgie) d'être présents à chaque demande, font que les prescriptions orales sont très courantes. Pour favoriser une qualité optimale des soins, des outils tels que les protocoles de soins infirmiers existent dans les services hospitaliers. Car, même si les infirmières ont de plus en plus de compétences et de connaissances, même si elles ont aussi un esprit d'analyse très pointu et peuvent faire face à des situations d'urgence, elles ne peuvent en aucun cas prescrire ou prendre l'initiative d'un acte médical. Néanmoins, depuis le 19 février 2007, l'article 51 du Code de la Sécurité sociale autorise les infirmières à prescrire certains dispositifs médicaux. Une avancée dans la prise en charge de nos patients, pour des soins typiquement infirmiers ». Dans certaines situations, comme la gestion de la douleur chronique ou le refus de soins dans le cadre de l'alliance thérapeutique, les infirmiers sont confrontés aux limites du rôle (médico-délégué) et composent avec les compétences relationnelles prévues dans le rôle propre, en lien avec les compétences du référentiel (juillet 2009).

Cit. *« Un infirmier va agir sur prescription médicale pour une grande partie des soins (administration de médicaments, prélèvements...). Cette prescription doit être écrite, signée, horodatée et lisible. Tout infirmier qui réalise un soin sans prescription engage sa responsabilité*

R

directe et peut être poursuivi pour exercice illégal de la médecine (articles L. 4161-1 à L. 4161-6 du CSP)...[116] ».

Pour aller plus loin : LAGIER. C. Le rôle propre infirmier au cœur de la modernité soignante. *La revue de l'infirmière*. Vol. 68. N°248. Février 2019. pp. 16-18. Doi : 10.1016/j.revinf. 2019.01.003.

Bibliographie R

1 TANNER, C.A. « Thinking like a nurse : a research-based model of clinicaljudgment in nursing », Journal of Nursing Education. Vol. 45, n°6, juin 2006. p. 204-211. *IN* CHAPADOS, Claire et AUDETAT, Marie-Claude et al. Le raisonnement clinique de l'infirmière : L'évaluation de l'état de santé d'un client nécessite un processus d'analyse appelé raisonnement clinique. Cet article s'appuie sur une recension de la littérature pour clarifier le concept du raisonnement clinique infirmier [en ligne]. *Recherche*. Vol. 11, n°1, janvier-février 2014. pp 37-40. Disponible à l'adresse : http://www.oiiq.org/sites/default/files/uploads/periodiques/Perspective/vol11no1/10-recherche.pdf),

2 Traduction libre de narrative thinking.

3 FLEMING, M.H. (1991). The Therapist with the Three-track mind. *American Journal of Occupational therapy*, 45, 1007-1014. Cité IN CASIMIRO, L. TREMBLAY. *Raisonner cliniquement : Le lien entre la théorie et la pratique.* Consortium national de formation en santé. Université d'Ottawa. [Pdf]. Disponible : http//www.sante.uottawa.ca/pdf/raisonnement.pdf

4 JONES, M., JENSEN, G. et al. (2000). Clinical reasoning in physiotherapy dans Higgs et Jones (éds) *Clinical reasoning in the health professions 2e edition.* Boston : Butterworth. Cité *IN* Ibid (avec une adaptation aux termes cliniciens pour infirmiers et client pour patient).

5 Haute Autorité en Santé. *Chemins cliniques, une méthode d'amélioration de la qualité.* Juin 2004. MàJ 2015. Disponible à cette adresse : http://www.has-sante.fr/portail/upload/docs/application/pdf/2009-08/chemin_clinique_guide.pdf

6 PSIUK, T et BLONDEL M. Plans de soins types, chemins cliniques et guides de séjours : du savoir aux connaissances intégrées. *EMC - Savoirs et soins infirmiers.* 2014;9(3):1-6. [Article 60-285-X-10].

7 COILOT, M-M., JEANGUIOT, N. et al. *Initiation à la démarche de recherche ; semestres 4 et 6.* Paris : De Boeck-Estem. 2014.

8 GONZALEZ-LAPORTE. *Recherche-action participative, collaborative, intervention... Quelles explicitations ?* 2014. MàJ 2015. Disponible : http://hal.univ-grenoble-alpes.fr/hal-01022115/document

9 LOISELLE, C. et PROFETTO-McGRATH, J. *Méthodes de recherche en sciences infirmières. Approches quantitatives et qualitatives.* Québec : ERPI. 2007.

10 BOISSART, M. (coord.). *Réussir son parcours de mémoire de fin d'études. Méthodes de travail UE 6.1,Initiation à la démarche de recherche UE 3.4 S4 et S6, Analyse de la qualité et traitement des données scientifiques et professionnelles.* Noisy Le Grand : Noisy-le-grand : Setes Éditions.

11 LOISELLE, C. et PROFETTO-McGRATH, J. *Opus. Cit.*

12 Journal officiel 2006/C 323/01 du 30/12/2006. Disponible : http://eur-lex.europa.eu/LexUriServ/LexUriServ.do?uri=OJ:C:2006:323:0001:0026:FR:PDF

13 BOISSART, M. *Opus. Cit.*

14 TASHAKKORI, A. et TEDDLIE, C. *Handbook of mixed methods in social behavioralresearch.* Thousand Oaks. CA. Sage. 2003.

15 SANDELOWSKI, M. Combining qualitative and quantitative sampling, datacollection, and analysis techniques in mixed-method studies. *Res Nurs Health.* Vol. 3. N°23. 2000. pp. 246–255.

16 Groupe consultatif interagences en éthique de la recherche canadien. *La recherche qualitative.* 2015/01-08. Disponible à l'adresse : http://www.ger.ethique.gc.ca/fra/policy-politique/initiatives/tcps2-eptc2/chapter10-chapitre10/

17 LOISELLE, C. et PROFETTO-McGRATH, J. *Opus. Cit.*

18 Conseil international des infirmières (CII) [en ligne]. 2015. Disponible : http://www.icn.ch/fr/

19 *Ibid.*

20 HENDERSON, V. *La nature des soins infirmiers.* Présentation des textes par COLLIERE, M.F. Paris : Interéditions. 1994.

21 LOISELLE, C. et PROFETTO-McGRATH, J. *Opus. Cit.*

22 BOISSART, M. *Opus. Cit.*

23 PEOC'H, N. L'infirmier de demain, quelles évolutions ? Forum infirmier du Languedoc Roussillon. 2010.

24 PEPIN, J. et COSSETTE, S. Articuler théorie et recherche infirmière. *Soins.* Vol. 3. N°724. 04/2008. pp. 48-51.

25 LANQUETIN, Jean-Paul. L'invisible réalité des soins informels infirmiers. *Soins Psychiatrie.* Vol. 34, n°284, janv. 2013. pp. 12-16.

26 KÜNKI, D. *Accompagner la vie, accompagner la souffrance : une analyse en milieu hospitalier.* France : l'Harmattan. 2007.

27 Direction des journaux officiels (circulaire DH/SPE/90/N°408 du 2 octobre 1990, relative à la publication du guide de service infirmier), par le Ministère des affaires sociales et de la solidarité. *Terminologie des soins infirmiers.* Glossaire provisoire n°3. Guide du service infirmier.

28 Citation. Dans le texte, traduction du vieux français par moi-même). TISSOT, Samuel-Auguste–David. (Dr.) 1728-1797. *Avis au Peuple sur sa santé.* T premier. [Pdf]. Lyon, J.S. Grabit 1779. 350 p. Consultable à partir du catalogue En ligne de l'Université Paris-Descartes, Paris AP-HP) MàJ 2015. Disponible : http://www2.biusante.parisdescartes.fr/livanc/?cote=33582&do=chapitre

29 CUQ, J-P. *Dictionnaire de didactique du français langue étrangère et seconde.* France : Nathan. 2003.

30 LE GALL, J. et THIBAULT, P. *Qualité des soins : de la recherche à l'évaluation, des pratiques professionnelles.* Reuil-Malmaison : Lamarre. 2011.

31 *Ibid.*

32 TERRAT, E. Tour d'horizon du nouveau référentiel de formation infirmière. *La revue de l'infirmière.* N°153. Septembre 2009. p. 16.

33 MOUTEL, G. *Le refus de soins conscient ou inconscient.* Inserm. 2015.

34 Centre National de Ressources Textuelles et Lexicales, CNRTL [en ligne]. 2015. Disponible : http://www.cnrtl.fr

35 DUBOIS FRESNEY, C. et PERRIN, G. *Le métier d'infirmière en France.* Paris : PUF. 2009.

36 DAYDÉ, M-C. La relation d'aide en soins infirmiers, aspects réglementaires et conceptuels. *Soins.* Vol. 53. N°731. Décembre 2008. pp. 35-38.

37 BOURGEOIS, F. L'entretien informel, une expertise clinique. *La revue de l'infirmière.* Vol. 59. N°157. Janvier-février 2010. pp. 42-43.

38 DAYDÉ, M.-C. Relation d'aide en soins infirmiers, aspects réglementaires et conceptuels. *Savoirs et soins infirmiers.* [60-130-B-10].

39 *Dictionnaire de l'Académie française.* 9e éd. Préfacée par DRUON, Maurice [en ligne]. Disponibilité : http://atilf.atilf.fr/academie9.htm

40 *IN* FRENOT, J.-Y. Communication, relation, relation d'aide au cœur de la science clinique infirmière. [Pdf]. *EMC* (Elsevier Masson SAS), *Savoirs et soins infirmiers*, 60-490-B-10, 2009.

41 PHANEUF, M. *La relation soignant-soigné : Rencontre et accompagnement.* Montréal : Chenelière éducation. 2011.

42 Article rédigé par Brigitte TISON.

43 PEPLAU, H. *Relations Interpersonnelles en Soins Infirmiers.* Titre original : *Interpersonal Relations in Nursing.* 1re partie – Étapes et rôles dans les situations de soins. Interpersonal relations in nursing. New York : G. P. Putnam & Sons. 1952. (http://publish.uwo.ca/~cforchuk/peplau/book.html)

44 Loi n°2002-303 du 4 mars 2002 relative aux droits des malades et à la qualité du système de santé (Loi dite Kouchner). Disponible à l'adresse : http://www.legifrance.gouv.fr/

45 Loi n°2005-370 du 22 avril 2005 - art. 3 JORF 23 avril 2005 rectificatif JORF 20 mai 2005. Disponible à cette adresse : http://www.legifrance.gouv.fr/

46 MANOUKIAN, A. et MASSEBEUF, A. *La relation soignant-soigné.* France : Lamarre. 3e éd. 2008.

47 POTIER, M. *Dictionnaire encyclopédique des soins infirmiers.* Rueil-Malmaison : Lamarre. 2002.

48 BLATTNER, B. (1981). Holistic Nursing. Englewood Cliffs, Prentice- Hall, p. 99-118, Cit par CHALIFOUR, Jacques. *L'intervention thérapeutique : les fondements existentiels-humanistes de la relation d'aide (Vol. 1).* Montréal : Gaëtan Morin. 1999.

49 ROGERS, C-R. *Le développement de la personne.* Titre original : *On Becoming a Pearson* : USA : Houghton Mifflin Company. France : Dunod-InterÉditions. 2005.

50 FARLAND, M.C., GERTRUDE, K. et al. Trad. de l'américain par CAAS, L. et DUFOUR, O. *Santé mentale : Démarche de soins et diagnostics infirmiers.* Issy-les-Moulineaux : Elsevier-Masson. 3e éd. 2005.

51 Dictionnaire Électronique de Chrétien de Troyes. LFA/Université d'Ottawa - ATILF / CNRS & Université de Lorraine 2015. Disponible : http://atilf.atilf.fr

52 Serm. de Strasb., Bartsch, Chrest., 3e éd., col. 3 dsGdf. : Si salvarai eo cist meon fradre Karlo. Cité par le CNRTL. http://www.cnrtl.fr/portail/

53 ALEXIS, éd. Paris et Pannier, 107e : Quer par cestui avrons nos bone ajude. Cité par le CNRTL. Disponible : http://www.cnrtl.fr/portail/

54 PASCAL, Provinciales, XVII, éd. R. Lafuma, p. 455. Cité par le CNRTL. Disponible : http://www.cnrtl.fr/portail/

55 ROUSSEAU, Discours sur l'inégalité, p. 184. Cité par le CNRTL. Disponible : http://www.cnrtl.fr/portail/

56 ROGERS, C-R. *Le développement de la personne.* Opus. Cit.

57 Association Counseling, Santé et Développement (Paris) [en ligne]. 2002. Disponible : http://www.counselingvih.org/fr/definition/acceptation.php

58 ROGERS, C-R. *Le développement de la personne.* Opus. Cit.

59 ROGERS, C-R. *Le développement de la personne.* Opus. Cit.

60 BLOUIN, M., BERGERON, C. et al. *Dictionnaire de la réadaptation, tome 1 : termes techniques d'évaluation.* Québec : Les Publications du Québec, 1995, 130 p., p. 31.

61 MURY, G. *Introduction à la non directivité.* Toulouse : Privat. 1973.

62 SALTER, M. *Altération de l'image corporelle : Le rôle de l'infirmière.* Trad. De l'anglais OVION, L. France : Interéditions. 1992.

63 ROGERS, Carl et KINGET, Marian. *Psychothérapie et relations humaines*, 4e éd. Montréal : Institut de recherches psychologiques et sociales, vol. II, 1969.

64 REY, A. (Sous la Dir. De). *Dictionnaire culturel en langue française.* Paris : Robert. 2005. Vol. IV.

65 Saint Augustin, révisions, I, XIII, 3, Trad. G. Bardy.

66 MOSCOVICI, S. *La représentation sociale, IN, La psychanalyse, son image et son public.* PUF. 1976. Cité dans DABRION, M. *Raisonnement et démarche clinique infirmière : Enseignement et apprentissage.* Paris : De Boeck. 2011.

67 *Ibid.*

68 ABRIC, J-C. *Pratiques sociales et représentations.* PUF. 2003. P. 16. Cité dans DABRION, M. *Raisonnement et démarche clinique infirmière : Enseignement et apprentissage.* Paris : De Boeck. 2011.

69 HABIB, H. et NASSAR, J. L'Image de l'infirmière aujourd'hui. [Pdf]. *Journal Association FSI-USJ* (Université Saint- Joseph. Faculté des sciences infirmières. Beyrouth, Liban) 2007. MàJ 2015. Disponible : http://www.fsi.usj.edu.lb/anciens/journal2007/arti7.pdf

70 BIOY, A. et FOUQUES, D. *Manuel de psychologie du soin.* France : Bréal. 2002.

71 MARCHAL, A. et PSIUK, T. *La démarche clinique de l'infirmière.* Aris : Seli Arslan. 2010.

72 NEWMAN, M. *Theory development in nursing.* [Html]. Philadelphia FA Davis 1979. Traduit par MIAS, Lucien (Webmestre) 1996. Disponible : http://papidoc.chic-cm.fr/565definirsante.html

73 MARKUS, M. Self schemata and processing information about the self. J Pers Soc Psychol 1977 ; 35 : 63-78. Cit par MOLINER, P. et IVAN-REY, M. et al. Trois approches psychosociales du vieillissement. Identité, catégorisations et représentations sociales. *Psychologie & NeuroPsychiatrie du vieillissement.* Vol. 6, n°4, décembre 2008. pp. 245-257.

74 Glossaire multilingue de la Banque de données en santé publique (BDSP). Disponible à cette adresse : http://asp.bdsp.ehesp.fr/Glossaire/

75 Ministère des Affaires sociales, de la santé et des droits de la femme. Les réseaux de santé. Paris. Octobre 2012. Disponible à cette adresse : http://www.sante.gouv.fr/les-reseaux-de-sante.html

76 Uni-Medecine, ROBIN, Jean-Yves. Site du réseau de soin virtuel [en ligne]. Disponible : http://www.reseau-virtuel.org

77 PSIUK, T. Le parcours de soins du patient, du processus global au chemin clinique. *Soins.* Vol. 58. N°772. Janvier 2013. pp. 63-64.

78 ANAUT, M. *La relation de soin dans le cadre de la résilience. Partie II : Connaître pour agir : usages professionnels dans le champ du social.* CNAF | Informations sociales. N°156s, 2009/6. pp. 70-78.

79 CYRULNIK, 2005. CYRULNIK et DUVAL, 2006. Cit. par ANAUT, M. *Ibid.*

80 CYRULNIK, 2005. Cyrulnik et Duval, 2006.

81 PHANEUF, M. *La relation soignant-soigné : Rencontre et accompagnement.* Montréal : Chenelière éducation. 2011.

82 CNRTL. Disponible : www.cnrtl.fr/definition/

83 MOREAU, C. Les mots des valeurs. *Soins Cadres.* Vol. 21. N°84. Novembre 2012. pp. 52-57.

84 REY, A. (sous la Dir.). *Dictionnaire culturel en langue française.* Paris : Robert. 2005. Vol. II.

85 PHANEUF, M. *La relation soignant-soigné : Rencontre et accompagnement.* Montréal : Chenelière éducation. 2011

86 SNPI. *Le respect dans la relation soignant-soigné* [en ligne]. 23 janvier 2011. Paris : Syndicat infirmier. Disponible à cette adresse : http://www.syndicat-infirmier.com/Le-respect-dans-la-relation.html

87 AMOUROUX, T. Relation soignant-soigné : respecter la personne malade. *Espace éthique*, La Lettre 15-16-17-18, 2002. MàJ 2015. Disponible : http://www.2em.org/opac/index.php?css=eem&lvl=bulletin_display&id=355

88 Haute Autorité de la santé. Les critères du thème : respect des droits du patient [en ligne]. 11 février 2009. MàJ 2015. Disponible à l'adresse : http://www.has-sante.fr/portail/jcms/c_745502/fr/les-criteres-du-theme-respect-des-droits-du-patient

89 IVANOV-MAZZUCCONI, S., DIGONNET, E. et al. *Dictionnaire infirmier de psychiatrie.* Paris : Masson. 2005.

90 PEPLAU, H. *Interpersonnal Relations in Nursing : A conceptual Fame Of Reference fot Psychodynamic Nursing.* USA : Macmillan Education Ltd. 1988). Trd. De l'anglais par Anne Pietrasik. *Relations interpersonnelles en soins infirmiers.* France : InterÉditions. 1995.

91 HESBEEN, W. *La qualité su soin infirmier.* Penser et agir dans une perspective soignante. Paris : Masson. 2e éd. 2002.

92 Christophe Pacific a rédigé cet article (2015). Cadre supérieur de santé et docteur en Philosophie.

93 ARISTOTE, *rhétorique.* Paris : LGF, « le livre de poche », 2001.

94 SALAVASTRU, C. Paris : L'Harmattan, "commentaires philosophiques", 2013.

95 Le nouveau petit Robert de la langue française. [Multimédia]. Paris : Robert. 2009 : Le sophisme est un « raisonnement conforme aux règles de la logique mais aboutissant à une conclusion manifestement fausse ».

96 Citation de Diderot, cité par le Centre National de Ressources Textuelles et Lexicales, CNRTL [en ligne]. 2015. Disponible à l'adresse : http://www.cnrtl.fr

97 PEPLAU, H. *Interpersonnal Relations in Nursing : A conceptual Fame Of Reference fot Psychodynamic Nursing.* USA : Macmillan Education Ltd. 1988). Trd. De l'anglais par Anne Pietrasik. *Relations interpersonnelles en soins infirmiers.*France : InterÉditions. 1995.

98 LANGRE, M. et SIMON, P. *Le Dico de la santé : Déchiffrer le vocabulaire médical au quotidien.* France : Mutualité française. 2006.

99 EUROPA, Commission européenne, Santé Publique. L'évaluation des risques. [Html]. MàJ. 2015. Disponible : http://ec.europa.eu/health/ph_risk/risk_fr.htm

100 Centre de recherche sur les transports. *Zéro tué sur la route : un système sûr, des objectifs ambitieux.* [Pdf]. Forum International organisé par l'Organisation de Coopération et de Développement économiques, 2009. MàJ 2015. Disponible : http://internationaltransportforum.org/Pub/pdf/08TowardsZeroF.pdf

101 RUSCH, E. Dr. (Coord. de projet). *Glossaire des termes de santé publique internationaux.* [Pdf]. Commission Européenne. 1996. Accès en version française, à partir du glossaire de la Base de données en santé Publique (BDSP). MàJ 2015. Disponible : http://asp.bdsp.ehesp.fr/Glossaire/Doc/GlossaireSP_VersionFrancaise.pdf

102 HALLOUËT, P. *Mémo-guide infirmier : les 45 fiches essentielles : Réalisation et surveillance des soins, Relation et communication, prise en charge des urgences, gestion des risques, Soins palliatifs.* Issy-les-Moulineaux : Elsevier-Masson. 2011.

R

103 HALLOUËT, P. *Opus. Cit.*

104 VIGNIER, N. et SABBAH L. (sous la dir.). *Soins infirmiers et gestion des risques, Soins éducatifs et préventifs, Qualités des soins et évaluation des pratiques.* Issy-les-Moulineaux : Elsevier Masson. 2013.

105 RUSCH, E. Dr. (Coord. de projet). *Glossaire des termes de santé publique internationaux. Opus. Cit.*

106 *Ibid.*

107 Lexique du site interministériel sur la prévention des risques majeurs [en ligne]. MàJ 2015. Disponible : http://www.risques.gouv.fr/

108 Myriam H. La gestion des risques sanitaires, organisation mondiale et nationale. *Soins*. Vol. 54. N°741. Décembre 2009. pp. 40-42.

109 Lexique du site interministériel sur la prévention des risques majeurs. *Opus. Cit.*

110 Direction des journaux officiels (circulaire DH/SPE/90/N°408 du 2 octobre 1990, relative à la publication du guide de service infirmier), par le Ministère des affaires sociales et de la solidarité. *Terminologie des soins infirmiers.* Glossaire provisoire n°3. Guide du service infirmier.

111 Conseil International des Infirmières [en ligne]. MàJ 2015. Disponible : http://www.icn.ch/fr/about-icn/icn-definition-of-nursing/

112 DEVERS, G. La profession infirmière, des actes à la fonction. *Droit, déontologie et soin.* Vol. 8. N°3. Septembre 2008. pp. 270-277.

113 DABRION, M. *Raisonnement et démarche clinique infirmière : Enseignement et apprentissage.* Paris : De Boeck. 2011.

114 CAUMES, G. La responsabilité civile et pénale de l'infirmier. *La revue de l'infirmière.* Vol. 61. N°182. Juin-juillet 2012. pp. 26-27.

115 AUBLÉ, C. L'infirmière et les prescriptions médicales. *La revue de l'infirmière.* Vol. 57. N°142. Août 2008. pp. 30-32.

116 CAUMES, G. La responsabilité civile et pénale de l'infirmier. *La revue de l'infirmière.* Vol. 61. N°182. 06-07/2012. pp. 26-27.

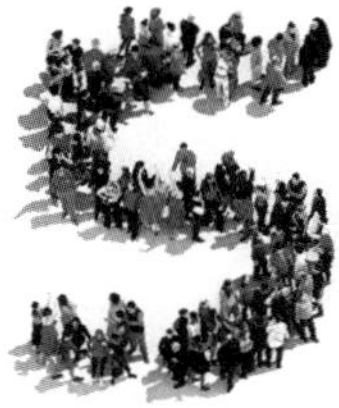

SANITAIRE ET SOCIAL (MÉDICO)

loc. Trad. Angl. Public health or emergencies or of protection. Domaine Sciences politiques-humaines.

Voir aussi : ENVIRONNEMENT, BÉNÉFICIAIRE, SANTÉ PUBLIQUE, SYSTÈME DE SOINS

Locution regroupant les instances gouvernementales et privées (par exemple les mutuelles) régissant l'organisation sociale, permettant de prendre en charge les individus au regard de la prévention et de la promotion de la santé. La protection sociale des collectivités les plus défavorisées relève d'actions étatiques, associatives. Ces actions concernent, entre autres, l'hygiène publique, la protection de l'environnement, l'équipement sanitaire, le contrôle des établissements de santé, la population des migrants, mais aussi l'évaluation des produits pharmaceutiques, l'information médicale...

> **Pour aller plus loin :** BORGETTO, M., CHEVALLIER, J. et al. La crise sanitaire. *Revue de droit sanitaire et social.* N°5. 2020/09-10. pp. 815-1034.

➥ CORDON SANITAIRE

Ensemble des mesures prises pour isoler un lieu, un local contaminé ou pour le préserver de la contamination.

➥ RÈGLEMENT SANITAIRE

Règlement que doit posséder chaque département relatif à la protection de la santé publique.

> **Cit.** *« Le règlement sanitaire a pour objets principaux de combattre les maladies transmissibles, d'assurer l'alimentation en eau potable et l'évacuation des matières usées (Lar. Méd.t. 31972) ».*

➥ SERVICE SANITAIRE

Voir aussi : SANTÉ PUBLIQUE, COLLABORATION

Le service sanitaire est un outil de la nouvelle Stratégie nationale de santé (SNS), dont le premier axe est de mettre en place une politique de promotion dela santé, incluant la prévention, dans tous les milieux et tout au long de la vie (Rapport Vaillant, 2018). Le service sanitaire implique la prise en compte des enjeux de l'éducation en santé dans la formation soignante. Celle-ci se concrétise par la réalisation d'actions menées dans un cadre pédagogique et interprofessionnel, privilégiant des thématiques prioritaires de prévention en santé, comme les addictions, l'alimentation, l'activité physique....

> ***Cit.*** *« Le service sanitaire répond aux enjeux de santé publique de promotion des comportements favorables à la santé et contribue à la réduction des inégalités sociales et territoriales en matière de santé. Il permet la formation des futurs professionnels de santé et renforce leur sensibilisation à ces enjeux en assurant leur maîtrise des connaissances et compétences nécessaires (Art. D. 4071-1 du décret n° 2018-472 du 12 juin 2018) ».*

> **Pour aller plus loin :** MARTIN, L. Affections chroniques : le rôle clé des infirmières en pratique avancée en ville. *L'infirmière libérale magazine.* N°370. 2020-06-01. pp. 52-55.

SANTÉ

n.f. Trad. Angl. Health. Domaine Sciences humaines- infirmières.

Voir aussi : MALADIE, PERSONNE SOIGNÉE, GUÉRISON, REPRÉSENTATION, SOIGNANT

Selon l'ouvrage *Citations de la langue française*[1], ce nom provient « du latin sanitas, santé du corps ou de l'esprit, ce terme fut attesté en France au XIe siècle ». Selon l'Organisation Mondiale de la Santé, La santé est « un état de complet bien-être physique, mental et social, et ne consiste pas seulement en une absence de maladie ou d'infirmité ». Cette définition est celle du préambule de 1946 à la Constitution de l'organisation mondiale de la santé (OMS). Hildegarde Peplau[2] traduit une définition de la santé comme un mot- symbole recouvrant « le développement de la personnalité et des autres processus humains dans le sens d'une vie personnelle et sociale qui soit créative, constructive et fructueuse ». La théoricienne précise combien cette définition implique que les « infirmières participent activement avec d'autres professionnels à l'organisation de conditions favorisant ce développement ».

Cit. *« La capacité de la personne consiste à s'adapter à ce qui change en elle et autour d'elle, en mobilisant ses ressources personnelles et les ressources collectives disponibles pour y parvenir[3] ».*

Pour aller plus loin : BOURDILLON, F et MESNIL, M. (sous la dir.). *Mieux prendre en compte la santé des femmes*. Paris : Éditions de santé. 2013.

➥ ALTÉRATION DE LA SANTÉ

Voir aussi : AUTONOMIE, GUÉRISON, RÉTABLISSEMENT

Perte momentanée ou durable de son autonomie, provoquant une diminution partielle ou totale de ses fonctions élémentaires. D'après le *Glossaire de la terminologie des soins infirmiers*[4], c'est la « Difficulté qu'une personne ou un groupe ressent ou manifeste dans sa vie quotidienne et qui a une incidence sur sa santé. Cette difficulté peut être liée à l'âge, au mode de vie (hygiène), aux événements de son existence ou survenir à la suite d'une maladie, d'un handicap ou d'un traumatisme ».

Cit. *« Par exemple, si une patiente souffre d'une douleur dorsale aiguë, les données permettent à l'infirmière d'en déduire que la mobilité de la patiente est limitée. Celle-ci rassemble le plus d'informations possible (par exemple: la façon dont la patiente se déplace et si elle est capable de marcher, de se tenir debout et de s'asseoir normalement) jusqu'à ce qu'une classification précise du problème de la patiente soit déterminée, comme le diagnostic suivant : Altération de la mobilité physique associée à une douleur dorsale aiguë[5]... ».*

Pour aller plus loin : KELLY-IRVING, M., DELPIERRE, C. et al. Comment les facteurs socio-environnementaux durant l'enfance influencent-ils la santé au cours de la vie ? *La santé en action*. N°437. 2016/09. pp. 10-12.

➥ DROIT DE LA SANTÉ

Ensemble des règles juridiques applicables aux actions de la santé (droit à la vie). Pour Bernard Bonnici[6], ce droit constitue « un droit fondamental dont on trouve la trace aussi bien dans la Déclaration universelle des droits de l'homme[7] de 1948 que dans la Convention européenne de sauvegarde des droits de l'homme et des libertés fondamentales[8] de 1950 ou dans le préambule de la Constitution de l'Organisation mondiale de la santé[9] de 1946... La politique de santé s'inscrit dans un véritable marché des soins, constitué d'une demande de santé croissante, confrontée à une offre de santé (établissements et professionnels de santé) en permanente restructuration ».

Pour aller plus loin : DECROP, G. *Au commencement était le soin : pour une autre modernité*. Paris : L'Harmattan. 2020.

ÉDUCATION À LA SANTÉ

Voir aussi : COMPÉTENCES DU PATIENT, MÉDIATION DE SANTÉ

Selon l'Inpes (Santé publique France)[10], « L'éducation pour la santé est une approche qui vise une amélioration globale de la santé. Elle s'intéresse aux attitudes et aux comportements de santé, aux modes de vie actuels ou potentiels des individus. Elle rassemble des approches qui ont pour but d'aider, de motiver et d'informer la population à maintenir et à améliorer sa santé. Elle concerne tous ceux qui, par leur profession ou leur mandat, influencent la santé de la population, à travers les décisions qu'ils prennent ou les conduites qu'ils adoptent. Cette approche globale peut être abordée sous la forme d'interventions thématiques particulières, pour des catégories spécifiques de population et dans des lieux de vie variés ». Dans l'article *La santé totalitaire, essai sur la médicalisation de l'existence*[11], les auteurs décrivent l'éducation pour la santé comme « une rencontre intersubjective qui ouvre le sujet au souci de soi et l'engage à prendre soin, à travers soi et l'autre, de l'humain ». Pour Hildegarde Peplau[12], les soins expriment une réflexion éducative forte car « ils peuvent amener individus et collectivités à introduire des changements de comportements bénéfiques dans leur vie… En considérant le processus de soins comme un agent de maturation et d'éducation, les infirmières contribuent à la promotion d'apprentissages constructifs ».

Pour aller plus loin : MICHAUX, L. *Prendre soin, care et caring. Des voies différentes, Quelles approches pour quelle perspective soignante ?* Paris : Seli Arslan. 2018.

POLITIQUE DE SANTÉ

Les auteurs de la *Pensée infirmière*[13] abordent la question politique « en tant que système d'influence de relations interpersonnelles, en tant qu'espace collectif dans lequel la communication occupe une place importante. Nous en privilégions ainsi une vision large ou « englobante » se rapprochant du sens étymologique du terme, synonyme pour les Grecs d'organisation d'une société développée ».

Pour aller plus loin : LAGABRIELLE, F., MORISOT, D. et al. Covid-19 : autopsie d'une crise. *Pratiques : les cahiers de la médecine utopique.* N°90. 2020/07. pp. 9-90.

SANTÉ COMMUNAUTAIRE

Pour Hildegarde Peplau[14], « L'éducation en santé communautaire consiste à offrir au public des informations factuelles sur lesquelles il puisse fonder ses jugements, ses actions et ses nouvelles valeurs ».

Selon M. Manciaux, et al.[15] « On peut dire qu'il y a démarche de santé communautaire quand les membres d'une collectivité géographique, professionnelle ou sociale réfléchissent ensemble à leurs problèmes de santé, individuels ou collectifs, expriment des besoins prioritaires et participent activement à la mise en place, au déroulement et à l'évaluation des activités les plus aptes à répondre à ces besoins ». Pour Alain Douiller[16], « l'action communautaire désigne ainsi les efforts déployés par les communautés pour accroître leur maîtrise sur les déterminants de santé et améliorer cette dernière ».

Pour aller plus loin : GUERIN, E. et DUPUIS, J-P. Programme d'activité physique et troubles graves de santé mentale : étude de cas d'une équipe communautaire de traitement intensif (ÉCTI). *Recherche en soins infirmiers*. N°138. 2019/09. pp. 29-42.

SANTÉ EN LIGNE - E-SANTÉ

Syn. Cybersanté, e-santé.

Voir aussi : FOAD, DOSSIER INFORMATISÉ DU PATIENT, LOGICIEL, SIMULATION

Selon la Commission des communautés européennes[17] (2004), « le terme santé en ligne désigne l'application des technologies de l'information et des communications à toute la gamme de fonctions qui interviennent dans le secteur de la santé, dont le but est d'améliorer l'accès aux soins. Les outils ou solutions de santé en ligne englobent des produits, des systèmes et des services qui vont bien au-delà de simples applications internet. Ils comprennent des outils destinés aux autorités sanitaires comme aux professionnels de la santé, ainsi que des systèmes de santé personnalisés pour les patients et les citoyens. Il peut s'agir, par exemple, de réseaux d'information médicale, de dossiers médicaux électroniques, de services de télémédecine, de systèmes portables et ambulatoires dotés de fonctions de communication, de portails sur la santé et de nombreux autres dispositifs fondés sur les technologies de l'information et des communications qui fournissent des outils d'assistance à la prévention, au diagnostic, au traitement, au monitorage de la santé et à la gestion du mode de vie ».

Pour aller plus loin : BABINET, O. et ISNARD-BAGNIS, C. *La e-santé en uestion(s)*. Rennes : Hygée éditions. 2020.

SANTÉ MENTALE

Voir aussi : ATTITUDE, HYGIÈNE, PROCESSUS, MÉDIATION THÉRAPEUTIQUE

La santé mentale (ACSM[18]) est l'état d'équilibre psychique d'une personne à un moment donné, s'apprécie, entre autres, à l'aide des éléments suivants : le niveau de bien-être subjectif, l'exercice des capacités mentales et les qualités des relations avec le milieu. Elle résulte d'interactions entre des facteurs de trois ordres : des facteurs biologiques, relatifs aux caractéristiques génétiques et physiologiques de la personne, des facteurs psychologiques, liés aux aspects cognitifs, affectifs et relationnels, et des facteurs contextuels, qui ont trait aux relations entre la personne et son environnement. Ces facteurs sont en évolution constante et s'intègrent de façon dynamique chez la personne. La santé mentale est liée tant aux valeurs collectives dominantes dans un milieu donné qu'aux valeurs propres à chaque personne. Elle est influencée par des conditions multiples et interdépendantes telles que les conditions économiques, sociales, culturelles, environnementales et politiques. Toute condition qui nuit à l'adaptation réciproque entre la personne et son milieu, comme par exemple la pauvreté, la pollution ou la discrimination, constitue un obstacle à la santé mentale. À l'inverse, toute condition qui facilite cette adaptation réciproque, comme par exemple, la distribution équitable de la richesse collective, l'accès à une éducation de qualité ou à un environnement sain, favorise et soutient la santé mentale ». Dans cette perspective, la santé mentale peut également être considérée comme une ressource collective, à laquelle contribuent tout autant les institutions sociales et la communauté entière, que les personnes considérées individuellement ».

Pour aller plus loin : ÉRASME et G. LEJEAL (trad.). *Éloge de la folie.* Bruxelles : UltraLetters. 2013.

SANTÉ PUBLIQUE

Voir aussi : ÉDUCATION À LA SANTÉ, PRÉVENTION, PROMOTION DE LA SANTÉ

La santé publique comprend différents modes d'organisation administrative, politique et économique et aborde une gestion dédiée à la santé pour l'intérêt d'une collectivité, d'une population, sur le plan collectif et/ou individuel. Pour C-E.A. Winslow[19] (1923), « la santé publique est la science et l'art de prévenir les maladies, de prolonger la vie et d'améliorer la santé, la vitalité mentale et physique des individus au moyen d'une action collective concertée visant à assainir le milieu, à lutter contre les maladies qui présentent une importance sociale, à enseigner à l'individu les règles de l'hygiène personnelle, à organiser des services médicaux et infirmiers en vue du diagnostic précoce et du traitement préventif des maladies, ainsi qu'à mettre en œuvre des mesures sociales propres à assurer à chaque membre de la collectivité un niveau de vie compatible avec le maintien de la santé. L'objectif final étant de permettre à chaque individu de jouir de son droit inné à la santé et à la longévité ». L'Organisation Mondiale de la Santé[20] définissait déjà en en 1952, la santé publique comme une « science un art de prévenir les maladies, de prolonger la vie et d'améliorer la santé et la vitalité mentale et physique des individus, par le moyen d'une action collective concertée visant à : assainir le milieu ; lutter contre les maladies ; enseigner les règles d'hygiène personnelle ; organiser des services médicaux et infirmiers en vue d'un diagnostic précoce et du traitement préventif des maladies ; mettre en œuvre des mesures sociales propres à assurer à chaque membre de la collectivité un niveau de vie compatible avec le maintien de la santé ». Pour S. Tessier (et al. 2004)[21] la santé publique est « l'approche collective et administrative des problèmes de santé sous ses aspects politiques, économiques, réglementaires et institutionnels. La priorité de la santé publique est la protection de la santé de la collectivité ». La santé publique s'occupe principalement de l'état sanitaire d'une collectivité, d'un pays mais aussi de la santé globale des populations sous tous ces aspects : curatifs, préventifs, éducatifs et sociaux. Elle relève d'actions étatiques, de champs interdisciplinaires (médecine, histoire, environnement, sciences humaines...). Liée à la politique de santé, elle est directement rattachée aux pouvoirs publics qui interviennent par des ensembles de dispositions légiférées et comportant généralement des programmes d'actions (comme l'éradication de la tuberculose).

Cit. *« Une action de santé publique est la composante opérationnelle d'un programme ; elle s'inscrit dans les objectifs du programme en définissant un mode d'intervention particulier[22] ».*

Pour aller plus loin : BERNET, M-L. et CANDALOT, I. Covid-19 : une équipe d'hygiène hospitalière au coeur du dispositif de crise. HygièneS. Vol. 28. N°4. 2020/09. pp. 213-215.

➥ SANTÉ SEXUELLE

La définition de la santé sexuelle est définie depuis 2002 par l'OMS[23] comme « un état de bien-être physique, émotionnel, mental et social associé à la sexualité. Elle ne consiste pas uniquement en l'absence de maladie, de dysfonction ou d'infirmité. La santé sexuelle a besoin d'une approche positive et respectueuse de la sexualité et des relations sexuelles, et la possibilité d'avoir des expériences sexuelles qui apportent du plaisir en toute sécurité et sans contraintes, discrimination ou violence. Afin d'atteindre et de maintenir la santé sexuelle, les droits sexuels de toutes les personnes doivent être respectés, protégés et assurés.

[...] La sexualité est influencée par des facteurs biologiques, psychologiques, sociaux, économiques, politiques, culturels, éthiques, juridiques, historiques, religieux et spirituels ». Au regard du décret du 29 juillet 2004 et d'après Nadia Flicourt[24], « l'infirmière a le devoir de traiter la question de l'éducation à la sexualité, l'art d'y répondre ne lui a pas été enseigné. Lorsqu'elle répond, c'est à partir d'elle-même, de ce qu'elle est, c'est-à-dire une professionnelle de santé représentative de la société, avec des attitudes et des comportements propres à sa sexualité ».

Pour aller plus loin : PARISEAU-LEGAULT, P. HOLMES D. La santé sexuelle en contexte de handicap intellectuel : une recension narrative des écrits et ses implications pour les soins infirmiers. *Recherche en soins infirmiers*, 2017/3. N° 130. p. 12-30. DOI : 10.3917/rsi.130.0012.

SAVOIRS

n.m. Syn. Acquis. Trad. Angl. To cognize. Domaine Sciences de l'éducation.

Voir aussi : CONNAISSANCES, EXPÉRIENCE, INTUITION, POSITIVISME, SCIENCES INFIRMIÈRES

Ensemble de connaissances acquises par la volonté d'une personne ou d'un groupe par l'autoformation, l'étude, l'observation ou par l'expérience. Les apprenants seront ensuite capables d'effectuer de nouvelles tâches, de remobiliser ces savoirs vers d'autres disciplines.

Cit. *« Que de cruelles erreurs sont parfois faites par des hommes et des femmes de bonne volonté sur des questions dont ils ne connaissent rien et dont ils croient savoir beaucoup[25] ».*

Pour aller plus loin : BOUDON, R. *Croire et savoir*. Paris : PUF. 2012.

➥ SAVOIR-ÊTRE

Voir aussi : COMPÉTENCES, ATTITUDE, RELATIONS INTERPERSONNELLES

Capacité de conduite personnelle appropriée à l'emploi considéré, pour un individu (savoir accueillir une personne agressive par exemple) (GDT[26]).

Cit. *« Le savoir-être résulte d'une appropriation des valeurs de la discipline, appropriation préalable à l'engagement personnel et professionnel. Par sa nature, la pratique infirmière fait appel à un ensemble de valeurs humanistes et morales, qui orientent la formation[27] ».*

Pour aller plus loin : PAUGAM, S. *Le lien social*. Paris : PUF. 2013.

SAVOIR-FAIRE

Voir aussi : ÉVALUATION,EXPÉRIENCE, COMMUNICATION SOIGNANT-SOIGNÉ

Mise en œuvre d'un savoir et d'une habileté pour une réalisation d'ordre pratique dans l'exercice d'une activité professionnelle (savoir réaliser une prise de sang par exemple) (GDT[28]).

> **Cit.** « *Le savoir-faire résulte des processus inhérents au - Design - du soin : pratique réflexive (intégration des valeurs et de connaissances, intuition, analyse critique et jugement clinique), collaboration et expressions du soin. Ces processus favorisent la mobilisation de savoirs issus des sciences infirmières, des sciences biomédicales ainsi que des sciences humaines et sociales, car le soin inclut autant l'évaluation de la santé d'une personne y compris la surveillance de paramètres physiologiques, que l'accompagnement d'une famille, la collaboration avec une communauté, la promotion de la santé et le maintien de la vie*[29] ».
>
> **Pour aller plus loin** : VALLÉRY, G. *Les risques psychosociaux*. Paris : PUF. 2014.

SAVOIRS INFIRMIERS

Voir aussi : ANALYSE DE SITUATIONS, RECHERCHE, SCIENCES INFIRMIÈRES, THÉORIES

Pour Jodel Maleng[30], « ces savoirs relèvent de la capacité à traiter des problèmes de santé de façon pertinente, d'enrichir ces derniers par des connaissances approfondies, de leur trouver des solutions, de les appliquer en utilisant soit séparément soit simultanément les trois volets qui constituent le savoir infirmier. Il s'agit ici d'avoir la capacité à décoder au-delà de l'explicite (symptômes cliniques, mots...) l'implicite de la demande de la personne soignée et d'y répondre de façon adaptée ». Pour Marie-Pierre Homerin[31] « le savoir infirmier renvoie aux connaissances spécifiquement infirmières, aux savoirs constitutifs de la discipline, même si cette spécificité est difficile à cerner - *parce que le savoir infirmier repose sur des concepts pour une part partagée avec d'autres professions... Ils sont partagés par l'obligation du lieu et du sujet action, c'est-à-dire la personne soignée. Cependant, la profession infirmière a des positions spécifiques quand il s'agit de la pratique et de la manière d'aborder chaque concept dans le détail*[32] « Les savoirs disciplinaires ne sont qu'une composante des savoirs professionnels des infirmiers, qu'une partie des ressources que mobilisent leurs compétences professionnelles ». Dans le cadre d'analyse de situation, faire émerger des savoirs infirmiers en analysant les invariants peut faire progresser la pratique collective qui a un sens régulateur. Ce qui peut renforcer les identités spécifiques aux unités de soins, par exemple.

S

Pour aller plus loin : ALAMI, S., DESJEUX, D. et GARABUAU-MOUSSAOUI, I. *Les méthodes qualitatives*. Paris : PUF. 2013.

SAVOIR IMPLICITE

Le savoir implicite[33] est un savoir individuel/personnel, intuitif, incorporé/intime, lié aux croyances et valeurs individuelles, aux sens et aux émotions. Il est tacite, expérientiel, empirique/expérimental, transmis de génération en génération, par socialisation. Le fait qu'il soit silencieux, inexprimé, non codifié ou organisé, enchâssé dans le processus de l'action le rend peu communicable, formalisable, ou intelligible pour autrui, peu critiquable, évaluable, ou reconnu. S'il correspond à une ressource potentiellement mobilisable dans l'action pour un agir performant, il demande à être explicité pour être partagé, diffusé et articulé à d'autres savoirs. Il résulte d'un savoir-faire cognitif ou pratique dans l'activité et d'un savoir-être culturel acquis sur le tas. Son acquisition et son transfert supposent un contexte facilitant l'expérience, les interactions et la confiance entre professionnels. Le savoir implicite se distingue du savoir explicite qui est lui, un savoir formel, codifié, exprimé, qui se diffuse, se partage, et s'évalue.

Pour aller plus loin : LAZEGA, E. *Réseaux sociaux et structures relationnelles*. Paris : PUF. 2014.

SCIENCES

n.f. Trad. Angl. Science. Domaine Scientifique.

Voir aussi : ARGUMENTATION, CONCEPTS, DISCIPLINE, HYPOTHÈSE, RECHERCHE, THÉORIES

Les sciences comprennent les connaissances accumulées par des chercheurs. Elles sont répertoriées, classées, publiées sous forme d'études, de résultats, de preuves, par des théories, des données probantes. Auguste Comte (1798-1857) classait les sciences selon un ordre de complexité croissante : astronomie, physique, chimie, physiologie végétale et animale, physique, sociale, qu'il appellera plus tard *sociologie* ». Pour lui, les mathématiques sont à la base de toutes les sciences. Jean Piaget (1896-1980) distinguait quatre grands ensembles de sciences[34] :

- sciences logico-mathématiques ;
- sciences physiques ;
- sciences biologiques ;
- sciences psycho- sociologiques.

Geneviève Roberton[35] souligne qu'à l'heure actuelle, une classification internationale reconnue et largement utilisée par les communautés scientifiques regroupe ainsi les sciences :

- **Sciences formelles :** sciences dites dures, l'objet d'étude ici, n'existe que par le fruit de ses recherches et cet objet est abstrait.
- **Sciences empirico-formelles :** sciences de la nature et de la découverte, la matière existe sans le chercheur (l'objet préexiste à l'homme). Ce type de recherche vise à expliquer l'objet à partir d'hypothèse, reposant sur des observations et des constructions théoriques. Le processus de cette démarche s'inscrit dans le raisonnement hypothético-déductif.
- **Sciences herméneutiques :** recouvre les sciences humaines et sociales et vise à donner du sens aux phénomènes analysés, à partir de l'étude des comportements humains pris dans leur complexité. L'homme est à la fois sujet et objet de recherche qui produit des actions, ou des savoirs expérientiels, faisant avancer le corpus de connaissances des disciplines relevant des sciences humaines. Le processus scientifique caractéristique s'inscrit dans un raisonnement empirico-inductif. (Sens de l'interprétation).

↪ SCIENCES DE L'ÉDUCATION

Pour le *Dictionnaire encyclopédique de l'éducation et de la formation*[36] « les sciences de l'éducation sont constituées par l'ensemble des références et des démarches scientifiques censées éclairer l'éducation… Le terme actuel de « sciences de l'éducation » s'est d'abord écrit au singulier. E. Durkheim en a donné la définition dans un article du *Dictionnaire de pédagogie* de Ferdinand Buisson[37] à la fin du 19e siècle. *« La science de l'éducation »* permet de « savoir ce que l'éducation doit être, savoir quelle en est la nature, quelles sont les conditions dont elle dépend, les lois suivant lesquelles elle a évolué dans l'histoire ». Définition hésitante où le singulier se justifie par l'émergence d'un domaine sans doute plus vaste à explorer, invitant d'autres disciplines connexes (psychologie, sociologie…) qui portera le terme au singulier vers le pluriel. Pour J-F. Dortier[38], « Dans les années 60, l'éducation devient un véritable champ de recherche dans les sciences sociales. Apparaît alors la volonté de créer une discipline autonome qui va englober à la fois la pédagogie, la philosophie de l'éducation mais aussi des travaux sociologiques, psychologiques, démographiques, historiques, économiques… ainsi que des approches scientifiques nouvelles comme les didactiques disciplinaires, l'évaluation des élèves, l'administration de l'éducation ».

Pour aller plus loin : VAN ZANTEN, A. et RAYOU, P. *Dictionnaire de l'éducation*. Paris : PUF. 2e éd. 2017.

S

➥ SCIENCES DE L'INFORMATION ET DE LA COMMUNICATION

Voir aussi : COMMUNICATION, INTERNET

Des théories sont nées dans la seconde moitié du 19e siècle, suite à l'essor fulgurant de la communication (Imprimerie, télégraphe, téléphone, radio, télévision, Internet...).
Ces sciences rassemblent un faisceau de recherches et d'applications multiples. De nature interdisciplinaire, cette science rassemble aussi bien l'informatique, la psychologie, la sociologie, la sémiologie... D'après *Le dictionnaire des sciences humaines*[39] « Les moyens de communication ont multiplié les objets de recherche. En 1949, Claude E. Shanon et Waren Weaver élaborent un modèle théorique où plus une information est attendue, moins elle a de poids [...] Ils créent le modèle de communication reliant émetteur, signal et récepteur. Ce schéma est ensuite adapté par R. Jakobson qui est encore étudié. L'école de Palo Alto fut connue pour ses travaux sur la communication interpersonnelle, G. Bateson[40] en adopte l'approche systémique, la notion d'interaction, ou de *feed back* (par exemple, dans la conversation, un locuteur peut atténuer son propos face à un froncement de sourcils de son interlocuteur) où celui-ci n'est pas un simple récepteur passif, mais par une action en retour, a un effet sur un message émis. Watzlawick[41], Don Jackson et J. Helmick-Beavin avancèrent sur les thérapies systémiques. Il existe aussi l'école de la kinésique (étude de la gestualité) par Ray Birdwhstell, Edward T. Hall[42], père de la proxémique, qui est l'étude des distances interpersonnelles. Ces travaux soulignent l'importance de la communication non verbale.

➥ SCIENCES HUMAINES ET SOCIALES

Voir aussi : ANTHROPOLOGIE

D'après le *Protocole de l'Ouest et du Nord canadiens de collaboration concernant l'éducation*[43], « les sciences humaines étudient les gens dans leurs rapports réciproques et dans leurs rapports avec le monde qui les entoure ». Il s'agit d'un domaine interdisciplinaire qui fait appel à l'histoire, à la géographie, aux sciences économiques, au droit, aux sciences politiques et à d'autres disciplines. Les sciences humaines examinent essentiellement les rapports dynamiques des êtres humains, avec leur milieu social, physique, spirituel, culturel, économique, politique et technologique. Dans ce monde complexe en évolution constante, les sciences humaines aident les élèves à devenir des citoyennes et citoyens actifs et responsables au sein de leurs communautés, à l'échelle locale, nationale et planétaire ».

Pour aller plus loin : CARTRON, E. et LECORDIER, D. Les sciences infirmières : savoir, enseignement et soin. *Recherche en soins infirmiers.* N°140. 2020/03. pp. 77-96.

➥ SCIENCES INFIRMIÈRES

Voir aussi : CLINIQUE, CONCEPTS, DISCIPLINE, EVIDENCE-BASED-NURSING, THÉORIES

Les sciences infirmières sont un corps de connaissances qui a pour objet l'étude des soins infirmiers et l'exercice de la profession d'infirmier.ière (AMIEC[44]). Les recherches liées aux pratiques infirmières peuvent relever de la promotion de la santé, du soin apporté aux personnes soignées, à l'amélioration de la qualité des soins, à la prévention, à l'éducation... Elles sont de nature interdisciplinaire. Pour Walter Hesbeen, la pratique clinique en est la finalité. L'approche socioculturelle des activités paramédicales concerne un vaste horizon lié à la santé publique, au soin relationnel, à la réduction des effets de la maladie. Il comprend le domaine clinique avec les principes et les lois qui gouvernent les processus de vie - le bien être - le fonctionnement optimal des êtres humains malades ou en bonne santé. Les régularités observables dans les comportements de la personne ou du groupe en interaction avec son environnement ; les processus pourvoyeurs de changements satisfaisants sur la santé des individus, mais aussi dans le domaine de la gestion des soins infirmiers et de toutes les activités paramédicales et interdisciplinaires. La recherche fondamentale, appliquée permettra d'aborder des connaissances dans une pratique professionnelle basée sur des preuves scientifiques (Evidence-Based-Nursing).
Pour les auteurs J. Le Gal et Pascale Thibault[45], « après avoir identifié le corpus de connaissances et validé les savoir-faire existants, la démarche de recherche, comme la démarche d'évaluation de pratiques professionnelles fondée sur une méthodologie rigoureuse permettent d'élaborer de nouvelles pratiques ». La collaboration interdisciplinaire s'inscrit ici dans l'intégration de données issues de la recherche des sciences en soins infirmiers pour le bénéfice des individus, des groupes mais aussi du personnel soignant. « L'intégration des données probantes et des connaissances issues de sources diverses implique un transfert à la pratique des soins infirmiers. Il s'agit donc de favoriser la circulation des informations de la base (les lieux de soins), vers les lieux de recherche et, inversement, de diffuser largement les résultats des travaux de recherche vers les lieux de soins ». Pour correspondre à la méthodologie propre à *l'Evidence-Based-Nursing*, et selon l'article de Marc Catanas[46], trois sources sont alors indispensables :

- **La première source** est scientifique qui correspond aux données de la recherche : Une investigation documentaire réalisée de façon empirique, permet de trouver des premiers éléments de réponses aux problèmes cliniques et de rechercher une réponse adaptée pour la personne soignée, d'obtenir des connaissances

S

conceptuelles, professionnelles sur la problématique du soin. Mais il s'agit aussi de comprendre les règles méthodologiques, permettant l'évaluation des niveaux de preuve, afin d'interpréter correctement la littérature hiérarchisée, sur la causalité et les répercussions du problème de soin étudié.

- **La deuxième source** relève des conditions d'exercice de l'expérience du praticien (expérience clinique) : l'expérience clinique doit se fonder sur une analyse systématique des observations cliniques, de manière reproductible et non biaisée, en évitant toute interprétation intuitive de l'information.
- **La troisième source** est le patient : la prise de décision doit tenir compte des préférences du patient et de son entourage.

Ce sont ces trois sources qui fondent *l'Evidence-Based-Nursing* et vont permettre par la suite de décider de façon réfléchie en prenant en compte les considérations éthiques, les recommandations, les nouveaux savoirs du praticien. Selon la définition développée à *l'Institut des sciences infirmières de l'Université de Bâle*[47], les soins infirmiers « visent à promouvoir et à maintenir la santé, à prévenir l'altération de la santé et à soutenir les personnes face à leur traitement et aux conséquences des maladies et des thérapies afin d'assurer aux personnes concernées les résultats de traitement et d'accompagnement les meilleurs possibles, ainsi que la qualité de vie la meilleure possible à toutes les étapes de la vie jusqu'à la mort ». Pour G. Chaves[48], L'identité infirmière est étroitement liée à la volonté de formaliser des pratiques dans une perspective scientifique pour améliorer des pratiques centrées vers la personne et son environnement. « La reconnaissance du rôle propre de l'infirmière est l'un des fondements à l'approche méthodologique et empirique du soin. Dans un contexte sanitaire en constante évolution (vieillissement de la population, nouvelles technologies...) ».

Pour aller plus loin : CAUCANAS,C. et BLACHER, J. Prise en charge initiale de l'hypertension artérielle essentielle de l'adulte. *Savoirs et soins infirmiers*. 17/09/18. Doi : 10.1016/S1877-7848(18)94149-3.

SCIENCES MÉDICALES

Emprunté au latin, la médecine *medicus* « qui guérit » est la science qui étudie et met en relation avec l'individu (personne, groupe, environnement) l'organisation du corps humain (anatomie), son fonctionnement (physiologie), en cherchant à rééquilibrer la santé par le traitement (thérapie) et la prévention (prophylaxie) des pathologies. De nature divinatoire chez les égyptiens, Hippocrate (460-377 av. J-C.) rationalisera la médecine par l'expérimentation. Fondé sur le

raisonnement, la médecine occidentale se résume à l'adage latin : *primum non nocere* « avant tout, ne pas nuire ». Les grecs, comme Aristote (384-322 av. J-C.) étudièrent la nature et la vie. Galien (131-201 apr. J-C) rédigea des traités sur l'anatomie. Si le Moyen-Âge rayonna par ses barbiers-chirurgiens qui saignaient pour « verser le sang », Ibn Sina Avicenne (980-1037 apr. J-C.) contribua à la traduction des traités grecs et la civilisation musulmane apporta de nouvelles hypothèses et recherches (Symptomatologie du diabète ; Description de la cataracte, de la méningite...). Vesalius (Belgique 1514-1564) marqua le temps de la renaissance par son travail scientifique en anatomie en définissant l'étude des corps. Ambroise Paré, chirurgien français (1510-1590) continua de développer la chirurgie avec ses instruments.
La médecine s'étend à plusieurs domaines concernant toutes les situations de soins (neurologie, microbiologie, psychiatrie, anesthésie, endocrinologie, immunologie...) et les types d'individus (pour la gynécologie, la pédiatrie, la gérontologie...). La médecine contemporaine utilise les soins de santé, la recherche et les technologies biomédicales pour diagnostiquer et traiter les blessures et les maladies, habituellement à travers la prescription de médicaments, la chirurgie ou d'autres formes de thérapies. Selon l'Inserm[49], les origines de la médecine scientifique datent du début du dix-neuvième siècle, « la médecine scientifique est née à l'hôpital de l'essor de la nosologie et de l'anatomo-pathologie, mais si ces sciences descriptives devaient porter la clinique aux sommets de son art, elles n'eurent guère d'aboutissements thérapeutiques ». Quelques décennies plus tard, avec la physiologie et avec la microbiologie, la médecine entrait dans le champ des sciences expérimentales, tandis que la mise au point des vaccins donnait à la médecine préventive les moyens d'une réelle efficacité. Ainsi, plutôt que de la clinique, les progrès de la médecine sont donc d'abord issus de la recherche de laboratoire et de la lutte contre les maladies sociales initiées dans les instituts Pasteur de Paris, de Lille, de Tunis, voire dans un Office national d'hygiène sociale créé en 1924 pour mener la lutte contre la tuberculose.... Dans les années 50, des actions concertées concerneront la médecine et la biologie vers la Neurophysiologie et psycho-pharmacodynamie, la Nutrition, l'Application de la génétique, les cancers et leucémies et la Biologie moléculaire... Le terme de « système immunitaire » fait son entrée dans la nomenclature scientifique à cette période. Plus tard, la cancérologie devient l'objet privilégié des programmes de recherche en immunologie.
Les greffes, les transplantations cardiaques, la recherche sur le SIDA (Syndrome de l'Immuno Déficience Acquise), les maladies telles Alzheimer, occupent aujourd'hui les plus grandes préoccupations de la recherche médicale...

Pour aller plus loin : DECORMEILLE, G. et COUARRAZE, S. Les sciences infirmières au coeur de l'interdisciplinarité. *Objectifs soins & management.* N°273. 2020/02-03. pp. 36-40.

SECRET PROFESSIONNEL

loc. Syn. Confidentialité. Trad. Angl. Professional secrecy. Domaine Sciences juridiques.

Voir aussi : CONFIDENCE, RELATION DE CONFIANCE, RESPONSABILITÉ

Selon le *Grand Dictionnaire Terminologique*[50], c'est « l'obligation pour les personnes qui ont eu connaissance de faits confidentiels dans l'exercice de leur profession de ne pas les divulguer, hors des cas prévus par la loi.
Pour les auteurs de l'article Le *secret professionnel*[51], celui-ci se définit « comme l'interdiction de révéler ou de permettre l'accès à un tiers à des informations secrètes. Il comprend toutes les informations confiées par le patient, mais aussi celles qui ont été entendues, lues, observées ou comprises. La loi relative aux droits des malades a défini le champ de ce secret comme « l'ensemble des informations concernant la personne *(Article L. 1110-4 du Code de la santé publique)* ». Les éléments médicaux tout comme les informations sur la vie personnelle du patient doivent donc être tenus confidentiels. Cela implique que la confidentialité est essentielle et que le consentement libre et éclairé de la personne concernée doit être recherché avant l'échange d'informations avec autrui. Cet élément est primordial quand il est question du dossier médical. En effet, son accès doit être restreint car il recense des données sensibles relevant de la vie privée de la personne soignée. Ce secret est applicable à tous les intervenants (professionnels de santé, personnels administratifs...), mais également aux étudiants et plus largement à tout intervenant dans le système de santé ». Pour Caroline Kamkar[52], le secret professionnel est d'une « indiscutable nécessité, il doit être compris comme un élément d'ordre public de protection de l'intimité. En effet, le patient doit être certain que tout ce qui sera dit ou révélé à l'occasion des soins restera dans la confidence du médecin. La trahison du secret, atteinte aux droits de la personne remettrait en cause de manière indirecte mais certaine le principe même de la relation médicale ».

***Cit.** « [...] un procès pour violation de la confidentialité, car un employé de l'hôpital avait révélé le statut VIH d'un patient à son employeur*[53] *».*

Pour aller plus loin : HENNION, S. Le partage du secret professionnel à l'ère du numérique. *Revue de droit sanitaire et social.* N°1. 2020/01-02. pp. 129-145.

SECTE

n.f. Trad. Angl. Sect. Domaine Sciences humaines.

Voir aussi : LAÏCITÉ, LÉGISLATION, MANIPULATION RELIGION, SPIRITUALITÉ

Ensemble d'individus (personne, groupe, famille, entreprise, communauté religieuse ou politique...) qui se réclament d'une philosophie ou doctrine distribuée par un seul chef, ou un maître, sous forme de livres, de conférences, de réunions, entraînant des relations à caractère économique, confuses. Dans le cadre d'un groupement formel, de pratiques isolées, centrées vers cette doctrine ou philosophie dominante, l'individu perd sa capacité d'utiliser son libre-arbitre, de juger une information, indépendamment de celle qui est majoritaire. Selon la Miviludes[54], il s'agit en réalité d'un concept opératoire, permettant de déterminer un type de comportement bien précis qui nécessite une réaction de la part de la puissance publique. Plusieurs critères d'identification ont été dégagés par les commissions d'enquête parlementaires dédiées au phénomène comme la déstabilisation mentale, le caractère exorbitant des exigences-financières, la rupture avec l'environnement d'origine, l'existence d'atteintes à l'intégrité physique...

Pour aller plus loin : Mission interministérielle de vigilance et de lutte contre les dérives sectaires (MIVILUDES). Elle a pour objectifs d'observer et d'analyser le phénomène sectaire, de coordonner l'action préventive et répressive des pouvoirs publics à l'encontre des dérives sectaires, et enfin, d'informer le public sur les risques et les dangers auxquels il est exposé. Disponible : https://www.derives-sectes.gouv.fr/.

SÉCURITÉ (SE SENTIR EN)

n.f. Trad. Angl. Security. Domaine Sciences humaines-infirmières.

Voir aussi : BIEN-ÊTRE, BESOIN, CONFIANCE, ENVIRONNEMENT, L'HOMME ET SON LIEU, RISQUES

S

D'une façon générale, la sécurité implique un état d'esprit tranquille, confiant, qui va au-delà d'un simple sentiment de quiétude car elle mesure le caractère stable de l'existence d'un individu, sur le plan social, psychologique, juridique, spirituel... La sécurité implique l'absence de menaces provoquées par un éventuel d'un danger. Se sentir en sécurité, cela revient à se sentir à l'abri. D'un point de vue social (droit du travail, de la famille...), le *Dictionnaire du CNRTL*[55] précise qu'il s'agit d'un « ensemble des mesures législatives et administratives qui ont pour objet de garantir les travailleurs et leurs familles contre certains risques, de couvrir les charges de maternité et les charges de famille qu'ils supportent ». C'est aussi un ensemble d'organismes administratifs chargés d'appliquer des mesures en cas de danger (environnementaux, terroristes...). D'après l'article *Sécurité du patient*[56] et pour le patient, la sécurité est liée à « l'environnement hospitalier qui regroupe l'ensemble des facteurs physiques et psychosociaux qui influencent ou affectent sa vie et sa survie. Cette définition large englobe le continuum des soins dans les différents cadres où interagissent l'infirmière et le patient (domicile, centre communautaire, école, clinique, hôpital et établissement de long séjour). La sécurité obtenue dans les établissements de soins diminue la fréquence des maladies et des traumatismes, prévient les traitements et/ou les hospitalisations prolongés, améliore ou maintient l'état fonctionnel du patient et augmente son sentiment de bien-être. Un environnement sûr garantit également la protection du personnel et optimise ainsi son travail. C'est un milieu où les besoins fondamentaux sont satisfaits, les dangers physiques réduits, tout comme la transmission des agents pathogènes, où les installations sanitaires sont correctes et la pollution contrôlée. De plus, c'est un lieu où la menace d'une attaque biologique, chimique ou nucléaire est prévenue ou réduite ».

Pour aller plus loin : KARNAS, G. *Psychologie du travail.* Paris : PUF. 2018. (Que sais-je ?).

SENTIMENT

n.m. Trad. Angl. Feeling. Domaine Sciences humaines.

Voir aussi : ACCUEIL, ATTACHEMENT, BIENVEILLANCE, ÉMOTIONS, HONTE, SÉPARATION

Dérivé du verbe sentir, signifiant « éprouver » (Sensation). *Le Dictionnaire culturel en langue française*[57] aborde le sentiment dans une perspective chronologique :

- **Fin 12e s. :** « Connaissance relative à un objet complexe et abstrait (pour lequel les données sensorielles seraient insuffisantes) et qui comporte des éléments affectifs et intuitifs. Avoir le sentiment de son isolement... ».
- **Fin 14e s. :** « Capacité de sentir, d'apprécier (un ordre des choses, une valeur morale, esthétique). Le sentiment de la réalité, du beau, de la nature... ».
- **Début 15e s. :** « Jugement, opinion qui se fonde sur une appréciation subjective, sur une croyance (et non sur un raisonnement logique). Exposer, soutenir son sentiment.... Dans son usage courant, il s'agit de la tendance affective assez stable et durable, moins violente que la passion ; état qui en résulte (émotions) ».

Cit. « *Nous savons qu'un sentiment est une manière définie de vivre notre rapport au monde qui nous entoure et qu'il enveloppe une certaine compréhension de cet univers. C'est une tension de l'âme, un choix de soi-même et d'autrui, une façon de dépasser les données brutes de l'expérience, bref, un projet, tout comme l'acte volontaire*[58] ».

Pour aller plus loin : PAPERMAN, P. *Care et sentiments*. Paris : PUF. 2013.

SÉPARATION

n.f. Trad. Angl. Separation. Domaine Sciences humaines.

Voir aussi : ATTACHEMENT, BESOINS AFFECTIFS, FAMILLE, RÉSILIENCE, SENTIMENT, VIOLENCE

Du latin *separatio*, la séparation concrétise une rupture (distance) relationnelle momentanée ou durable, pouvant générer de la souffrance. Pour Marcel Rufo[59] « Tout commence par une fusion où la mère et l'enfant ne font qu'un, fusion indispensable, vitale même, dans laquelle l'enfant va puiser force et assurance pour partir à la conquête du monde. Tout son développement ultérieur apparaît en fait comme une suite de séparations : séparation du ventre maternel, séparation du sein, séparation d'un morceau de soi-même avec l'apprentissage de la propreté… La fusion ne dure pas seulement le temps de la grossesse, mais doit se prolonger durant les premières semaines de la vie de l'enfant, qui a besoin de sa mère pour survivre. Si le cordon ombilical est effectivement coupé, il perdure, psychiquement et symboliquement, par l'allaitement mais aussi par tous les soins maternels, qui vont donner peu à peu à l'enfant le sentiment de sa propre existence. Chaque fois, l'enfant doit se séparer d'un monde pour pouvoir en conquérir un nouveau. Toute séparation est une épreuve dont il sort grandi et plus humain, une épreuve à travers laquelle il apprend qu'il lui est impossible de gagner s'il n'accepte pas de perdre, le plaisir de la conquête venant apaiser la douleur de la perte ». Pour Pierre Moisse[60], en France, « contrairement à d'autres pays, l'arrivée de l'enfant dans un établissement d'accueil de jeunes enfants est principalement vue comme une séparation d'avec ses parents. Une telle focalisation sur une partie du processus - la séparation - au détriment de la découverte d'un nouvel univers a plusieurs conséquences. D'une part elle suppose que les enfants et les parents sont passifs dans ce processus, d'autre part qu'elle laisse dans l'ombre toute la richesse de l'univers d'accueil. D'autant que chaque parent a sa propre conception de la séparation et des attentes différentes de leur immersion… À travers la question de l'adaptation se pose également celle de la séparation parent-enfant, et de son accompagnement. En effet, c'est cette question qui émerge lorsque

l'on évoque l'arrivée de l'enfant dans son lieu d'accueil, et peut-être particulièrement en France.
Chez la personne âgée et d'après Michèle Guimelchain-Bonnet[61] « Tout ce qui vient bouleverser le quotidien d'une personne âgée est source d'inquiétude, en premier lieu l'hospitalisation et l'entrée en maison de retraite. Bien au-delà de la seule désorganisation de son emploi du temps, c'est la personne elle-même qui va en être bouleversée. L'anticipation permet de mieux gérer et de préparer ce changement de vie pour la personne âgée... Quand une personne âgée change d'univers, de rythme ou encore d'habitudes alimentaires, tous ses repères psychologiques en sont bouleversés. Deux situations sont plus particulièrement susceptibles de déclencher la désorganisation psychique chez une personne âgée. Il s'agit de l'hospitalisation et de l'entrée en maison de retraite.... Par essence, l'hospitalisation a toujours lieu dans un contexte difficile, dû à la maladie ou en tout cas à des troubles gênants. De plus, elle a lieu le plus souvent dans l'urgence. L'hospitalisation devient donc une double source de difficultés : d'une part, la fragilisation due à la pathologie qui nécessite l'hospitalisation et, d'autre part, la perte des repères habituels de la personne. Pour de nombreuses personnes âgées, l'hospitalisation est une séparation définitive d'avec leur maison. Elles le savent et en ont peur. On comprend bien alors pourquoi elles lâchent prise car la perspective de finir sa vie à l'hôpital ou dans une structure spécialisée est très angoissante.

Pour aller plus loin : BOUBLIL, M. Parenté d'accueil et parentalité : A propos des ruptures de placements. *Enfance majuscule*. N°4. 2020/01. pp. 64-71.

SIGNES

n.m. Syn. Symptôme. Trad. Angl. Sign. Domaine Sciences infirmières-médicales.

Voir aussi : OBSERVATION, RÔLE PROPRE INFIRMIER, SYMPTÔME, SOMATISATION

Manifestation d'une maladie constatée par le médecin ou l'infirmière. Selon le *Dictionnaire médical à l'usage des IDE*[62], « On distingue, par exemple, les signes fonctionnels qui sont les signes d'interrogatoire, les signes physiques qui sont les signes d'examen et les signes généraux qui sont la fièvre et l'amaigrissement constatés chez le patient ».

Pour aller plus loin : DIJON LEANDRO, F. et PENNABLE, T. Le mélanome cutané. (Dossier). *L'infirmière libérale magazine*. N°371-372. 2020-07-01.

SILENCE

n.m. Trad. Anglais Silence, Hush, Quietness. Domaine Sciences Humaines.

Voir aussi : COMMUNICATION DOULEUR

Le silence est l'absence de bruit, une mise en sommeil du bruit, mais non une absence de son. Nous sommes rapidement assaillis par la prolifération des bruits du monde, des médias, des portables, saturés par un flux ininterrompu de signaux, de paroles, de musiques d'ambiance. L'impératif de communiquer, la contrainte de tout dire ont rendu le silence suspect, inquiétant, en l'assimilant au vide ou à l'insignifiance. Pourtant, le silence n'est pas que du vent mais un souffle entre les mots, une respiration rythmant une conversation, rendant possible la circulation du sens, l'échange des regards, le partage des émotions. Il peut être le point d'orgue d'une rencontre, ces moments où le silence est d'or parce que la présence se suffit à elle-même : silence de connivence des amis ou silence de communion amoureuse. Le malaise s'installe quand le silence dure trop longtemps, quand nul n'a plus rien à se dire, ou face à l'impossibilité de trouver les mots. « Un ange passe », dit-on pour briser la chape de silence. S'il est bien des paroles inutiles, trompeuses et malheureuses, il existe aussi des silences coupables ou simplement accablants. Quand on est contraint au silence face à des crimes, des souffrances inavouables. Le mutisme témoigne alors d'une impuissance, de la privation du monde et de la vie[63]. Pour Dominicé Pierre[64] « Dans le monde agité et instable dans lequel nous vivons, la vertu du silence se fait rare. Face à la maladie, à la souffrance qu'elle entraîne, à l'inquiétude qu'elle suscite, le malade est obligé d'accepter ce que la plupart des médecins ont de la peine à comprendre, à savoir que la maladie revêt un sens intérieur qui est à construire indépendamment du traitement imposé en extériorité ».

> ***Cit.*** *« Il y a un moment pour tout et un temps pour toutes choses sous le ciel. [...] un temps pour se taire et un temps pour parler[65] »*

> **Pour aller plus loin :** HABOZIT, A. et MORO, M-R. Briser le silence en Colombie pour résister à la violence. *Soins Psychiatrie.* Vol. 34. N° 284. Janvier 2013. pp. 34-42.

S

SOCIÉTÉ

n.f. Trad. Angl. Society. Domaine Sciences humaines.

Voir aussi : ANTHROPOLOGIE, CULTURE, GROUPE, HUMAIN, RELATIONS INTERCULTURELLES

Le mot vient du latin « *societas* » signifiant réunion, communauté, de « *socius* », signifiant *associé, allié.* La société peut sembler être déterminée par les relations entre les individus mais aussi en lien avec les lois qui la régissent, elle semble être un ensemble complexe relié par ses aspects multidimensionnels. Dès que l'on s'interroge sur les rapports qui peuvent lier individu et société, on est amené à penser ces relations en termes de cause et d'effet, et à voir dans l'individu et la société deux objets en soi, deux réalités séparées. Or une telle séparation est impraticable, aussi bien au niveau du fait, qu'au niveau du concept. Au niveau du fait puisqu'il n'est pas d'individu humain dont l'individualité ne renverrait pas à la culture dans laquelle il s'inscrit, et que, inversement, on voit mal ce que seraient les institutions sociales en dehors des individus qui les actualisent, qui les effectuent... Ce qui en fait la complexité est la façon dont se noueraient les déterminations biologiques et les déterminations culturelles dans la singularité d'une existence, quand bien même il serait possible de définir clairement la spécificité de chacun des ordres impliqués (Universalis[66]).

Pour aller plus loin : MOREL, V. et CRETIN, A. Mort et handicap chez le nouveau-né et l'enfant : représentation et enjeux dans la société française. *Médecine paliative*. Vol. 19. N°3. 2020/06. pp. 134-141.

➥ SOCIALISATION

Voir aussi : EXCLUSION, GROUPE, HABITUS, PRÉCARITÉ, RENCONTRE

Ce nom féminin est, pour Claude Dubar[67], un terme « désignant le processus par lequel les individus intègrent les normes, les codes de conduites, les valeurs... Elle peut être vue sous l'angle du conditionnement social où l'individu devient en quelque sorte un microcosme qui hérite passivement des caractéristiques (langage, culture, valeurs, modes de conduites) de son milieu d'appartenance ». Pour Pierre Bourdieu[68], la socialisation s'effectue à travers les habitus de classe. Pour Norbet Elias la socialisation est le processus d'intériorisation des normes du milieu).
On distingue deux formes de socialisation :

- **Primaire :** s'effectue pendant l'enfance, au sein des premières communautés d'appartenance telles que la famille. L'enfant acquiert son langage, ses références culturelles majeures, son habitus social. Il est fortement modelé par cette empreinte culturelle précoce.
- **Secondaire :** se développe à partir de l'adolescence ».

Pour aller plus loin : PAUGAM, Serge. *Le lien social*. France : PUF. 3e éd. 2013.

SOCIOLOGIE

n.f. Trad. Anglais. Sociology. Domaine Sciences humaines.

Voir aussi : ANTHROPOLOGIE, GROUPE, PARENTALITÉ, RELATION

Mot crée vers 1839 par Auguste Comte[69], il s'agit de l'étude scientifique des faits sociaux humains, considérés comme appartenant à un ordre particulier, d'un degré de généralité. D'après le Centre national de ressources textuelles et lexicales[70], la sociologie est un « ensemble d'études ayant trait aux différentes relations que la chose étudiée entretient (dans sa production, sa destination, son élaboration...) avec les groupes ou phénomènes sociaux ». Pour Anne Bargès[71], « l'émergence de la sociologie s'ancre dans les sociétés occidentales, dans ce siècle de la révolution industrielle, de l'urbanisation et des migrations, de la crise des valeurs anciennes et de la dislocation des anciens cadres sociaux, du capitalisme et du passage à de nouvelles formes de travail et d'organisation sociale (classes sociales). À la suite de diverses études sur la ville, les conditions de vie et l'état de santé des « masses populaires » (statisticiens, ingénieurs, médecins...), à replacer dans une optique d'hygiène sociale, Durkheim (1858-1917) pose les bases d'une méthode rigoureuse de collecte de données et d'analyse, organise la discipline sociologique en fondant une école de pensée et un enseignement officiel à la Sorbonne. Son approche est nouvelle par le refus de l'ethno (europeo) centrisme et par celui d'expliquer les mécanismes sociaux et les comportements humains sous l'angle du biologique. Rappelons les théories[72] des anthropologues physiques, des aliénistes et des ethnologues-évolutionnistes, celles de la race, de la dégénérescence et d'un évolutionnisme social. La biologie (lois naturelles) expliquait la culture ; pour pouvoir observer la culture (la société), il fallait la couper de cette nature. Durkheim[73] complétera ses travaux avec ceux des ethnologues de terrain, surtout *anglosaxons*, comme Malinowski (1884-1942) dans le Pacifique occidental. Par ses études statistiques sur le suicide, il révèle des régularités ne s'expliquant que par des lois sociales, et soustrait le suicide d'une explication individuelle, psychologique, biologique. Ces faits sociaux « consistent en des manières d'agir, de penser et de sentir extérieures à l'individu et qui sont doués d'un pouvoir de coercition en vertu duquel ils s'imposent à lui ».

Pour aller plus loin : BRESSON, M. et DE SINGLY, F. *Sociologie de la précarité*. Paris : Armand Colin. 2020.

S

SOI (CONCEPT DE SOI)

pron. pers. et subst. masc. Itself. Domaine Sciences humaines.

Voir aussi : AUTO, CONFIANCE EN SOI, ESTIME DE SOI, JE

Soi est issu du latin classique *se*. Pour le Dictionnaire historique de la langue française[74] *soi* apparaît à la fin du IXe siècle (1050) puis *soi* au XIIe siècle (1160) et marque « l'appartenance d'un individu à un groupe social ou l'isolement [...].Soi est employé seul ou renforcé par même.

C'est un pronom personnel réfléchi, prédicatif, de troisième personne, sans marque de nombre ou de genre. Le soi en tant qu'individu (1751) a été repris en psychanalyse pour désigner, chez Freud l'ensemble des pulsions inconscientes, traduisant l'allemand *Es*, opposé à *Ich* « je » (le moi) ; dans ce sens, le *ça* s'est imposé ». Chez Jung, c'est «l'ensemble du psychisme conscient et inconscient[75]. L'être de la conscience implique un être autre que lui, un être transcendant qui ne se résorbe pas dans la conscience, un être transphénoménal « en soi[76] ». Pour R. L'écuyer[77], « dans son acceptation la plus simple, le concept de soi réfère à la façon dont la personne se perçoit, à un ensemble de caractéristiques (goûts, intérêts, qualités, défauts...), de traits personnels (incluant les caractéristiques corporelles) ; de rôles et de valeurs, etc. que la personne s'attribue, évalue parfois positivement ou négativement et reconnaît comme faisant partie d'elle-même, à l'expérience intime d'être et de reconnaître en dépit des changements». Carl Rogers affirme que la personne est un être libre, rationnel, doté d'une force interne positive qui le conduit à développer sa personnalité, sa structure par ce concept qui relève d'un ensemble de croyances que l'individu entretient sur sa nature, ses qualités personnelles et ses comportements. H. Bee et D. Boyd[78] précisent la pensée de C. Rogers en évoquant que « ce concept (de soi) se développe en réaction aux expériences de la vie, principalement durant l'enfance, et se stabilise au cours de l'adolescence ». Pour C. Rogers, l'individu qui cherche continuellement à s'adapter, restructure donc sans cesse son champ phénoménologique (l'ensemble des expériences - pensées, perceptions, sensations- qui peuvent occuper sa conscience). Selon cette approche, la perception subjective qu'une personne a du monde est plus importante que la réalité objective. Aussi, pour C. Rogers, « pour comprendre le comportement d'une personne, on doit essayer de percevoir le monde comme elle, à partir de ses connaissances, de ses expériences, de ses objectifs et de ses aspirations ».

Cit. *« La substitution du pronom réfléchi Soi au Je, souligne le primat d'une méditation réflexive sur la position immédiate du sujet. Au terme du doute, Descartes n'est pas parvenu à restaurer l'existence d'autrui. Et si la grande découverte de l'intentionnalité consiste bien dans l'affirmation du primat de la conscience de quelque chose sur la conscience de soi, la phénoménologie husserlienne n'en reste pas moins, elle aussi, une prétention à l'autofondation. C'est là le signe pour Ricœur qu'il faut rebrousser chemin, s'écarter du fondement solitaire du cogito, que la reconnaissance d'une pluralité et d'une altérité nécessite bien une démarche éthique. Or, « dire Soi, ce n'est pas dire Je[79]... »*

Pour aller plus loin : RICOEUR, P. *Soi-même comme un autre*. Paris. Points Essais. 2015.

SOIGNANT.E

adj. Trad. Angl. Caregivers, Nurses, healthcare professionals. Domaine Sciences infirmières.

Voir aussi : DÉONTOLOGIE, IDENTITÉ INFIRMIÈRE, RÔLE PROPRE, STRATÉGIE SOIGNANTE

Personne qualifiée qui effectue des interventions de prévention, de traitement ou de réadaptation auprès d'une personne soignée, d'une population (santé publique) dans le champ éducatif et des moyens qui lui sont octroyés. Pour Jean Pruvost[80], l'histoire du soignant fut au Moyen-âge la désignation d'une concubine[81].
Ce terme signifiait « concubine en 1165 (Benoît de Ste-Maure, Troie, 3268 ds T.-L.). Au XVIIe siècle, soigner désignait l'attitude consistant à « servir avec soin » (TLFi[82]), très vite assorti d'un exemple bien choisi à nos yeux par Furetière dans son *Dictionnaire Universel* de 1694 : « on a pris une garde pour soigner ce malade, le servir en ses besoins ». Au XIXe siècle, le mot « soignant » n'est répertorié qu'en tant que participe présent du verbe « soigner » par Émile Littré, ou Pierre Larousse. Il revient au XXe siècle de lancer une formule « le personnel soignant », attestée précisément en 1927, et qui allait installer l'adjectif et bientôt le nom dans la langue... L'édition de 1981 du Petit Larousse définit alors le soignant comme une « personne chargée de donner des soins aux malades mais qui n'a pas de diplôme d'infirmier ou d'infirmière ». L'édition de 1998 comporte cette définition « Se dit d'une personne qui donne des soins, en particulier, quand elle n'est pas médecin ».

> ***Cit.*** *« S'occuper des patients, marcher avec ceux qui demandent de l'aide, dans le couloir, les écouter, se prendre le temps pour une toilette qui est sûrement un des soins les plus compliqués qui soient...[83] ».*

Pour aller plus loin : MORO, M-R., TAIEB, O. et al. Migration et soins périnataux : une approche transculturelle de la rencontre soignants/soignés. *Devenir.* Vol. 25. N°4. 2013. pp. 285-307.

➥ AIDE-SOIGNANT.E

S

L'aide-soignant.e dispense des soins en collaboration avec les infirmiers. Ces activités soignantes sont légiférées et nécessitent l'acquisition de compétences organisationnelles, techniques, relationnelles. Il s'agit de prodiguer des soins de maintien, d'éducation en santé, pour préserver et restaurer la continuité de la vie, le bien être et l'autonomie des personnes soignées. Travaillant en milieu hospitalier, extra-hospitalier ou en libéral, l'aide-soignant.e participe à faire évoluer ses pratiques professionnelles par l'analyse de situations, par la formation continue, par l'expérience professionnelle. Les aides-soignant.e.s interviennent en collaboration dans l'équipe soignante dans les soins éducatifs, les soins palliatifs, aux urgences...[84].

Pour aller plus loin : DELALANDE, A-M. Mise en place du raisonnement clinique en formation aide-soignante. *L'Aide-soignante.* N°220. 2020/10. pp. 30-32.

➥ ÉVÉNEMENT SOIGNANT

Voir aussi : ACCOMPAGNEMENT,COMPÉTENCES, FIN DE VIE, MALADIE, SOIN, SOUFFRANCE

Pour Hannah Arendt, « la pensée naît d'événements de l'expérience vécue et doit leur demeurer liée comme aux seuls guides propres à l'orienter[85] ». *L'Événement* est susceptible de changer inéluctablement le cours d'une vie. Pour Philippe Gaurier[86], il s'agit d'un « *affrontement, récurrent et continu de la maladie, de la souffrance et de la mort, par patient interposé.* De façon récurrente car ce n'est jamais la même personne soignée, de façon continue, car il y a toujours une nouvelle personne à soigner. Dans son *affrontement de la maladie, de la souffrance et de la mort,* le patient vit son propre *Événement patient,* tandis que l'accompagnant vit un événement soignant. Ainsi, l'Événement soignant se construit par l'accumulation d'événements soignants. L'infirmier devra analyser les moments de soins difficiles afin d'en diminuer la charge émotionnelle résiduelle, ne pas franchir le seuil qui le conduirait à quitter le soin par accumulation d'événements insurmontables ».

Cit. *« Un événement, si tragique ou insignifiant qu'il soit, lorsqu'il émerge, c'est-à-dire lorsque des traces de lui peuvent nous parvenir, recèle en lui (ou du moins en son énonciation) la vision du futur de ceux qui viennent de le subir ou de l'appréhender. La vision du devenir est constitutive du « moment événement », de même celle du passé : on parle d'un événement en le caractérisant par rapport à une attente de ce qui se passera, une annonce de ce qui va heureusement ou malheureusement survenir. On parle de lui en fonction de ce qu'on sait avoir existé dans le passé[87] ».*

Pour aller plus loin : GAURIER, P. *L'accompagnement... Du soigné au soignant.* Nice : Édition du Losange. 2011.

➥ POSTURE PROFESSIONNELLE SOIGNANTE

La posture est la place que l'on veut occuper dans la vie professionnelle, dans une situation donnée. Ce terme englobe un ensemble de connaissances mise en actions (savoir-faire et savoir-être) pour assurer son désir d'efficacité mais aussi pour favoriser un soin basé sur une relation professionnelle avec les individus. Le stagiaire éprouvera plus de difficulté, par exemple, à construire une relation de soin car il sera en situation d'apprentissage, alors que le cadre de santé[88] (Soler,

2014) devra lui développer une posture empathique envers son équipe pour reforcer une relation de confiance... Pour Claire Jouffray[89], Le positionnement professionnel est un « processus de construction qui permet de se positionner mais aussi d'être positionné dans un environnement définit[90] ». Il permet de dire notre position, où on est (dans l'espace et dans l'environnement) « par rapport à... ». La posture, quant à elle, définit une manière d'habiter un positionnement. La posture, c'est la manière dont le positionnement agit dans l'interaction avec d'autres. Elle peut donc être différente d'une situation à une autre, en fonction des circonstances. On ne situe plus « par rapport à... » mais « avec », dans l'interaction. « La posture définit la manière de s'acquitter de sa fonction (ou de tenir son poste). C'est nécessairement un choix personnel relevant de l'éthique. La posture 'accompagnement suppose ajustement et adaptation à la singularité de chacun, accueilli en tant que personne. Elle suppose une compétence à passer d'un registre à un autre. [...]. Par la posture s'incarnent les valeurs d'un professionnel en relation à autrui[91] ».

Cit. *« Savoir où l'on est, ce que l'on fait, pourquoi on le fait, poser sans cesse la question du sens et agir en conséquence[92] ».*

Pour aller plus loin : BEDIN, A. et DESCHAMPS, C. D'une évolution sociologique à une avancée professionnelle : la plus-value de l'Ibode en chirurgie robotique. *Inter Bloc*. Vol. 39. N°1. 2020/01. pp. 24-27.

➥ POSTURE REFLEXIVE

Selon Grégory Voz et Jacques Cornet[93], « la réflexivité est une posture qui vise une transformation, qui se travaille collectivement et avec méthodes, qui mobilise et permet de s'approprier des savoirs théoriques et pratiques. Comme le rappelle Chris Argyris[94], être réflexif, pour un enseignant, et sans doute plus encore pour un étudiant ou tout professionnel du soin, active chez les interloqués des routines défensives qui permettent de déstabiliser celui qui, consciemment ou non, risque de déstabiliser par ses réflexions. Incarner une posture réflexive revient donc, selon Marielle Boissart[95], à adopter une posture énonciatrice critique ; celle-ci peut représenter quelqu'un de dérangeant, qui ne rentre pas dans le rang si celui-ci n'est pas justifié de manière argumentée. C'est avant tout une posture qui empêche l'acceptation de pratiques professionnelles justifiées exclusivement par l'habitude et/ou la hiérarchie.

S

Pour aller plus loin : GALLE GAUDIN, C. et MALLET, D. Se documenter, une ressource essentielle de praticien réflexif. *Médecine Palliative*. Vol. 19. N°1. 2020/02. pp. 52-55.

➥ STRATÉGIE SOIGNANTE

Voir aussi : ÉQUIPE SOIGNANTE, RESPONSABILITÉ, SOINS RELATIONNELS, SUPERVISION

Ce type de stratégie concerne dans un premier temps les stratégies professionnelles relevant de situation de communication dans un cadre réglementaire. Celles-ci reposent sur la façon de concevoir le travail d'équipe, l'entraide et de la formalisation des analyses de pratiques. Elles facilitent la compréhension des transmissions pour une meilleure prise en charge des individus et s'appuient sur des compétences respectives pour développer un parcours de soin équitable garantissant les droits des patients. Dans un second temps, les stratégies soignantes relèvent des interactions sociales entre soignants-soignés. Dans le cadre d'une situation de communication interculturelle, et pour les auteurs de l'article La compétence culturelle dans la relation de soins avec des patients migrants[96], il existe une évidence : « les représentations culturelles de la santé et de la maladie (physique et mentale) sont au cœur de la relation entre soignant et soigné. Elles demeurent l'enjeu essentiel dans la démarche diagnostique, l'indication thérapeutique et toutes les stratégies d'accompagnement et de soutien [...] La compétence culturelle permet d'apporter une offre de soins dans le cadre du droit commun de notre système de santé en tenant compte des obstacles linguistiques, des représentations culturelles, et en confrontant les modèles explicatoires tout en évitant les effets pervers de la stigmatisation du patient et du thérapeute ».

> **Pour aller plus loin :** OURY, J. et DELION, P. (préf.). *Prendre un enfant autiste par la main.* Paris : Dunod. 2e éd. 2011.

SOIGNÉ → VOIR PERSONNE SOIGNÉE

SOIN.S

n.m. Trad. Angl. Nursing care. Domaine Sciences infirmières-médicales.

Voir aussi : SANTÉ, INTERVENTION THÉRAPEUTIQUE, RELATION SOIGNANT-SOIGNÉ

Le soin prend un sens de plus en plus médical à partir du XVIIe siècle. Il est défini par M. Pruvost[97] comme *« la diligence qu'on apporte à faire réussir une chose, à la garder et à la conserver, à la perfectionner ».* Le soin comporte plusieurs acceptations. Selon le *Dictionnaire Littré,* plusieurs sens révèlent la notion d'apporter quelque chose à quelqu'un comme « une application de l'esprit à une chose, à faire quelque chose, de veiller et faire en sorte que... Le Prendre soin, avoir soin de quelqu'un, signifie aussi pourvoir à son salut, à ses besoins, à ses nécessités, à sa fortune... Populairement, avoir soin se rapporte à se bien nourrir ». Enfin, le soin relève ici du devoir, de la charge de quelqu'un, d'y veiller, de s'en inquiéter, de s'en préoccuper. Dans le *Dictionnaire illustré des termes de médecine*[98] le soin est un acte destiné à maintenir ou rétablir la santé. Les auteurs distinguent deux types de soins :

- **Soin direct :** soin effectué sur la personne même du malade (charge de travail en soins infirmiers).
- **Soin indirect :** travail effectué à distance du malade et contribuant aux soins qui lui sont dispensés (charge de travail en soins infirmiers).

Pour aller plus loin : BENAROYO, L. et MARIN, C. *À quel soin se fier ? Conversation avec Winnicott*. Paris : PUF. 2015.

DÉMARCHE DE SOINS

Selon Ida Orlando[99], spécialisée en santé mentale, qui fut à l'origine de ce terme, « l'objectif des soins infirmiers est de fournir l'aide qu'un patient requiert pour que ses besoins soient satisfaits. L'infirmière atteint son objectif en engageant une démarche qui détermine le besoin immédiat du patient et l'aide à répondre à ce besoin directement ou indirectement. Elle y répond directement si le patient est incapable de satisfaire son propre besoin ; indirectement quand elle l'aide à obtenir les services d'une personne, d'une institution, ou à partir de ressources grâce auxquelles son besoin pourra être satisfait... Afin de développer et préserver le caractère professionnel de son travail, l'infirmière doit savoir - et être capable de -vérifier la façon dont ses actions et réactions aident ou ne parviennent pas à aider le patient, ou savoir - et être capable de - confirmer que le patient n'a pas besoin de son aide à un moment donné[100] ». Pour Marie-Thérèse Bal-Craquin[101], la démarche de soins comporte huit étapes :

- Percevoir le problème, la situation ou le projet.
- Recueillir des données pertinentes et significatives de l'exercice professionnel en cause.
- Analyser les données en établissant des liens de sens entre les éléments recueillis.
- Identifier le problème (les caractéristiques de la situation ou du projet) relevant de l'exercice du professionnel. C'est l'étape du diagnostic.
- Anticiper l'inverse du problème. C'est l'étape des objectifs ou résultats escomptés.

- Définir les actions susceptibles de conduire à la résolution du problème. Là prend place la démarche éducative en tant qu'action.
- Mesurer et évaluer les résultats obtenus après l'action.
- Réajuster ou re-décider.

Pour aller plus loin : COMMENOZ, C., LABROUSSE, T. et al. Prise en charge de la douleur à l'accueil des urgences. *La revue de l'infirmière*. Vol. 69. N°259. Mars 2020. pp. 28-30. Doi : 10.1016/j.revinf. 2020.02.011.

➥ EXPRESSIONS DU SOIN

Dans l'ouvrage *La pensée infirmière*[102] « le soin centré sur la relation avec des personnes dépasse les frontières des pays, des cultures et des contextes. Dans la perspective unitaire-transformationnelle, la relation infirmière-personne/famille/communauté/population peut être décrite ainsi : La santé représente l'intention de la relation : avec la maladie, elle est une manifestation du processus de la vie. Le *caring* signifie la nature de la relation : intentionnelle, attentive à la dynamique, observant le *pattern*, ouverte à l'infini et invitant à la créativité. La conscience constitue le pattern informationnel de la relation englobant l'information sensorielle et physiologique aussi bien qu'intellectuelle et émotive. *La réciprocité*[103] désigne la façon selon laquelle la relation se déroule : en étant complètement présent et en invitant l'autre à participer et à choisir. Le *patterning* représente la configuration évolutive de la relation : l'engagement qui permet de devenir un avec l'autre et de se centrer sur ce qui est significatif pour l'autre.
La signification représente l'importance de la relation : le point de départ d'un soin qui ne peut être prédertéminé ».

Pour aller plus loin : HONORÉ, B. *L'esprit du soin. La dimension spirituelle des pratiques soignantes*. Paris : Seli Arslan. 2011.

➥ PARCOURS DE SOIN

L'amélioration de la qualité de la prise en charge clinique et thérapeutique et de l'accompagnement des malades atteints de maladies chroniques passe d'abord par de bonnes pratiques professionnelles, mais doit également s'appuyer sur la promotion de parcours de soins qui comprennent, pour le patient, le juste enchaînement et au bon moment de ces différentes compétences professionnelles liées directement ou indirectement aux soins : consultations, actes techniques ou biologiques, traitements médicamenteux et non médicamenteux, prise en charge des épisodes aigus (décompensation, exacerbation),autres prises en charge (médico-sociales notamment, mais aussi sociales)... La démarche consiste à développer une meilleure coordination des interventions professionnelles, fondées sur de bonnes pratiques, lors des phases aiguës de la maladie comme lors de l'accompagnement global du patient sur le long terme. Cette notion de parcours de soins permet ainsi de s'appuyer sur les bonnes pratiques de chaque professionnel mais aussi de développer les actions d'anticipation, de coordination et d'échanges d'informations entre tous les acteurs impliqués. Sachant que la nécessité d'une telle coordination de qualité augmente avec le nombre des professionnels concernés qui varie selon la complexité de la situation et la poly-pathologie. La démarche permet au final une meilleure intégration des différentes dimensions de la qualité des soins : pertinence, sécurité, efficacité clinique mais aussi accessibilité, continuité et « point de vue du patient (HAS[104]). Pour Thérèse Psiuk[105], « le parcours de soins est une trajectoire composée d'étapes variant, d'une part, selon le lieu d'habitation et l'histoire médicale du patient, et d'autre part, selon les médecins et les établissements hospitaliers et extra-hospitaliers, acteurs de la prise en charge ». Ce parcours s'inscrit dans le processus global du chemin clinique « le chemin clinique décrit, pour une pathologie donnée, les éléments du processus de prise en charge en suivant le parcours du patient. Cette méthode planifie, rationalise et standardise la prise en charge pluridisciplinaire de patients présentant un problème de santé comparable. Elle repose sur la description d'une prise en charge optimale et efficiente à partir des recommandations professionnelles[106] ».

Pour aller plus loin : MARIN, C. *La maladie, catastrophe intime*. Paris : PUF. 2014.

➥ PRENDRE SOIN

Pour Michel Nadot[107], *prendre soin* relève d'une activité tridimensionnelle, « il faut, en effet prendre soin de *l'humain à* tous les âges de la vie ; prendre soin de la vie du groupe, car l'action soignante s'opère au sein d'une communauté, et prendre soin de la vie du domaine, (c'est-à-dire de l'environnement du soin) notamment avec ses aspects socio-économiques, logistiques et domestiques ». Pour Walter Hesbeen[118] « Prendre soin, c'est aussi être attentif à la famille, à l'entourage de la personne malade... Pour la simple raison que le comportement de la famille ou de l'entourage influe sur le cheminement de la personne malade. Mais aussi parce que ce n'est pas possible de laisser sans une parole ces personnes en souffrance et désemparées, face à ce qui leur arrive... ».

Pour aller plus loin : MARIN, C et ZACCAI-REYNERS, N. *Souffrance et douleur. Autour de paul Ricoeur*. Paris : PUF. 2013.

S

SOINS (RÉSUMÉ DE) → VOIR SYNTHÈSE

↳ SITUATIONS DE SOINS

Voir aussi : INTERVENTIONS, AUTO-FORMATION, OBJECTIFS, ÉVALUATION, QUALITÉ DU SOIN

La situation de soin est une situation professionnelle apprenante où le praticien réflexif met en œuvre un raisonnement clinique permettant de placer la singularité de l'individu au centre de la démarche de soin. Cette analyse comprend l'ensemble des dimensions de la personne soignée : économiques, sociales, médicales, psychologiques, législatives, éthiques, afin de mesurer la capacité du soignant à adopter une juste relation de soin formalisée et au « soigné » de s'interroger sur ses propres ressources et devenir acteur de son parcours de soin. Pour Martha Rogers[109], il est important d'appréhender les situations de soins à partir d'une approche bio-socio-culturelle en insistant sur le fait « que la connaissance des différentes caractéristiques de la vie est indispensable pour comprendre les réactions humaines ». Pour Virginia Hendersen, il est également important d'affirmer le caractère pluri dimensionnel des soins qui doivent « comprendre le physique, le mental et l'émotionnel ». Les situations de soins peuvent être analysées par les étudiants infirmiers, avec, entre autres, *des outils rogeriens* et les attitudes caractéristiques de la relation d'aide.

> **Pour aller plus loin** : BARRIER, P. *Le patient autonome*. PARIS : PUF. 2014.

↳ SOINS À DOMICILE

Une classification des soins à domicile des diagnostics et des interventions a été développée depuis 1990 par Virginia Saba[110], à l'Université de Georgetown (Home Health Care Classification = HHCC). Son but est de mettre en œuvre une méthode d'évaluation et de classification des patients, afin de déterminer les besoins requis et les résultats espérés dans un environnement de soins à domicile. Cette classification comprend deux volets : les diagnostics ou problèmes infirmiers et les interventions infirmières. Les diagnostics sont repris de la NANDA. Les interventions sont définies, groupées et associées aux activités de soins. Les résultats escomptés sont eux définis en utilisant des « modificateurs » d'un état de santé du patient : amélioré, stabilisé ou détérioré. Le modèle, qui comprend vingt composantes, est basé sur une appréciation clinique. Son développement initial empirique est validé « sur le terrain ». L'outil final permet la mesure, l'analyse et l'évaluation des soins à domicile.
Les composantes de soins selon V. Saba :

- Activité, Élimination intestinale, Cardio-vasculaire, Cognition, Adaptation, Volume liquidien, Comportement de santé, Médication, Métabolisme, Nutrition, Régulation physiologique, Respiration, Rôle/relation, Sécurité, Soins autonomes, Perception de soi, Sensoriel, Intégrité de la peau, Perfusion tissulaire, Élimination urinaire.

Pour aller plus loin : HARDY, M-S. et DALLAIRE, C. Mieux saisir les difficultés d'adaptation des personnes âgées insuffisantes cardiaques en transition de l'hôpital vers le "domicile" à partir des expériences vécues et d'un éclairage théorique. *Recherche en soins infirmiers.* N°141. 2020/06. pp. 38-48.

➥ SOINS AMBULATOIRES

Syn. Soins de ville

Soins effectués en cabinet de ville, en dispensaires, dans des centres de soins ou lors de consultations externes d'établissements hospitaliers publics ou privés. Ils se composent des soins dispensés au titre de l'activité libérale par les médecins, les dentistes et les auxiliaires médicaux (les infirmiers, les kinésithérapeutes, les orthophonistes, les orthoptistes), des actes d'analyse effectués en laboratoire et des soins dispensés en cures thermales (INSEE[111]).

Pour aller plus loin : FRIARD, D. *« J'aime les fous » Dans la tête d'un infirmier psychiatrique. Plaidoyer pour les soins ambulatoires en santé mentale.* Paris : Seli Arslan. 2019.

SOINS DE BIEN-ÊTRE ET DE CONFORT

loc. Trad. Angl. Well-being. Domaine Sciences humaines-infirmières.

Voir aussi : BESOINS, SANTÉ, SOINS PALLIATIFS, VALEURS

Soins prodigués lors des soins quotidiens. Le soin est relationnel et technique. Les soignants évaluent l'autonomie des personnes soignées pour réaliser des actes préventifs (escarres), éducatifs pour diminuer les risques d'altération à la mobilité. Ces soins favorisent l'intervention des proches et sécurisent la prise en charge des patients. Ils peuvent accompagner les individus à la toilette, lors du repas ou du sommeil. Les soins de bien-être et de confort prennent en compte l'évolution psychologie des personnes en situation de grande vulnérabilité.

Pour aller plus loin : Cambier, J. Laissons parler le regard. Bulletin de l'Académie Nationale de Médecine Vol 204. N° 5. Mai 2020. pp. 433-435 Doi : 10.1016.

SOINS ÉDUCATIFS ET PRÉVENTIFS

Voir aussi : ÉDUCATION THÉRAPEUTIQUE, PRÉVENTION

L'éducation pour la santé a été définie par l'Organisation Mondiale de la Santé comme « Tout ensemble d'activités d'information et d'éducation qui incitent les gens à vouloir être en bonne santé, à savoir comment y parvenir, à faire ce qu'ils peuvent individuellement et collectivement pour conserver la santé, à recourir à une aide en cas de besoin ». De façon plus précise, l'OMS[112] indique que « l'éducation pour la santé est la composante des soins de santé qui vise à encourager l'adoption de comportements favorables à la santé [...]. Par l'éducation pour la santé, on aide les gens à élucider leur propre comportement et à voir comment celui-ci influence leur état de santé. On les encourage à faire leurs propres choix pour une vie plus saine. On ne les force pas à changer [...]. L'éducation pour la santé ne remplit pleinement sa fonction que si elle encourage les gens à participer et à choisir eux-mêmes. Ainsi, ce n'est pas faire de l'éducation pour la santé que dire simplement d'adopter un comportement favorable à la santé ». Ce type d'éducation a pour finalité de contribuer à informer, à accompagner les individus à acquérir des compétences et des moyens qui leur permettront de participer à la promotion de leur santé, leur qualité de vie, ainsi qu'à participer à leur propre guérison.

Pour aller plus loin : DABRION, M. *Soins éducatifs et préventifs : pratiquer pour apprendre.* Paris : De Boeck-Estem. 2012.

SOINS ESTHÉTIQUES

Voir aussi : IMAGE DE SOI

L'esthétique concerne le jugement personnel, collectif du beau ou du laid. La perception de la beauté des choses, des gens et des émotions qui en découlent aboutit au jugement (négatif ou positif). L'altération esthétique renvoie l'individu à la difficulté des relations sociales mais aussi à la confiance en soi. L'esthétique répond ainsi à des exigences sociétales dans une période donnée et où les personnes établissent des critères subjectifs, parfois sélectifs. Depuis le Plan cancer 2014-2019[113], et pour Isabelle Medevielle[114], « les soins esthétiques sont considérés comme des soins de support, c'est-à-dire des soins complémentaires aux traitements médicamenteux, destinés à aider le patient à conserver un bien-être ». Pour Hélène Flage[115], « la socio-esthétique est la pratique professionnelle des soins esthétiques et de confort auprès d'individus fragilisés par une atteinte de leur intégrité physique, psychique, ou en difficulté sociale[116] [...] L'activité du soignant s'articule autour du conseil, du toucher et de l'écoute. Ici, la peau est une interface entre le monde psychique interne et le monde extérieur.

L'esthétique et les techniques de relaxation deviennent alors un outil intéressant, un vecteur pour conserver un lien harmonieux entre ces deux univers. Les soins esthétiques permettent de garder ou de redonner une image de soi valorisante. Il s'agit bien de maintenir l'être dans sa dignité et son intégrité. Par ailleurs, lorsque le corps est touché par le handicap et les affres liés à l'âge, les modelages sont un moyen efficace d'apporter de la détente. Ce mieux être est alors réconciliant : il permet au sujet âgé de retrouver des sensations positives et d'assurer par là-même son autonomie ».

> **Cit.** *Tout désir de faire du beau style pour le plaisir d'en faire, pour se donner et pour donner aux lecteurs des jouissances esthétiques, est pour lui proprement inconcevable*[117] »

> **Pour aller plus loin :** ANDRIEU, B., DOLBEAULT, S. et al. Les Journées de l'ASP fondatrice : ces corps meurtris, regards croisés. *ASP-Liaisons*. N°58. 2019/06. pp. 9-33.

SOINS INFIRMIERS

On entend par soins infirmiers (CII[118]) les soins prodigués, de manière autonome ou en collaboration, aux individus de tous âges, aux familles, aux groupes et aux communautés - malades ou bien-portants - quel que soit le cadre. Les soins infirmiers englobent la promotion de la santé, la prévention de la maladie, ainsi que les soins dispensés aux personnes malades, handicapées et mourantes. Parmi les rôles essentiels relevant du personnel infirmier citons encore la défense, la promotion d'un environnement sain, la recherche, la participation à l'élaboration de la politique de santé et à la gestion des systèmes de santé et des patients, ainsi que l'éducation ». Pour D.E. Orem[119], c'est une « forme d'aide procurée par des infirmiers aux personnes qui en ont légitimement besoin. La capacité complexe d'agir est exercée par les infirmières quand les besoins d'assistance sont déterminés auprès de personnes présentant différents types de déficit d'auto soin, dans le cadre du diagnostic infirmier ». Relevant des sciences infirmières et selon la terminologie des soins infirmiers[120], cette discipline vise à « offrir à une personne et, ou à une collectivité un ensemble de prestations qui concourent à répondre à leurs besoins de santé ». Les soins infirmiers ont pour objet de :

- protéger, maintenir, restaurer, promouvoir la santé ou l'autonomie des fonctions vitales des personnes ;
- soulager la souffrance ou d'assister les personnes dans les derniers instants de leur vie ;
- appliquer les prescriptions médicales ;
- participer à la surveillance clinique des malades et des thérapeutiques mises en œuvre ;

S

- favoriser le maintien, l'insertion ou la réinsertion des personnes dans leur cadre de vie habituel ou nouveau.

Pour Hildegarde Peplau[121], il est important de se poser cette question avant tout, pour définir les soins infirmiers : *Que représentent les soins infirmiers ?* Pour tenter d'y répondre, elle met en perspective la relation structuraliste « signifiant et signifié ». Le signifiant est « ce que la culture pense ou perçoit comme étant les soins infirmiers, les pensées de l'individu quand il utilise l'expression comme un symbole. Par exemple : Un malade pense que les infirmières doivent lui donner un bain ». Le signifié étant, ici, les « Objets concrets, actions, comportements ou rôles associés au symbole de l'expression. Par exemple : une infirmière qui donne un bain au patient ».
Pour Virginia Henderson[122],« l'infirmière est temporairement la conscience de l'inconscient, le désir de vivre de celui qui pense au suicide, la jambe de l'amputé, les yeux de celui qui vient de perdre la vue, le moyen de locomotion du nourrisson, le savoir et la confiance de la jeune mère, l'interprète de ceux qui sont trop faibles pour s'exprimer, et ainsi de suite ».

Pour aller plus loin : RAJABLAT, M. *Mille et un soins infirmiers en psychiatrie : entre combats et magie de la rencontre.* Toulouse : Erès. 2019.

SOINS INTÉGRÉS

Selon l'ouvrage *La nature des soins infirmiers*[123], ces soins visent « à appréhender l'ensemble de ce qui est nécessaire au malade en s'efforçant d'associer les différentes composantes physiques et psychosociales des soins ».

Pour aller plus loin : TAKEDA, C., GUYONNET, S. et al. ICOPE. Programme de soins intégrés pour les seniors recommandé par l'OMS pour le maintien des capacités et la prévention de la dépendance chez les personnes âgées. *Revue de gériatrie.* Vol. 44. N°10. 2019/12. pp. 597-604

SOINS INTENSIFS

Selon le *Dictionnaire de l'Académie de médecine*[124], « Soins qui, par opposition aux soins classiques ne nécessitant en permanence ni surveillance ni utilisation de dispositifs médicaux spéciaux, exigent un personnel nombreux, spécialisé (médecins et infirmières) et permanent sur place de jour et de nuit pour assurer les soins de réanimation et faire face à toute complication inopinée, notamment l'arrêt cardiaque ».

Pour aller plus loin : MINO, J-C. *Soins intensifs.* Paris : PUF : 2012.

SOINS INVASIFS → VOIR DOULEUR INDUITE

SOINS INVISIBLES

Voir aussi : LIMITES DE LA RELATION SOIGNANT-SOIGNÉ

D'une manière générale, et comme le souligne Régine Delplanque[125], « en 1995, l'Organisation des nations unies (ONU) estimait à 11 000 milliards de dollars la valeur annuelle du travail invisible et non rémunéré des femmes à travers la planète. Le travail non rémunéré est donc qualifié d'invisible et considéré sans valeur. De nombreuses associations revendiquent la reconnaissance et, de fait, la rémunération, en particulier de l'activité domestique le plus souvent dévolue aux femmes ». La reconnaissance de l'action invisible d'un travail réalisé dans une pratique quotidienne est une notion émergeante. En soins infirmiers, cette notion s'exprime par un lent travail de recherche. Pour Sylvie Warnet[126], « Florence Nightingale fut la première à faire émerger un concept de soins infirmiers (Notes on nursing, 1860), de nombreux autres courants de pensée ont vu le jour depuis. La théorie de Virginia Henderson, développée dans son livre *Principes fondamentaux des soins infirmiers*, est sans doute celle qui imprègne le plus l'enseignement et la pratique des soins infirmiers en France. Se questionnant sur la construction d'une relation interpersonnelle de croissance et sur les effets produits par tous ces soins invisibles sur la santé des patients, des théoriciennes américaines, dont Jean Watson, puis francophones ont développé, dans les années 1970, une conception théorique et clinique avec la perspective infirmière du care ». D'après Marie-Claude Daydé[127], les soins invisibles se repèrent dans le cadre de la relation d 'aide, qui n'est pas ici « l'apanage d'une profession car elle s'inscrit fréquemment dans l'interdisciplinarité. Pour les infirmières, cet acte de soins repose sur un cadre législatif depuis 1978 et réglementaire depuis 1984. Afin de décrire et de faire reconnaître cette « part invisible » des soins infirmiers, il est nécessaire de prendre appui sur les concepts fondamentaux de la discipline infirmière, ainsi que sur la démarche clinique et éthique. [...] Bien qu'inscrite dans les textes depuis plus de vingt ans, la relation d'aide constitue une part invisible de l'activité infirmière. Selon la philosophe Christiane Vollaire[128], « la question de l'aide a souvent été reléguée à une position subalterne, comme si penser la dimension émotionnelle du rapport de soin n'était pas une authentique forme de rationalité ».

Pour aller plus loin : COLLECTIF. Féminin invisible : la question du soin (dossier). *Pratiques : Les cahiers de la médecine utopique*. N°52. Janvier 2011. pp. 12-75.

S

➥ SOINS ONCOLOGIQUES DE SUPPORT

Pour l'Association Francophone pour les Soins Oncologiques de Support[129], il s'agit d'un « ensemble de soins et de soutiens nécessaires aux personnes malades, parallèlement aux traitements spécifiques, lorsqu'il y en a, tout au long des maladies graves. Cette approche globale de la personne malade suppose que l'ensemble des acteurs de soins impliqués en cancérologie prenne en compte la dimension des soins de support dans la prise en charge de leurs patients, y compris en terme de continuité des soins. Le projet de soins vise donc à assurer la meilleure qualité de vie possible aux patients, sur les plans physique, psychologique et social, en prenant en compte la diversité de leurs besoins, ceux de leur entourage et ce, quel que soit leurs lieux de soins. Les soins de support ne sont pas une nouvelle spécialité mais se définissent comme une organisation coordonnée de différentes compétences impliquées conjointement aux soins spécifiques oncologiques dans la prise en charge des malades ».
Pour la Société Française de Psycho-Oncologie[130], « depuis la mise en place du Plan Cancer (mesure 42) et la circulaire DHOS de février 2005, les Soins de Support se développent dans les établissements en charge des pathologies cancéreuses [...] les Soins de Support en oncologie ne sont pas une nouvelle spécialité, mais le développement et la coordination de compétences et de moyens. Les principaux besoins auxquels doivent répondre les Soins de Support ont été définis dans un circulaire[131] : la douleur, la fatigue, la souffrance psychique, les perturbations de l'image corporelle, les difficultés sociales, les problèmes nutritionnels, les troubles digestifs, les troubles respiratoires et génito-urinaires, les troubles moteurs et les handicaps, les problèmes odontologiques, et l'accompagnement de fin de vie des patients ainsi que de leur entourage.

Pour aller plus loin : LEFEBVRE, H. et PROULX, M. Un accompagnement partenarial pour favoriser l'autodétermination des patients en cancérologie. *Soins*. N°835. 2019/05. pp. 56-61.

➥ SOINS PALLIATIFS

Voir aussi : DEUIL, FIN DE VIE

Les soins palliatifs sont des soins actifs dans une approche globale de la personne en phase évoluée ou terminale d'une maladie potentiellement mortelle. Prendre en compte et viser à soulager les douleurs physiques et la souffrance psychologique, morale et spirituelle devient primordial. Les soins palliatifs et l'accompagnement considèrent le malade comme un vivant et la mort comme un processus normal. Ils ne hâtent ni ne retardent le décès. Leur but est de préserver la meilleure qualité de vie possible jusqu'à la mort (SFAP[132]). Ces soins s'inscrivent « dans une approche globale et individualisée. Ils ont pour objectifs de :

- prévenir et soulager la douleur et les autres symptômes, prendre en compte les besoins psychologiques, sociaux et spirituels, dans le respect de la dignité de la personne soignée ;
- limiter la survenue de complications, en développant les prescriptions personnalisées anticipées ;
- limiter les ruptures de prises en charge en veillant à la bonne coordination entre les différents acteurs du soin (Min.[133]).

Le soignant est parfois confronté à des situations où des décisions, des propositions s'avèrent difficiles (D. Varin et M. Levy-Soussan et Al. 2012)[134]. Ces difficultés sont en relation avec le heurt de valeurs. L'éthique, la réflexion éthique, naissent de la confrontation entre différents éléments, du malaise suscité par cette confrontation. De façon non exhaustive, les souhaits, les croyances du patient et de ses proches, les croyances et les convictions propres du soignant, les données légales, déontologiques, sociales, voire économiques, l'état des connaissances médicales ainsi que l'accès à des ressources exploratoires ou thérapeutiques constituent ces éléments de réflexion.

Pour aller plus loin : COUSIN, F., GONCALVES, T. et al. *Atlas des soins palliatifs et de la fin de vie en France.* Paris : Centre national des soins palliatifs et de la fin de vie. 2020.

➥ DÉMARCHE PALLIATIVE

La démarche palliative[135] s'appuient sur des concepts éthiques tels que la bienveillance, la proportionnalité, le double effet notamment avec l'application de la loi sur le droits des patients et la fin de vie. La démarche palliative n'est pas une alternative à l'euthanasie : elle promeut la vie en essayant de respecter le plus possible les souhaits du patient (principe de l'autonomie) par rapport à sa vie dans le contexte d'une pathologie évolutive au pronostic létal d'une part, puis de sa fin de vie d'autre part (directives anticipées, personne de confiance). Pour Jean-Christophe Mino[136], la démarche palliative est « *un processus éthique en perpétuel mouvement qui interroge le sens du soin pour assurer le plus possible la qualité de vie telle que le patient se la représente. Cette démarche est collective et implique aussi les soignants, familles... Il s'agit d'une manière de soigner les personnes malades et de les accompagner jusqu'à la fin de leur vie selon les principes et les valeurs des trois dimensions principales des soins palliatifs : clinique, éthique et organisationnelle. Agir selon une démarche palliative consiste pour les professionnels à promouvoir*

S

la qualité de vie et le confort, à prendre des décisions adaptées et à ne pas s'acharner, à soutenir et à accompagner le patient et son entourage, à les informer au fur et à mesure de l'évolution de la maladie, à prendre en considération leurs avis et à respecter leur point de vue, à travailler en équipe et à prendre collectivement du recul sur les décisions, à prévenir l'épuisement professionnel et à réfléchir à ses pratiques... ». La démarche palliative repose sur une évaluation du patient, de sa maladie, de l'aspect psychique et social, dans son environnement[137]. Cette évaluation est réalisée en interdisciplinarité, avec des intervenants formés à cette démarche. Elle a pour finalité de proposer au patient un projet de soins, projet élaboré avec lui, projet susceptible d'évoluer dans un esprit d'accompagnement. Cette démarche pose l'autre question que nous aborderons maintenant, celle de l'éthique médicale et plus précisément celle de l'éthique de la pratique médicale.

Pour aller plus loin : ROUSSIER, M., VIAL, M. et al. Lits identifiés de soins palliatifs : quelle traçabilité de la démarche palliative ? *Médecine palliative.* Vol 16. N°3. Juin 201. pp. 120-130. Doi : 10.1016/j.medpal.2017.01.006.

SOINS PALLIATIFS-PÉDIATRIQUES

Voir aussi : ATTACHEMENT, SÉPARATION

Selon le *Réseau francophone de soins palliatifs pédiatriques*[138], « Les soins palliatifs pédiatriques sont des soins actifs et complets, englobant les dimensions physiques, psychologiques, sociales et spirituelles. Le but des soins palliatifs est d'aider à maintenir la meilleure qualité de vie possible à l'enfant et d'offrir du soutien à sa famille ; cela inclut le soulagement des symptômes de l'enfant, des services de répit pour la famille et des soins jusqu'au moment du décès et durant la période de deuil. Le suivi de deuil fait partie des soins palliatifs, quelle que soit la cause du décès, ce qui inclut les traumatismes et les pertes dans la période périnatale ».

Pour aller plus loin : GARNER, Y. Accompagnement psychologique dans la démarche palliative en réanimation néonatale. *Cahiers de la puéricultrice.* Vol. 56. N°326. 2019/04. pp. 35-38.

SOINS RELATIONNELS

Pour Pascale Gérardin[139], « tout soin est relationnel, alors que la réciproque ne se vérifie pas. Tout soin sous-tend un mode relationnel, puisqu'il s'inscrit dans une relation entre un soignant, pourvoyeur du soin, et un soigné, qui le reçoit. Il ne s'agit pas d'une valeur ajoutée. Tous les soins, qu'ils soient médicaux, chirurgicaux ou psychiques, ont comme dénominateur commun un support relationnel. Il serait alors plus judicieux de parler de "relation de soin", laquelle est initiée dans une rencontre qui n'est ni fortuite ni optionnelle, mais provoquée par un trouble qui appelle un soin » (Sirven R, 1999). La relation de soin s'engage donc à partir d'une demande plutôt explicite soit de réparation somatique ou organique, soit de soulagement d'aide pour ce qui est du psychique. Et c'est peut-être la question de la demande qui permet de distinguer la relation de soin du soin relationnel. Si la première suppose une demande explicite de la part du patient, le soin relationnel paraît plus à l'initiative du soignant. En fait, le terme de soin relationnel est issu des soins infirmiers qui le définissent ainsi : « Interventions verbales ou non verbales visant à établir une communication en vue d'apporter aide et soutien psychologique à une personne ou à un groupe » (Guide de service de soins infirmiers, 1986). Pour Françoise Bourgeois[140], les soins relationnels « représentent un support thérapeutique, car le soin se réalise "dans et par la relation". La maladie psychiatrique est en partie une pathologie de la relation. Elle altère les fonctions psychiques de la personne et déforme son rapport à la réalité. Elle induit un mode de relation à l'autre souvent inadapté ou défaillant. Elle engendre une perte d'autonomie importante, l'adoption de comportements socialement inadaptés, voire dangereux ». Selon Pascale Gérardin[141], « le soin relationnel est à défendre dans une prise en charge globale comme le stipule le décret n°2004-802 du 29 juillet 2004. C'est une manière de réintroduire de l'humain et il se situe en contrepoids de l'essor du (soin) technique. Cela étant, la crainte est que le patient devienne objet de soin, dans le sens où c'est le soignant qui déterminera ce qui est bon pour ce dernier et qui dispensera le soin relationnel avec l'écueil de conduites de maîtrise sur l'autre. Le soin relationnel devrait être à l'initiative du soigné s'il le demande de manière explicite ou implicite ». En d'autres termes, tout comme la technique qui risque de mettre de côté la personne âgée en la réduisant à un objet d'analyse et d'observation sur lequel on travaille, le soin relationnel risque aussi d'induire cette même mise à distance. Dans la mesure où celui-ci est à l'initiative du soignant, les conduites excessives tendant à un "tout relationnel", voire à un "trop" relationnel, sont à dénoncer. Le soin relationnel, inhérent à une prise en charge soignante globale, n'a de valeur que s'il est considéré au travers de ces trois dimensions qui spécifient le soin gériatrique :

- étayer, soutenir le sentiment d'existence de la personne ;
- donner un sens au quotidien ;
- prendre en compte la singularité de chacun.

Cette considération est à situer dans un jeu de réciprocité. En modifiant notre regard sur la personne, nous lui ouvrons un espace d'existence et ce faisant, nous lui donnons la place d'un interlocuteur à part entière. C'est une dignité qui s'affirme là parce qu'elle est permise et possible...

En pédiatrie, pour Fabienne Pillet[142], le bébé aurait, dès sa naissance, une perception de son propre corps: il n'est pas dans un état de confusion et de non-différenciation. Ce "soi" corporel lui permet de faire l'expérience de son pouvoir sur le monde environnant, de faire émerger le lien parent-enfant par le regard qu'on lui apporte et cela participe à la construction de la conscience du soi. Cette recherche ramène au premier plan la question de la relation à autrui, de la reconnaissance en tant que sujet et du partage relationnel dans le soin. Ici[143], le maternage se différencie du soin. Le premier nourrit l'enfant de regards, de caresses et de paroles empathiques. Le second est une action de protection de l'enfant, qui peut être préventive ou curative. Le soin peut être réalisé avec maternage mais de manière réfléchie pour réaliser un objectif pratique comme nourrir, endormir ou soulager. La différenciation de ces deux notions permet aux soignants de se placer avec justesse pour accompagner, partager ou transmettre leur expérience, au cœur de la liaison triangulaire enfant-parents-soignant.

Cit. *« La relation de soin, singulière dans son instantanéité, peut être définie comme un pacte de soins. Ce pacte est basé sur la présence, la confiance et la conscience comme une alliance scellée entre deux sujets et orientée vers un ennemi commun : la maladie[144] ».*

Pour aller plus loin : GARNER, Y. Accompagnement psychologique dans la démarche palliative en réanimation néonatale. *Cahiers de la puéricultrice*. Vol. 56. N°326. 2019/04. pp. 35-38.

➥ SOINS TECHNIQUES

Voir aussi : ACTIVITÉS INFIRMIÈRES INTERVENTION INFIRMIÈRE, SANTÉ MENTALE

Les soins techniques (ou actes) font partie de la nature relationnelle des soins infirmiers. En 1933, Effie J. Taylor[145] évoquait les techniques comme l'adaptation de la thérapeutique prescrite et du traitement préventif aux besoins physiques et psychiques spécifiques de la personne... Le sens profond des soins infirmiers ne peut être connu qu'à travers les idéaux, l'amour, la sympathie, le savoir et la culture exprimés par la pratique de méthodes et de relations propres à l'art de soigner ». La gestion et la continuité des soins, la surveillance des personnes soignées font appel aux compétences organisationnelles mais aussi aux aspects purement techniques, légiférés pays par pays[146], faisant partie intégrante des systèmes de santé pour rendre les soins infirmiers visibles et leur enregistrement dans le dossier de soins informatisé. Ainsi, des nomenclatures (prestations) d'actes infirmiers

classifient l'art de soigner. Par exemple, un arrêté royal Belge[147] fixe une liste (texte modifié 2002). Il mentionne, entre autres, la « préparation et administration d'une dose d'entretien médicamenteuse par le biais d'un cathéter *épidural, intrathécal, intraventriculaire,* dans le plexus, placé par le médecin, dans le but de réaliser une analgésie de longue durée chez le patient ». Les infirmières développent actuellement leurs classifications de diagnostics infirmiers, d'interventions et de résultats. Ce sont des propositions révisées et enrichies régulièrement[148], acceptées pour des essais cliniques
Le Conseil International des Infirmières a édité un bulletin en 2010 : la dernière version d'une classification internationale liée à la pratique des soins infirmiers ou « International Classification of Nursing Practice[149] ». Il existe d'autres classifications, ayant pour vocation de standardiser les soins techniques, comme la classification internationale de l'OMS[150] qui reprend l'homme et son environnement (Fonctions organiques et structures anatomiques), activités, participation et facteurs environnementaux). Elle est très vaste. Elle reprend entre autres : la maladie, le handicap, mais aussi le bien-être.

Pour aller plus loin : HALLOUET, P., EGGERS, J. et al. *Fiches de soins infirmiers*. Issy-les-Moulineaux : Elsevier Masson. 2020.

➥ SOINS TRADITIONNELS

Voir aussi : NATUROPATHIE, MINORITÉ CULTURELLE, VITALISME

Les soins traditionnels sont pratiqués, d'une part, dans des pays en voie de développement, là où la population n'a pas d'accès direct aux soins primaires. D'autre part, ils sont pratiqués dans le monde pour préserver, transmettre, sauvegarder l'utilisation des principes actifs de certaines plantes. L'approche non médicamenteuse caractérise le soin traditionnel pour favoriser une approche holistique, hygiéniste de l'individu, qui doit rester en bonne santé. Médecines parallèles ou alternatives, la médecine traditionnelle tend surtout à être complémentaire, avec la médecine allopathique. L'intégration de ces pratiques ancestrales est reconnue par l'OMS[151], bien que la loi diffère selon les pays. En France, par exemple, la naturopathie est tolérée mais non officialisée. La biothérapie justifie l'utilisation de végétaux avec « des principes actifs comme des plantes (parties aériennes ou souterraines), d'autres matières végétales ou des associations de plantes, à l'état brut ou sous forme de préparations (teinture mère, gélule, baume...). Pour l'OMS[152], « par utilisation traditionnelle, on entend une utilisation de fort longue date de ces médicaments à base de plantes dont l'innocuité et l'efficacité ont été bien établies et qui sont même agréés par certaines autorités nationales ».

Pour aller plus loin : ALIX, A. La naturopathie séduit les clients. et vous. *Porphyre (Le Moniteur des pharmacies).*N°568. 2020/11. pp.22-29.

SOINS TRANSCULTURELS - TRANSCULTURALITÉ

Voir aussi : ACCULTURATION, INTERCULTURALITÉ, MINORITÉ CULTURELLE

Madeleine Leininger[153] définit les soins infirmiers transculturels comme étant « une étude comparative des cultures pour comprendre les similitudes (universalité culturelle) et les différences (culturellement spécifiques) parmi les groupes d'humains. Le but des soins infirmiers transculturels est de prodiguer des soins culturellement adaptés, ou des soins adaptés aux modes de vie et aux convictions de la personne. Les modes de vies et les convictions sont générés par les individus eux-mêmes plutôt que par des critères prédéterminés ». Madeleine Leininger (École du *caring*) a formulé trois principes de soins infirmiers visant la cohérence culturelle, c'est-à-dire en accord avec la culture des personnes, et favorisant le maintien de la santé et son recouvrement :

- **La conversation** ou le maintien des soins culturels, c'est-à-dire d'activités d'assistance et de facilitations basées sur la culture de la personne et qui maintiennent sa santé et son style de vie à un niveau adéquat.
- **L'adaptation** ou la négociation de soins culturels, c'est-à-dire d'activités d'assistance et de facilitation adaptées, négociées ou ajustées à la santé et au style de vie de la personne.
- **Le remodelage** ou la reconstruction de soins culturels, c'est-à-dire d'activités qui présentent à la personne une nouvelle signification des habitudes de vie de manière à ce qu'elle apporte les changements nécessaires.

Pour aller plus loin : WORMS, F. *Soin et politique*. Paris : PUF 2012.

SOLIDARITÉ

n.f. Trad. Angl. Solidarity. Domaine Sciences humaines.

Voir aussi : AIDANT-E, BÉNÉFICIAIRE, EXCLUSION, SOLLICITUDE, SYSTÈME DE SOINS

Jean-François Dortier[154] souligne qu'Émile Durkheim oppose deux types de sociétés selon les sources du lien social, « les sociétés traditionnelles sont soudées par une solidarité sociale de type *mécanique* ». Il n'y a pas de division du travail, donc, les individus sont identiques et interchangeables. Ils éprouvent les mêmes sentiments.
C'est la croyance collective (religieuse, morale ou sentiment

d'appartenir à une même communauté) qui assure la cohésion sociale. Dans les sociétés qui s'industrialisent, la division du travail conduit à une diversification fonctionnelle. Les fondements de la morale mécanique se dissolvent : la tradition, la religion et les croyances collectives communes se désagrègent. La division du travail, assurant une interdépendance entre professions, est un premier élément garantissant la solidarité sociale, elle est alors dite *organique*, car elle repose sur l'interdépendance des fonctions comme dans un organisme vivant. Chaque élément, chaque organe, assure une fonction spécialisée. Pour E. Durkheim, cette solidarité organique, fondée sur la division du travail, est insuffisante pour assurer la cohésion sociale. Il faut rétablir une nouvelle base morale à la société. La morale des groupes professionnels (corporations) dit y pourvoir, car ils assurent le lien entre l'individu et la société dans son ensemble. La morale laïque, l'éducation civique sont aussi, pour E. Durkheim, des éléments fondamentaux de cette nouvelle morale sociale ».

Pour aller plus loin : Handicap international [en ligne]. Paris. 2015. Disponible : www.handicap-international.fr

SOLLICITUDE

n.f. Trad. Angl. Helpful, Care, Solicitude. Domaine Sciences humaines.

Voir aussi : ACCUEIL, BIENVEILLANCE, COMPASSION, EMPATHIE, SOIGNANT

Soins attentifs et affectueux, constants, prodigués envers une personne ou une collectivité... Au pluriel, manifestations concrètes de ces soins attentifs (TLFi[155]).

Cit. *« Bientôt ce fut lui qui la lava, la peigna, l'aida à changer de linge, la porta de sa chaise à son lit. Il était d'une patience, d'une sollicitude qui la touchait. On eût dit que se donner, se dépenser pour autrui était sa vie à lui[156] ».*

S

SOLITUDE

n.f. Trad. Angl. Love. Happiness. Domaine Sciences humaines.

Voir aussi : ALTÉRATION A LA COMMUNICATION, SILENCE

Emprunté au latin classique *solitudo* signifiant un « état d'abandon, vie isolée » et dérivé de *solus*, signifiant « seul ». La solitude est rarement souhaitée mais elle est parfois inévitable. Elle reflète la situation d'individu se trouvant sans compagnie momentanément ou durablement, être éloigné de ses semblables. ... Ennemie de notre raison, elle est subie, volontaire, éphémère, pesante, niée. Elle est représentée par un lieu ou par une attitude. Elle peut être le résultat d'une condition économique, provenir de séparations (familiales,

amicales.) et produire des souffrances à divers degrés. La solitude peut être le fait d'exclusion sociale, intellectuelle, morale, spirituelle. Le défaut de communication maintient l'homme dans un sentiment de solitude caractérisé par le silence. D'après une enquête de la Fondation de France[157], un français sur huit est seul : en 2014, la solitude touche désormais 5 millions de personnes, un phénomène qui s'est surtout aggravé chez les plus âgés, même s'il n'épargne plus les jeunes. Selon une autre enquête[158], « tous leurs réseaux de sociabilité se sont affaiblis et le phénomène s'est notamment amplifié dans les grandes villes. Ainsi, 33% des personnes âgées résidant dans une ville de plus de 100 000 habitants sont en situation d'isolement, contre 21% pour celles résidant au sein d'une commune rurale ».
Dans un rapport édité par l'Observatoire national de fin de vie[159], la solitude est « considérée comme étant en situation d'isolement relationnel les personnes qui n'ont pas ou peu pas de relations sociales au sein des cinq réseaux sociaux suivants : réseau familial, professionnel, amical, affinitaire et territorial. Le calcul de la part de la population en situation d'isolement relationnel ne prend pas en compte, les relations au sein du ménage (relations entre conjoints et relations avec les enfants vivant au domicile) ». Pour Lucie Juliot[160] « la solitude est souvent relevée par les patients comme l'angoisse massive à laquelle ils sont confrontés au sortir de l'hôpital. Philippe La Sagna distingue solitude et isolement[161] : « ce à quoi il faut arriver, c'est une solitude moins précaire». En effet, la solitude est l'expérience inéluctable à laquelle chacun doit faire face, il s'agit non pas de vouloir l'éradiquer, mais de "savoir y faire" avec. Retenons cet aphorisme lacanien : « de notre position de sujet, nous sommes toujours responsables». Entrer dans une institution n'est pas anodin, du fait des rencontres qui s'y jouent, des actes que l'on pose, des choix que l'on opère dans notre pratique.

> ***Cit.*** *«J'ai voulu me rappeler mon second cancer, la peur que j'avais de la mort, la solitude terrifiante - et ça n'a pas marché. Je pouvais y penser, bien sûr, mais pas le ressentir. Je me suis dit : tant mieux. C'est elle qui allait mourir, pas moi. Sa mort me bouleversait...[162]* »

> **Pour aller plus loin :** MOLLIERE, V. *L'âge fragile*. Paris : Ateliers henry dougier. 2018.

SOMMEIL

n.m. Trad. Angl. Sleep, Sleeping, Deep sleep. Domaine Sciences humaines et médicales.

Voir aussi : ENVIRONNEMENT, FATIGUE, HYGIÈNE DE VIE

Du bas latin *somniculus* signifiant *sommeil léger.* Personne en situation de repos complet endormie pour quelques minutes jusqu'à quelques heures, par jour ou par nuit. D'après le *Dictionnaire infirmier de psychiatrie*[163], le sommeil est un « état physiologique, cyclique et réversible qui diffère de l'état de veille par la suspension partielle des rapports sensoriels avec l'environnement. Les états de veille et de sommeil alternent successivement. Le sommeil aurait des fonctions réparatrices et participerait au bien-être. Il est composé de deux phases : le sommeil lent et le sommeil paradoxal ». D'après Eric Mullens[164], le terme « troubles du sommeil " recouvre différentes pathologies et manifestations. *La classification internationale des troubles du sommeil*[165] qui fait référence en la matière distingue :

- l'insomnie : aiguë, mauvaise hygiène du sommeil, comportementale de l'enfant, due à une drogue ou autre substance... ; l'insomnie est définie comme " correspondant à un mauvais sommeil nocturne caractérisé essentiellement par des difficultés d'endormissement, de maintien du sommeil ou une sensation de sommeil non réparateur ; ce sommeil de mauvaise qualité peut induire des perturbations diurnes telles que la baisse de vigilance, la diminution des performances, la fatigue ou l'irritabilité[166] " ;
- les troubles du sommeil en relation avec la respiration : syndrome d'apnée du sommeil, qu'elle soit obstructive ou autre ; les hypersomnies : de tous types ; les troubles du rythme circadien du sommeil : syndrome de retard ou d'avance de phase, rythme veille/sommeil irrégulier, franchissement de fuseaux horaires (jet lag), travail posté, trouble en relation avec un trouble médical, dû à des drogues ou autres substances ; la parasomnie : elle recouvre les éveils confusionnels, le somnambulisme, les terreurs nocturnes, les cauchemars... ; autres catégories secondaires : les mouvements en relation avec le sommeil, les symptômes isolés (ronflement, somniloquie) et les autres troubles du sommeil ».

Pour aller plus loin : MESSAADI, N. et BAYEN, S. Associations entre les temps d'écran et les habitudes de sommeil chez des jeunes collégiens. *Revue d'épidémiologie et de santé publique*. Vol. 68. N°3. 2020/06. pp. 179-184.

S

SOUFFRANCE

n.f. Trad. Angl. Pain. Domaine Sciences humaines-infirmières-médicales.

Voir aussi : ALLIANCE THÉRAPEUTIQUE, DOULEUR, SOULAGEMENT

Fait de souffrir, douleur prolongée physique et/ou psychique ressentie par une personne, un groupe. La souffrance est à distinguer de la douleur qui est l'expression d'une atteinte à l'intégralité du corps.

Paul Ricœur[167] explique ainsi que « douleur et souffrance sont dissociées, selon les signes dans lesquels chacune s'annonce : la douleur, affects dans le corps, la souffrance, affects ouverts sur le langage, le rapport à soi, à autrui, au sens, au questionnement… ». Le soulagement de cet état exprimé verbalement ou non relève des compétences des soignants (écoute active), des progrès de la médecine (pharmacologie) pour tenter d'apporter des éléments de réponses aux appels à l'aide. Toutefois, et selon les auteurs R. Aubry et M-C Daydé[168], la souffrance relève d'une approche globale, ayant un ancrage physique, organique, psychique, moral. Ce qui signifie que nous ne pouvons réduire par exemple la souffrance physique à la médecine, la souffrance psychique à la psychologie (ou la psychiatrie), la souffrance est multidimensionnelle (spirituelle, sociale, existentielle…). La souffrance est ici une « alchimie complexe entre une souffrance physique, des douleurs que les analgésiques ne suffisent pas à calmer, une souffrance plus psychique, liée à la perte de vie, à la séparation des proches, et une souffrance plus spirituelle où se pose la question du sens de la vie… ».

Pour aller plus loin : PITAUD, P. *Gérontologie : aux portes de la souffrance.* Toulouse : Erès. 2018.

➥ SOUFFRANCE AU TRAVAIL

Voir aussi : DOULEUR, SOUFFRANCE, STRESS SYNDROME D'ÉPUISEMENT PROFESSIONNEL

Quatre types de tensions dans l'univers du travail sont identifiés (ANACT[169]) : celles liées au travail directement (rendement horaire…), celles qui sont liées aux relations, celles liées aux changements trop fréquents, celles liées à l'employé (reconnaissance, sens de son travail, cohésion entre valeurs personnelles et valeurs défendues dans le poste…). « Les difficultés relationnelles, pour le soignant sont multiples, elles peuvent provenir des relations dans une équipe (pour l'infirmière du milieu hospitalier), de la relation soignant-soigné ». Dans un contexte pluri factoriel, les agents « stresseurs » et sa propre qualité de vie, auront des incidences préjudiciables, à plus ou moins long terme. La gestion de la souffrance d'autrui, l'organisation d'un service, l'intérêt plus ou moins profond d'un service plutôt qu'un autre, sont autant de problèmes accumulés aux soucis personnels, relationnels. Marc Loriol résume ainsi la situation des infirmières, face aux contingences de leur métier : « l'infirmière est en fait prise dans une sorte de dilemme : soit elle opte plutôt pour le dévouement au malade, acceptant ses sautes d'humeur, *les prenant sur elle* ; sa gentillesse peut être reconnue mais pas forcément car le malade n'a pas la même vision de la situation que l'infirmière.

De plus, sa compétence spécifiquement professionnelle est ignorée, ce qui risque de rendre plus problématique l'estime de soi et la reconnaissance dans le travail. Soit, pour éviter cette souffrance, l'infirmière refuse « d'excuser » le malade de sa non- compliance et se replie sur les aspects techniques et administratifs de son travail, sur le groupe des pairs. Mais alors, elle perd ce qui est censé fonder, dans les représentations professionnelles, le sens de l'activité infirmière, la source de la satisfaction au travail[170] ». Dans le cadre de la relation d'aide, Alexandre Manoukian[171] souligne « que les représentations que les soignants se font de la relation d'aide et des conditions jugées favorables ou défavorables à sa mise en place seront des éléments d'influence majeurs sur la satisfaction et l'accomplissement de soi dans le travail. L'incapacité à établir ce type de relation est potentiellement source de frustrations, source de remise en question de ses compétences, source de désengagement ». L'auteur poursuit « Quelle que soit la compétence dont on peut faire preuve, le champ de la santé et des maladies est si vaste qu'il advient parfois que la situation dépasse notre compréhension et notre savoir-faire ». L'infirmier confronté aux situations de polyhandicaps, de maladies neuro-dégénératrices, avec des personnes atteintes de démence. Il est confronté à la mort, à la séparation, au manque de temps, de personnel, au stress, aux conflits (patients difficiles, familles non « coopérantes », aux relations infirmiers-médecins liées aux notions de hiérarchie, surcharge de travail, blessures physiques, mauvaise définition du rôle propre infirmier, l'environnement...). Ce sont là autant de facteurs qui, à plus ou moins long terme, conduisent parfois aux états dépressifs, aux changements mal supportés et créent des tensions suscitant des confusions avec le domaine personnel (familial), en faisant appel aux ressources psychologiques, physiques, émotionnelles du soignant en situation de besoin d'aide extérieure pour progresser, pour cheminer vers une meilleure satisfaction professionnelle et aller vers un sentiment personnel d'efficacité.

Pour aller plus loin : FAUSSURIER, E. *Souffrances en crèche : sur le chemin du plaisir.* Savigny-sur-Orge : Éditions Philippe Duval. 2020.

S

SOULAGEMENT

n.m. Trad. Angl. Alleviation. Domaine Sciences humaines-infirmières.

Voir aussi : COMPASSION, DOULEUR, RELATION D'AIDE, SOUFFRANCE, SOLLICITUDE

Diminution, disparition d'un mal physique ; c'est une sensation, une impression ainsi ressentie, comme un « allégement d'une peine, d'une douleur morale, psychologique chez une personne *(Larousse*[172]*).* Le soulagement de la douleur, de la souffrance est l'une des compétences de l'infirmier, dans la mesure des moyens qui lui sont octroyés (ressources humaines et matérielles, médicales). Pour répondre au mieux à la qualité de vie des personnes soignées, et si possible, tenter d'apporter des solutions à la souffrance, dans son approche globale. Les soignants mesurent, distinguent la souffrance de la douleur du patient. Cette abstraction permettra de mettre en œuvre d'une part des protocoles de soins adaptés et d'autre part d'écouter, de reformuler des besoins immédiats. Le positionnement professionnel relève d'une attitude compréhensive et contribue à donner du sens à la souffrance. Le philosophe polonais Leszek Kolakowski précise ainsi sa pensée « il est toujours ambigu de lui assigner un sens mais il est impossible de dire à des hommes qui souffrent que leurs souffrances ne servent à rien ». R. Aubry et M.C. Daydé[173] définissent ainsi la gestion de la souffrance de la personne soignée « Quelles que soient les origines de la souffrance, quels qu'en soient les témoins professionnels ou non, chacun peut aider l'autre souffrant. Cela consiste d'abord à reconnaître la souffrance de l'autre et l'autre dans sa souffrance. Il s'agit ensuite d'écouter la plainte, ensuite d'entendre la souffrance qu'elle relate, puis de reconnaître et parfois comprendre la personne qui souffre. Cette étape silencieuse où il s'agit d'être présent, à l'écoute, est nécessaire, fondamentale... ».

Pour aller plus loin : BOLLONDI, C., BOEGLI, M. et al. Le Toucher-massage® : expérience de patients hospitalisés souffrant de douleur chronique. *Douleur et analgésie*. Vol. 32. N°1. 2019/03. pp. 61-65.

SOURIRE

n.m. verbe. Trad. Angl. Smile, smiling. Domaine Sciences humaines.

Voir aussi : BONHEUR, COMMUNICATION NON VERBALE, ESTIME DE SOI, HUMOUR, MÉDIATION

Emprunté au verbe latin *sub-ridere*[174], il est défini par le *Dictionnaire du Moyen-français* par le fait de « rire, légèrement sans bruit, d'un simple mouvement de la bouche et des yeux ». C'est une expression de joie modérée portée vers une personne ou vers soi-même. Il est le reflet d'un sentiment de joie, produit soit par une satisfaction externe ou interne, soit par un certain malaise. Il est le reflet spontané d'une considération favorable, ou non, et est visible sur le visage. Le sourire peut être aimable, malicieux, poli, pincé, tendre... Pour le *Larousse*[175], sourire, c'est « témoigner à quelqu'un de la sympathie, de l'affection, de la gentillesse, en lui adressant un sourire ». Chez l'enfant, il correspond au moment du « développement, se situant aux environs du deuxième mois, où celui-ci manifeste sa satisfaction, sa joie en réagissant par un sourire (sourire social), période succédant à celle du pré-sourire (sourire mécanique), sourire du simple plaisir physique (Foulq. 1971[176]). Le psychanalyste Spitz[177] a observé vers 1940 le sourire du bébé, qu'il définissait comme le premier indicateur, « le premier acte intentionnel, dirigé ». Le bébé accroche le regard, observe et illumine son visage d'un large sourire. C'est la combinaison « front-yeux-nez » vue de face et en mouvement qui déclenche le processus du sourire. Dans le dossier coordonné par Bernadette Fabregas[178], sur la relation soignant-soigné, le sourire permet d'entrer en relation, de prendre en compte les paramètres de la communication non verbale et d'utiliser l'expression des émotions pour construire une relation thérapeutique. Il peut-être utilisé comme une médiation. Le sourire est ici authentique et conduit le soignant à éprouver sa sincérité rassurante vers le patient.

Cit. *« En ces jours de rentrée, n'oublions pas que pour nos aînés tous les jours se ressemblent et que la principale mission des soignants est certainement d'apporter un peu de soleil dans leur vie, ne serait-ce que par un sourire chaleureux[179] ».*

Pour aller plus loin : QUEGUINER, M. Et pourquoi ne pas en rire ? *Jusqu'à la mort accompagner la vie.* N°137. 2019/06. pp.75-79.

SPIRITUALITÉ

n.f. Trad. Angl. Spirituality. Domaine Sciences humaines.

Voir aussi : ACCOMPAGNEMENT SPIRITUEL, DÉTRESSE SPIRITUELLE, LAÏCITÉ, RELIGION

Qualité de ce qui est esprit ou âme, concerne sa vie, ses manifestations ou qui est du domaine des valeurs morales (CNRTL[180]). Cette notion se rattache à l'immatérialité de l'esprit, indépendamment du corps, pour en souligner la qualité humaine. En soin infirmier, la notion de besoin religieux ou spirituel ne relève pas d'un besoin comparable à celui d'oxygène ou d'hydratation... Ces besoins-là, lorsqu'ils sont identifiés, donnent lieu à une réponse connue. Il n'en va pas de même pour la dimension religieuse ou spirituelle. Il s'agit plus d'une quête, d'une aspiration que d'un besoin. Le philosophe Bernard Matray[181], quant à lui, contestait cette tentative de dresser un inventaire des besoins spirituels. Pour lui, « la notion de besoin spirituel appelle plutôt à un recentrage sur la personne et ce qu'elle vit dans son intimité : le spirituel est le cœur du cœur de l'homme. Là, elle se relie à la notion de combat intérieur rejoignant ainsi la grande tradition du "combat spirituel". (...) Les besoins spirituels seraient alors à comprendre comme la manifestation du combat que mène intérieurement la personne malade pour lutter contre l'agression, les fissures, la déstabilisation, la désagrégation que provoque la maladie, la maladie grave plus particulièrement ». Comment les infirmières peuvent-elles prendre en compte la dimension spirituelle de leurs patients ? Pour Rosette Poletti[182], il est souhaitable que le patient puisse maintenir un bien-être spirituel, soutenu par la force intérieure et l'harmonie qu'il peut maintenir en lui. Il faut éviter qu'il connaisse une détresse spirituelle, perturbation du principe de vie qui l'atteint dans l'entier de son être. Joanne McCloskey et Gloria Bulechek (Nursing Interventions Classification, 1996) proposent des interventions de soins pour favoriser le bien-être spirituel :

- le soutien de l'estime de soi du patient ;
- l'enseignement de la méditation ;
- offrir des lectures bienfaisantes (bibliothérapie) ;
- la prise de conscience de ce que l'on vit ;
- l'imagerie mentale ;
- le soutien de l'espoir ;
- la réminiscence ;
- la clarification des valeurs.

Dans l'article *Soins infirmiers et besoins de spiritualité*[183], Les activités infirmières à envisager sont :

- offrir une ouverture à l'expression de sa solitude et de son impuissance ;
- encourager la participation à des services religieux lorsqu'il le désire ;
- l'inciter à utiliser les ressources spirituelles disponibles ;
- le mettre en contact avec un ecclésiastique s'il le désire ;
- l'aider à clarifier ses valeurs ;
- offrir de l'écoute ;
- exprimer de l'empathie ;
- favoriser la possibilité de méditer, de prier ou de pratiquer d'autres rituels ;
- l'assurer qu'on se rendra disponible pour le soutenir ;
- manifester de l'ouverture lorsqu'il aborde le sujet de la mort ou exprime sa colère.

Pour aller plus loin : CUNIAH, M., BAILLY, N. et al. Regards des professionnels de santé en soins palliatifs sur la spiritualité : une étude qualitative. *Revue internationale de soins palliatifs*. Vol. 34. N°1. 2019/03. pp. 5-10.

↳ ACCOMPAGNEMENT SPIRITUEL

Le terme spiritualité vient du mot latin *spiritus*, qui signifie *souffle* ou *vent*. L'accompagnement spirituel consiste à cheminer avec un individu vers les valeurs qui lui sont propres sans pour autant en faire siennes, les changer, les nier, les oublier. Le besoin spirituel des personnes soignées intègre une supra-dimension de leur vie biologique et sociale. Celle-ci concerne les professionnels de la santé. Cet accompagnement se réalise sans porter de jugement, sans intrusion violente, mais avec le respect des croyances porteuses d'espoir dans les moments les plus douloureux de son existence. Pour F. Nightingale[184], « la spiritualité est une force qui peut fournir l'énergie nécessaire pour favoriser un environnement hospitalier sain et il est essentiel de s'occuper aussi bien des besoins spirituels d'une personne que de ses besoins physiques ». Pour R. Poletti[185], « la notion de besoin religieux ou spirituel est souvent contestée. Il ne s'agit pas d'un besoin comparable à celui d'oxygène ou d'hydratation, par exemple. Ces besoins-là, lorsqu'ils sont identifiés, donnent lieu à une réponse connue. Il n'en va pas de même pour la dimension religieuse ou spirituelle. Il s'agit plus d'une quête, d'une aspiration que d'un besoin [...]. Joanne McCloskey et Gloria Bulechek décrivent ce qu'elles entendent par soutien spirituel dans le rôle infirmier : il s'agit d'aider le patient à trouver un équilibre et une communion avec un pouvoir supérieur. Les activités infirmières à envisager par exemple, comme : l'aider à clarifier ses valeurs ; offrir de l'écoute ; exprimer de l'empathie ; l'assurer qu'on se rendra disponible pour le soutenir ; manifester de l'ouverture lorsqu'il aborde le sujet de la mort ou exprime sa colère... ».

Pour aller plus loin : BURGI, D. A l'écoute des besoins spirituels des patients. *Soins Infirmiers : Krankenpflege*. N°12. 01/12/2013. pp. 56-57.

↳ DÉTRESSE SPIRITUELLE

Selon l'ANADI (American Nursing Diagnosis), le diagnostic de détresse spirituelle consiste en une « perturbation de principe de vie qui anime l'être entier d'une personne et qui intègre et transcende sa nature biologique et psychosociale ». D'après l'ouvrage *L'infirmier face à la détresse spirituelle du patient*[186], la détresse spirituelle va au-delà de la stricte acceptation religieuse et correspond à un besoin, une détresse que peut manifester un patient en butte avec son existence menacée ou questionnée, à entendre comme un appel à une rencontre avec le soignant. Au cœur de cette rencontre se manifeste deux spiritualités, celle du soignant et celle de la personne soignée. Pour les auteurs, le soignant entre modestement dans cet accompagnement et fait l'expérience d'un parcours de sens qui s'élabore d'abord en lui. Cette

S

démarche implique une ouverture authentique, une écoute active pour découvrir une co-création qui pose la spiritualité au cœur du soin et engage l'un vers l'autre une expérience transformatrice.

Pour aller plus loin : ROCH, E et NOTO, M. *L'infirmier face à la détresse spirituelle du patient : Outils d'accompagnement pour un accompagnement réussi.* Issy-les-Moulineaux : Masson. 2014.

STIMULATION

n.f. Trad. Angl. Stimulation, Activation. Domaine Sciences humaines-infirmières.

Voir aussi : ANIMATION, PERSONNE ÂGÉE, EXCLUSION, DOULEUR, SOULAGEMENT

Emprunté au latin *stimulatio* signifiant action d'aiguillonner, stimuler une personne revient à la faire agir ou réagir, à susciter ou renforcer un mouvement, favoriser ainsi l'activité physique ou mentale. La stimulation se compose de gestes précis, d'attitudes, de paroles qui accompagnent les individus, personnes âgées, enfants... ; sur les chemins d'une acquisition motrice, intellectuelle ou affective. Dans le cadre d'une hospitalisation longue durée, cela revient, pour le soignant, à prendre un temps relationnel particulier pour faciliter un soin, favoriser les interactions entre soignant-soigné mais aussi entre individus faisant partie de la même institution et/ou de son environnement proche. Relation de communication verbale, para-verbale ou par le toucher et/ou des animations, la conscience de soi et des autres est souvent la finalité visée. Selon l'article *Nouvelles technologies et stimulation cognitive*[187] et pour les patients atteints de la maladie d'Alzheimer[188], la stimulation cognitive joue plusieurs rôles :

- « **Fonctionnel :** l'objectif étant que la personne reste autonome dans les activités de la vie quotidienne le plus longtemps possible ;
- **Psychosocial :** elle permet à ce titre de renforcer l'estime de soi des patients et de les aider à communiquer et à maintenir leurs liens sociaux avec leur entourage ;
- **Cognitif :** elle contribue au maintien des ressources cognitives résiduelles et au ralentissement du désapprentissage, et elle renforce par ailleurs les automatismes.

La stimulation cognitive repose sur deux concepts clés :

- **L'amorçage perceptif et conceptuel :** procédure au cours de laquelle des exercices pédagogiques écologiques permettent de focaliser les facultés cognitives sur une activité (mettre et enlever des vêtements et accessoires, par exemple). Ces derniers sont proposés au patient par les thérapeutes ;

- **L'effet d'exposition :** qui correspond à l'actualisation d'attitudes positives par rapport à une tâche (une plus grande motivation) et à la facilitation de celle-ci dans la vie réelle. En effet, toute activité de la vie quotidienne est plus facilement réalisée lorsqu'elle a été préalablement exposée, notamment au cours d'une procédure d'amorçage ».

Pour aller plus loin : DEMEY, C. *Stimuler le cerveau de l'enfant. Le préserver des dangers du stress et l'aider à s'épanouir.* Paris : L'Harmattan 2014.

STRESS

n.m. Trad. Angl. Stress. Domaine Sciences humaines.

Voir aussi : ACCOMPAGNEMENT, COPING, SYNDROME DE FATIGUE PROFESSIONNELLE

Terme emprunté à la langue anglaise *distress* signifiant *affliction*, il est, d'après les auteurs de l'ouvrage *Le guide du secouriste face aux souffrances psychiques*[189], utilisé en 1950 par un physiologiste canadien, Hans Seyle, pour définir ce qu'il appelait déjà en 1936 comme « un syndrome général d'adaptation à une situation ». Pour Louis Crocq (CUMP), le stress est « une réaction biologique, physiologique et psychologique d'alarme, de mobilisation et de défense de l'individu (plutôt que de l'organisme) à une agression, une menace, une situation inopinée ».

Le dictionnaire le *Trésor de la Langue Française*[190] distingue trois sens différents :

- comme une agression de l'organisme par un agent physique, psychique, émotionnel entraînant un déséquilibre qui doit être compensé par un travail d'adaptation. *Réponse au stress* ;
- comme une réaction de l'organisme à l'agression subie. *Provoquer un stress ; syndrome, état de stress ; causes du stress ; résistance au stress ;*
- comme une tension nerveuse, contrainte de l'organisme face à un choc (événement soudain, traumatisme, sensation forte, bruit, surmenage).

D'après l'ouvrage *La souffrance au travail*[191], souligne que le stress serait le résultat d'une perception et donc d'une donnée subjective. Maladie du siècle, le stress conduit à la réflexion sur les capacités des individus à « encaisser » des facteurs cumulatifs.

Pour aller plus loin : BOUDOUKHA, A-H. *Burn-out et stress post-traumatique.* Paris : Dunod. 2020.

↳ AGENTS STRESSEURS

Jacques Chalifour[192] distingue deux caractéristiques des agents stresseurs :

- ceux qui proviennent de situations ou d'événements reconnus comme source de stress. Ils peuvent être d'ordre physique (microbes, coupures, brûlures...), d'ordre psychosocial (décès d'un proche, perte d'emploi, remarques blessantes...) ;
- ceux qui peuvent également provenir de sources internes (craindre de ne pas être à la hauteur quand il y a une tâche à réaliser, les reproches que l'on se fait, les pensées négatives que l'on entretient, sur soi ou sur les autres, qu'elles soient fondées ou non).

Pour aller plus loin : NATALI, F. Le stress peut-il contribuer à la survenue ou à la progression d'un cancer ? *ASP-Liaisons.* N°59. 2019/11. pp. 20-22.

SUBJECTIVISME

n.m. Trad. Angl. Subjectivism. Domaine Sciences humaines.

Voir aussi : CONSCIENCE, PHILOSOPHIE, POSITIVISME, RAISONNEMENT

Née de la phénoménologie (Edmund Husserl, 1913 : Philosophie qui consiste à comprendre l'essence des choses par l'esprit qui les perçoit), pour s'opposer au courant positiviste. À l'origine des sciences sociales, Emile Durkheim en fut le représentant qui rédigea la première méthode scientifique dans ce domaine. Comme le souligne G. Roberton[193], « Poursuivi dans les années 1930 par Karl Popper et Gaston Bachelard, le subjectivisme s'apparente au constructivisme : constructions successives et méthodiques du réel à partir d'une structure construite sur les concepts et théories ». La démarche subjective étudie les phénomènes humains et « vise la compréhension d'un phénomène par causalité circulaire en utilisant une démarche de problématisation dont le principe est l'élucidation par des méthodes qualitatives[194] ».

Pour aller plus loin : BARFETY SERVIGNAT, V., PONCET, L. et al. Douleur, culture, migration, violence, torture. Douleur et analgésie. Vol. 33. N°2. 2020/06. pp. 55-99.

SUICIDE

n.m. Syn. autolyse. Angl. Suicide.

Voir aussi : AUTO, FIN DE VIE, MORT

Du lat. *sui* « de soi », génitif du pron. pers. réfl. *se* « se, soi », formés à l'aide du suff *-cidium*. Mettre volontairement fin à ses jours. Cette décision peut être progressive, le résultat d'un lent processus autodestructeur. « Il a des pensées suicidaires ». Il est individuel, collectif, suggéré, sublimé (romantisme). Le suicide est attesté par le Dictionnaire de l'Académie française en 1762 et dans la langue française entre le XIIe et le XVIe s. (DAUZAT 1964 et DUB.). Pour le Dictionnaire médical de l'Académie de médecine, compte tenu de « l'imprécision des données épidémiologiques recueillies, il reste que 30 à 70% des suicides sont liés à un état dépressif, avec un taux de 60% le plus souvent cité. À côté des suicides pathologiques, se situent les actes dits volontaires ou rationnels, liés à des motifs divers: sentiment d'honneur, sacrifice, idéal religieux, âge avancé (vieux couples), refus d'une maladie grave, invalidante ou douloureuse ». Le suicide concerne toutes les tranches d'âges, il peut être tenté, réalisé par des jeunes, des personnes âgées, toutes catégories professionnelles confondues.

Pour aller plus loin : PETER, F., HASSAN, F. et al. Déterminants des suicides aboutis et trajectoire de soin en santé mentale : étude par autopsie psychologique en population générale française. *Annales médico-psychologiques*. Vol. 178. N°4. 2020/04. pp. 346-351.

ASSISTANCE PHARMACOLOGIQUE AU SUICIDE

L'assistance au suicide[195] consiste à donner les moyens à une personne de se suicider. Dans ce cas, la personne est consciente qu'elle se donne elle-même la mort, en absorbant un produit létal, préalablement délivré. La seule volonté à l'origine de l'acte létal est celle de la personne qui peut, dans sa sphère privée, mettre fin à sa vie. La personne détentrice du produit létal reste libre de décider de ne pas l'absorber. L'assistance au suicide mobilise certes l'intervention d'autrui, mais elle fait peser sur la personne qui demande l'assistance la responsabilité de l'acte final. Il faut noter que la notion d'assistance au suicide vient en tension avec une autre notion qui est le devoir d'assistance à une personne suicidaire. L'assistance pharmacologique au suicide n'est pas dépénalisée en France

Pour aller plus loin : GRIDEL, G., CANCELLI, F. et al. Assistance au suicide : un choix personnel ou de société ? *Médecine palliative*. Vol.14. N°1. Mars 2015. pp. 55-63.

SUICIDE ASSISTÉ

La notion de suicide assisté[196] signifie à priori à la fois la volonté de la personne de se donner la mort et l'impossibilité concrète de le réaliser elle-même. On peut ainsi imaginer que certaines personnes parfaitement conscientes et autonomes au plan psychique mais tétraplégiques, ou encore atteintes de syndrome d'enfermement (locked-in syndrom) ne peuvent absolument pas arrêter de vivre, quand bien même elles le décident en toute autonomie. Dans ce contexte, la personne demande à un tiers, médecin (on parle alors de suicide médicalement assisté) ou non, de faire ce qu'elle ne peut accomplir par elle-même. Le suicide assisté n'est pas dépénalisé en France.

Pour aller plus loin : LEU, S., NIELSEN, J. et al. L'infirmier face au suicide assisté : valoriser le bien-être. *Revue internationale de soins palliatifs.* Vol. 34. N°2. 2019/06. pp. 37-44.

SUPERVISION

n.f. Trad. Angl. Supervision. Domaine Sciences humaines-infirmières.

Voir aussi : ANALYSE, COMPÉTENCES, FORMATION, PRATIQUES, RELATION D'AIDE

Pour Jean-René Loubat[197] la supervision désigne « un appui technique éclairé, destiné à former et consulter des praticiens afin de les aider à améliorer leurs réponses professionnelles ». Les supervisions sont davantage sollicitées pour suivre des mises en œuvre de projets, pour examiner des pratiques et des procédures professionnelles ou produire de l'analyse de situation. Les attentes vis-à-vis d'une supervision peuvent porter sur plusieurs champs et concerner plusieurs niveaux d'approche, les attentes peuvent s'avérer davantage centrées sur l'acteur lui-même, sur une équipe, ou bien plutôt sur des situations professionnelles. Plusieurs niveaux méthodologiques sont ainsi distingués. Les attentes peuvent davantage faire appel à une démarche plutôt « objectivante », faisant appel à des jeux de rôle, à des mises en situation, à des exercices éventuellement filmés, bref, à des procédures établies, ou solliciter davantage une démarche subjective, faisant appel aux représentations des acteurs, au retentissement personnel et affectif. Si l'on croise ces champs et ces niveaux, nous obtenons plusieurs thématiques :

- **Le champ personnel** peut concerner tant les procédés interprétatifs qu'utilise la personne pour conférer du sens aux situations et interactions vécues, que les effets de ces dernières sur l'acteur, que les différences de « styles » ou de modes de fonctionnement.
- **Le champ de l'équipe** concerne l'identité, la cohérence, les modes de fonctionnement collectif au travers des interactions entre ses membres, mais aussi les enjeux et stratégies mis en place par les uns et les autres.

- **Le champ des situations professionnelles** concerne, quant à lui, les modes opératoires au regard des objectifs fixés : analyse des activités, des projets, des réunions, de l'accueil...

Pour aller plus loin : ALLIONE, C. *Vocabulaire raisonné de la supervision d'équipe*. Toulouse : Erès. 2018.

SURVEILLANCE

n.f. Trad. Angl. Surveillance. Domaine Sciences infirmières.

Voir aussi : OBSERVATION, RESPONSABILITÉ, SANTÉ PUBLIQUE, SIGNES VITAUX

La surveillance se définit comme un examen attentif du patient afin de déceler tout signe potentiellement révélateur d'une anomalie de son état de santé. L'observation peut porter sur l'état de conscience du patient, son comportement, son évolution et tous signes cliniques. L'intérêt de cette surveillance est de déceler toute anomalie et d'identifier les besoins du malade afin de mettre en œuvre les actions appropriées dans l'intérêt du patient, à savoir : contacter le médecin si l'infirmier estime que le traitement ne relève pas de sa compétence ou agir directement pour éviter toute conséquence dommageable pour la personne soignée (CSP[198]). La surveillance a ainsi pour finalité de suivre l'évolution de son état et prévenir tout risque d'aggravation. En cas d'aggravation, l'infirmier informe le médecin pour qu'il prenne les mesures appropriées. En effet, la surveillance des soins signifie de vérifier le suivi, l'évolution des gestes effectués, tel que le bon débit d'une perfusion. Par exemple, le cas le plus fréquent de dommage résultant d'un défaut de surveillance des soins est la nécrose survenant suite à l'écoulement hors de la veine d'un liquide caustique.

Pour aller plus loin : BADIANE DEVERS, K. Sanction disciplinaire d'une "infirmière pour des négligences dans la surveillance. *Droit déontologie et soin*. Vol. 18. N°4. 2018/12. pp. 506-510.

S

↳ SURVEILLANCE ÉPIDÉMIOLOGIQUE

La surveillance est l'essence même de la pratique épidémiologique. La surveillance a pour objectif de fournir des données utiles pour l'évaluation de l'état de santé des populations, sur la détection des changements dans les tendances ou la répartition des maladies (GDT[199]).Cette surveillance doit également rendre compte de « l'établissement de priorités en santé publique et, ultimement, pour la promotion de la santé ainsi que pour la prévention et la lutte contre les maladies. La surveillance se distingue du suivi, lequel est exercé de façon intermittente ou périodique »[200]. Le suivi épidémiologique est assuré par les acteurs internationaux (OMS...), nationaux pour prévenir, informer et prendre les mesures nécessaires afin de protéger les populations. Par exemple, l'Institut de veille sanitaire[201] (InVS) réalise la synthèse des données de veille inter-nationale sur la situation d'Ebola en Afrique de l'Ouest. Les données utilisées pour l'élaboration de ce point épidémiologique sont issues de l'OMS : ces données sont basées sur les informations officielles enregistrées par les Ministères de la Santé, notifiés à l'OMS. Ces chiffres sont susceptibles d'être modifiés du fait du reclassement possible des cas en attente de confirmation biologique. Au total, 7 491 cas (suspects, probables et confirmés) et 3 439 décès (létalité 45,9%) ont été rapportés dans 5 pays d'Afrique de l'Ouest (Guinée, Sierra-Léone, Libéria, Nigéria et Sénégal).

Pour aller plus loin : RAUDE, J. La surveillance et la perception des risques infectieux liés aux soins. *HygièneS*. Vol. 26. N°4. 2018/09. pp. 41-42.

SYNDROME D'ÉPUISEMENT PROFESSIONNEL → VOIR BURN-OUT

SYMPATHIE

n.f. Trad. Angl. Sympathy. Domaine Sciences humaines.

Voir aussi : BESOINS AFFECTIFS, COMPASSION, EMPATHIE, RELATION, SENTIMENT

Emprunté au latin *sympathia-ae* signifiant *accord, affinité naturelle*, la sympathie est un sentiment amical et spontané entre deux ou plusieurs personnes, favorisant la communication vers des centres d'intérêts communs. La sympathie se distingue de l'empathie, bien que son sens soit voisin, il exprime une participation aux émotions.

La sympathie peut être décelée dans un premier regard avec une personne soignée favorisant ainsi une relation professionnelle de confiance.

Cit. *« la révolution psychiatrique prend appui sur la poésie pour poser autrement les limites du rêve et de la réalité. Pour que se recréent les liens de chaque être avec sa collectivité par les voies de la sympathie, de l'amour, de la camaraderie, tous mots qui lui sont chers[202] ».*

Pour aller plus loin : HOCHMANN, J. *Une histoire de l'empathie connaissance d'autrui, souci du prochain.* Paris : Odile Jacob. 2012.

SYMPTÔME

n.m. Trad. Angl. Symptom. Domaine Sciences médicales-infirmières.

Voir aussi : DIAGNOSTIC, OBSERVATION, SIGNES, SOMATISATION, SYNDROMES

Selon le *Larousse médical illustré*[203], le diagnostic vient « du grec *sun*, signifiant *avec*, et *piptein*, signifiant *tomber*. Le symptôme ici toute modification de la santé visible pour le malade ou seulement pour le médecin (l'observateur, le soignant, et l'infirmier). Ces troubles peuvent être subjectifs, quand ils sont perçus par le malade ou objectifs quand ils sont constatés par le médecin (l'observateur, le soignant, et l'infirmier). Les symptômes peuvent être cutanés, neurologiques, précurseurs de maladies contagieuses... ».

> ***Cit.*** *« Dans un espace culturel et linguistique proche, pourquoi ne pas construire des ponts entre médecins, infirmier-ère-s et pluriprofessionnels de la santé exerçant en soins palliatifs ?... Organisée au Cesco, une rencontre a eu pour objectif de faire le point sur les situations respectives et les aspirations futures des participants autour du thème de l'évaluation des symptômes en fin de vie et de leur soulagement*[204] *».*

> **Pour aller plus loin :** PASCAL DE RAYKEER, R. Les symptômes psychiatriques dans la maladie de Parkinson. *Repères en gériatrie*. Vol. 22. N°188. 2020/10. pp. 170-174.

↳ SOMATISATION

Pour J.P. Bondois[205] « la somatisation est un trouble ou un ensemble de troubles représentés par des symptômes physiques multiples, variés et variables dans le temps. Ils peuvent toucher n'importe quel système ou partie du corps. Ils sont en dehors du contrôle de la volonté. Lipowski[206] définit le processus de somatisation comme « une tendance à ressentir et à exprimer des symptômes somatiques dont ne rend pas compte une pathologie organique, à les attribuer à une maladie physique et à rechercher dans ce contexte une aide médicale ». Ce processus de somatisation interviendrait en réponse à un « stress psychosocial ou une souffrance psychologique ». D'après Emmanuelle Jung Wiggins[207], « la somatisation correspond à une discordance entre le vécu somatique du patient et l'interprétation psychosociale du soignant, entre une vision subjective et objective de la santé et de la maladie. La somatisation résulte donc toujours d'une interaction entre le patient et un système de soins ».

> **Pour aller plus loin :** LORRIOT, S. Entendre la souffrance corporelle. *La revue de l'infirmière*. Vol. 69. N° 259. pp. 19-20. Mars 2020. Doi : 10.1016.

S

SYNDROME

n.m. Trad. Angl. Syndrome. Domaine Sciences médicales.

Voir aussi : ÉCOUTE ACTIVE, OBSERVATION, MALADIE, SIGNES

Défini dans l'ouvrage *Raisonnement et démarche clinique infirmière*[208] *: Projet de soins infirmiers,* comme « l'ensemble des signes et symptômes caractérisant un état pathologique ». Par exemple, comme le souligne Louise Bérubé[209], « le Syndrome parkinsonien est un syndrome non dégénératif post-encéphalitique, post-intoxication au monoxyde de carbone ou encore d'origine vasculaire, qui résulte de lésions intéressant les mêmes structures que la maladie de Parkinson. Il se caractérise par la triade akinésie-rigidité-tremblement ».

Pour aller plus loin : MARCELLI, D., BOSSIERE, M-C. et al. L'exposition précoce et excessive aux écrans (EPEE) : un nouveau syndrome. *Devenir.* Vol. 32. N°2. 2020/04. pp. 119-137.

↳ SYNDROME DE GLISSEMENT

Voir aussi : CONSENTEMENT, FIN DE VIE, REFUS DE SOIN

Certaines personnes âgées semblent vouloir se laisser mourir. Leur état général se dégrade rapidement. Des troubles psychiques et moteurs apparaissent alors. Cet ensemble de symptômes est appelé syndrome de glissement. Pour Isabelle Labaye[210], « ces symptômes sont d'ordre :

- **Général :** altération de l'état général avec anorexie, œdèmes, hypotension, hypothermie, adipsie (absence de soif), amaigrissement, déshydratation, clinophilie (refus de se lever) ;
- **Intestinal et/ou vésical :** atonie vésicale et intestinale, globe vésical (vessie distendue par accumulation d'urine) avec mictions par regorgement, météorisme abdominal (gonflement de l'intestin dû à la présence de gaz), constipation ;
- **Psychique :** syndrome confusionnel, désorientation, dépression sévère, mutisme, avec refus de soins, d'alimentation et de communication. Formulation du désir de mourir, négativisme (le patient dit non à tout ce qui lui est proposé) ;
- **Moteur :** régression psychomotrice, immobilisation.

Le traitement comporte plusieurs volets simultanés et doit être le plus précoce possible pour espérer une guérison. L'encadrement et le soutien psychologiques doivent être au premier plan de la prise en charge.
Le traitement médical doit être adapté à chaque patient, respecter son avis et ne pas être traumatique, sous peine d'échec, il repose donc sur :

- Une réhydratation par voie sous-cutanée ou intraveineuse ;
- Une réalimentation calorique progressive ;
- Un traitement anti-dépresseur avec si possible un accompagnement médico-psychologique ;
- Un traitement anti-coagulant par voie sous-cutanée en prévention des thromboses veineuses ;
- Un traitement des complications de l'immobilisation (escarres aux points d'appui, infection pulmonaire ou urinaire, fécalome ou syndrome occlusif) ;
- Un traitement anti-infectieux si besoin ;
- Des antalgiques si le patient ressent des douleurs ».

Sans intervention thérapeutique adaptée, le syndrome de glissement évolue très rapidement, de quelques jours à un mois, vers une issue fatale.

➥ SYNDROME D'ÉPUISEMENT PROFESSIONNEL

Le syndrome d'épuisement professionnel est souvent décrit aujourd'hui avec le néologisme « Burn out ». Pour Michel Delbrouck[211] (et al, 2014), ce récent concept ne se superpose pas à un diagnostic psychiatrique et peut mener à la dépression. Considérée au départ comme une maladie de la relation d'aide, il englobe et dépasse le stress et donne une perte de sens au travail.
Épuisement professionnel en lien direct avec les fonctions physiologiques vitales. Maladie psycho-sociale, elle semble être générée par une trop grande situation de stress, en milieu professionnel et de façon répétée. Pour Boris Cyrulnik[212], « dans les métiers d'aide il y a environ 50% de dépression et d'épuisement professionnel. Car les soignants tout comme les familles reçoivent la souffrance de l'autre (le patient) ».

> ***Cit.*** *« En tant que psychanalyste et praticien, je me suis rendu compte que les gens sont parfois victimes d'incendie, tout comme les immeubles. Sous la tension produite par la vie dans notre monde complexe leurs ressources internes en viennent à se consumer comme sous l'action des flammes, ne laissant qu'un vide immense à l'intérieur, même si l'enveloppe externe semble plus ou moins intacte[213] ».*

> **Pour aller plus loin :** BROSSARD, F. et CARON, R. Expressions et mise en acte du désir de mort chez le sujet très âgé : enjeux psychiques et éthiques. *Neurologie-Psychiatrie-Gériatrie (NPG).* Vol. 15. N°87. 2015/06. pp. 178-183.

S

SYNTHÈSE

n.f. Syn. Bilan. Trad. Angl. Patient medical overview. Domaine Sciences humaines.

Voir aussi : DOSSIER INFORMATISÉ DES PATIENTS, RECUEIL DE DONNÉES, TRANSMISSION

D'après le *Grand Dictionnaire Terminologique*[214], la synthèse est un « résumé des éléments essentiels énoncés par un groupe au cours d'une assemblée (colloque, congrès, conférence, atelier...) ou d'une séance de travail, d'une communication écrite) ». Pour le soin infirmier, la synthèse concerne la gestion des dossiers des patients permettant de sauvegarder les informations du malade, regroupant, intégrant ses données administratives et médicales, de notifier les traitements ou interventions diverses effectuées durant la durée de prise en charge, et en assurer le suivi).

SYSTÈME DE SOINS

loc. Trad. Angl. health care system. Domaine Sciences juridiques-sociales.

Voir aussi : BÉNÉFICIAIRE, INFRASTRUCTURE, RÉSEAU DE SOINS, SOINS AMBULATOIRES

Pour Alice Teil[215], le mot système vient du grec *sunistenai* et signifie *placer ensemble, grouper, unir.* Le mot système est utilisé pour désigner « un ensemble d'éléments, matériels ou non, qui dépendent réciproquement les uns des autres de manière à former un tout organisé ».

> ***Cit.*** *« Sur la base de données anciennes concernant la mortalité, la contribution des soins à la santé est habituellement considérée comme secondaire (Evans et al. 1996.). Le système de soins serait alors peu appliqué dans le maintien ou l'amplification des inégalités sociales. Aujourd'hui, si le poids des déterminants extérieurs du système de santé est bien documenté et parait effectivement prépondérant, il est difficile d'évaluer précisément ce qui revient aux soins, du fait de l'évolution des techniques et de leur efficacité croissante (Mackenbach, 2003). Quoi qu'il en soit, l'existence d'inégalités de prise en charge est reconnue de longue date dans d'autres pays, notamment aux États-Unis, au point même que l'existence de « pertes de chances » (traduction libre de Achievable benefits not achieved) a été proposée comme méthode de sélection des thèmes de formation médicale continue (Williamson et al., 1968)...*[216] ».

> **Pour aller plus loin :** AMELI. Histoire de l'Assurance maladie [en ligne] Consulté le 10/01/2021. Disponible : https://assurance-maladie.ameli.fr/qui-sommes-nous/histoire/histoire

Bibliographie S

1 PRUVOST, J. Citations de la langue française. Paris : Bordas. 2008.

2 PEPLAU, H. *Interpersonnal Relations in Nursing : A conceptual Fame Of Reference fot Psychodynamic Nursing.* USA : Macmillan Education Ltd. 1988). Trd. De l'anglais par Anne Pietrasik. *Relations interpersonnelles en soins infirmiers.* France : InterÉditions. 1995.

3 ILLICH, I. *Némésis médicale: l'expropriation de la santé.* Paris, Seuil, 1975. Cité par Michel Kesteman dans : "Réflexions du réseau Canal Santé" une publication "Les Réseaux Santé", un axe prioritaire de la politique de la Commission Communautaire française de Belgique en 2004. p. 99 de la brochure, note 8.

4 Direction des journaux officiels (circulaire DH/SPE/90/N°408 du 2 octobre 1990, relative à la publication du guide de service infirmier), par le Ministère des affaires sociales et de la solidarité. *Terminologie des soins infirmiers.* Glossaire provisoire n°3. Guide du service infirmier.

5 Bilan infirmier. [Pdf]. *EMC* (Elsevier Masson SAS), *Savoirs et soins infirmiers*, 60-285-M-10, 2009.

6 BONNICI, B. *La politique de santé en France.* Paris : PUF. 1993.

7 Déclaration Universelle des Droits de l'Homme. [Html]. Disponible à partir du site de l'ONU (Organisation internationale des Nations Unies) : http://www.un.org/fr/documents/udhr/

8 Conseil de l'Europe [en ligne]. 2012. Disponible : http://www.conventions.coe.int/

9 Organisation Mondiale de la Santé [en ligne]. 2003. MàJ 2015. Disponible : http://www.who.int/about/definition/fr/print.html

10 Référentiel de compétences en éducation pour la santé [en ligne]. Paris : Institut National de Prévention et d'Education pour la Santé (INPES). 2015. Disponible : http://inpes.santepubliquefrance.fr/CFESBases/catalogue/pdf/883.pdf

11 GORI, R. et DEL VOLGO, M-J. *La santé totalitaire, essai sur la médicalisation de l'existence.* France : Denoël. 2005. P 255. Cit. par LECORPS, Philippe. La parole du sujet comme espace de l'éducation pour la santé. Dossier Les ancrages théoriques de l'éducation pour la santé. *La santé de l'homme.* N°377, Mai-juin 2005. pp 21-22.

12 PEPLAU, H., *Interpersonnal Relations in Nursing : A conceptual Fame Of Reference for Psychodynamic Nursing. Opus. Cit.*

13 KEROUAC, S., PEPIN, J. et al. *La pensée infirmière.* 3e éd. 2010. Canada : Chenelière Éducation.

14 PEPLAU, H., *Interpersonnal Relations in Nursing : A conceptual Fame Of Reference for Psychodynamic Nursing. Opus Cit.*

15 MANCIAUX, M., DESCHAMPS J-P. et al. *Santé de la mère et de l'enfant, nouveaux concepts en pédiatrie sociale.* Paris : Flammarion. 1984.

16 DOUILLER, A. et coll. *25 techniques d'animation pour promouvoir la santé.* Brignais : le Coudrier. 2012.

17 Communication de la commission au conseil, au parlement européen au comité économique et social européen, et aux comités des régions. *Santé En ligne - Améliorer les soins de santé pour les citoyens européens : plan d'action pour un espace européen de la santé* [en ligne]. [Pdf].Bruxelles. 2004. MàJ 2015. Disponible : http://eur-lex.europa.eu/LexUriServ/LexUriServ.do?uri=COM:2004:0356:FIN:FR:PDF

18 Association canadienne pour la santé mentale (ACSM) [en ligne]. 2015. Disponible : http://www.acsm-ca.qc.ca/

S

19 WINSLOW, C-E. Amory (1923). *The evolution and significance of the modern public health campaign*, New Haven, 65 p. Page citée : 1.

20 Organisation Mondiale de la santé. Série de rapports techniques. N°55. Comité d'experts. [Pdf]. Genève, 1952. MàJ 2015. Disponible : http://www.who.int/phe/about_us/fr/

21 TESSIER, S., ANDREYS, J.B. et al. *Santé publique et santé communautaire*. Paris : Maloine. 2004.

22 Ministère des Affaires Sociales et de la Santé. Direction générale de la santé [en ligne]. MàJ 2015. Disponible : http://www.sante.gouv.fr/cdrom_lpsp/rub06_06.htm

23 OMS (l'Organisation Mondiale de la Santé). Gender and human rights : Sexual health [en ligne]. Genève : OMS. 2002. MàJ 2015. Disponible à l'adresse : http://www.who.int/reproductivehealth/topics/gender_rights/sexual_health/en/

24 FLICOURT, N. Gestion de l'intime et accompagnement professionnel. *Soins*. Vol. 52. N°713. Mars 2007. p. 54.

25 BALY, M. Trad. Par HERBULOT, Florence. *Florence Nightingale à travers ses écrits*. Paris : Interéditions. 1993. 147 p. Page citée 65. « Notes of Nursing, 1859 ».

26 Grand Dictionnaire Terminologique (GDT) [en ligne]. 2015. Disponible : http://www.granddictionnaire.com

27 KEROUAC, S., PEPIN, J. et al. *Opus. Cit.*

28 GDT. Disponible : http://www.granddictionnaire.com

29 KEROUAC, S., PEPIN, J. et al. *Opus. Cit.*

30 MALENG, J. *Savoir infirmier pour une mise en œuvre de l'agir infirmier en Afrique francophone. Cameroun*. [Pdf]. Édité par le SIDIIEF (Secrétariat International des infirmières et infirmiers de l'espace francophone). 2007-2012. MàJ 2015. Disponible : http://www.sidiief.org/Accueil/7_0_Publications/7_1_PublicationsSIDIIEF/~/media/7284F42CCCAE499B897B12B3AD139935.ashx

31 HOMERIN, M-P. *La discipline infirmière dans le champ spécifique : visibilité et lisibilité d'un savoir professionnel*. Paris : De Boeck Estem. 2012.

32 WALTER, B. *Le savoir infirmier*. Rueil-Malmaison : Lamarre. 1988. p 36 et 37 (Recherche infirmière). Cité par HOMERIN Marie-Pierre. *Opus. cit.*

33 Article rédigé par Anne Muller. *Les savoirs professionnels infirmiers*. Paris : Séli Arslan.

34 REGINENSI, L. Du statut de la logique chez jean Piaget. ÈRÈS. *Revue internationale des sciences sociales*. N°181, 3/2004. pp. 491-505.

35 ROBERTON, G. *Mémoire de fin d'études : Initiation à la démarche de recherche : Unités d'enseignement 3.4 et 5.6*. France : Elsevier-Masson. 2012.

36 VIGARELLO, G., ÉTÉVÉ, C. (sous la dir.) et al. *Dictionnaire encyclopédique de l'éducation et de la formation*. Paris : Retz. 3e éd. 2005.

37 BUISSON, F. *Dictionnaire de pédagogie*. Édition 1911 [en ligne]. Institut français de l'éducation. MàJ 2015. Disponible : http://www.inrp.fr/edition-electronique/lodel/dictionnaire-ferdinand-buisson/

38 DORTIER, J-F. *Le dictionnaire des sciences humaines*. France : Éditions Sciences Humaines. 2004. 875 p.

39 DORTIER, J-F. *Le dictionnaire des sciences humaines. Opus. Cit.*

40 BATESON. *Vers une écologie de l'esprit. T1*. France : Seuil. 1995.

41 WATZLAWICK, P., DON JACKSON, D. et al. *Une logique de communication*. France : Seuil. 1979.

42 TWITCHELL-HALL, E. *La dimension cachée*. France : Seuil. 1978.

43 Protocole de l'Ouest et du Nord canadiens de collaboration concernant l'éducation. *Fondements du Cadre commun des résultats d'apprentissage en sciences humaines*. [Pdf]. 2001. MàJ 2015. Disponible : http://www.wncp.ca/media/46890/es_m9.pdf

44 Association des amis de l'école internationale d'enseignement infirmier supérieur : Amiec recherche, Magnon, R. et al. Dictionnaire des soins infirmiers et de la profession infirmière. Paris : Masson. 2005.

45 LE GALL, J. et THIBAULT, P. *Qualité des soins : de la recherche à l'évaluation, des pratiques professionnelles*. Reuil-Malmaison : Lamarre. 2011.

46 CATANAS, M. *La pratique fondée sur les preuves ou Evidence Based Nursing, un instrument de recherche indispensable au soignant*. [Html]. 7 juin 2010. MàJ 2015. Disponible à partir du site de la profession cadre de santé, Cadredesanté.Com : http://www.cadredesante.com/spip/spip.php?article417

47 WANDELER, E. et BLANC J. *De la prise de position conjointe des fournisseurs de prestations sur le financement des soins*. Zurich, 2004. MàJ 2015. Disponible à partir du site de l'ASI : http://www.hplus.ch/fileadmin/user_upload/H__Politik/Positionen/franzoesisch/Financement_des_soins_mod%C3%A8le_des_fournisseurs.pdf

48 CHAVES, G. *Étude sur l'image que la profession infirmière à d'elle-même*. [Pdf]. Service de la Santé publique de l'État de Vaud. Lausanne. 2005. MàJ 2015. Disponible : http://www.chaves.ch/index.php/publications/cat_view/11-documents-publics/12-infirmieres--image-de-la-profession

49 PICARD, J.-F. *De la santé publique à la recherche médicale, de l'INH à l'Inserm*. [Html]. Institut national de la santé et de la recherche Médicale (INSERM). 2003. MàJ 2015. Disponible : http://www.vjf.cnrs.fr/histrecmed/publications-electroniques/inh-inserm-picard.html

50 GDT. Disponible : http://www.granddictionnaire.com

51 VENCHIARUTTI, L. et CHEVILLOTTE, J. Le secret professionnel. *La revue de l'infirmière*. Vol. 57. N°139. Avril 2008. pp. 31-33.

52 KAMKAR, C. Le secret professionnel. *Droit, déontologie et soin*. Vol. 4. N°2. Juin 2004. p. 197.

53 AGGLETON, P., WOOD, K. et al. *Stigmatisation, discrimination et violations des droits de l'homme associées au VIH*. 2005. Site éditeur : Association de lutte contre le SIDA. [Pdf]. MàJ. 2015. Disponible : http://www.unaids.org/en/media/unaids/contentassets/dataimport/publications/irc-pub06/jc999-humrightsviol_fr.pdf

54 FENECH, G. (Préface). Mission interministérielle de vigilance et de lutte contre les dérives sectaires (Miviludes). *Guide santé et dérives sectaires*. [Pdf]. La Documentation française. 200 p. MàJ. 2015. Disponible : http://www.miviludes.gouv.fr/sites/default/files/publications/francais/guide_sante_complet.pdf

55 CNRTL. Portail lexical [en ligne]. 2012. Disponible : http://www.cnrtl.fr

56 Sécurité du patient. *EMC - Savoirs et soins infirmiers*. 2009:1-28. [Article 60-780-B-10]. D'après l'article original publié dans Potter and Perry, *Fundamentals of nursing*, 7th ed. Mosby, on affiliation of Elsevier, 2009.

57 REY, A. (Sous la Dir). *Dictionnaire culturel en langue française*. Paris : Robert. 2005. Vol. IV.

58 SARTRE, Situations, III, p. 262. Cité par REY, A. *Dictionnaire culturel en langue française*.

59 RUFO, M. *Détache-moi ! Se séparer pour grandir*. Le Livre de Poche, 2007, cité par BARRIERE Catherine. L'allaitement maternel en structure d'accueil, entre attachement et séparation. *Cahiers de la puéricultrice*. Vol. 44. N°214. Février 2008. pp. 25-28.

S

60 MOISSE, P. Adaptation, séparation ou circulation. *Métiers de la petite enfance*. Vol. 19. N°204. Décembre 2013. pp. 6-8.

61 GUIMELCHAIN-BONNET, M. Assurer une continuité de prise en charge des aînés. *L'aide-soignante*. Vol. 23. N°111. Novembre 2009. pp. 16-17.

62 LACOMBE, M., PRADEL, J-L. et al. *Dictionnaire médical à l'usage des IDE*. France : Lamarre-Wolters Kluwer. 3e éd. 2009.

63 N. S.-L. « *Le silence.* ». Études 3/2011. Tome 414. pp. 377-386.

64 DOMINICÉ, P. « *Du silence de la souffrance à la parole des patients.* ». Le sujet dans la cité 1/2010. N°1. pp. 107-119.

65 L'Ecclésiaste (3, 1, 7).

66 AKOUN, A. *Individu et Société. Encyclopédie Universalis*. Vol. 12. Paris : Encyclopedia Universalis. 1990.

67 DUBAR, C. *La socialisation*. France : Armand Colin, 2002. Cité par DORTIER, Jean-François. (Sous la Dir.). Le dictionnaire des sciences humaines. Auxerre : Édition sciences humaines. 2004.

68 Cité par DORTIER, J-F. (Sous la Dir.). *Opus Cit.*

69 *IN* CNRTL [en ligne]. 2012. Disponible : http://www.cnrtl.fr

70 *Ibid.*

71 BARGÈS, A. Anthropologie et sociologie associées au domaine de la maladie et de la médecine. (collectif). Sciences humaines en médecine (Introduction aux), Ellipses, pp. 131-205, 2001. <halshs-00007257>

72 MUCCHIELLI, L. Durkheim et la révolution des sciences humaines. *La Recherche*. Vol. 25, n°268, 1994. pp. 896-902.

73 DURKHEIM, E. *Le suicide*. Paris : Quadrige/PUF, 1997 (Alcan, 1897), p. 159.

74 REY, (sous la dir.). *Dictionnaire historique de la langue française*. Paris : Robert. 2010.

75 Foulq.-St-Jean 1962. Cité par le CNRTL.

76 SARTRE, Oreste, F. Puccianids Hist. de la philos. T3. 1974. pp. 649. [Encyclop. de la Pléiade].

77 L'ÉCUYER, R. *Le développement du concept de soi. De l'enfance à la vieillesse*. Montréal : Presses de l'Université de Montréal. 1994.

78 BEE, H. et BOYD, D. Adaptation française par GOSSELIN, François. *Les âges de la vie : Psychologie du développement humain*. Canada : Pearson Éducation. 3e éd. 2008.

79 COURTINE-DENAMY, S. ALTÉRITÉ, philosophie. Encyclopædia Universalis [en ligne]. consulté le 20 avril 2016. Disponible : http://www.universalis.fr/encyclopedie/alterite-philosophie/ Voir aussi Lavigne Jean-François. Les concepts d'« être en soi » et de « vérité en soi » dans les prolégomènes à la logique pure. Un présupposé ontologique fondamental des recherches logiques de Husserl ? Philosophie 4/2004. n° 83. p. 59-77

80 PRUVOST, J. *Alphabet des mots du cancer : T2*. Suisse : Laboratoire Merck Serono. 2009.

81 D'après GODEFROY F. (1826-1897). *Lexique de l'Ancien français*. [Pdf]. Paris : Honoré Champion, 1990. MàJ. 2015. Disponible à partir de la bibliothèque numérique Gallica, de la Bibliothèque National de France (BNF) : http://gallica.bnf.fr/ark:/12148/bpt6k4197p

82 *Trésor de la langue française, Dictionnaire de la langue du XIXe et du XXe siècle (1789-1960)*, 16 vol., 1971-1994. Paris : Klincksieck. Vol. 1-10. Paris : Gallimard. Vol. 11-16. Directeurs : Imbs P. (Vol. 1-7), Quemada B. (Vol. 8-16) [en ligne]. 2015. Disponible : http://atilf.atilf.fr/

83 CHARNAY-SONNEK, F. *Le voile se lève*. Paris : Les points sur les i. 2011.

84 Profession Aide-soignant : Recueil des principaux textes relatifs au diplôme professionnel Berger-Levrault. 2014. Consultez l'Arrêté du 21 mai 2014 modifiant l'arrêté du 22 octobre 2005 relatif à la formation conduisant au diplôme d'État d'aide-soignant [en ligne]. Disponible sur le site de droit français, Légifrance : http://www.legifrance.gouv.fr

85 Cité par Philippe GAURIER, qui a élaboré cet article pour le Dictionnaire des concepts en sciences infirmières. ARENDT, H. La crise de la culture. Paris : Gallimard. 1989.

86 GAURIER, P. *De l'accompagnement du soigné au soignant*. Toulon : Édition du Losange. 2011.

87 FARGE, A. Penser et définir l'événement en histoire. *Terrain* [en ligne]. 38 2002, mis en ligne le 06 mars 2007, 18 novembre 2012. Disponible : http://terrain.revues.org/1929

88 SOLER, F. Management et intelligence émotionnelle. *Soins Cadres*. N°91, 2014/08, pp. 40-42.

89 JOUFFRAY, C. *L'approche centrée sur le développement du pouvoir agir : une approche qui vient faire bouger les postures dans l'accompagnement social* [en ligne]. Association Internationale pour la Formation, la Recherche et l'Intervention Sociale. pp. 1-7. MàJ 2016. Disponible : http://aifris.eu/03upload/uplolo/cv143_56.pdf

90 CHAMLA, R. A propos de la réforme du DEASS : de l'intervention sociale et de l'expertise sociale in La revue française de service social, Expertise et évaluation. ANAS. N°236. 2010. 70 p.

91 MAELA, P. L'accompagnement : une posture professionnelle spécifique. l'Harmattan. 2004. 153 p.

92 DUBASQUE, D. Définition du positionnement professionnel. [Html]. 2001. Portail du travail social : Oasis. MàJ 2015. Disponible : http://www.travail-social.com/

93 VOZ, G. et CORNET, J. Comment former de futurs enseignants réflexifs ? Quel est l'impact de laformation à la réflexivité ? Comment l'améliorer ? Réponses d'étudiants. *Éducation et Formation*. N°294. 2010.

94 ARGYRIS, C. *Savoir pour agir. Surmonter les obstacles à l'apprentissage organisationnel.* Paris : Dunod. 2003.

95 BOISSART, M. L'écriture, outil de réflexion. *Objectif Soins*. N°202. 2012. pp. 20–22.

96 BOURDIN, M-J. et al. La compétence culturelle dans la relation de soins avec des patients migrants. *Soins*. Vol. 55. N°747. Juillet-août 2010. pp. 24-25.

97 PRUVOST, J. *Alphabet des mots du cancer: T 2*. Suisse : Laboratoire Merck Serono. 2009.

98 GARNIER, M., DELAMARRE, V. et al. *Dictionnaire illustré des termes de médecine*. Paris : Maloine. 30e éd. 2009.

99 Nursing Process Theory : Processus infirmier sur 3 items : Le comportement du patient, la réaction et l'action de l'infirmière, 1950.

100 Citée par HENDERSON, Virginia. *La nature des soins infirmiers*. Présentation des textes par M.F. COLLIERE. Paris : Interéditions. 1994.

101 BAL-CRAQUIN, M-T. *Comment et pourquoi initier une démarche éducative ?* [Pdf]. Centre de ressources en soins infirmiers: Infiressources. Paris. 2003. MàJ 2015. Disponible : http://www.infiressources.ca/fer/depotdocuments/La_demarche_educative.pdf

102 KEROUAC, S. et al. *La pensée infirmière. Opus. Cit.*

S

103 Auteur CHALIFOUR, écrivain. 2015.

104 Haute Autorité de la Santé (HAS). *Parcours de soins* [en ligne]. mai 2012. MàJ 2016. Disponible à l'adresse : http://www.has-sante.fr/portail/jcms/fc_1250003/fr/parcours-de-sante

105 PSIUK, T. Le parcours de soins du patient, du processus global au chemin clinique. *Soins*. Vol. 58. N°772. Janvier 2013. pp. 63-64.

106 HAS. Chemin clinique, une méthode d'amélioration de la qualité, juin 2004.

107 NADOT, M. Au commencement était le prendre soin. *Soins*. N°700, novembre 2005. pp. 37-40.

108 HESBEEN, W. *Les aidants naturels auprès de l'adulte à l'hôpital. La place des proches dans la relation de soin,* INTHILBAULT-WANQUET, Pascale et al. *Les aidants naturels auprès de l'adulte à l'hôpital.* Issy-les-Moulineaux : Masson. 2008.

109 *IN* HENDERSON, Virginia *La nature des soins infirmiers*. Présentation des textes par M.F. COLLIERE. Paris : InterÉditions. 1994.

110 VAN GELE, P. *La standardisation et la classification des composantes des soins infirmiers : essentielles ?* 1996. Disponible sur le site de l'Institut de santé et d'économie. MàJ. 2015. Disponible : http://www.isesuisse.ch/fr/publications/pcs23/vangele.htm

111 Institut National de la Statistique et des Études Économiques [en ligne]. 2015. Disponible : http://www.insee.fr/fr/methodes/default.asp?page=definitions/soins-ambulatoires.htm

112 Organisation Mondiale de la Santé. *Manuel d'éducation pour la santé dans l'optique des soins de santé primaires*. Genève : OMS. 1990.

113 Plan cancer 2014-2019 : priorités et objectifs. Institut national du cancer. Consulté le 13 juin 2018. Disponible : http://www.e-cancer.fr/Plan-cancer/Plan-cancer-2014-2019-priorites-et-objectifs

114 MEDEVIELLE, I. Les soins socio-esthétiques. *Soins Aides-Soignantes*. Vol. 11. N°58. Mai 2014. pp. 24-25.

115 FLAGE, H. Apports de la socio-esthétique en Ehpad. *La revue de l'infirmière*. Vol. 62. N°188. Février 2013. pp. 39-40.

116 *Ibid.*

117 SARRAUTE, N. *L'ère du soupçon*. 1956. p. 143.

118 Définition des Soins Infirmiers [en ligne]. Conseil International des infirmières. (CII) 2014. MàJ 2016. Disponible : www.icn.ch/fr/about-icn/icn-definition-of-nursing/

119 OREM, D. trad. par GOSSELIN, D. *Soins infirmiers : Les concepts et la pratique*. Montréal : Décarie. 1987.

120 Direction des journaux officiels (circulaire DH/SPE/90/N°408 du 2 octobre 1990, relative à la publication du guide de service infirmier), par le Ministère des affaires sociales et de la solidarité. *Terminologie des soins infirmiers*. Glossaire provisoire n°3. Guide du service infirmier.

121 PEPLAU, H. *Interpersonnal Relations in Nursing : A conceptual Fame Of Reference fot Psychodynamic Nursing. Opus Cit.*

122 HENDERSON, V. *La nature des soins infirmiers*. Présentation des textes par M.F. COLLIERE. Paris : Interéditions. 1994.

123 *Ibid.*

124 *Dictionnaire de l'Académie de médecine* [en ligne]. 2012. Disponible : http://dictionnaire.academie-medecine.fr

125 DELPLANQUE, R. L'invisibilité du prendre soin. *Soins Cadres*. Vol. 17. N°65. Février 2008. p. 1.

126 WARNET, S. Inscrire les soins dans une perspective soignante. *La revue de l'infirmière*. Vol. 57. N°138. Mars 2008. pp. 14-15.

127 DAYDÉ, M-C. La relation d'aide en soins infirmiers, aspects réglementaires et conceptuels. *Soins*. Vol. 53. N°73. Décembre 2008. pp. 35-38.

128 VOLLAIRE, C. Préface Sfap. *La relation d'aide en soins infirmiers*. Issy-les-Moulineaux : Masson. 2008.

129 AFSOS - Association Francophone pour les Soins Oncologiques de Support. 2015. Disponible : http://www.afsos.org/?lang=fr

130 SFPO - Société Française de Psycho-Oncologie. 2015. Disponible : http:/3www.sfpo.fr/

131 Circulaire N°DHOS/SDO/2005/101 du 22 février 2005 relative à l'organisation des soins en cancérologie

132 Société Française d'Accompagnement et de Soins Palliatifs (SFAP) [en ligne]. Paris. 2012. Disponible : http://www.sfap.org/

133 Soins palliatifs et accompagnement [en ligne]. INPES- Sa,té publique France. MàJ 2016. Disponible : http://social-sante.gouv.fr/IMG/pdf/Brochure_grand_public_sur_les_soins_palliatifs_et_l_accompagnement.pdf

134 VARIN, D., LEVY-SOUSSAN, M. et al. Soins palliatifs et accompagnement : une démarche aux enjeux essentiels EMC - AKOS (Traité de Médecine) 2012;7(4):1-5 [Article 7-1098].

135 Entrée rédigée avec la participation d'Idriss Farota Romejko.

136 MINO, J-C. Diffuser la démarche palliative dans le système de santé français. *Soins*. Vol. 60. N°800. Novembre 2015. P-p. 22-24.

137 *Ibid.*

138 Réseau francophone de soins palliatifs pédiatriques [en ligne]. MàJ 2015. Disponible : http://www.pediatriepalliative.org/Definition-des-soins-palliatifs-pediatriques_a50.html

139 GERARDIN, P. Le soin relationnel en gériatrie. *Soins Gérontologie*. Vol. 15, n°86, 10-12/2010. pp. 24-26.

140 BOURGEOIS, F. Les soins relationnels. *La revue de l'infirmière*. Vol. 61, n°180, avril 2012. pp. 49-50.

141 GÉRARDIN, P. *Opus. Cit.*

142 PILLET, F. Soigner, prendre soin du bébé et de ses parents. *Soins Pédiatrie/Puériculture*. Vol. 32. N°261. Juillet-août 2011. p. 6.

143 *Ibid.*

144 RICOEUR IN FORMARIER, M. et JOVIC, Ljiljana. *Les concepts en soins infirmiers*. Lyon : Mallet Conseil. 2009.

145 TAYLOR, E. J., Of What is the Nature of Nursing. *American Journal of Nursing*. 34:476, mai 1934.

146 Par exemple, voir l'Association Nationale des Infirmiers et Infirmières Luxembourgeoises (ANIL) [en ligne]. La sécurité des patients : l'utilisation des médicaments et le vieillissement de la population. 2015. Disponible : http://www.anil.lu/fichiers/soins/131957059921008.pdf

147 Arrêté royal n°78 du 10 novembre 1967 relatif à l'exercice des professions des soins de santé, notamment les articles 5, § 1er, alinéa 3, remplacé par la loi du 20 décembre 1974 et modifié par la loi du 19 décembre 1990, et 21 quinquies, § 3, remplacé par la loi du 10 août 2001.

148 Association Francophone Européenne des Diagnostics (AFEDI) [en ligne]. 2015. Disponible : http://www.afedi.com/documentations/fichiers/13/1.pdf

149 Conseil International des Infirmières (CII). *International Classification of Nursing Practice* (ICNP) [en ligne]. MàJ. 2015. Disponible : http://www.icn.ch/fr/que-faisons-nous/international-classification-for-nursing-practice-icnpr/

150 International Classification of Functioning, Disability and Health [en ligne]. 2015. Disponible : http://www.who.int/classifications/icf/en/

151 Organisation mondiale de la santé. Aide-mémoire N°134. Révisé mai 2003. Disponible : http://www.who.int/mediacentre/factsheets/2003/fs134/fr/

152 Ibid.

153 *IN* KEROUAC, S. et al. *La pensée infirmière.* Canada : Chenelière Éducation. 3e éd. 2010.

154 DORTIER, J-F. (sous la dir. de). *Opus Cit.*

155 Centre National de la recherche Scientifique (CNRS). *Trésor de la Langue Française ; Dictionnaire de la langue du XIXe et du XXe siècle (1789-1960)* T. 15. France : Gallimard. 1992.

156 VAN DEER MEERSCH, I. 14, 1935, p 400. Vol. attention ex. 14, cité par Centre National de la recherche Scientifique (CNRS). *Trésor de la Langue Française. Ibid.*

157 Fondation de France [en ligne]. 7 juillet 2014. MàJ 2016. Disponible : http://www.fondationdefrance.org/

158 La solitude progresse en France. Le Monde.fr 07.07.2014. MàJ 2016. Disponible : http://www.lemonde.fr/societe/article/2014/07/07/la-solitude-progresse-en-france_4452108_3224.html

159 FALCONNET, M. et MORIN, L. (coord.). La société face au vieillissement : le risque d'un "naufrage social" [en ligne]. Observatoire national de fin de vie. Février 2014. MàJ 2016. Disponible : https://sites.google.com/site/observatoirenationalfindevie/publications/syntheses-des-etudes

160 JULIOT, L. De « l'homme mémorable » à « l'homme calculable ». Soins Psychiatrie. Vol. 33. N°279. Avril 2012. pp. 39-43.

161 Cité par JULIOT, L. *Opus. Cit.*

162 CARRÈRE, E. *D'autres vies que la mienne.* Paris : Folio. 2010.

163 IVANOV-MAZZUCCONI, S. et DIGONNET, E. et al. *Dictionnaire infirmier de psychiatrie.* Paris : Masson. 2005.

164 MULLENS, Éric À quoi sert le sommeil ? [en ligne]. *La santé de l'homme.* 388 mars-avril 2007. pp. 21-23. MàJ 2015. Disponible à cette adresse : http://www.inpes.sante.fr/SLH/articles/388/02.htm

165 Établie par l'American Academy of Sleep Medicine www.aasmnet.org

166 Définition reprise dans le rapport Giordanella dans le chapitre " Troubles du sommeil ", rédigé par les médecins gériatres Fannie Onen et Hakki Onen

167 RICOEUR, P. La souffrance n'est pas la douleur. Autrement. 142. Février 1994. pp. 58-69, cité par AUBRY, R. et DAYDÉ, M.-C. *Soins palliatifs et fin de vie.* Reuil–Malmaison : Lamarre. 2010.

168 AUBRY, R. et DAYDÉ, M.-C. *Ibid.*

169 Agence Nationale pour l'Amélioration des Conditions de Travail (ANACT) [en ligne]. Lyon. 2012. Disponible : http://www.anact.fr/

170 LORIOL, M. La fatigue, le stress et le travail émotionnel de l'infirmière. *Prévenir, Travail et santé*. N°40, 2001.

171 MANOUKIAN, A. *Les soignants au travail : Les soignants face au burn-out*. Reuil-Malmaison : Lamarre. 2009.

172 Dictionnaire Larousse [en ligne]. 2015. Disponible : http://www.larousse.fr/dictionnaires

173 AUBRY, R. et DAYDÉ, M- C. *Soins palliatifs et fin de vie*. *Opus. Cit.*

174 DMF : *Dictionnaire du Moyen Français*, version 2012 (DMF 2012). ATILF - CNRS & Université de Lorraine. Site internet : http://www.atilf.fr/dmf.

175 Dictionnaire français Larousse [en ligne]. MàJ 2014. Disponible à l'adresse : http://www.larousse.fr

176 Foulq. 1971, cit. par le *Centre National de Ressources Textuelles et Lexicales*, CNRTL. Portail lexical [en ligne]. 2012. Disponible : http://www.cnrtl.fr

177 Cité par SCHUHL, C. Le sourire. *Métiers de la petite enfance*. N°113. Novembre-décembre 2005.

178 FABREGAS, B. (coord. par). La relation soignant-soigné : Repères, situations et outils. *Soins*. N°681. 12/2003. pp. 29-53.

179 COSTE, Séverine. Ensoleillons la vie de nos ainés. *Soins Gérontologie*. Vol. 13. N°73. Septembre-octobre 2008. p. 1.

180 CNRTL. Disponible : http://www.cnrtl.fr

181 Cité par POLETTI, R. Soins infirmiers et besoins de spiritualité. *La revue de l'infirmière*. Vol. 60. N°173. Août-septembre 2011. pp. 29-33.

182 POLETTI, R. Soins infirmiers et besoins de spiritualité. *La revue de l'infirmière*. Vol. 60. N°173. Août-septembre 2011. pp. 29-33.

183 *Ibid.*

184 *IN* Santé et Spiritualité. Savoirs et soins infirmiers. [Html]. D'après l'article original publié dans Potter and Perry, Fundamentals of Nursing, 7th ed. Mosby, on affiliation of Elsevier, 2009. *Savoirs et soins infirmiers*. [60-430-B-10]. Doi : 10.1016/S0000-0000(09)53358-X).

185 POLETTI, R. Soins infirmiers et besoins de spiritualité. *Opus Cit.*.

186 ROCH-ETIENNE NOTO-MIGLIORINO. *L'infirmier face à la détresse spirituelle du patient. Outils pour un accompagnement réussi*. Issy-les-Moulineaux : Elsevier-Masson. 2014.

187 RIGAUD, A-S., FAUCOUNAU, V. et al. Nouvelles technologies et stimulation cognitive. *Soins Gérontologie*. Vol. 13. N°74. Novembre-décembre 2008. pp. 29-32.

188 La maladie d'Alzheimer est une maladie rare avant 65 ans. Moins de 2% des cas de maladie d'Alzheimer surviennent avant cet âge, essentiellement chez des personnes atteintes de formes familiales héréditaires rares. Après 65 ans, la fréquence de la maladie s'élève à 2 à 4% de la population générale, augmentant rapidement pour atteindre 15% à 80 ans. Ainsi environ 900 000 personnes souffrent de la maladie d'Alzheimer aujourd'hui en France. Elles devraient être 1,3 million en 2020, compte tenu de l'augmentation de l'espérance de vie. MàJ 2015. Disponible sur le site de l'INSERM : http://www.inserm.fr/thematiques/neurosciences-sciences-cognitives-neurologie-psychiatrie/dossiers-d-information/alzheimer

189 CADIOU, L., ZOUAGHI, H. et al. *Le guide du secouriste face aux souffrances psychiques*. Noisy-le-grand : Setes Éditions. 2012.

S

190 *Trésor de la langue française, Dictionnaire de la langue du XIXe et du XXe siècle. Opus. Cit.*

191 MANOUKIAN, A. *Les soignants au travail : Les soignants face au burn-out.* Opus. Cit.

192 CHALIFOUR, J. *L'intervention thérapeutique. Vol. 1.* Opus. Cit.

193 ROBERTON, G. *Mémoire de fin d'études : Initiation à la démarche de recherche : Unités d'enseignement 3.4 et 5.6.* France : Elsevier-Masson. 2012.

194 Article rédigé par Régis Aubry pour le Dictionnaire des concepts en sciences infirmières.

195 Article rédigé par Régis Aubry.

196 Article rédigé par Régis Aubry.

197 LOUBAT, J-R. Quand la supervision prend sens. [Pdf]. *Lien Social.* N°556, 14 décembre 2000. MàJ 2015. Disponible : http://www.lien-social.com/

198 Décret de compétence du 11 février 2002 relatif aux actes professionnels et à l'exercice de la profession d'infirmier a été abrogé et remplacé par le décret n°2004-802 du 29 juillet 2004. L'ensemble des dispositions relatives à l'exercice de la profession est inclus dans le code santé publique (CSP).

199 GDT. Disponible : http://www.granddictionnaire.com

200 *Ibid.*

201 Point épidémiologique de l'Institut de veille sanitaire (Santé publique France). 2014. Disponible : http://www.invs.sante.fr/

202 CHEVILLON, B. et BONNAFÉ, L. *Psychiatre désaliéniste.* Paris : L'Harmattan. 2005.

203 GALTIER-BOISSIERE, (Sous la Dir.), BURNIER, (entièrement refondue et augmentée). *Larousse Médical illustré.* Paris : Larousse. 1924. p. 1168.

204 PAUTEX, S. Evaluation des symptômes en fin de vie et leur soulagement. [Html]. *INFO KARA (revue internationale de soins palliatifs).* n°63, 2001 pp 11-14. Disponible à partir de la base de données CAIRN diffusant des revues de sciences humaines et sociales en texte intégral : http://www.cairn.info/article.php?ID_REVUE=INKA&ID_NUMPUBLIE=INKA_013&ID_ARTICLE=INKA_013_0011

205 BONDOIS, J.P. Comment nommer la maladie de « celui qui n'a rien » ? Ou quelle place pour la pathologie fonctionnelle dans les catégories nosologiques actuelles ? *Éthique & Santé.* Vol. 1, n°1, janvier 2004. pp. 37-41.

206 LIPOWSKI, ZJ. Somatization : the concept and its clinical application. *Am J Psychiatry* 145 : 1358-1368. 1988.

207 JUNG WIGGINS, E. *Somatisation, troubles somatoformes* [en ligne].Genève : Faculté de médecine. 2002. MàJ 2016. Disponible : https://archive-ouverte.unige.ch/

208 BOUDIER, C. et al. *Raisonnement et démarche clinique infirmière : Projet de soins infirmiers : U.E. 3.1 ; 3.2.* Issy-les-Moulineaux : Elsevier-Masson. 2011.

209 BÉRUBÉ, L. *Terminologie de neuropsychologie et de neurologie du comportement.* Montréal : Les Éditions de la Chenelière Inc. 1991.

210 LABAYE, I. Le syndrome de glissement. *Soins Aides-Soignantes.* Vol. 5, n°20, 02/2008. pp. 6-7.

211 DELBROUCK, M. et al. Définir le Burn-out. Dossier Burn-out : Comprendre et accompagner. *Santé mentale.* N°190. Septembre 2014. pp. 24-88.

212 CYRULNIK, B. *La place de la maladie psychique dans la société.* 41e congrès national de l'Unafam. Cité des sciences de Paris. MàJ 2015. Disponible sur le site de l'Unafam : http://www.unafam.org/Boris-Cyrulnink-La-place-de-la-maladie-psychique-dans-la-societe.html

213 FREUDENBERGER, H. J. *L'épuisement professionnel : "la brûlure interne".* Canada : Gaëtan Morin. 1987.

214 GDT. Disponible : http://www.granddictionnaire.com

215 TEIL, A. Qu'appelle-t-on système de soins ? [Pdf]. ADSP (Actualité et dossier en santé publique). N°33, décembre 2000. pp. 26-27 MàJ 2015. Disponible : http://www.hcsp.fr/docspdf/adsp/adsp-33/ad332627.pdf

216 PASCAL, J., LANG, T. et al. Accès au système de soins et inégalités sociales de santé : que sait-on de l'accès secondaire ? *Lien Santé, Société et Solidarité.* 2004. N°2. pp. 61-71.

S

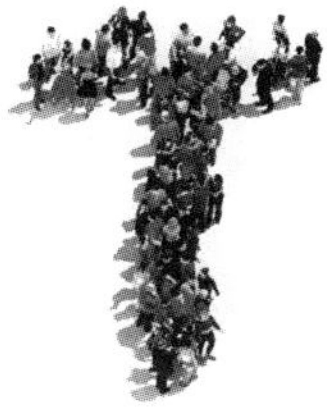

TÂCHE

n.f. Trad. Angl. Task. Domaine Sciences humaines.

Voir aussi : ANALYSE D'ACTIVITÉ, COGNITION, ÉVALUATION, SOIN

Travail, ouvrage, élaboré par un individu ou un groupe, limité par une loi, un dispositif, des responsables en lien avec des objectifs à réaliser se délimitant dans un champ d'activité ordonné par soi-même ou par un groupe, ou par des événements extérieurs et permet d'exécuter des évaluations formelles ou informelles. Pour R. Legendre[1], c'est une « activité observable et mesurable, qui, à l'intérieur d'une séquence temporelle, constitue une démarche logique et nécessaire pour la réalisation d'un travail ou l'atteinte d'un but. C'est un ensemble d'activités se décomposant en opérations distinctes et visant l'accomplissement d'un travail déterminé ».

Pour aller plus loin : CAMADRO, S., FLEURY, N. et al. Interruptions de tâche pendant l'administration des médicaments par des infirmiers : Étude dans un établissement de santé. *Risques et qualité en milieu de soins.* Vol. 13. N°2. 2016/06/01. pp. 98-102.

➥ GLISSEMENT DE TÂCHE

Voir aussi : ORGANISATION DES SOINS, SOUFFRANCE, SYNDROME D'ÉPUISEMENT PROFESSIONNEL

Confusion de plusieurs champs d'activités exercés sur un même lieu de travail, sur un temps donné et de façon répétée ou occasionnelle. Peut être produit parfois par manque de personnel, par le non-respect des activités rattachées à son statut ou à son diplôme et entraînant, parfois, des surcharges de travail, plus ou moins bien acceptées.

Cit. *« Il est intéressant de remarquer que chacun donne une définition différente du glissement de tâche: pour un cadre de santé en service de diabétologie, la glycémie capillaire faite par un aide-soignant n'est pas un dépassement de fonction, car c'est un acte que le patient ou*

la famille peuvent faire eux-mêmes et qu'il est prédominant dans ce service...[2] ».

Pour aller plus loin : GRARADJ, N. Glissements de tâches en EHPAD. Une dangereuse dérive. *Actualités sociales hebdomadaires.* N°3097. 2019/02/08. pp. 26-29.

➥ TÂCHE INFIRMIÈRE

Le *Dictionnaire encyclopédique des soins infirmiers : Dictionnaire à l'usage des étudiants et professionnels infirmiers*[3] précise qu'en soin infirmier, la tâche relève plus précisément « d'unité élémentaire de travail, de séquence d'activité formant un ensemble identifiable. Travail précis, dévolu à une infirmière dans un temps déterminé. La tâche infirmière peut être un soin direct (quelle que soit sa nature), un soin indirect (préparations, rangements, transmissions) ou un travail au bénéfice de l'organisation du service ou de l'équipe (vérifier un chariot d'urgence, actualiser un protocole...)... ».

Cit. *« Initier, encourager et mener des projets de recherches concrets, stimuler à l'utilisation des données probantes (Evidence-Based-Nursing), appliquer les résultats des recherches dans la pratique quotidienne sont parmi les tâches attribuées aux infirmières cliniciennes spécialistes (15% de leur activité). Certaines se sont d'ailleurs spécialisées dans la recherche et travaillent dans une étroite collaboration hôpital/université...[4] ».*

Pour aller plus loin : BERLAND, Y., MOSSE, P. et al. Pratiques avancées en soins infirmiers (Dossier). *Revue hospitalière de France.* N°569. 2016/03/01. pp. 20-35.

TECHNIQUES DE SOINS

n.f. Trad. Angl. Procedure. Domaine Sciences infirmières.

Voir aussi : BESOINS, DIMENSION, FORMATION, PROCESSUS, SOINS TECHNIQUES

Pour Marguerite Potier[5], c'est un « ensemble des procédés méthodiquement mis en œuvre pour obtenir un résultat ou un acte déterminé. Ensemble de procédures utilisées dans la prestation de soins infirmiers ; quelle que soit la dimension du soin ».

Cit. *« Ces vingt dernières années ont été le témoin d'une évolution significative, dans l'accompagnement des prématurés, marqué par une autre manière de prendre soin de ces enfants. La médecine néonatale a connu des progrès techniques et structurels considérables : régionalisation du système de santé, réseaux de soins et décrets de périnatalité ont permis une diminution significative de la mortalité. Les* *professionnels se sont préoccupés de la séparation mère/enfant, de l'établissement du lien mère/enfant et de la qualité, à long terme, du développement de ces enfants...*[6] »

Pour aller plus loin : GUILLEUX, M. Insuffisance cardiaque et télésurveillance. *La revue de l'infirmière*. Vol. 69. N° 259. Mars 2020. pp. 46-47. Doi : 10.1016.

TENDRESSE

n.f. Trad. Angl. Tender. Domaine Sciences humaines.

Voir aussi : BESOINS AFFECTIFS, LIMITES DE LA RELATION SOIGNANT-SOIGNE, VULNÉRABILITÉ

Lien affectif transmis par les sens, le toucher, le regard, le son, l'ouïe. Il est justifié par l'humanitude dans le domaine soignant. Il se caractérise par une juste distance liée à l'intime et à l'instant de soin. Qualité démonstrative d'un professionnel vers un individu peut-être plus vulnérable, la tendresse peut se référer à une logique affective quand celle-ci est inscrite dans une circonstance particulière. Sentiment d'amitié ordinairement plutôt réservé à la famille, aux proches, il démontre une bienveillance sincère et indulgente. Pour pascale Prayez[7], une des caractéristiques de la tendresse est de rester centrée sur les besoins de l'autre, comme dans la relation parent-enfant. [...] Il s'agit d'une attention à l'autre, faite de pudeur, de respect des besoins et des limites de chacun, sans infantilisation aucune [...]. Il n'y a rien d'étonnant à ce que cette expérience prenne place dans une relation professionnelle dès lors qu'il s'agit d'écouter, de prendre soin, d'accompagner une personne rendue vulnérable par la souffrance, la maladie, la peur de la mort ».

Cit. *« L'autre élément de l'amitié, c'est la tendresse. Nous sommes retenus les uns aux autres par toutes sortes de liens, par le sang, l'orgueil, la crainte, l'espoir, le gain, l'envie, la haine, l'admiration, et toute circonstance, tout insigne ou vétille*[8] *».*

Pour aller plus loin : SABERAN, H. *Ceux qui passent.* Paris : Carnets Nord. 2012.

T

↳ BISOU

Voir aussi : BESOIN AFFECTIF, FIN DE VIE, HUMANITUDE, JUSTE DISTANCE, BIEN-ÊTRE ET CONFORT

Le bisou est un diminutif d'origine provençale signifiant *baiser* et *bise*, issus eux-mêmes du latin *basiare* employé pour exprimer le baiser amoureux mais aussi le signe de respect et de politesse. Pour

Christophe Pacific, « Il ne peut être vraiment considéré comme un acte professionnel, bien qu'un soin soit caractérisé par des gestes ayant trait au souci de l'autre. Le baiser est bien une marque d'affection et consiste à appliquer ses lèvres sur une partie d'un être ou d'une chose en signe d'affection ou de respect[9]. Le "bisou soignant", se cantonne souvent dans des sphères de grandes vulnérabilités bien précises et nous le retrouvons régulièrement dans la relation des soins pédiatriques ou gérontologiques. Il convient toutefois d'interroger son intention et son impact. En effet, pour certaines personnes, il y a, par exemple, le *baiser de Judas* contenant une intention superstitieuse et certains patients peuvent mal le percevoir. Il s'agit là de ne pas se satisfaire de nos propres intentions mais de mesurer l'impact de ce baiser et de l'inscrire dans la démarche de soins. Ces actes, puisqu'ils ne peuvent être *universalisables*[10] doivent être pratiqués avec mesure et réflexion collective au sein d'une unité, car leurs conséquences peuvent donner lieu à des ressentis contraires aux intentions de départ. L'intention de distribuer des gestes d'amour répond-t-elle au besoin du patient ? Le soignant pourrait-il exprimer une sympathie qui serait plutôt envahissante ? Le choix de poser ses lèvres sur la peau d'un patient n'est pas anodin, il convient ainsi d'analyser ces pratiques avec l'équipe soignante pour leur donner du sens. Dans le cadre de la petite enfance (accueil en crèche par exemple) et pour Christine Schuhl[11], le bisou « c'est toute une réflexion sur sa place, son rôle, ses limites. Accueillir un enfant, en prendre soin ne signifie pas l'embrasser, et ce n'est pas pour autant qu'il ne le chérira pas. Il peut être extrêmement tendre sans embrassades. Même si un bisou est un gage de complicité, il doit rester exceptionnel parce qu'il ne faut pas oublier l'équité entre tous les enfants. Donner un bisou à chacun ?... Ils sont 25... Y aurait-il un sens à ces élans de tendresse quelque peu "encombrants" ? Par un bisou, l'adulte peut chercher à valoriser l'enfant, d'autres signes sont possibles mais au milieu d'un collectif d'enfants des mots appropriés seront mieux acceptés par les enfants eux-mêmes. Pour l'enfant, un bisou peut être intrusif, envahissant, peut-être même irrecevable de la part d'un professionnel. Un père, une mère, la fratrie s'offrent des bisous, c'est une logique dans l'amour familial et dans notre culture. Cette transmission presque évidente traverse les générations, parce que l'on ne s'apprend pas à faire des bisous ».

Pour aller plus loin : MAISONNEUVE, C. Les bisous des mamans ne guérissent pas les bobos des enfants. *Ortho Magazine*. Vol. 22. N°122. Janvier-février 2016. p. 1. Doi : OMAG-01-02-2016-22-122-1262-4586-101019-201600038.

THÉORIES

n.f. Trad. Angl. theory. Domaine sciences.

Voir aussi : CONCEPTS, DISCIPLINE, PARADIGME, SCIENCES

Selon le *Dictionnaire encyclopédique des soins infirmiers : Dictionnaire à l'usage des étudiants et professionnels infirmiers*[12], c'est un « ensemble de concepts, de définitions ou de propositions en relation les uns avec les autres, et qui propose une vue systémique d'un phénomène.

La théorie possède une cohérence et une logique interne; elle est autosuffisante et vérifiable ; enfin, elle doit être compréhensible. On distingue trois types de théories : *Paradigmatiques* (vision globale de la situation à partir d'exemples), *Phénoménologiques* (décrivent et expliquent les phénomènes connus) *et Opératoires* (tendent à dégager un mécanisme élémentaire pour expliquer un ensemble de faits et prévoir des faits nouveaux)». Pour Marguerite Potier[13], « Dans les années 1950 aux États-Unis principalement (pays où le doctorat en soin infirmier existe depuis 1908), différentes théories de soins ont été proposées reposant sur trois concepts fondamentaux : L'homme et son autonomie, la santé et le soin... ». Selon D. Orem[14], « les théories reposent sur des idées qui créent des relations et sur la confrontation d'hypothèses avec les éléments de la réalité. L'élaboration d'une théorie se fonde aussi sur l'énonciation de certainspostulatsquelathéorieexplique,aumoinsdefaçondescriptive». Cinq postulats touchant certaines caractéristiques des êtres humains, considérées comme évidentes en elles-mêmes sous-tendent une théorie générale pour le soin infirmier :

- Pour préserver sa vie et vivre en accord avec la nature humaine, l'être humain a besoin que des apports continus et délibérés lui soient fournis ainsi qu'à son environnement.
- L'être humain exerce sa capacité d'agir, qui est un pouvoir d'action délibérée, lorsqu'il prend soin de lui-même et des autres en identifiant et en fournissant les apports nécessaires.
- L'être humain adulte est confronté à l'expérience de sa capacité limitée de prendre soin de lui-même et des autres ; ces limitations empêchent de fournir les apports nécessaires au maintien de la vie et à la régulation des fonctions.
- La capacité humaine d'action s'exerce par la découverte, le développement et la transmission aux autres, des moyens d'identifier et de fournir les apports nécessaires à soi-même et aux autres.
- Les sociétés répartissent les tâches et allouent les responsabilités afin de dispenser des soins aux personnes qui sont limitées dans

T

leur capacité de fournir délibérément les apports nécessaires à elles-mêmes et aux autres.

Pour aller plus loin : KIEFFER, L., MILHERES, S. et al. *Soins de plaies et cicatrisations : de la théorie à la pratique infirmière*. Paris : Vuibert. 2019.

TEMPS

n.m. Trad. Angl. Time. Psychological time, break up time. Part time therapeutic. Domaine philosophique, medical, sciences humaines.

Voir aussi : ANNONCE, FIN DE VIE, KAÏROS, TRANSMISSION

Du latin *tempus* signifiant l'ensemble d'une durée, le temps est une notion qui limite les êtres et les choses entre le passé, le présent et l'avenir mais qui évoque aussi la question de l'infini, de la continuité, paradoxe qu'avait déjà soulevé Saint-Augustin(philosophe chrétien du IVe siècle) « Qu'est-ce donc que le temps ? Si personne ne m'interroge, je le sais ; si je veux répondre à cette demande, je l'ignore. Et pourtant j'affirme hardiment, que si rien ne passait, il n'y aurait point de temps passé ; que si rien n'advenait, il n'y aurait point de temps à venir, et que si rien n'était, il n'y aurait point de temps présent. Or, ces deux temps, le passé et l'avenir, comment sont-ils, puisque le passé n'est plus, et que l'avenir n'est pas encore ? ». Pour Gaston Bachelard[15] le temps est objectif, « c'est le temps maximum ; c'est celui qui contient tous les instants », Il y a un temps pour l'autre, un temps pour soi, un temps pour le soin, un temps pour tout, un temps physique (espace-temps), médical, le *Dictionnaire de l'Académie de médecine*[16] consacre trois pages au temps et évoque, par exemple, le temps de l'interaction médicamenteuse (chronergie) comme une variation liée au temps des effets des médicaments sur l'organisme, qu'ils soient désirés ou non désirés. La notion du temps diffère selon que l'on soit en soins palliatifs ou que l'on annonce une maladie. Le temps diffère selon l'individu qu'il soigne ou qu'il soit soigné. Le temps varie selon l'âge (enfance, vieillissement), selon le lieu (domicile, hôpital), selon les objectifs (travail en équipe, temps de la toilette). Le temps fait appel à la rencontre (interaction culturelle), à la psychologie (temps intérieur), au physique (espace-temps) au mouvement où il y a un temps pour toutes choses (Ecclésiaste) et le temps de rien, *le temps qui n'en finit pas*[17]. Pour Marcel Viallard[18] « le temps occupe une place singulière au sein de l'expérience humaine. Il rassemble les relations d'antériorité, de durée et de simultanéité entre les événements. Le temps est une espèce de contenant universel pour tous les événements en devenir [...]. Lorsque la maladie intervient, l'être humain se sent comme renvoyé à la possible limite non pas du temps mais de son temps. Dès lors que la pathologie dont il souffre est/ou devient potentiellement ou inexorablement létale, il se trouve confronté de façon cinglante à la réalité de la finitude de son temps. Il se retrouve confronté à une sorte de séparation entre son temps propre et le temps des autres, ce fameux temps qui s'inscrit dans les événements en devenir. Car s'il a un avenir, celui-ci est compté sans qu'il puisse (ni quiconque en toute objectivité) préciser la limite du temps qui lui reste. L'homme menacé de mort se trouve en situation de rupture ; cette rupture qui existe entre son temps singulier et le temps de l'humanité, le temps d'autrui [...]. Cette rupture pourrait être le lieu de la divergence du temps du malade, mourant ou non et du temps du soignant ou de l'accompagnant.

> ***Cit.*** *« Depuis le temps les plus reculés, l'homme se questionne par rapport à son positionnement dans le temps et l'espace. Il tente d'y répondre en interrogeant les cieux où il pense y trouver les origines de l'humanité et en a tiré des textes appelés mythes. L'homme moderne pourrait trouver ces interrogations démodées et futiles vu le savoir scientifique que ses prédécesseurs lui ont permis d'acquérir. Cependant, l'homme moderne reste avec les mêmes interrogations, notamment quand la maladie le rappelle à sa mortelle condition. C'est alors qu'il reprend bien souvent les mêmes mythes qui paraissent alors bien universels. Notre propos tente de montrer combien le soigné et le soignant se saisissent de ces mythes originels et les transforment à leur guise avant de se projeter dans une dynamique propre, caricaturalement sur une des deux voies opposées à savoir celle de la recherche d'une amortalité dans un monde individualiste ou celle d'une assomption d'une mortelle corporéité dans un monde d'intersubjectivité[19] ».*
>
> **Pour aller plus loin :** DROIT-VOLET. S. Le temps psychologique, définition et enjeux. *Soins*. Vol. 57. N°769. Octobre 2012. pp. 28-31.

➥ KAÏROS

Mot d'origine grecque il est défini par Pierre Aubenque[20], dans son ouvrage *La prudence chez Aristote*, comme « un nom pour désigner cette coïncidence de l'action humaine et du temps, qui fait que le temps est propice et l'action bonne : c'est le *kaïros* ». Dans l'article, *La temporalité et ses déclinaisons*[21], le *Kairos* est le moment opportun, c'est-à-dire le bon moment donc où doit se prendre la juste décision soignante. Le *kairos* est défini comme le sens temporel du moment. Dynamique, il est l'expression d'un mouvement, de quelque chose qui se passe ici et maintenant. Il *« détermine un avant et un après irréductibles l'un à l'autre. Cette irruption de temps dans l'espace est une clé pour comprendre le « kairos[22] »*. Pour Francis Prouteau, le soin est ici et doit être un geste créateur « qui fait irruption dans la temporalité du patient, et se confronte à sa liberté de choix. Celui

T

notamment relationnel dans un temps donné doit être ce moment créateur, unique, non reproductible, non industriel et non procédural. Passer à côté de lui signifie laisser échapper ce qui aurait pu être bénéfique pour le patient. Ce *kairos*, moment opportun, relève de la responsabilité du soignant. Alors, à cet instant, quelle réponse allons-nous donner au patient ? Quelle est la meilleure occasion pour intervenir et réaliser un soin, qu'il soit physique ou relationnel ? L'agir soignant a beau être planifié, protocolisé, il nous faut garder ces espaces de liberté qui autorisent le soignant à se saisir du *kairos* ».

Pour aller plus loin : WORMS, F. *Le moment du soin*. Paris : PUF. 2010.

THÉSAURUS

n.m. Trad. Angl. Thesaurus of terms. Domaine Sciences bliothéconomiques.

Voir aussi : CLASSIFICATION, INVESTIGATION DOCUMENTAIRE, RECHERCHE D'INFORMATION

Liste alphabétique de termes arrêtés dans un domaine précis pour décrire le sujet principal ou les sujets connexes d'un document. Il existe, par exemple pour le soin infirmier, le thésaurus MESH[23]. Les mots qui composent généralement un thésaurus offrent des renvois hypertextuels (pour la version informatisée), déployant alors un faisceau complémentaire de sous-domaines, avec des termes associés en inter-relation (relation sémantique, analogique et d'équivalence).

Pour aller plus loin : SILLET, A. Rechercher et traiter des données professionnelles et scientifiques. *Soins*. Vol. 56. N°754. Avril 2011. pp. 58-60.

TOILETTE

n.f. Trad. Angl. Bathing. Domaine Sciences infirmières.

Voir aussi : ART-INFIRMIER, COMMUNICATION, HYGIÈNE, INTIMITÉ, TOUCHER

D'après le *Dictionnaire encyclopédique des soins infirmiers : Dictionnaire à l'usage des étudiants et professionnels infirmiers*[24], il s'agit d'un « ensemble des soins de propreté de corps. La toilette nécessite de l'organisation, de la douceur et une certaine rapidité pour éviter la fatigue ou un refroidissement de la personne soignée, son respect et sa pudeur. Moment important où l'on peut écouter la personne soignée, l'observer pour mieux comprendre et répondre ainsi à ses besoins ».

Pour aller plus loin : DE BECKER, E. et al. Corps et altérité dans la pratique soignante. *Perspective soignante*. N°47. 01/09/2013. pp. 48-57.

↳ TOILETTE INTIME

Voir aussi : PUDEUR, RESPECT

Soins d'hygiène de la zone génitale et périnéale. Elle nécessite des précautions particulières d'hygiène, puisque les risques de macération sont importants mais surtout pour le respect de la pudeur du patient. Toucher une personne soignée relève de la communication non verbale et demande l'accord implicite du patient mis en confiance, qui donnera son autorisation. Au-delà du geste technique (exemple chez la femme, nettoyer soigneusement chaque pli, d'avant en arrière, bien rincer et sécher), l'attitude du soignant doit être délicate, emphatique, véhiculée par la sensibilité cutanée. D'après l'article coordonné par Luc Andrieux[25], « la médecine romaine conçoit l'hygiène comme la manière de conserver l'harmonie entre le corps et son environnement par une alimentation saine et des activités physiques régulières. Les thermes permettent le délassement collectif dans des bains tièdes, chauds ou glacés. La sudation dans la vapeur contribue au bien-être, mais aussi à la sociabilité, à l'étude et aux affaires. Toutes les villes de l'empire possèdent des thermes publics et privés [...]. Le Moyen Âge occidental connut un engouement pour les étuves qui cessent d'être collectives vers le XVe siècle avant d'être closes par l'Église chrétienne à cause d'ébats licencieux. Progressivement, vers le XVIe siècle, les conceptions du corps et de la maladie changent. Le corps est pensé comme poreux et l'eau paraît menaçante. Le mot "laver" désigne alors surtout l'activité de la lavandière ou le lavement. Le mot "toaille", ou "toaillette", désignait initialement au XIIe siècle le linge que le prêtre utilisait durant la messe et plus tard une pièce de linge enveloppant la charcuterie [...]. La toilette prend son sens actuel surtout à partir de la découverte des germes comme porteurs de maladies (microbiologie fondée par Louis Pasteur). La nécessité de laver le corps et de nettoyer les plaies, les locaux, les instruments et les linges se généralise dans le monde hospitalier puis dans le domaine privé, avec plus de difficultés en raison du manque d'équipements et surtout de la lente transformation des habitudes culturelles.

Pour aller plus loin : VOLERY, I. et VINEL, V. La toilette des personnes âgées : les liens familiaux aux frontières de l'intime. *Gérontologie et société*. Vol. 38. N°150. 2016/08. pp. 73-86.

T

↳ TOILETTE MORTUAIRE

Pour Élisabeth Lepresle[26], chaque époque « exprime une construction sociale autour de la mort mais les anthropologues retrouvent des constantes à travers la diversité des pratiques. Dans le cadre du soin, sera seulement retenu le besoin de protéger le cadavre et la terreur liée à sa décomposition. Dans l'inconscient collectif, l'humanité perdure dans le cadavre et commande de protéger ce dernier et de nous préserver de lui. Témoigner du respect au cadavre revient à affirmer la dignité de la personne. Chaque fois qu'une personne entre dans cet amphithéâtre nous ignorons tout d'elle. Le respect de cette famille, de la mort de la personne décédée passe avant toute autre considération personnelle. En fin de compte ce qui nous importe c'est de protéger la vie[27]. Le cadavre n'est pas seulement le corps biologique de la personne défunte, il représente des valeurs partagées par un groupe social. Les soins au cadavre reflètent la prise en charge de la rupture que constitue la mort, ils sont un don de sens et l'expression d'une culture. Pour Laurence Hardy[28] « Jusque dans les années 1975-1980, la toilette mortuaire était réalisée par des femmes étrangères à la famille, ce furent « les toiletteuses ». L'exécution de la toilette mortuaire ne s'inscrivait pas dans un souci d'hygiène mais plutôt dans un contexte religieux. La toilette devait préparer l'âme du défunt à sa rencontre avec Dieu. La toilette mortuaire occupait une fonction matérielle essentielle. Elle officialisait sur un plan symbolique la séparation avec le monde des vivants en donnant à la personne décédée son statut de défunt. Dans les années 1980-1985, l'infirmière laïque a pris progressivement la place de « la toiletteuse ». La toilette mortuaire est aujourd'hui un acte de soin relevant de l'acquisition des compétences des infirmiers. Pour Alain Ramé[29] « une personne décédée a des besoins que l'infirmier ou l'infirmière doit prendre en compte, poser sous forme de diagnostic infirmier et agir selon un protocole individualisé, en tenant compte des données psychologiques, sociales, économiques et culturelles de ce patient ».

Pour aller plus loin : CHAUDIER, F. Les yeux ouverts. [DVD] 10/05/2017. Flair Production (Flair Films). Ministère français de la Santé et des Sports Région : Ile-de-France. INPES. SFAP. 1 h 33 min.

TOUCHER

n.m. Trad. Angl. touch, examination. Domaine Sciences humaines-infirmières.

Voir aussi : COMMUNICATION, INTIMITÉ, RELATION D'AIDE, TOILETTE

Pour les auteurs du livre Communication soignant-soigné[30], le contact physique est inéluctable dans la profession de soignant, que ce soit au cours de soins techniques (ponctions, pansements) ou durant les soins relevant, à proprement parler, du rôle infirmier. Les auteurs précisent que « toucher » une personne soignée n'est jamais un acte anodin dans la relation de soin (comme l'aptitude à percevoir les stimuli sur la peau ou observer le derme). Des caractéristiques se dégagent, le toucher se fait par l'intermédiaire de la peau, organe sensible extrêmement développé, en raison de sa surface (2 m²) et de l'abondance de récepteurs cutanés. C'est le mode instinctif des contacts qui tisse la trame des relations humaines. Le toucher est dépendant des ethnies, des cultures, de l'éducation. Le toucher est un sens réciproque : on ne peut toucher sans être touché. Il est un acte intime puisqu'il se situe dans la distance la plus personnelle de l'individu.

Pour aller plus loin : SCHAUB, C. Le toucher émotionnel dans la démence. *Santé mentale*. N°246. 2020-03-01. pp. 71-75.

➥ MASSO-KINÉSITHÉRAPIE

La Masso-Kinésithérapie est pour Michel Gedda[31] une « thérapeutique de la gestuelle humaine ». Professionnel de santé, le masseur-kinésithérapeute intervient pour « entretenir, soulager, restaurer, adapter la gestuelle[32] » de la personne. La relation et l'éducation, le contact et la palpation (massages, mobilisations passives, thérapies manuelles...), le mouvement et sa répétition (mobilisations actives, gymnastiques médicales...) caractérisent plus particulièrement la spécificité de son intervention. Les principales valeurs professionnelles sont la technicité, la créativité et la générosité. Le masseur-kinésithérapeute collabore avec les autres professionnels de santé pour cerner et répondre à la problématique d'autonomie gestuelle de la personne avec le souci de la « rendre coauteur dans la gestion de ses capacités fonctionnelles, de son autonomie et de sa santé[33] ».

Pour aller plus loin : SCHAUB, C., VON GUNTEN, A. et al. Examen de la portée des connaissances sur les concepts du toucher et du "massage" et de leurs effets sur l'agitation et le stress des personnes âgées hospitalisées atteintes de démence. *Recherche en soins infirmiers*. N°126. 2016/09. pp. 7-23.

➥ MOI-PEAU

Ce terme est conceptualisé par Didier Anzieu[34]. Le « Moi-peau » apparaît comme un concept opératoire précisant l'étayage du moi sur la peau et impliquant une homologie entre les fonctions du moi et celles de notre enveloppe corporelle (limiter, contenir, organiser). Pour D. Anzieu, la peau est une sorte d'enveloppe protectrice qui filtre les échanges entre le corps et l'environnement extérieur, « de tous les organes des sens, c'est le plus vital : on peut vivre aveugle, sourd, privé de goût et d'odorat. Sans l'intégrité de la majeure partie de la peau, on ne survit pas ». Didier Rolo[35] précise que Le *Moi-Peau* désigne une figuration dont le moi de l'enfant se sert au cours des phases précoces

T

de son développement pour se représenter lui-même comme moi à partir de son expérience de la surface du corps. L'instauration du moi-peau répond à un besoin d'une enveloppe narcissique et assure à l'appareil psychique la certitude et la constance d'un bien être de base. Le moi-peau trouve son étayage sur trois fonctions de la peau :

- c'est le sac qui retient à l'intérieur le bon et le plein de l'allaitement ;
- c'est la surface qui marque la limite avec le dehors et contient celui-ci à l'extérieur ;
- c'est un lieu et un moyen d'échange primaire avec autrui.

Pour aller plus loin : DURAND, M., HAUW, D. et al. *L'apprentissage des techniques corporelles*. Paris : PUF. 2015.

↳ TOUCHER MASSAGE

Si le toucher est l'un des cinq sens (avec la vue, l'odorat, l'ouïe, le goût), il permet à l'homme de rester en contact réel avec l'environnement. D'après le *Dictionnaire encyclopédique des soins infirmiers : Dictionnaire à l'usage des étudiants et professionnels infirmiers*[36], « le toucher-massage est une technique de soin réalisant un massage doux de type effleurement dont la fonction peut être antalgique, décontractante ou rassurante. Le toucher- massage permet d'accepter un soin agressif et d'en limiter les inconvénients. Créateur de lien intime avec la personne soignée, ce geste facilite la compréhension, améliore le bien-être et le confort de la personne soignée ».

Pour aller plus loin : SAVATOFSKI, J. *Le toucher massage*. Malakoff : Initiatives Santé : Lamarre. 2016.

TRAÇABILITÉ

n.f. Trad. Angl. Traceability. Domaine Sciences de l'information.

Voir aussi : DOSSIER DU PATIENT, ÉCRITURE, TRANSMISSION, RESPONSABILITÉ

D'après Michèle Guimelchain-Bonnet[37], ce terme est apparu après le problème de santé publique lié à la vache folle[38]. Il existe néanmoins un texte législatif qui définit la traçabilité comme la capacité de retracer, à travers toutes les étapes de la production, de la transformation et de la distribution, le cheminement d'une denrée alimentaire, d'un aliment pour animaux. D'une manière générale, la traçabilité sert plusieurs objectifs, qu'il s'agisse de la sécurité alimentaire, de la loyauté des informations délivrées entre opérateurs économiques ou aux consommateurs[39]. Dans un cadre professionnel soignant et pour M. Dabrion[40] la traçabilité comme la mise en place du suivi de ce qui a été réalisé auprès d'un patient depuis son arrivée jusqu'à sa sortie de la structure.

Pour aller plus loin : CASTAING, J-L., VAUGELADE, C. et al. Traçabilité des dispositifs médicaux (Dossier). *Techniques hospitalières.* Vol. 75. N°782. 2020/05. pp. 19-41.

TRAITEMENT

n.m. Trad. Angl. Treatment. Domaine Sciences infirmières-médicales.

Voir aussi : DÉMARCHE DE SOINS, ÉDUCATION THÉRAPEUTIQUE, RÔLE PRESCRIT

Action de traiter une situation de soin en collaboration avec la personne soignée. Il s'agit d'un ensemble de protocoles à mettre en œuvre pour accompagner les individus à lutter contre une maladie et tenter de la guérir par le moyen d'un traitement adapté.

Cit. *« Les valeurs qui fondent la médecine impliquent que le traitement curatif ou préventif proposé à une personne, malade ou non, ou parfois imposé à une communauté, ne peut être que bénéfique pour elle. Pourtant, quelle que soit l'intention bienveillante, un geste thérapeutique n'est jamais anodin. Il revêt toujours une charge symbolique qui donne au rapport dissymétrique médecin/malade son expression la plus accusée. C'est pourquoi l'intervention sur le corps d'une personne nécessite toujours de part et d'autre une confiance sans réserve. Il s'agit d'un véritable pacte qui trouve sa justification éthique dans la priorité accordée à l'intérêt de cette personne[41] ».*

Pour aller plus loin : DAHAN, A., GIRARD, C. et al. Discrimination et différence de traitement. *Actualités sociales hebdommadaires.* N°3169. 2020/07/17. pp. 40-46.

↳ TRAITEMENT DE L'INFORMATION

Voir aussi : BESOIN D'INFORMATION, DOSSIER INFORMATISÉ DU PATIENT

Informer est une technique qui permet de donner forme à une matière et de l'organiser. D'une façon générale, le traitement de l'information est un processus d'appropriation cognitive visant une transformation et/ou une hiérarchisation d'une information écrite, verbale, audio-visuelle. Ce traitement peut s'effectuer par l'intermédiaire d'un logiciel, d'une conversation, d'une observation, d'une situation.

Pour aller plus loin : DUPRESSOIR, M. *Les systèmes d'information et la santé : l'intégrité en question.* Montpellier : Sauramps Médical. 2019.

TRANSFORMATION SOCIALE → VOIR PRAXIS, CHANGEMENT

TRANSMISSION

n.f. Trad. Angl. Communication. Domaine Sciences humaines-infirmières.

Voir aussi : DIAGNOSTIC, DOSSIER DU PATIENT, INFORMATION, TRAÇABILITÉ

D'après le Centre National de Ressources Textuelles et Lexicales[42], ce nom est emprunté au lat. *transmissio* signifiant « trajet, traversée, passage ». La transmission était définie en médecine en 1515 comme un « passage des humeurs d'un endroit à un autre[43] ». C'est une action par laquelle un individu fait passer un message (écrit, oral), une intention à une autre personne avec l'objectif de communiquer un résultat, une information.

Pour aller plus loin : HAMMOUCHE, L. La transmission d'une information préoccupante. *Métiers de la petite enfance.* N°260-261. 2018/08. pp. 30-33.

➥ TRANSMISSIONS CIBLÉES

Selon l'ouvrage *Raisonnement et démarche clinique infirmière: Enseignement et apprentissage*[44], c'est un « ensemble d'informations au sujet de patients, transmises au sein d'une équipe soignante. Confidentielles, elles sont soumises au secret professionnel, et assurent la traçabilité des soins ». D'après l'article *Des transmissions ciblées pour une écriture clinique*[45] « les transmissions ciblées sont une méthode pour organiser la partie narrative du dossier de la personne soignée pour comprendre rapidement sa situation et les soins nécessaires à dispenser (Florence Dancausse[46]). L'information est structurée en cibles exprimées en mots clés qui attirent l'attention sur l'état de santé de la personne soignée, ses réactions, ses problèmes, ses ressources. Il peut s'agir d'un diagnostic infirmier mais pas forcément. Les informations sont rédigées en :

- données décrivant ou précisant la cible ;
- actions concernant les soins effectués ou à réaliser ;
- résultats décrivant les données suite aux actions entreprises.

Il est recommandé d'utiliser des diagrammes pour inscrire les surveillances et soins répétitifs. Ce type de transmission a été élaboré par Susan Lampe vers 1980 et validé par une recherche randomisée. L'utilisation des transmissions ciblées suppose que l'infirmière connaît et assume les responsabilités découlant à la fois du rôle propre et du rôle exercé sur prescription médicale (Cécile Boisvert[47]) ».

Pour aller plus loin : MULLER, A. L'impact du numérique dans le domaine de la santé. *Soins*. Vol. 65. N°842. Janvier 2020. pp. 33-37. Doi : 10.1016/j.soin. 2020.01.006

TRANSMISSIONS ÉCRITES

Celles-ci ont surtout une valeur juridique, elles sont le reflet des décisions prises par les soignants. Cette écriture structurée résulte d'un raisonnement clinique individuel et collectif permettant de visualiser la cohérence entre un problème de santé (la cible) et ses caractéristiques personnalisées (les données). De plus en plus informatisées, les informations sont inscrites dans les dossiers des patients et font même l'objet de recommandations par la Haute Autorité de la Santé[48] pour qui « le dossier du patient est le lieu de recueil et de conservation des informations administratives, médicales et paramédicales, formalisées et actualisées, enregistrées pour tout patient accueilli, à quelque titre que ce soit. Le dossier du patient assure la traçabilité de toutes les actions effectuées. Il est un outil de communication, de coordination et d'information entre les acteurs de soins et avec les patients. Il permet de suivre et de comprendre le parcours hospitalier du patient. Il est un élément primordial de la qualité des soins en permettant leur continuité dans le cadre d'une prise en charge pluri-professionnelle et pluridisciplinaire. Ici, le rôle et la responsabilité des différents acteurs doivent être définis et connus ».

Pour aller plus loin : DIEZ, A-C et FIRAT, C. La visite infirmière au lit du patient. *Soins infirmiers : Krankenpflege*. N°3. 2016-03-01. pp. 64-67.

TRANSMISSIONS ORALES

Échanges d'informations professionnelles considérés comme formels, historiques, portant sur la situation d'un patient, indispensables en cas de changement d'équipe. Les transmissions orales sont nécessaires pour communiquer avec l'équipe soignante sur l'évolution de la santé d'une personne soignée. Cela fait partie du rôle propre de l'infirmier, qui, selon l'article R. 4312 29 du Code de la Santé Publique : « L'infirmier ou l'infirmière communique au médecin prescripteur toute information en sa possession susceptible de concourir à l'établissement du diagnostic ou de permettre une meilleure adaptation du traitement en fonction de l'état de santé du patient et de son évolution ». Pour Anne Muller[49], « la transmission peut être limitée entre deux professionnels ou alors devenir un maillon d'une chaîne de « transmissions » entre professionnels, mais toujours de l'un à l'autre. Les transmissions peuvent donner lieu à des écrits à usage individuel, pour « se souvenir dans une autre situation [...]. La transmission orale, liée aux pratiques sociales, permet des apprentissages sur le « *tas* ». L'infirmier qui a reçu l'information a ensuite l'intention de la transmettre à ses collègues pour qu'ils puissent à leur tour, faire preuve d'efficience dans la réalisation de l'activité de soin. ». Cet échange est attendu, normal dans la transmission et ne saurait être négligé par rapport à son oralité. Pour Jean Héno[50], « prendre le temps de faire des transmissions correctes, c'est prendre le temps du recul et de la réflexion, dans une concentration nécessaire autour de l'idée qu'on se fait du patient, dans laquelle transpirent les observations concrètes tout autant que les impressions, qui sont elles aussi des informations susceptibles d'orienter les soins. Il y a bien sûr, que les intuitions et impressions qui sont sujettes à caution mais les ignorer, conduirait à un appauvrissement de la qualité des soins ».

Pour aller plus loin : MOREL, N. Temps de transmissions entre les équipes : pertinence et optimisation. *Techniques hospitalières*. Vol. 71. N°758. 2016-07. pp. 40-44.

TUTORAT

n.m. Trad. Angl. Tutoring. Domaine Sciences éducation.

Voir aussi : ACCOMPAGNEMENT, COACHING, FORMATION, INTERACTION

Si pour l'horticulture, ce terme désigne la tige qui soutient une jeune pousse pour l'accompagner dans sa croissance, dans le vocabulaire de la pédagogie, il s'agit de viser la réalisation de soi avec une méthodologie assurant un suivi individuel (stagiaire, élève) et/ ou collectif (personnel en formation continue ou pour un groupe d'étudiants). D'après le *Grand Dictionnaire terminologique*[51], il s'agit d'une forme d'aide en enseignement individualisée, qui est offerte soit pour accompagner un apprenant qui éprouve des difficultés, soit pour donner une formation particulière, complémentaire ou à distance. Le tutorat oblige à certaines responsabilités comme l'application de la stratégie développée par le formateur, l'entretien d'un climat d'apprentissage détendu et amical, l'utilisation des techniques d'intervention appropriées, la rédaction d'un rapport. Les connaissances et les compétences requises pour la pratique du tutorat sont prédéterminées par le contenu de l'apprentissage.

Cit. *« Le référentiel de formation (2009), basé sur une alternance qui se veut intégrative, permet aux directeurs d'Ifsi de mettre en œuvre un dispositif où la progression de l'étudiant dans ses apprentissages et sa*

professionnalisation sont identifiés, mesurés, évalués. Le suivi individuel est formalisé autour de temps de suivi pédagogique individuels ou collectifs, de tutorat, d'analyses de pratiques, de situations de travail. Il induit de la part des cadres formateurs, des terrains de stage et de l'étudiant une posture et des compétences spécifiques[52] ».

Pour aller plus loin : ADAM, R. et BAYLE, I. *Le tutorat infirmier : accompagner l'étudiant en stage.* Paris : De Boeck diffusion. 2016.

↪ MENTORAT

Voir aussi : AUTO-FORMATION, COACHING, RÉAJUSTEMENT

Le *Larousse*[53] définit clairement le mentor comme un « guide attentif et sage, conseiller expérimenté : Servir de mentor à quelqu'un ». L'article de Christine Guerrier[54] explique les origines du Mentor, un personnage de la mythologie grecque et un ami d'Ulysse, « Tenu de vaquer à ses occupations de conquérant et de guerrier, ce dernier lui confie son fils Télémaque, car il reconnaît à Mentor une grande sagesse qui peut faire de lui un bon précepteur et un conseiller avisé. Le mentorat est aujourd'hui une pratique qui s'organise. Dans Coaching and Mentoring de Parslow & Wray (2000), Megginson et Clutter Buck (1995) la définissent comme une relation réciproque et significative qui s'installe entre deux personnes, afin de réaliser avec succès des transitions au niveau des connaissances, du travail ou des compétences. Elle se caractérise par la présence d'un sentiment de confiance mutuelle qui place l'imputabilité comme valeur centrale. M. Gordon (1983) décrit de manière plus englobante cette relation interpersonnelle impliquant l'échange de bienfaits parfois intangibles favorisant l'actualisation du mentor et du « mentoré ». Les concepts de communication, de développement, d'apprentissage et de réflexivité traduisent bien la qualité de la relation de soutien qui s'établit entre le mentor et son « mentoré ». Une autre caractéristique, souvent relevée par les auteurs, concerne l'idée que le mentor choisit d'être là prioritairement pour son « mentoré ». Houde (1995) mentionne « qu'il y a avantage à réserver le mot mentor à la seule personne qui est, avant tout, préoccupée par la perspective que son protégé s'accomplisse ».

Pour Florence Scherrer-Burri et Alain Golay[55], le mentorat « un accompagnement professionnel personnalisé permettant d'obtenir des résultats concrets et mesurables dans la vie professionnelle et/ ou personnelle. Par le processus de *coaching*, la personne *coachée* approfondit ses connaissances et améliore ses performances. Le coaching se distingue légèrement du mentorat par le niveau d'égalité entre l'accompagnant (coach) et la personne suivie par le coach. Le mentor est généralement un supérieur hiérarchique. Le coach est en position « haute » concernant le processus de changement, mais en position « basse » concernant le contenu, afin d'aider la personne à progresser en autonomie. Il agit en miroir comme dans l'approche motivationnelle face aux patients et favorise la prise de conscience des attitudes et points forts et des éléments à développer en aidant le patient à trouver des solutions ». Pour Julie Latour[56], « On peut définir le mentorat comme une aide personnelle, volontaire et gratuite, à caractère confidentiel, apportée par un mentor pour répondre aux besoins particuliers d'une personne (le mentoré) en fonction d'objectifs liés à son développement professionnel ainsi qu'au développement de ses compétences et des apprentissages dans un milieu donné. La base d'une bonne relation mentorale est la confiance, l'honnêteté et l'éthique. Le mentor est une personne d'expérience qui fournit volontairement une aide à une personne moins expérimentée, à titre de guide, de conseiller, de modèle, et qui partage avec celle-ci son vécu, son expertise et sa vision. Le mentoré représente la personne jumelée à un mentor, qui bénéficie de l'aide de celui-ci pour acquérir des compétences, accroître sa confiance, ses aptitudes et ses chances de succès dans la réalisation de ses objectifs personnels et professionnels. Cette relation mentorale permettra surtout d'aller plus loin dans le savoir-être professionnel qu'on pourrait définir par :

- Responsabilité sociale ;
- Éthique individuelle, organisationnelle ;
- Tolérance à l'ambigüité, l'incertitude, le stress ;
- Autonomie, indépendance, confiance en soi ;
- Équilibre ;
- Discipline et maîtrise personnelle ;
- Comportement interculturel ».

Pour aller plus loin : DEBOUT, C. De l'infirmière à l'infirmière de pratique avancée, gérer au mieux la transition. *Soins*. Vol 63. N° 829. Octobre 2018. pp. 53-58. Doi : 10.1016/j.soin. 2018.07.016.

Bibliographie T

1 LEGENDRE, R. *Dictionnaire actuel de l'éducation.* Guérin Canada. 3e éd. 2006.

2 BUCHET-MOLFESSIS, C. Glissements de tâches de l'infirmier vers l'aide-soignant: le lien entre la formation initiale et le positionnement des nouveaux diplômés. *Recherche en Soins Infirmiers.* N°92. 03/2008. pp. 68-94.

3 POTIER, M. *Dictionnaire encyclopédique des soins infirmiers : Dictionnaire à l'usage des étudiants et professionnels infirmiers.* Reuil-Malmaison : Lamarre. 2002.

4 DELANNOY, C. et MAIRLOT, Anne-Françoise. Infirmière en pratique avancée, une fonction à développer en Europe. *Soins Cadres.* Vol. 15, n°58, 05/2006. pp. 65-68.

5 POTIER, M. *Dictionnaire encyclopédique des soins infirmiers. Opus. Cit.*

6 BOURDON, É., STANEK, A. et al. *Revue hospitalière de France.* N°5, 06–Sept-Oct. 2005. pp. 18-20.

7 PRAYEZ, P. et al. *Distance professionnelle et qualité du soin.* Rueil-Malmaison : Lamarre. 2003.

8 EMERSON, R. *Amitié, amour, art : trois essais d'Emerson/*traduits de l'anglais par E. D. Paris : Hachette, Livre BNF. 2012.

9 REY, A. *Dictionnaire historique de la langue française.* Le Robert. 2000.

10 Impératif catégorique d'Emmanuel Kant pour assurer un acte éthique.

11 SCHUHL, C. *Métiers de la petite enfance.* Vol. 2007. N°0128. Avril 2007. p. 9.

12 POTIER, M. *Opus. Cit.*

13 *Ibid.*

14 OREM, D. trad. par GOSSELIN, D. *Soins infirmiers : Les concepts et la pratique.* Montréal : Décarie. 1987.

15 SAINT AUGUSTIN. *Œuvres, I. Les Confessions – Dialogues philosophiques.* Trad. du latin par Jean-Yves Boriaud et al. Édition publiée sous la direction de Lucien Jerphagnon et al.) Paris : Gallimard : Bibliothèque de la Pléiade. 1998.

16 BACHELARD, G. *L'intuition de l'instant.* Paris : Livre de poche. 1994.

17 JACOB, A. *Les notions philosophiques. Encyclopédie philosophique universelle. Dictionnaire. Vol.* 2. Paris : PUF. 1998.

18 VIALLARD M-L. Le temps en soins palliatifs. *Médecine palliative.* Vol. 3. N°5. Octobre 2004. pp. 227-228.

19 DE BROCA, A. Mythes, temps et soin. *Éthique et santé.* Vol. 5, n°4, 12/2008, pp. 227-232.

20 AUBENQUE, P. *La prudence chez Aristote.* Paris : PUF. 2014.

21 PROUTEAU, F. La temporalité et ses déclinaisons. *Soins Cadres.* Vol. 21. N°83S. Août 2012. pp. 9-11.

22 CASSIN, B. (sous la dir.). *Vocabulaire Européen des Philosophies.* Paris : Seuil. 2004.

23 Thésaurus Mesh (Medical Subject Headings)) [en ligne]. Traduit par l'Inserm. [Consulté le 17/12/2020]. Disponible : http://mesh.inserm.fr/FrenchMesh/

24 POTIER, M. *Dictionnaire encyclopédique des soins infirmiers.* Opus. Cit.

25 ANDRIEUX, L. (coord.). Petite histoire de la toilette selon les cultures. *Soins Aides-Soignantes.* Vol. 6. N°27. Avril 2009. pp. 24-25.

26 LEPRESLE, É. Le soin en chambre mortuaire, un devoir d'humanité. *Soins.* Vol. 56. N°761. Décembre 2011. pp. 35-37.

27 FERLANDER, P et HIRSCH, E. *Droits de l'homme et pratiques soignantes. Le soin comme exigence de dignité.* Paris : Douin. 2001.

28 HARDY, L. De la toiletteuse au thanatopracteur. Prendre soin des corps après la mort. *Cahier du Genre.* N°42, 1/2007. pp. 141-158.

29 RAMÉ, A. la toilette mortuaire. *Revue de l'infirmière.* N°131, juin 2007. p. 28.

30 BIOY, A., BOURGEOIS, F. et al. *Communication soignant-soigné : repères et pratique.* Paris : Bréal. 2003.

31 DUFOUR, M. et GEDDA, M. *Dictionnaire de kinésithérapie et réadaptation.* Paris : Maloine. 2007.

32 GEDDA, M. *Décision kinésithérapique.* Issy-les-Moulineaux : Masson. 2001.

33 Conseil National de l'Ordre des Masseurs-Kinésithérapeutes (CNOMK). Le référentiel de la profession [en ligne]. Paris : CNOMK. 2015. Disponible : http://www.ordremk.fr/wp-content/uploads/2013/03/Le-r%C3%A9f%C3%A9rentiel.pdf

34 Anzieu, D. *Le moi peau.* France : Édition Dunod. p. 92. 1995.

35 ROLO, D. *Le Moi-Peau, par Didier Anzieu.* [Html]. Site Internet Paradoxa. Mai 2008. MàJ 2015. Disponible : http://paradoxa1856.wordpress.com/2008/05/

36 POTIER, M. *Dictionnaire encyclopédique des soins infirmier.* Opus. Cit.

37 GUIMELCHAIN-BONNET, M. Des mots pour comprendre. *L'aide-soignante.* Vol. 24, n°115, 03/2010. p. 6.

38 PASCALE, B. ingénieure de recherche, équipe lexique, Analyse et traitement informatique de la langue française.

39 Article 3, point 15 du règlement (CE) n°178/2002 du Parlement européen et du Conseil du 28 janvier 2002.

40 DABRION, M. *Raisonnement et démarche clinique infirmière : Enseignement et apprentissage.* Paris : De Boeck. 2011.

41 Comité Consultatif national d'Éthique (CCNE). Refus de traitement et autonomie de la personne. *Avis.* N°87, 14 avril 2005. I : 4.

42 Centre National de Ressources Textuelles et Lexicales : J. Falcon, *Notables sur le Guidon* d'apr. Sigurs, p. 546. Puis, en 1590, c'est une « action de faire passer un bien d'une personne à une autre » source CNRTL Montaigne, *Essais*, II, 21, éd. P. Villey et V.-L. Saulnier. p. 678.

43 *Ibid.*

44 DABRION, M. *Raisonnement et démarche clinique infirmière : Enseignement et apprentissage.* Paris : De Boeck. 2011.

45 CÉRÉYON, A., HORION, J. et al. Des transmissions ciblées pour une écriture clinique. *Soins Psychiatrie.* Vol. 28. N°251. Août 2007. pp. 26-30.

46 DANCAUSSE, F et CHAUMAT, E. *Les transmissions ciblées au service de la qualité des soins.* Issy-les-Moulineaux : Masson. 2003.

47 BOISVERT, C. in Patriarche, TRUCHARD, S. et BOYER, L. *Dossier de soins ciblé, du raisonnement clinique aux transmissions ciblées.* Paris : Doin-Lamarre. 1997. pp 38-41.

48 HAS. Amélioration de la qualité et du contenu – Réglementation et recommandations [en ligne]. 2008. MàJ 2015. Disponible à cette adresse : http://www.has-sante.fr/portail/jcms/c_438115/fr/dossier-du-patient

49 MULLER, A. Recherche sur les pratiques de transmission infirmière. [Html]. *Savoirs et soins infirmiers.* Doi : 10.1016/S1877-7848(13)62835-X.

50 ASSOCIATION SERPSY (Soin Étude et Recherche en Psychiatrie). HÉNO Jean. Les difficultés de transmissions [en ligne]. MàJ 2015. Disponible à l'adresse : http://www.serpsy.org/piste_recherche/hopital/transmission.html

51 GDT. Disponible : http://www.granddictionnaire.com

52 LEFEBVRE, J. *Des parcours : un enjeu stratégique pour les Instituts de Formation en Soins Infirmiers* [Pdf]. Thèse/mémoire, École des Hautes Etudes en Santé Publique. (EHESP). Rennes. 2011. Disponible : http://fulltext.bdsp.ehesp.fr/Ehesp/Memoires/Ds/2011/lefebvre.pdf

53 Dictionnaire Larousse [en ligne]. Disponible à l'adresse : http://www.larousse.fr/dictionnaires

54 GUERRIER, C. *Le mentorat et le développement professionnel* [en ligne]. 2003. MàJ 2015. Disponible à l'adresse : http://www.crccanada.org/crc/files/Strat%C3%A9gie_de_communication_No.13_Cuerrier755_1.pdf

55 SCHERRER-BURRI, F. et GOLAY, A. Développer les compétences des soignants en entretien motivationnel par le coaching. *Soins*. Vol. 58. N°772. Janvier 2013. pp. 23-26.

56 LATOUR, J. Colloque Mentorat-Québec [en ligne]. Canada : Université de Sherbrooke. MàJ novembre 2014. Disponible à l'adresse : http://www.usherbrooke.ca/mba-mentorat/mentorat/definition/

T

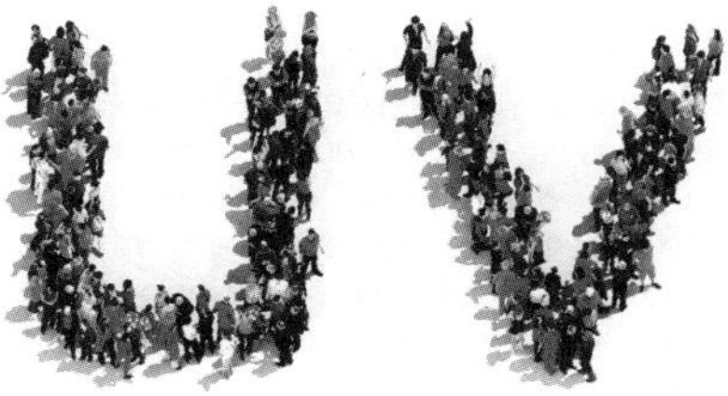

U

UNION

n.f. Trad. Angl. Union. Domaine sciences humaines.

Voir aussi : ATTACHEMENT, MÉDIATION, SÉPARATION, SOINS RELATIONNELS

Être en étroit rapprochement avec quelqu'un, quelque chose de façon durable ou momentanée. Selon le *Larousse*[1], il s'agit d'une « relation existant entre deux ou plusieurs choses, deux ou plusieurs personnes qui forment un ensemble [...]. C'est une conformité de sentiments, de pensées, de comportements entre des personnes ou des groupes : l'union doit régner entre nous. Action de réunir, de rassembler, d'associer. C'est aussi un groupement de personnes ou de collectivités associées pour mener une action, défendre une même cause, par exemple avec l'union de consommateurs. Les soignants unissent leurs efforts, leurs savoirs pour générer une nouvelle dynamique visant l'intérêt d'une profession d'une part mais l'intérêt des usagers, d'autre part en se regroupant soit par association, soit par un syndicat, par exemple avec le syndicat national des professionnels infirmiers (SNPI).

> **Pour aller plus loin :** RAMBERT, H. Organisation : le brancardage, un trait d'union entre les services. *L'infirmière magazine.* N°370. 2016/04. pp. 44-47.

URGENCE.S

n.f. Trad. Angl. Emergencies. Domaine sciences médicales-humaines.

Voir aussi : ACCOMPAGNEMENT, STRESS, COPING, PRISE EN CHARGE, VIOLENCE

Être en situation de difficulté avec la nécessité d'une action proportionnellement conséquente au problème à résoudre. Pour Éric Revue, « l'urgence relève de l'absence de prise en charge rapide et qui pourrait avoir des conséquences physiques ou psychiques durables. Elle nécessite une évaluation diagnostique, la mise en œuvre d'un traitement et une orientation du patient vers un parcours de soins adapté à sa situation ». D'après l'Association UPSA[2], il s'agit de : « toute circonstance qui, par sa survenue ou sa découverte, introduit ou laisse supposer un risque fonctionnel ou vital si une action médicale n'est pas entreprise immédiatement. L'appréciation de l'urgence est instantanée et appartient autant à la victime qu'au soignant ». En pratique, la notion d'urgence se définit par tout ce qui est à l'origine d'une situation clinique imprévue : douleur aiguë, malaise, traumatisme, détresse médicale, sociale ou psychologique. Les patients arrivent aux urgences à l'aide des services de secours, de leur propre initiative ou sont envoyés par leur médecin... ».

Pour aller plus loin : CARLI, P. *Chroniques de l'urgence.* Paris : Lavoisier. 2013.

V

VALEURS

n.f. Trad. Angl. Values. Domaine Sciences humaines.

Voir aussi : CROYANCE, DÉONTOLOGIE, ÉTHIQUE, NORMES

Ce qui est accepté comme juste et bon, selon son jugement personnel, selon son éducation, ses croyances religieuses ou laïques. Il s'agit de l'ensemble de ces valeurs organisées, hiérarchisées et formant un cadre de référence. Pour Mme Potier[1] l'infirmière se réfère à un ensemble de valeurs humanistes qui met au plus haut de cette hiérarchie les besoins de l'homme, ses désirs, sa vie. Pour S.T. Fry[2] (1994), il s'agit de « Norme ou qualité désirée, considérée comme importante et à laquelle on attache un certain prix. Les valeurs s'expriment par les normes ou par les comportements que l'intéressé fait siens ou s'efforce de maintenir. Les valeurs sont organisées, chez chacun d'entre nous, en un système hiérarchisé par ordre d'importance ».

Pour aller plus loin : SCHAERER, R. Valeurs et principes fondateurs du mouvement français des soins palliatifs. *JALMALV jusqu'à la mort, accompagner la vie.* N°108. 03/2012. pp. 12-21.

VALIDATION DES ACQUIS PROFESSIONNELS

v. part. passé. Trad. Angl. Acquis. Domaine Sciences humaines.

Voir aussi : COMPÉTENCES, CONNAISSANCES, ÉVALUATION, EXPÉRIENCE, MOTIVATION, SAVOIRS

Du verbe acquérir qui définit l'instruction acquise, des connaissances acquises ; obtenue par l'étude, le travail... (Petit Littré[3]). Déterminés par des activités cognitives, un processus motivationnel est mis en œuvre avec l'aide de services académiques ou universitaires pour certifier des compétences et produire un résultat en cohérence avec des objectifs conformes à l'individu et aux diverses administrations. Pour Renald Legendre[4], il s'agit « d'opération pour vérifier la conformité d'un ensemble avec son modèle ou sa représentation. Son résultat ». En France, la validation des acquis de l'expérience (VAE) relève d'un dispositif légiféré (loi de modernisation sociale, Loi n°2002-73 du 17 janvier 2002[5]) permettant une promotion interne, l'obtention d'un diplôme, et valide des compétences professionnelles[6]. Pour le Ministère de l'Éducation Nationale[7], « la validation des acquis de l'expérience est une mesure qui permet à toute personne, quels que soient son âge, son niveau d'études ou son statut, de faire valider les acquis de son expérience pour obtenir une certification professionnelle... ».

> ***Cit.** « La formation professionnelle s'inscrit dans un cadre réglementaire, marqué en France par le paritarisme qui cherche à répondre à deux exigences parfois opposées : la recherche de performances "économiques" de l'établissement et la recherche de promotion sociale par le salarié. C'est à travers la notion de compétence que les deux recherches trouvent un point de rencontre décisif. Les ressources mobilisées dans la compétence se déclinent en objectifs pédagogiques. Et les compétences peuvent être prises en compte pour l'accès aux diplômes par la voie de la validation des acquis professionnels[8]... ».*

> **Pour aller plus loin :** GAGLIO, G., KADDOURI, M. et al. La réflexivite : une expérience de construction de soi et de son rôle professionnel. *Éducation permanente*. N°219. 2019/06. pp. 159-170.

VÉRITÉ

n.f. Trad. Angl. Truth. Domaine Sciences humaines.

Voir aussi : ANNONCE, CONSENTEMENT, INFORMATION, PHILOSOPHIE, SOINS PALLIATIFS

La vérité relève le caractère d'un fait intellectuel (jugement, pensée) conforme à son objet, au réel, valeur d'une connaissance. La vérité est aussi le caractère essentiel (d'un objet) qui le fait connaître dans sa réalité profonde ; ce qui en constitue la valeur, en justifie l'existence.

La vérité n'est pas soluble dans la connaissance et confondre ce que l'on sait ou ce que l'on croit savoir avec la *vérité* est dangereux et préjudiciable pour la personne malade. D'autre part, si les savoirs sont statistiques, la personne est singulière, unique. Pour Alain Rey[9], il n'y a de vérité que la sienne. La vérité n'est pas universelle, c'est l'humilité qui devrait l'être. La vérité est comme la personne, unique, évoluant lentement au fil du temps, et en fonction de notre histoire, de notre configuration psycho-affective, selon nos résistances, nos limites propres. Une annonce de diagnostic peut susciter une telle angoisse. Les personnes mobilisent, devant une telle situation de mauvaises nouvelles, des mécanismes de défense. Elisabeth Kübler Ross[10] a décrit les étapes psychologiques que traversent les personnes malades : « le choc, ou l'état de sidération psychique, la dénégation, où la personne malade nie la réalité qui lui est insupportable, qu'elle ne peut ni entendre, ni intégrer ; la colère, dont l'objet est souvent le soignant, qui est une forme d'émonctoire de l'angoisse ; la récrimination temporaire, ou le marchandage, forme de balisage permettant de graduer l'assimilation et l'acceptation de la mauvaise nouvelle ».

Cit. *« Je veux montrer à mes semblables un homme dans toute la vérité de sa nature, et cet homme, ce sera moi[11] ».*

Pour aller plus loin : Collectif. Soigner : entre vérités et mensonges (Dossier). *Pratiques : Les cahiers de la médeçine utopique.* N°86. 2019/07. pp. 2-84.

VIE

n.f. Trad. Angl. Life. Domaine Sciences humaines.

Voir aussi : ÉDUCATION À LA SANTÉ, PROMOTION DE LA SANTÉ, SOINS

Du latin *vita* et du grec *pneuma* signifiant aussi *esprit.* La vie est un principe vital caractérisé par l'action, de la naissance jusqu'à la mort. D'après le *Dictionnaire du Moyen Français*[12], 1330-1500 (DMC), la vie est une « Propriété essentielle des êtres vivants, un ensemble de fonctions et de phénomènes qui les fait vivre... ». Pour le soin infirmier, améliorer la qualité de vie des individus relève de l'article R. 4311-1 du Code de la santé publique. L'article R. 4311-2 ajoute que les soins infirmiers sont réalisés « dans le respect des droits de la personne, dans le souci de son éducation à la santé et en tenant compte de la personnalité de celle-ci dans ses composantes physiologique, psychologique, économique, sociale et culturelle ». Ils ont pour objet, entre autres, de « protéger, maintenir, restaurer et promouvoir la santé physique et mentale des personnes ou l'autonomie de leurs fonctions vitales physiques et psychiques en vue de favoriser leur maintien, leur insertion ou leur réinsertion dans leur cadre de vie familial ou social ».

Pour aller plus loin : BOISSEL, A., PETIT, P. et al. *Vie en état de conscience altérée après un coma : regards croisés de familles et de professionnels.* Nîmes : Champ social. 2020.

ACTES DE LA VIE QUOTIDIENNE

Voir aussi : AUTONOMIE, BESOIN, DÉPENDANCE, VULNÉRABILITÉ

La personne soignée, lors de son hospitalisation ou demeurant à son domicile, répond à plusieurs critères d'autonomie à partir de la réalisation d'actes ordinaires pouvant être assurés par eux-mêmes, comme :

- se coucher et se lever ;
- s'habiller et se déshabiller ;
- boire et manger ;
- se laver et aller aux toilettes ;
- se déplacer dans la chambre ou le logement.

La personne soignée peut être plus ou moins indépendante selon sa capacité à effectuer tous ces gestes.

Pour aller plus loin : OUELLET, N. Pratique infirmière auprès des personnes âgées en perte d'autonomie. *Perspective infirmière.* Vol. 17. N°2. 2020/03-04. pp. 64-73.

ESPÉRANCE DE VIE

L'espérance de vie est une donnée statistique qui mesure l'état de santé d'une population dans son contexte économique et social. Elle se définit comme le nombre moyen d'années que vivra un individu (homme, femme). L'Observatoire de la santé mondiale[13] donne accès aux données et analyses sur les priorités sanitaires mondiales. Pour ce qui relève des statistiques sanitaires mondiales (2014), l'OMS[14] informe sur la moyenne d'espérance de vie variant de 53 ans pour le Cameroun à 82 ans pour le Canada, pour les deux sexes. D'après les chiffres publiés par l'Organisation Mondiale de la Santé[15], en France, la moyenne d'espérance de vie à la naissance pour femmes et hommes correspond à 79-85 ans (2012). D'après les études de l'INSEE[16] (2011), « En un quart de siècle, les hommes de 35 ans ont gagné cinq années d'espérance de vie et les femmes quatre années et demie. Toutes les catégories sociales ont profité de ce progrès, même si les écarts entre les cadres et les ouvriers se sont maintenus. Les hommes cadres vivent en moyenne 6,3 ans de plus que les hommes ouvriers, dans les conditions de mortalité de 2000-2008... ».

Pour aller plus loin : MOISY, M., AUBERT, J-M. et al. Les Français vivent plus longtemps, mais leur espérance de vie en bonne santé reste stable. *Études et Résultats (Drees).* N°1046. 2018/01. 2 p.

➥ ÉVÉNEMENT DE LA VIE

Voir aussi : CHANGEMENT, COPING, STRESS

D'après *l'Encyclopédie du vieillissement*[17], ce sont des changements identifiables et ponctuels des conditions de vie qui engendrent un stress et peuvent entraîner des effets négatifs sur la santé (par exemple, le déclenchement d'une maladie ou l'exacerbation d'une pathologie préexistante).

Pour aller plus loin : CHARAZAC, P., DUPRÉ LA TOUR, M. et al. Le couple vieillissant (dossier). *Santé mentale.* N°193. Décembre 2014. pp. 20-81.

➥ NIVEAU DE VIE

Le niveau de vie est égal au revenu *disponible*[18] du ménage divisé par le nombre d'unités de consommation (uc). Le niveau de vie est donc le même pour tous les individus d'un même ménage. Les unités de consommation sont généralement calculées selon l'échelle d'équivalence dite de l'OCDE[19] modifiée qui attribue 1 uc au premier adulte du ménage, 0,5 uc aux autres personnes de 14 ans ou plus et 0,3 uc aux enfants de moins de 14 ans (INSEE[20]).

Pour aller plus loin : FLOCH, J.M. Niveaux de vie et ségrégation dans douze métropoles françaises. *Économie et statistique (Insee).* N°497-498. Régions et territoires. 2018/02. pp. 73-97.

VIEILLISSEMENT

n.m. Syn. Sénescence. Trad. Angl. Ageing. Domaine Sciences humaines.

Voir aussi : MATERNAGE, PERSONNE ÂGÉE, PROCESSUS, VULNÉRABILITÉ

Pour Marguerite Potier[21], il s'agit d'un « processus physiologique, psychologique, social, que subit normalement tout organisme vivant dans la dernière période de sa vie. Il se manifeste par une diminution de la fonction de chaque organe et des grandes fonctions corporelles, selon des rythmes propres à chaque personne. C'est un processus dynamique qui intègre les notions de vie et de temporalité, et donc la problématique de la mort et le repli narcissique ». L'OMS[22] définit l'âge mûr à partir de 65 ans. Cette période de vie est la résultante des effets intriqués de facteurs génétiques (vieillissement intrinsèque) et de facteurs environnementaux auxquels est soumis l'organisme tout au long de sa vie, les facteurs économiques (catégorie socioprofessionnelle), sociaux (isolement), psychologiques (faire le deuil d'un conjoint), neurologiques (la mémoire). C'est un processus naturel, physiologique s'imposant à tous les êtres vivants qui doit être distingué des effets des maladies. Pour Christophe de Jaeger[23], « le vieillissement - ou sénescence - peut se définir comme une diminution de la réserve physiologique des organes et des systèmes composant notre organisme. Un organisme adulte possède des réserves fonctionnelles qui lui permettent de surmonter des situations difficiles (effort, maladie). L'organisme vieillissant n'a plus à sa disposition ses réserves. Il ne peut donc plus faire face avec succès à certaines situations physiologiques (effort, adaptation climatique) ou pathologiques (maladies, accidents). A cette réduction physiologique vont s'ajouter les séquelles des maladies ou accidents qui ont pu émailler la vie du patient (maladies cardiovasculaires, pneumologiques ou neurologiques) ». Cette réduction progressive conduit tout organisme vivant, après un laps de temps variable, à la mort ». La sénescence est, selon le CRTL[24] « l'ensemble des phénomènes non pathologiques qui affectent l'organisme humain à partir d'un certain âge (qui varie selon les sujets) provoquant, par une diminution et une modification des tissus, un ralentissement de l'activité vitale et des modifications physiques, physiologiques et psychiques ».

Pour aller plus loin : DUPUIS, M., GUEIBE, R. et al. *Soin(s), éthique et vieillissement. Du souci de la personne âgée aux enjeux pour la pratique.* Paris : Seli Arslan. 2017.

VIOLENCE

n.f. Trad. Angl. Violence. Domaine Sciences humaines.

Voir aussi : ACCUEIL, AGRESSIVITÉ, CRISE, ÉMOTION

Étymologiquement, la violence signifie *force vitale*. Il s'agit d'une attitude de protection sans désir de nuire, une réponse automatique contre l'angoisse de destruction. Pour A. Mauranges[25], « un patient qui se montre ponctuellement violent relève plutôt de psychopathologie ».

Dans l'article *Incivilités subies par les acteurs de santé à l'hôpital. Aspects éthiques et sociétaux*[26], il est répertorié d'autres termes analogiques, comme la maltraitance, la malveillance, le comportement antisocial... ici, la violence « est l'objet de réflexions depuis des millénaires. Que ce soit au niveau national français ou au niveau international, il n'y a pas actuellement de définition stable. Le discours ordinaire utilise le même mot de violence pour désigner un immense ensemble de faits dans la littérature. Van der Dennen[27] comptabilise 106 définitions de la violence. Pour Wieviorka[28], c'est

« une sorte de déconstruction de ce terme [la violence], une critique pour mettre fin aux amalgames que provoque l'usage d'un seul et unique mot ».

Pour aller plus loin : MARZANO, M. (sous la dir.) et al. *Dictionnaire de la violence*. France : PUF. 2011.

➥ DOUCE VIOLENCE

Terme utilisé le plus souvent dans le domaine de l'enfance. Pour Christine Schuhl[29], « de la parole aux attitudes, de la respiration aux gestes, la douce violence est un cumul de postures et de langages plaçant un enfant dans une réelle insécurité affective. Le jugement, les gestes trop rapides, la parole que l'adulte ne maîtrise pas et qui circule au-dessus de la tête des enfants, les attitudes diverses faites par automatisme sont autant de douces violences rencontrées au quotidien. Les soupirs d'un adulte, les yeux au ciel, les gestes techniques, vides de relation sont des douces violences "engluées" dans des quotidiens pourtant pensés autour de l'enfant. De très courte durée, souvent adoptées pour soulager les répétitions et les contraintes du quotidien, les douces violences donnent l'impression au professionnel de maîtriser les comportements de l'enfant. Insidieuses, elles se glissent au cœur des pratiques professionnelles. Les douces violences se raccrochent au "on a toujours fait comme ça", comme si les routines permettaient de ne pas se poser trop de questions... ».

Pour aller plus loin : KAINOU COSTA, S., MAZZUCCO, K. et al. Bientraitance, un idéal à atteindre. *Journal des professionnels de l'enfance*. N°112. 2018/05-06. pp. 21-53.

VITALISME

n.m. Trad. Angl. Vitalism. Domaine Sciences humaines.

Voir aussi : CARE, NATUROPATHIE, SPIRITUALITÉ

Principe philosophique formalisé par Henri Bergson (1907) et reposant sur l'existence d'un principe vital inhérent à chaque individu en lien avec les fonctions organiques. Pour le Trésor de la Langue Française[30], c'est une doctrine selon laquelle les phénomènes de la vie sont irréductibles aux phénomènes physico-chimiques et manifestent une force vitale irréductible aux forces de la matière inerte[31]. Il doit y avoir au fond de toutes les explications physico-chimiques normales ou pathologiques, un phénomène vital spécial. C'est là le vrai vitalisme inductif qui doit servir de base à la physiologie et à la pathologie. C'est la force vitale médicatrice[32] ». Ce principe de vie est, pour le Larousse « distinct à la fois de l'âme et de l'organisme. Elle est le fait de l'école de médecine de Montpellier au XVIIIe s. avec notamment Barthez[33] et Bichat ». Pour le grand Dictionnaire terminologique[34], c'est une doctrine selon laquelle « les phénomènes physiques et chimiques seuls ne permettraient pas de rendre compte des manifestations de la vie; celles-ci ne pourraient être comprises que si l'on fait intervenir un principe immatériel qui transcende les explications empiristes. P. ex. l'animisme (Van Helmont), l'élan vital (Bergson)... ». Pour Henri Bergson « Les causes vraies et profondes de division (du vivant) étaient celles que la vie portait en elle. Car la vie est tendance, et l'essence d'une tendance est de se développer en forme de gerbe, créant, par le seul fait de sa croissance, des directions divergentes entre lesquelles elle partagera son élan[35] ». Toujours dans l'Évolution Créatrice, il précise : « Si la force immanente à la vie était une force illimitée, elle eût peut-être développé indéfiniment dans les mêmes organismes l'instinct et l'intelligence. Mais tout paraît indiquer que cette force est finie, et qu'elle s'épuise assez vite en se manifestant. Il lui est difficile d'aller loin dans plusieurs directions à la fois. Il faut qu'elle choisisse. Or, elle a le choix entre deux manières d'agir sur la matière brute. Elle peut fournir cette action immédiatement en se créant un instrument organisé avec lequel elle travaillera ; ou bien elle peut la donner immédiatement dans un organisme qui, au lieu de posséder naturellement l'instrument requis, le fabriquera lui-même en façonnant la matière inorganique. De là l'intelligence et l'instinct, qui divergent de plus en plus en se développant, mais qui ne se séparent jamais tout à fait l'un de l'autre...». Pour Bruno Boucher[36] Le plus célèbre des vitalistes français est Xavier Bichat (1771-1802), aussi fondateur de l'histologie. Ici, « la vie est l'ensemble des fonctions qui résistent à la mort[37] ». Pour Bichat, chaque tissu a sa vie propre, des caractéristiques particulières (ce qu'il nomme irritabilité, sensibilité, tonicité). Il écrit aussi « La physique, la chimie se touchent parce que les mêmes lois président à leurs phénomènes. Mais un immense intervalle les sépare de la science des corps organisés, parce qu'une énorme différence existe entre leurs lois et celles de la vie ».

Cit. *« Il y a donc un vitalisme bergsonien dans « L'évolution créatrice », de par l'irréductibilité du vital aux données scientifiques et de par la spécificité du vital par rapport à l'inerte : création, imprévisibilité, transformations continuelles. Il faudrait rajouter ici les « tendances » de la vie dans la durée, comme caractéristiques du vitalisme bergsonien. Comme l'écrit Frédéric Worms, il nous faut commencer par comprendre la notion de « vital » chez Bergson afin de saisir son intuition du « principe » qu'est « l'élan vital[38] ». De fait, Bergson part du vital pour le saisir « dans un simple élan[39] ». Il y a donc un passage du vital à l'élan vital, auquel nous invite Bergson ; Bergson met particulièrement en lumière dans L'évolution créatrice, la vie comme continuité et comme « création d'imprévisibles formes. Ces deux aspects constituent*

UV

une réelle dualité qui demande un dépassement : Bergson réalise ce dépassement en posant une source, l'élan vital, finalement connexe à la durée[40] »

Pour aller plus loin : BERGSON, H. *L'évolution créatrice.* Paris : PUF. 1959, 86e éd. Disponible : http://classiques.uqac.ca/classiques/bergson_henri/evolution_creatrice/evolution_creatrice.html

➥ ÉLAN VITAL

L'élan vital est défini par Henri Bergson, dès 1907, dans *L'évolution créatrice*[41], « comme une tendance créatrice qui se développe à travers les organismes particuliers, assure la continuité de l'espèce et engendre l'évolution des êtres [...]. L'élan vital n'est ni unité, ni multiplicité pures, et si la matière à laquelle il se communique le met en demeure d'opter pour l'une des deux, son option ne sera jamais définitive, il sautera indéfiniment de l'une à l'autre. L'évolution de la vie dans la double direction de l'individualité et de l'association n'a donc rien d'accidentel. Elle tient à l'essence même de la vie ». Pour Raymonde Cossette et Jacinthe Pépin[42] « Bergson voit « dans l'évolution entière de la vie sur notre planète une traversée de la matière par la conscience créatrice, un effort pour libérer, à force d'ingéniosité et d'invention, quelque chose qui reste emprisonné chez l'animal et qui ne se dégage définitivement que chez l'homme[43] » L'hypothèse de Bergson est que la vie est entraînée par un élan irrésistible vers une efficacité de plus en plus grande ».

Cit. *« Lorsque le petit humain est contacté dès le giron maternel par une main prudente, respectueuse et tendre, il répond en venant à sa rencontre, en prenant place sous la paume de cette main amie. C'est le début de sa vie affective, il tourne son élan vital dans la direction d'une présence humaine, un proche inconnu, un semblable vivant [...] Son élan vital est mobilisé par et à la rencontre de l'autre : c'est la première manifestation de sa verticalité. C'est cet élan vital qui le mettra en marche des bras de sa maman vers ceux de son père, puis debout sur ses deux pieds, vers eux et le monde, fier de la beauté de sa force et de la place qu'elle lui donne parmi ses semblables*[44] ».

Pour aller plus loin : MONOD, J. *Le hasard et la nécessité. Essai sur la philosophie naturelle de la biologie moderne.* Seuil. 2014.

VULNÉRABILITÉ

n.f. Syn. Fragilité. Trad. Angl. Vulnerability. Domaine Sciences humaines.

Voir aussi : BIENVEILLANCE, EXCLUSION, HANDICAP, PERSONNE ÂGÉE

Pour Yves Morhain[45], la vulnérabilité est empruntée au latin *Vulnerabilis*, (signifiant) qui peut être blessé, dérivé de *vulnerare*, au sens propre et au figuré, lui-même de *Vulnu. Vulneris* - c'est-à-dire blessure - qui blesse. La vulnérabilité traduit ainsi dans le langage commun, une faiblesse, une déficience, un manque, une grande sensibilité spécifique à partir desquels l'intégrité d'un être, d'un lieu, se trouve menacée d'être détruite, diminuée, altérée ». Selon l'auteur du livre *La grande vulnérabilité*[46], quatre champs utilisent la notion de vulnérabilité dans la même acceptation d'une possible atteinte de l'intégrité :

- « **Le champ médical :** la vulnérabilité est qualifiée de susceptibilité de l'individu aux traumatismes ou à l'infection.
- **Le champ informatique :** comme faille dans la sécurité des systèmes d'information.
- **Le champ de l'action humanitaire :** la vulnérabilité humaine est le niveau auquel les personnes sont susceptibles d'être affectées par des pertes, des dégâts, la souffrance et la mort, en cas de catastrophes.
- **Le champ juridique :** concerne les lois relevant de la protection des personnes âgées, des personnes handicapées, des enfants et ayant droit, devant s'assurer de la préservation de leur intégrité, dans une société donnée ».

Pour ces auteurs la vulnérabilité recouvre une réalité polymorphe selon que l'on considère :

- « **Le siège de cette fragilité** : le corps, le psychisme, l'environnement social.
- **Le type d'atteinte :** déficits, blessures, incapacités, perte.
- **Sa durée :** passagère, chronique, évolutive, itérative, on parle davantage de personne en *situation* de vulnérabilité pour indiquer que c'est la situation du moment qui place le sujet dans une difficulté à faire face aux événements.
- **Son occurrence :** à la naissance, au début, au cours, à la fin de la vie.
- **Ses conséquences :** en matière de perte d'autonomie, de dépendance physique et/ou psychique, d'inadaptation, d'isolement, de désocialisation, de désaffiliation... ».

Pour aller plus loin : JOLIEN, A. *Éloge de la faiblesse*. Paris : Marabout. 2019. (Poche).

Bibliographie U V

U

1 Dictionnaire Larousse [en ligne]. 2014. Disponible à l'adresse : http://www.larousse.fr/dictionnaires/francais/

2 Association UPSA de la douleur [en ligne]. Màj 2015. Disponible à l'adresse : http://www.institut-upsa-douleur.org/patients/douleur-aigue/urgences/definition-de-l-urgence

V

1 POTIER, M. *Dictionnaire encyclopédique des soins infirmiers : Dictionnaire à l'usage des étudiants et professionnels infirmiers.* Reuil-Malmaison : Lamarre. 2002.

2 FRY, S.T. *L'éthique dans la pratique des soins infirmiers.* Genève : Conseil International des infirmières. 1994.

3 *Le Nouveau Petit Littré.* France : Garnier. Éd. 2006. 2005.

4 LEGENDRE, R. *Dictionnaire actuel de l'éducation.* Canada : Guérin. 3e éd. 2006.

5 Loi n°2002-73 du 17 janvier 2002 de modernisation sociale [en ligne]. Légifrance. Disponible à l'adresse : http://www.legifrance.gouv.fr/

6 Pour en savoir plus sur la VAE, Ministère de la culture et de la communication [en ligne]. 2015. Disponible : http://www.culture.gouv.fr/culture/infos-pratiques/vae/index-vae.html

7 Ministère de l'Éducation Nationale. *La formation tout au long de la vie. La validation des acquis de l'expérience (VAE)* [en ligne]. MàJ 2015. Disponible : http://www.education.gouv.fr/cid1106/la-validation-des-acquis-de-l-experience-vae.html

8 CHAGUÉ, V. La formation continue est incontournable. *Soins.* Vol. 51. N°706-SUP. Juin 2006. pp. 2-5.

9 REY, A. (sous la Dir.). *Dictionnaire culturel en langue française.* Vol. IV. Paris : Robert. 2005.

10 KÜBLER-ROSS, E. *La mort, dernière étape de la croissance.* Paris : Pocket. 1995.

11 ROUSSEAU, J.J. *Les confessions.* Cité par Régis Aubry et Marie Claude Daydé. pp. 18-19.

12 MARTIN, R. *La vie* [en ligne]. DMC. MàJ 2015. Disponible portail ALTIF : http://atilf.atilf.fr/

13 Observatoire de la santé mondiale [en ligne]. MàJ 2015. Disponible à cette adresse : http://www.who.int/gho/fr/

14 Organisation Mondiale de la Santé (OMS). Statistiques sanitaires mondiales [en ligne]. Genève. 2015. Disponible : http://www.who.int/gho/publications/world_health_statistics/2014/fr/

15 Organisation Mondiale de la Santé (OMS) [en ligne]. MàJ 2015. Disponible à cette adresse : http://www.who.int/countries/fra/fr/

16 BLANPAIN, N. *L'espérance de vie s'accroît, les inégalités sociales face à la mort demeurent* [en ligne]. Institut national de la statistique et des études économiques Insee Première. N°1372. Octobre 2011. Disponible à cette adresse : http://www.insee.fr/fr/themes/document.asp?ref_id=ip1372

17 MADDOX, G. L. *L'encyclopédie du vieillissement.* Serdi and Springer Publishing Compagny Paris New York. 1997.

18 Institut national de la Statistique et des Études Économiques (INSEE) [en ligne]. France. 2012. Disponible : http://www.insee.fr

19 L'Organisation de coopération et de développement économique (OCDE) regroupe une trentaine de pays : toute l'Europe occidentale et l'Amérique du nord, plus le Japon, l'Australie, la Nouvelle-Zélande, la Corée et, depuis 1995 et 1996, certains pays d'Europe centrale (République tchèque, Hongrie, Pologne). L'OCDE est le principal rassembleur de statistiques sur les pays développés [en ligne]. 2012. Disponible : http://www.oecd.org/fr/

20 Voir définition du revenu disponible sur le site de l'INSEE. *Ibid.*

21 POTIER, M. *Opus. Cit.*

22 Organisation Mondiale de la Santé (OMS) [en ligne]. *Opus Cit.*

23 DE JAEGER, C. *La gérontologie.* 1992. Paris : PUF. 1992. 128 p.

24 Centre National de Ressources Textuelles et Lexicales (CNRTL). *Opus. Cit.*

25 MAURANGES, A. *Stress, souffrance et violence en milieu hospitalier : manuel à l'usage des soignants.* Montargis : Mutuelle de la santé et du social (MNH). 2005.

26 KOPP, N. Incivilités subies par les acteurs de santé à l'hôpital. Aspects éthiques et sociétaux. *Éthique & Santé.* Vol. 10, n°3, sept. 2013. pp. 149-154.

27 VAN DER DENNEN, J.M.G. *The origin of war : the evaluation of a male–coalitional reproductive strategy.* Groningen : Origin Press. 1995.

28 WIEVIORKA, M. *La différence.* Paris : Éditions Balland. 2000.

29 SCHUHL, C. Les douces violences. *Métiers de la petite enfance.* Vol. 16. N°161. Mai 2010. p. 7

30 Trésor de la langue française informatisé : http://atilf.atilf.fr/tlf.htm

31 d'apr. LAL. 1968. Cité par le TLF.

32 BERNARD, Princ. méd. exp, 1878, p. 283 Cité par le TLF.

33 Paul-Joseph BARTHEZ (1734-1806).

34 GDT : vitalisme. Hotyat, F. 1973. Disponible : http://www.granddictionnaire.com/

35 BERGSON, H. *L'évolution créatrice.* Paris : PUF. 1959. 86e éd : http://classiques.uqac.ca/classiques/bergson_henri/evolution_creatrice/evolution_creatrice.html

36 BOUCHER, B. Pistes de réflexion sur les obstacles à l'enseignement de la théorie de l'évolution - Troisième partie : Vitalisme et mécanisme [en ligne]. Académie de Versailles. 2009. MàJ 2016. Disponible : http://www.svt.ac-versailles.fr/spip.php?article243

37 Recherches physiologiques sur la vie et la mort (1800), cité par D. Lecourt.

38 WORMS, F. 2008. « Ce qui est vital dans L'évolution créatrice », Annales bergsoniennes, IV, 641-652. 642 p.

39 WORMS, F. 2008. « Ce qui est vital dans L'évolution créatrice », Ibid. 643 p.

40 PERRU, O. Le vitalisme bergsonien dans L'évolution créatrice. In : Colloque International Vie, Vivant, Vital: Vitalisme. 2011. Disponible à l'adresse : https://www.researchgate.net/profile/Olivier_Perru/publication/235671947_Le_vitalisme_bergsonien_dans_l'volution_cratrice_Repenser_le_vitalisme_PUF_Paris_p._167-179/links/53e23b8d0cf24f90ff65cd5a.pdf

41 BERGSON, H. L'évolution créatrice. Paris : PUF. 1959. 86e éd. Disponible : http://classiques.uqac.ca/classiques/bergson_henri/evolution_creatrice/evolution_creatrice.html

42 COSSETTE, R. et PEPIN, J. Vieillir et croître à travers les déclins, un défi spirituel avant tout. Théologiques. 2001. Vol. 9. N°2. pp. 47-67. Disponible : http://www.erudit.org/revue/THEOLOGI/2001/v9/n2/007295ar.pdf

43 BERGSON, H. *L'énergie spirituelle*. Paris : PUF. 1967. 18 p.

44 SALLEZ, H. La verticalité comme manifestation de la sécurité affective. *Métiers de la petite enfance*. Vol. 14. N°144. Novembre 2008. pp. 12-14.

45 MORHAIN, Y. Vulnérabilité, invulnérabilité et risque. Communication aux 6 e journées d'étude de l'ABAD (Association Biterroise pour l'Accès au Droit), *Médiation, Bientraitance et Vieillissement*. [Html]. octobre 2001. Disponible : www. accesaudroit. com

46 PANDELÉ, S. *La grande vulnérabilité : Fin de vie-Personnes âgées-Handicap, Esquisse d'une éthique de l'accompagnement*. Paris : Seli Arslan. 2008.

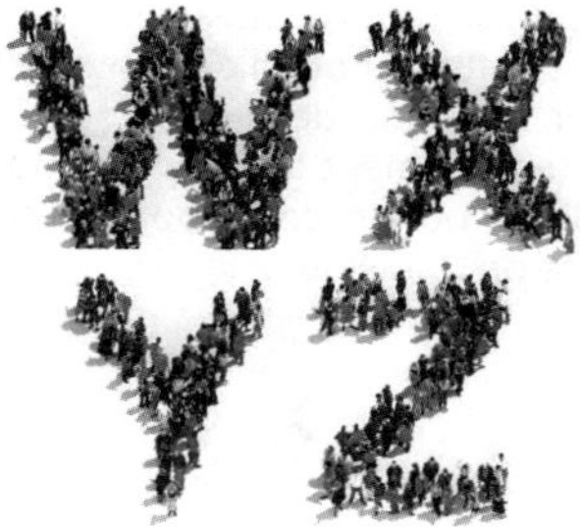

W

WOOD (ÉCHELLE DE)

nom propre anglais. Domaine médical.

Voir aussi : HANDICAP

Une première classification internationale des déficiences, incapacités et handicaps (CIDIH), reposant sur le modèle de Wood (francisé), a été établie par l'OMS au début des années quatre-vingt. Une deuxième version de la CIDIH, la classification internationale de la fonction (CIF), est parue en 2001. Aux trois niveaux du modèle de Wood s'est ajouté le concept de qualité de vie.

- Le modèle de Wood se décline en trois niveaux d'atteinte interdépendants :
  - **la déficience :** toute perte de substance ou altération d'une structure ou d'une fonction psychologique, physiologique ou anatomique ; la déficience correspond donc à une notion d'ordre lésionnel ;
  - **l'incapacité :** toute réduction (résultant d'une déficience), partielle ou totale, de la capacité d'accomplir une activité dans les limites considérées comme normales pour un être humain ; l'incapacité correspond donc à une notion d'ordre fonctionnel ;
  - **le handicap :** il résulte, pour un individu donné, d'une déficience ou d'une incapacité qui limite ou interdit l'accomplissement d'un rôle normal (en rapport avec l'âge, le sexe, les facteurs sociaux et culturels) ; on parle parfois de « désavantage social[1].

Dans la classification révisée en 2001, l'incapacité fait place à la *limitation d'activité* et le handicap à la *restriction de participation,* afin de mettre l'accent sur les capacités restantes de l'individu et non sur ses impossibilités. Enfin, la notion de contexte fait son apparition. Elle est abordée par la notion de qualité de vie qui est une façon d'appréhender le retentissement social de la maladie. Le handicap, ou la restriction de participation, correspond donc à l'évaluation de la gêne dans le contexte de l'individu.

X

XÉNOPHOBIE

n. f. Trad. Angl. Xenophobia. Domaine sciences humaines.

Personne qui manifeste visiblement ou de façon cachée une réelle hostilité à l'égard des personnes différentes, étrangères. Le racisme est une idéologie qui, selon le *Larousse*[1] est « fondée sur la croyance qu'il existe une hiérarchie entre les groupes humains, les « races » ; comportement inspiré par cette idéologie ». Selon l'OMS[2], « le sort des plus vulnérables ne cesse d'empirer, non seulement en termes d'accès aux services de soins, mais également quant aux autres déterminants de la santé, tels que le degré d'exclusion sociale, l'éducation, le logement et les conditions de vie générales, la qualité du régime alimentaire, la vulnérabilité à la violence »

> **Pour aller plus loin :** HAU, E. Accès aux soins en Europe en temps de crise et de montée de la xénophobie. Droit déontologie et soin. Vol. 13. N°3. 2013/09. pp. 283-285.

Y

Y

Lettre. Trad. Angl. Y. Domaine linguistique et médical.

Voir aussi : PERSONNALITÉ, JE, L'HOMME ET SON LIEU, NAISSANCE

En médecine, Y est un chromosome humain. Cette lettre est aussi un pronom adverbial « représentatif d'une chose, d'un énoncé, quelquefois d'une personne (pour rappeler le lieu où l'on est, où l'on va ; dans ce lieu, dans cela elle y a vécu plusieurs années ; j'y suis, j'y reste[1]...) ».

> **Cit.** *« Je m'appelle Claudine, j'habite Montigny ; j'y suis née en 1884 ; probablement je n'y mourrai pas[2] ».*

Z

ZOOTHÉRAPIE

n.f. Trad. Angl. Pet therapy, Animal therapy. Domaines sciences humaines-médicales.

Voir aussi : ANIMATION, GUÉRISON, MÉDIATION ANIMALE

Le préfixe *zoo* est emprunté au grec et signifie *qui est animal. Thérapie*, du grec *therapeia* désigne l'entretien, le traitement, le soin. Pour Eléonore Buffet-Canivet[1], la zoothérapie se définit « par l'utilisation d'un animal dans le but de rompre l'isolement en créant des liens affectifs, d'améliorer les conditions de vie de personnes, d'entretenir et stimuler les fonctions cognitives et sensorielles ». Pour les fondateurs de l'Institut Français de Zoothérapie[2], « la zoothérapie ou la médiation par l'animal ne guérit pas. Ce n'est ni une médecine. L'animal n'est pas un médicament. L'animal n'est pas un thérapeute. L'animal est un médiateur. Il y a lieu de faire une distinction entre trois formes de médiation animale :

- Thérapie par la médiation d'un animal ;
- Activité éducative par la médiation d'un animal ;
- Animation assistée par la médiation d'un animal.

Pour aller plus loin : BEIGER, F et DIBOU, G. *La zoothérapie auprès des personnes âgées : une pratique professionnelle.* Malakoff : Dunod. 2017.

Bibliographie W X Y Z

W

1 Collège des enseignants de neurologie [en ligne]. Màj 2015. Disponible à l'adresse : http://www.cen-neurologie.fr

X

1 Dictionnaire Larousse [en ligne]. 2015. Disponible à l'adresse : http://www.larousse.fr

2 Organisation Mondiale de la santé. *Équité, déterminants sociaux et programmes de santé publique*, 2010.

Y

1 Dictionnaire Robert, 2013.

2 COLETTE, *Claudine à école*, 1900.

Z

1 BUFFET CANIVET, É. Zoothérapie : l'animal au service de la santé de l'homme. *Revue du soignant en gériatrie*. N°20. 09/2005. pp. 32-33.

2 Institut Français de Zoothérapie. Institut de Formation Professionnelle et de Recherche sur les pratiques de la Thérapie par Médiation Animale [en ligne]. Disponible à cette adresse : http://www.institutfrancaisdezootherapie.com/zootherapie-de-a-a-z.ifz#.VFj-q2fOVSQ

INDEX
ANNEXES

INDEX

A

B

C

INDEX

D

E

F

G

H

J

K

L

M

N

O

P

Q

R

S

T

ANNEXE 1 • BANQUES DE DONNÉES

ASCODOCPSY. Réseau documentaire en santé mentale disponible. [Ressource électronique]. MàJ 2012. Disponible : http://www.ascodocpsy.org/

Catalogue et index des sites médicaux de langue française (Cismef). [Ressource électronique]. MàJ 2012. Rouen. Disponible : http://www.chu-rouen.fr/cismef/

Eco-Santé, base de données sur l'économie de la santé (Dépenses de santé, État de santé, Professions de santé, Hôpitaux, Secteur pharmaceutique, Protection sociale, Démographie, Indicateurs économiques...). MàJ 2016. Disponible : http://www.ecosante.fr/

Erudit. Consortium. 2012. plateforme émanant d'un consortium interuniversitaire canadien. Organisme sans but lucratif. Érudit rassemble environ cent cinquante éditeurs canadiens universitaires et culturels, y compris les presses universitaires canadiennes de langue française. [Ressource électronique]. MàJ 2012. Disponible : http://www.erudit.org

GALLICA. Bibliothèque numérique de la Bibliothèque National de France (BNF). [Ressource électronique]. MàJ 2012. Disponible : http://gallica.bnf.fr/

HAL (archives ouvertes pluridisciplinaire). Base destinée au dépôt et à la diffusion d'articles scientifiques de niveau recherche, publiés ou non, et de thèses, émanant des établissements d'enseignement et de recherche français ou étrangers, des laboratoires publics ou privés (pour la localisation d'articles). [Ressource électronique]. MàJ 2012. Disponible : http://hal.archives-ouvertes.fr/

Persée. Base de données proposant des revues scientifiques. Lyon : Ministère de l'Enseignement supérieur et de la Recherche. [Ressource électronique]. MàJ 2012. Disponible : http://www.persee.fr/web/guest/home

PRISME : Promotion et Rationalisation de l'Information Sociale, Médico Psychologique et Éducative. Réseau documentaire national de professionnels de la documentation diffusant des revues dans le secteur de l'action sociale et éducative. [Ressource électronique]. MàJ 2012. Disponible : http:// www.documentation-sociale.com

Prisme (réseau documentaire en sciences et actions sociales). MàJ 2016. http://www.documentation-sociale.org/

RefDoc : Base proposant des articles, ouvrages, rapports, actes de congrès, en science, technologie, médecine, sciences humaines et sociales, de 1847 à nos jours. [Ressource électronique]. MàJ 2012. Disponible : http://www.refdoc.fr/

Revues.org : Portail de revues en sciences humaines et sociales. Base diffusant des revues éditées hors de France, en partie ou en totalité, en d'autres langues que le français (anglais, espagnol, portugais, russe ou le basque). Plateforme de monographies. [Ressource électronique]. MàJ 2012. Disponible : http://www.revues.org/

Revues gratuites en lignes

CNRS, le journal (Direction de la communication du CNRS). MàJ 2016. Disponible: https://lejournal.cnrs.fr/

L'infirmière clinicienne publie des textes scientifiques qui font état de l'avancement des connaissances en sciences infirmières et s'adresse particulièrement aux infirmières et aux professionnels de la santé. L'infirmière clinicienne traite de sujets variés qui touchent la santé et les soins infirmiers.MàJ 2016. Disponible: http://revue-infirmiereclinicienne.uqar.ca/index.php

Perspectives interdisciplinaires sur le travail et la santé (PISTES) est une revue scientifique interdisciplinaire électronique en libre accès, de langue française, s'intéressant aux aspects sociaux et humains du travail et à leurs liens avec la santé des personnes et les organisations.MàJ 2016. Disponible: http://pistes.revues.org/

RHIZOME, bulletin santé mentale et précarité édité par l'Observatoire des pratiques en Santé Mentale et Précarité, avec le soutien de la Direction Générale de la Cohésion Sociale (DGCS) et de la Direction Générale de la Santé (DGS).MàJ 2016. Disponible : http://www.orspere.fr/publications/rhizome/

Santé en action : la revue de l'Inpes. revue trimestrielle d'information, de réflexion et d'aide à l'action sur la prévention, l'éducation pour la santé et la promotion de la santé. Editée par l'Inpes, ce magazine de 52 pages est destiné aux professionnels de la santé, du social et de l'éducation. MàJ 2016. Disponible à l'adresse: http://www.inpes.sante.fr/SLH/

Science&Santé (Inserm). Magazine d'information (6 numéros/an) scientifique pour illustrer découvertes, débats et questions des recherches du domaine biomédicale. MàJ 2016. disponible: http://www.inserm.fr/actualites/rubriques/magazine-science-sante

ANNEXE 2 • DOCUMENTATION NUMÉRISÉE

BOURNEVILLE, D.-M. (Dr.). *Petit Dictionnaire des infirmières.* Éditeur : bureaux du Progrès médical. 1878. 24 p. Disponible sur le site de la Bibliothèque Nationale de France, Gallica : http://gallica.bnf.fr/ark:/12148/bpt6k57270346.r=le+Progr%C3%A8s+M%C3%A9dical.langFR

BROCHARD, P. et al. *Lexico : lexique multilingue de termes de pathologie professionnelle.* Association interentreprise de médecine du travail du Bas-Rhin (AIMT 67). 1999. MàJ. 2012. Disponible : http://www.ast67.org/fr/lexique/dictionnaires-scientifiques/dictionnaires-scientifiques-lexico.html

Centre régional d'éducation pour la santé (CREPS) Glossaire d'Éducation et promotion de la santé (EPS). CREPS, de Provence, Alpes, Côte d'Azur. [Pdf]. 2005. 32 p. Disponible : http://ireps.midi-pyrenees.fnes.fr/presentation/pdf/glossaire.pdf

DIDEROT, D'ALEMBERT. *Encyclopédie, ou Dictionnaire Raisonné des Sciences, des Arts et des Métiers.* Dix-sept volumes de texte, onze volumes de planches de la première édition. Paris : Le Breton, Durand, Briasson, Michel-Antoine David. 1751-1772. 18000 p. Consultable en ligne à partir du laboratoire Analyse et traitement Informatique de la Langue Française (Atilf). Disponible : http://portail.atilf.fr/encyclopedie/

GRODDECK, Georg. *Livre du ça.* Édition électronique réalisée à partir du livre édité en 1923. Trad. de l'Allemand par L. Jumel. Paris : Les Éditions Gallimard. 1979. 326 p. Collection : Tel. N°3 [en ligne]. Disponible à partir de l'Université du Québec, Chicoutimi : http://classiques.uqac.ca/classiques/groddeck_georg/le_livre_du_ca/le_livre_du_ca.html

GODEFROY, Frédéric. (1826-1897). *Lexique de l'Ancien français.* [Pdf]. Paris : Honoré Champion. 1990. 544 p. Consultable à partir de la bibliothèque numérique Gallica, de la Bibliothèque National de France (BNF) : http://gallica.bnf.fr/ark:/12148/bpt6k4197p

LAVOISIEN, Jean-François (Dr.). *Dictionnaire portatif de médecine, d'anatomie, de chirurgie, de pharmacie, de chymie, d'histoire naturelle, de botanique et de physique, Avec un vocabulaire grec & un latin...* [Pdf]. Paris : Théophile Barrois. 1793.

Consultable sur le site Bibliothèque numérique Medic@, hébergé par la Bibliothèque Interuniversitaire de la santé. Paris. 2016. Disponible : http://www2.biusante.parisdescartes.fr/livanc/?cote=45392&do=pdf

Lexique du site interministériel sur la prévention des risques majeurs [en ligne]. Disponible : http://www.risques.gouv.fr/

MOUTERDE, Olivier. (coord.) *Abécédaire de Pédiatrie* [en ligne]. Version Web adaptée de la 10e éd. Octobre 2009. Rouen. Disponible : http://abecedaires-de-medecine.org/pediatrie_fr/

MILLIES-LACROIX, Denis. et al. *Le dico médical.* Paris : Fédération Hospitalière de France. MàJ. 2012. Disponible : http://www.hopital.fr/Hopitaux/Le-dico-medical

Musée virtuel des dictionnaires [en ligne]. 2016. Disponible : http://www3.u-cergy.fr/dictionnaires/histoire_dico/mvd._XVIII_dico.html

RUSCH, E. Dr. (Coord. de projet). *Glossaire Européen en Santé Publique.* [Pdf]. Commission Européenne. 1996. 96 p. Disponible en version française, à partir de la Base de données en santé Publique (BDSP).

TARDIEU, Ambroise. *Dictionnaire d'hygiène publique et de salubrité, ou, Répertoire de toutes les questions relatives à la santé publique considérées dans leurs rapports avec les subsistances, les épidémies, les professions, les établissements et institutions d'hygiène et de salubrité : complété par le texte des lois, décrets, arrêtés, ordonnances et instructions qui s'y rattachent.* [Pdf]. Paris : J.-B. Baillière et fils. 1862. Consultable à partir des archives d'Open Library. MàJ. 2010. Disponible : http://archive.org/details/dictionnairedhyg04tard

TISSOT, Samuel-Auguste-David. (Dr.) 1728-1797. *Avis au Peuple sur sa santé.* T premier. [Pdf]. Lyon, J.S. Grabit 1779. 350 p. Consultable à partir de GALLICA. Bibliothèque numérique de la Bibliothèque National de France (BNF). [Ressource électronique]. MàJ. 2012. Disponible : http://gallica.bnf.fr/

VANDERMONDE (De), Charles. *Dictionnaire dans lequel tout le monde peut prendre une connaissance suffisante de toutes les maladies, des différents signes qui les caractérisent chacune en particulier, des moyens les plus sûrs pour s'en préserver, ou des remèdes les plus efficaces pour se guérir, & enfin de toutes les instructions nécessaires pour être soi-même son propre médecin Sixième édition revue et corrigée.* 1788. Rouen : Veuve Pierre du Mesnil. Consultable en ligne à partir des archives d'Open Library. MàJ. 2010. Disponible : http://archive.org/stream/dictionnaireport02vand#page/n5/mode/2up

ANNEXE 3 • ORGANISATIONS INFIRMIÈRES ET DE LA SANTÉ

Ces organisations se retrouvent dans l'ensemble du dictionnaire, liées à tous les types de supports (revues, littérature grise, sites...). Il nous a semblé important de les rassembler ici pour contextualiser notre étude dans la pensée infirmière.

- Association Nationale Française des Infirmières et Infirmiers Diplômés et Étudiants (ANFIIDE).
- Agence Nationale d'Accréditation de d'Évaluation de la Santé (ANAES).
- Agence Nationale de L'Évaluation et de la Qualité des Établissements et Services Sociaux et Médico-Sociaux (ANESM).
- Association Suisse Infirmières (ASI).
- Association Counseling, Santé et Développement.
- Association Francophone Européenne des Diagnostics (AFEDI).
- Association Francophone Européenne des Diagnostics Interventions résultats Infirmiers.
- Association Nationale des Infirmiers et Infirmières Luxembourgeoises.
- Association Nord-Américaine du Diagnostic Infirmier.
- Association vivre son deuil Île-de-france.
- Conseil Économique, Social et Environnemental (CESE).
- Conseil International des Infirmières (CII).
- Conseil Canadien des infirmières et infirmiers en soin cardio-vasculaires.
- Fédération nationale AVC (Accident Vasculaire Cérébral).
- Fondation Canadienne de la Recherche sur les Services de Santé, (FCRSS).
- Fondation Nationale de Gérontologie (FNG).
- Haute Autorité de Santé (HAS).
- International Association for the Study of Pain.
- Institute of Medecine (IOM).
- Organisation Mondiale de la Santé (OMS).
- Ordre infirmier français.
- Secrétariat International des Infirmières et Infirmiers de l'Espace Francophone (SIDIIEF).
- Réseau des pratiques avancées en soins infirmiers (REPASI)
- Conseil International des infirmières, Suisse.

Certifié PEFC

Ce produit est issu
de forêts gérées
durablement et de
sources contrôlées.

PEFC™
10-31-1470

pefc-france.org

Impression & brochage SEPEC - France
Numéro d'impression : 08595201204 - Dépôt légal : janvier 2021

IMPRIM'VERT®